实用护理规范
—与临床应用—

SHIYONG HULI GUIFAN YU LINCHUANG YINGYONG

靳 霞 等主编

黑龙江科学技术出版社

图书在版编目(CIP)数据

实用护理规范与临床应用 / 靳霞等主编. -- 哈尔滨:
黑龙江科学技术出版社, 2021.9
ISBN 978-7-5719-1174-4

Ⅰ. ①实… Ⅱ. ①靳… Ⅲ. ①护理学 Ⅳ. ①R47

中国版本图书馆CIP数据核字（2021）第202068号

实用护理规范与临床应用
SHIYONG HULI GUIFAN YU LINCHUANG YINGYONG

主　　编	靳　霞　等
责任编辑	项力福
封面设计	宗　宁
出　　版	黑龙江科学技术出版社
	地址：哈尔滨市南岗区公安街70-2号　邮编：150007
	电话：（0451）53642106　传真：（0451）53642143
	网址：www.lkcbs.cn
发　　行	全国新华书店
印　　刷	山东麦德森文化传媒有限公司
开　　本	889 mm×1194 mm　1/16
印　　张	22
字　　数	704千字
版　　次	2021年9月第1版
印　　次	2021年9月第1次印刷
书　　号	ISBN 978-7-5719-1174-4
定　　价	168.00元

前 言

　　深入推进的中国医疗体制改革给护理事业的发展带来了新的机遇和挑战。作为医疗工作的重要组成部分,护理工作要始终坚持"以患者为中心,以患者满意为目标"的原则,用优质的护理服务满足人民群众多样化、多层次的健康服务需求,这对广大护理人员提出了更高的要求。为了培养更多优秀的护理人员,提高现有护理人员的业务水平,我们特组织多位有丰富临床护理经验的护理专家共同编写了本书。

　　本书详细地介绍了基础护理技术、常用内镜护理及各种常见疾病的护理等,其中各种常见疾病的护理涵盖了胃肠外科护理、妇产科护理、五官科护理等。文中在引用临床各种常见疾病诊断、治疗等现代治疗理论的基础上,着重介绍了疾病的护理问题,并针对性地提出心理、生理治疗等护理措施和健康教育。全书集多位护理人员的多年工作经验于一体,在贴近临床护理工作的同时,又紧密结合国家医疗卫生事业的最新进展,不但能够很好地适应科学技术的发展、医学模式的变化和医学教育的改革,而且能够方便护理人员及基层医务人员在临床工作中遇到问题时可以通过查阅书籍解决实际问题,从而为提升我国临床护理质量做出应有的贡献。

　　本书内容覆盖面广、文字精练、重点突出,可作为临床护士、护理管理工作者、护理专业教师和学生的理想参考书。但因编者时间和水平有限,疏漏或不足之处在所难免,敬请各位护理界同仁及老师、同学提出宝贵意见,以使本书能够日臻完善,不胜感激!

《实用护理规范与临床应用》编委会

2021 年 6 月

目 录

第一章

基础护理技术

第一节 无 菌 技 术

一、无菌包使用技术

(一)目的

保持已经灭菌的物品处于无菌状态。

(二)操作前准备

1.操作护士

着装整洁、修剪指甲、洗手、戴口罩。

2.物品准备

无菌包、无菌持物钳及容器、治疗盘。

3.操作环境

整洁、宽敞。

(三)操作步骤

(1)检查无菌包,核对名称、有效灭菌日期、化学指示胶带颜色、包布情况。

(2)打开无菌包,揭开化学指示胶带或系带,按原折叠顺序逐层打开。

(3)用无菌钳取出物品,放于指定的区域内。

(4)包内剩余物品,按原折痕包好。

(5)注明开包时间。

(6)包内物品一次全部取出时,将包托在手中打开,另一手将包布四角抓住,使包内物品妥善置于无菌区域内。

(7)整理用物。

(四)注意事项

(1)严格遵循无菌操作原则。

(2)无菌包置于清洁、干燥处,避免潮湿。

(3)打开包布时,手不可跨越无菌区,非无菌物品不可触及无菌面。

(4)注明开包日期,开启后的无菌包使用时间不超过 24 小时。

(五)评价标准

(1)遵循无菌操作原则。

(2)护士操作过程规范、准确。

二、戴无菌手套

（一）目的

执行无菌操作或者接触无菌物品时需戴无菌手套,以保护患者,预防感染。

（二）操作前准备

1.操作护士

着装整洁、修剪指甲、洗手、戴口罩。

2.物品准备

一次性无菌手套。

3.操作环境

整洁、宽敞。

（三）操作步骤

(1)检查无菌手套包装、有效期、型号。

(2)打开手套外包装。①分次取手套法:一手掀起口袋的开口处,另一手捏住手套翻折部分(手套内面)取出手套对准五指戴上。掀起另一只袋口,以戴着无菌手套的手指插入另一只手套的翻边内面,将手套戴好。②一次性取手套法:两手同时掀起口袋的开口处,分别捏住两只手套的翻折部位,取出手套。将两手套五指对准,先戴一只手,再以戴好手套的手指插入另一只手套的翻折内面,同法戴好。

(3)双手对合交叉调整手套位置,将手套翻边扣套在工作服衣袖外面。

(4)脱手套方法:①用戴着手套的手捏住另一只手套污染面的边缘将手套脱下。②戴着手套的手握住脱下的手套,用脱下手套的手捏住另一只手套清洁面(内面)的边缘,将手套脱下。③用手捏住手套的里面丢至医疗垃圾桶内。

(5)整理用物,洗手。

（四）注意事项

(1)严格遵循无菌操作原则。

(2)戴无菌手套时,应防止手套污染。注意未戴手套的手不可触及手套的外面,戴手套的手不可触及未戴手套的手或者另一手套的里面。

(3)诊疗护理不同的患者之间应更换手套。

(4)脱手套时,应翻转脱下。

(5)脱去手套后,应按规定程序与方法洗手,戴手套不能替代洗手,必要时进行手消毒。

(6)操作时发现手套破损时,应及时更换。

（五）评价标准

(1)遵循无菌原则,符合无菌要求。

(2)操作过程规范、熟练。

(3)手套选择型号大小适宜,外观平整。

三、铺设无菌器械台

（一）目的

将无菌巾铺在清洁、干燥的器械台上,形成无菌区,放置无菌物品,以备手术使用。

（二）操作前准备

1.操作护士

着装整洁,修剪指甲,洗手,戴帽子、口罩。

2.物品准备

治疗车、无菌持物钳、无菌敷料包、器械包、手术衣及手术需要的物品。

3.操作环境

宽敞,洁净。

(三)操作过程

(1)核对、检查无菌包。

(2)打开无菌持物钳,标记开启时间。

(3)依次打开无菌敷料包、无菌器械包、无菌手术衣,分别铺置于治疗车上。

(4)用无菌持物钳夹取无菌手套置于手术衣旁。

(5)穿手术衣,戴无菌手套。

(6)整理台面,器械、敷料分别置于无菌台左、右侧。

(7)废弃物按医疗垃圾处理。

(四)注意事项

(1)严格执行无菌技术操作原则,预防交叉感染。

(2)无菌物品不超过器械台边缘。

(3)铺无菌台时身体须远离无菌区 10 cm 以上。

(4)无菌器械台边缘垂下的无菌单前侧比背侧长,无菌单垂缘至少 30 cm。

(五)评价标准

(1)符合无菌操作技术原则及查对制度。

(2)铺置无菌器械台顺序、方向正确。

(3)无菌器械台面平整,无菌物品摆放整齐、合理。

(4)移动无菌台方法正确。

(5)用物处理得当。

四、铺无菌盘

(一)目的

将无菌巾铺在清洁干燥的治疗盘内,形成无菌区,放置无菌物品,以供治疗时使用。

(二)操作前准备

1.操作护士

着装整洁、修剪指甲、洗手、戴口罩。

2.物品准备

治疗盘、无菌包、无菌持物钳及容器、无菌物品。

3.操作环境

整洁、宽敞。

(三)操作步骤

(1)检查无菌包,核对名称、有效灭菌日期、化学指示胶带颜色、包布情况。

(2)打开无菌包,使用无菌持物钳取出 1 块治疗巾,放于治疗盘内。

(3)剩余物品按原折痕包好,注明开包日期及时间。

(4)将无菌治疗巾双折平铺于治疗盘内,将上层呈扇形折叠到对侧,边缘向外。

(5)放入无菌物品。

(6)将上层盖于物品上,上下层边缘对齐,开口处向上翻折,两侧边缘向下翻折。

(7)注明铺盘日期及时间。

(8)整理用物。

（四）注意事项

（1）严格遵循无菌操作原则。

（2）铺无菌盘区域清洁干燥,无菌巾避免潮湿、污染。

（3）不可跨越无菌区,非无菌物品不可触及无菌面。

（4）注明铺无菌盘的日期、时间,无菌盘有效期为 4 小时。

（五）评价标准

（1）遵循无菌技术原则。

（2）操作轻巧、熟练、规范。

（3）用物放置符合节力及无菌要求。

（4）无菌物品摆放合理,折边外观整齐。

（李海燕）

第二节　输液辅助装置应用技术

一、肝素帽、输液接头、三通接头使用

（一）目的

防止血液回流及抗凝固;输液、注射药物使用;测定静脉压。

（二）操作前准备

1.告知患者

（1）使用目的、方法、注意事项、配合方法。

（2）避免用力过度或剧烈活动,防止导管滑脱。

（3）不应随意触碰输液辅助装置,如有液体渗出立即通知护士。

2.评估患者

（1）肝素帽、输液接头、三通接头的更换时间、有效期及包装完整性。

（2）肝素帽、输液接头、三通接头与输液装置系统各部位吻合、紧密情况。

（3）肝素帽、输液接头、三通接头内无血液残留、完整性良好。

3.操作护士

着装整洁、修剪指甲、洗手、戴口罩。

4.物品准备

肝素帽、输液接头、三通接头。

5.环境

安静、整洁。

（三）操作过程

（1）根据治疗及管路维护需要选择输液辅助装置。

（2）将肝素帽、输液接头、三通接头与输液器无菌连接,常规排气。

（3）连接输液通路。

（4）使用肝素帽和输液接头输液结束后,脉冲正压式封管,当封管液剩余 0.5～1 mL 时边推边关闭导管夹;使用三通接头时,输液完毕按需关闭或移除三通接头。

（四）注意事项

（1）按照产品使用说明书的要求定期更换输液辅助装置。

(2)保证输液辅助装置连接紧密。

(3)妥善固定输液辅助装置,预防由于重力所致的导管脱出。

(五)评价标准

(1)患者/家属能够知晓护士告知的事项,对服务满意。

(2)遵循查对制度,符合无菌技术、标准预防的原则。

(3)操作过程规范、安全,动作娴熟。

二、输液泵

(一)目的

准确控制输液速度,使药液速度均匀、用量准确并安全地进入患者体内发生作用。

(二)操作前准备

1.告知患者

(1)应用输液泵的目的、方法及注意事项。

(2)发生任何异常情况及时通知护士。

2.评估患者

(1)病情、意识、过敏史、自理能力、合作程度、穿刺肢体血供状况。

(2)输液泵功能状态。

3.操作护士

着装整洁、修剪指甲、洗手、戴口罩。

4.物品准备

输液泵。

5.环境

整洁、安静。

(三)操作过程

(1)携用物至患者床旁,核对腕带及床头卡。

(2)协助患者取舒适安全卧位。

(3)备好静脉输液通路。

(4)固定输液泵,接通电源。

(5)输液管路排气后备用。

(6)打开输液泵门,固定输液管路,关闭输液泵门。

(7)设置输液速度、预设输液量。

(8)启动输液泵,运行正常后连接静脉通路。

(9)整理用物及床单位,按医疗垃圾分类处理用物。

(10)洗手、记录、确认医嘱。

(四)注意事项

(1)特殊用药需有特殊标记,避光药物需用避光输液泵管。

(2)使用中,如需更改输液速度,则先按停止键,重新设置后再按启动键;如需打开输液泵门,应先夹闭输液泵管。

(3)根据产品说明使用相应的输液管路,持续使用时,每24小时更换输液管道。

(4)依据产品使用说明书制定输液泵维护周期。

(五)评价标准

(1)患者/家属能够知晓护士告知的事项,对服务满意。

(2)遵循查对制度,符合无菌技术、消毒隔离的原则。

(3)操作过程规范、安全,动作娴熟。

三、微量注射泵

(一)目的

准确控制输液速度,使药物速度均匀、剂量准确地进入患者体内,达到治疗目的。

(二)操作前准备

1.告知患者

(1)应用微量泵的目的、方法及注意事项。

(2)微量泵使用过程中不可自行调节。

(3)出现任何异常情况及时通知护士。

2.评估患者

(1)病情、意识、过敏史、自理能力、合作程度。

(2)微量注射泵功能。

3.操作护士

着装整洁、修剪指甲、洗手、戴口罩。

4.物品准备

微量泵、微量泵辅助导管。

5.环境

整洁、安静。

(三)操作过程

(1)携用物至患者床旁,核对腕带及床头卡。

(2)协助患者取舒适安全卧位。

(3)备好静脉输液通路。

(4)将抽好药液的注射器连接微量泵的辅助导管,排气后安装到微量泵上。

(5)固定微量泵。

(6)遵医嘱设置输注速度、量。

(7)连接静脉通路,启动微量泵。

(8)整理用物及床单位,按医疗垃圾分类处理用物。

(9)洗手、记录、确认医嘱。

(四)注意事项

(1)需避光的药液,应用避光注射器抽取药液,并使用避光泵管。

(2)使用中,如需更改输液速度,则先按停止键,重新设置后再按启动键;更换药液时,应暂停输注,更换完毕复查无误后,再按启动键。

(3)持续使用时,每 24 小时更换微量泵管道及注射器。

(4)依据产品使用说明书制定输液泵预防性维护周期。

(五)评价标准

(1)患者/家属能够知晓护士告知的事项,对服务满意。

(2)遵循查对制度,符合无菌技术、消毒隔离的原则。

(3)操作过程规范、安全,动作娴熟。

四、静脉留置针

(一)目的

为患者建立静脉通路,减少反复穿刺的痛苦,减少护理工作量,便于抢救,适用于长期输液患者。

(二)操作前准备

1.告知患者

操作目的、方法、注意事项、配合方法。

2.评估患者

(1)病情、意识状态、心理反应、自理能力、治疗情况、合作程度。

(2)穿刺部位皮肤和血管情况。

3.操作护士

着装整洁、修剪指甲、洗手、戴口罩。

4.物品准备

治疗单、输液卡及输液签字单、药液、静点包、一次性输液器、注射器、静脉留置针、无菌透明敷料、治疗车、穿刺盘、手表、快速手消毒剂、污物桶、消毒桶、利器盒。

5.环境

安静、整洁。

(三)操作过程

(1)携用物至患者床旁,核对腕带及床头卡。

(2)协助患者采取适当体位,暴露穿刺部位。

(3)挂好液体,将输液器与留置针连接并排气。

(4)系止血带,嘱患者握拳,消毒穿刺部位(直径8 cm×8 cm)。

(5)转动针芯,斜面向上。

(6)绷紧皮肤,针头与皮肤呈15°～30°角进针。

(7)见回血后,压低角度,将穿刺针送入少许,然后将针尖退入套管内,连针带管送入血管内。

(8)松开止血带,嘱患者松拳,撤出针芯,打开输液器的调节器。

(9)用透明敷料妥善固定,注明置管时间。

(10)整理床单位,协助患者取舒适卧位。

(11)整理用物,按医疗垃圾分类处理用物。

(12)擦拭治疗车。

(13)洗手、记录、确认医嘱。

(四)注意事项

(1)选择粗直、弹性好、易于固定的静脉,避开关节、瘢痕和静脉瓣,下肢静脉不应作为成年人穿刺血管的常规部位。

(2)采取有效封管方法,保持输液管路通畅。

(3)严密观察留置针有无脱出、断裂,局部有无红肿热痛等静脉炎表现,及时处理置管相关并发症。

(4)注意保护使用留置针的肢体,不输液时,也尽量避免肢体下垂姿势,以免由于重力作用造成回血堵塞导管。

(5)留置针保留时间根据产品使用说明书而定。

(五)评价标准

(1)患者能够知晓护士告知的事项,对服务满意。

(2)遵循查对制度,符合无菌技术、标准预防、安全静脉输液的原则。

(3)护士操作过程规范,动作娴熟。

五、中心静脉导管(PICC)维护

(一)目的

预防导管的感染,保持导管通畅。

（二）操作前准备

1.告知患者

（1）保持穿刺部位的清洁干燥,如贴膜有卷曲、松动或贴膜下有汗液、渗血及时通知护士。

（2）妥善保护体外导管部分。

2.评估患者

（1）病情、意识状态、承受能力、合作程度。

（2）外周中心静脉导管固定情况,导管是否通畅。

（3）穿刺点局部和敷料情况;查看贴膜更换时间、置管时间。

3.操作护士

着装整洁、修剪指甲、洗手、戴口罩。

4.物品准备

治疗车、PICC换药包、脱敏胶带、测量尺、注射器、输液接头、稀释肝素液（浓度＜100 U/mL）、导管标识、一次性多用巾、快速手消毒剂、消毒桶、污物桶。必要时备石油醚。

5.环境

安静、整洁、私密。

（三）操作过程

（1）携用物至患者床旁,核对腕带及床头卡。

（2）暴露置管部位,手臂下垫多用巾,测量臂围。

（3）由下向上撕除旧贴膜,检查穿刺点周围皮肤及外露导管情况。

（4）清除胶布痕迹。

（5）打开换药包,戴无菌手套。

（6）以穿刺点为中心,消毒皮肤（先用乙醇清洁,待干后,再用碘伏消毒3遍或用葡萄糖酸氯己定消毒）。

（7）体外导管呈S形固定。

（8）固定导管圆盘或连接器后,用透明贴膜覆盖。

（9）消毒输液接头,冲管。

（10）注明换药日期、时间及外露长度。

（11）整理床单位,协助患者取舒适卧位。

（12）整理用物,按医疗垃圾分类处理用物。

（13）洗手、记录、确认医嘱。

（四）注意事项

（1）使用≥10 mL的注射器给药及冲、封管,并用脉冲式正压冲管。

（2）输入化疗药物、氨基酸、脂肪乳等高渗、强刺激性药物或输血前后,应及时冲管。

（3）常规PICC导管不能用于高压注射泵推注造影剂。

（4）PICC置管后24小时内更换敷料,并根据使用敷料种类及贴膜使用情况决定更换频次;渗血、出汗等导致的敷料潮湿、卷曲、松脱或破损时立即更换。

（5）禁止在PICC导管处抽血。

（6）禁止将导管体外部分人为移入体内。

（7）输液接头每周更换1次,如输注血液或胃肠外营养液,需24小时更换1次。

（8）消毒剂可根据国务院卫生行政部门卫生许可批件进行选择,消毒面积应大于敷料面积。

（9）新生儿PICC输液结束给予生理盐水2 mL脉冲式冲管后,给予10 U/mL肝素盐水1～2 mL正压封管。

（五）评价标准

（1）患者/家属能够知晓护士告知的事项,对服务满意。

（2）遵循查对制度,符合无菌技术、标准预防原则。

（3）操作过程规范、安全,动作娴熟。

六、中心静脉导管(CVC)维护

（一）目的

保护穿刺点、避免污染、固定导管、预防感染。

（二）操作前准备

1.告知患者

（1）保持穿刺部位的清洁干燥,如贴膜有卷曲、松动或贴膜下有汗液、渗血及时通知护士。

（2）妥善保护体外导管部分。

2.评估患者

（1）病情、意识状态、承受能力、合作程度。

（2）中心静脉导管固定情况,导管是否通畅。

（3）穿刺点局部和敷料情况;查看贴膜更换时间、置管时间。

3.操作护士

着装整洁、修剪指甲、洗手、戴口罩。

4.物品准备

治疗车、治疗盘、换药包、敷料、无菌手套、稀释的肝素盐水、生理盐水、注射器、输液接头、一次性多用巾、治疗巾、快速手消毒剂、消毒桶、污物桶。

5.环境

安静、整洁、私密。

（三）操作过程

（1）携用物至患者床旁,核对腕带及床头卡。

（2）协助患者取平卧位,暴露穿刺部位。

（3）垫一次性多用巾,将敷料水平方向松解,脱离皮肤后自下而上去除敷料。

（4）打开换药包,戴无菌手套。

（5）垫治疗巾,消毒穿刺点及周围皮肤。

（6）更换敷料,妥善固定。

（7）关闭CVC导管夹,用无菌纱布衬垫取下原有输液接头,消毒接口,更换输液接头。

（8）在透明敷料上注明换药者姓名、换药日期和时间。

（9）冲、封管应遵循生理盐水、药物注射、生理盐水、肝素盐水的顺序原则。

（10）输液结束,应用20 mL生理盐水脉冲式冲洗导管,用肝素盐水正压封管,封管液量应2倍于导管加辅助装置容积。

（11）整理患者,协助取舒适卧位。

（12）整理用物,按医疗垃圾分类处理用物。

（13）脱去手套,擦拭治疗车。

（14）洗手、记录、确认医嘱。

（四）注意事项

（1）出现液体流速不畅,使用10 mL注射器抽吸回血,不应正压推注液体。

（2）输入化疗药物、氨基酸、脂肪乳等高渗、强刺激性药物或输血前后,应及时冲管。

（3）无菌透明敷料每3天更换1次,纱布敷料常规每天更换1次;出现渗血、出汗等导致的敷料潮湿、卷曲、松脱或破损时应立即更换。

(4)注意观察中心静脉导管体外长度的变化,防止导管脱出。

(五)评价标准

(1)患者/家属能够知晓护士告知的事项,对护理服务满意。

(2)遵循查对制度,符合无菌技术、标准预防、安全静脉输液的原则。

(3)操作过程规范,动作娴熟。

七、置入式静脉输液港(PORT)维护

(一)目的

保护穿刺点、避免污染、固定导管、预防感染。

(二)操作前准备

1.告知患者/家属

(1)操作目的、方法、注意事项、配合方法。

(2)保持穿刺输液港的部位清洁干燥,贴膜有卷曲、松动,贴膜下有汗液等及时通知护士。

(3)妥善保护无损伤针方法。

2.评估患者

(1)病情、意识状态、承受能力、合作程度。

(2)穿刺部位皮肤情况、输液港情况。

3.操作护士

着装整洁、修剪指甲、洗手、戴口罩。

4.物品准备

治疗车、治疗盘、换药包、敷料、注射器、稀释肝素盐水、生理盐水、无菌手套、无损伤针、快速手消毒剂、消毒桶、污物桶。

5.环境

安静、整洁、私密。

(三)操作过程

(1)携用物至患者床旁,核对腕带及床头卡。

(2)协助患者取平卧位,暴露穿刺部位。

(3)垫一次性多用巾。

(4)打开换药包,戴无菌手套,以穿刺点为中心用消毒液进行皮肤消毒,消毒面积应大于敷料面积。

(5)穿刺:触诊定位穿刺隔,一手找到输液港注射座的位置,拇指与示指、中指呈三角形,将输液港拱起;另一手持无损伤针自三指中心处垂直刺入穿刺隔(不要过度绷紧皮肤),直达储液槽基座底部;有阻力时不可强行进针。

(6)穿刺成功后,抽回血,冲净无损伤针套件及输液港后,用无菌纱布垫在无损伤针针尾下方,可根据实际情况确定纱布垫的厚度,用透明敷料固定无损伤针。

(7)注明更换敷料和无损伤针的日期和时间。

(8)当注射液剩下最后 0.5 mL 时,以两指固定泵体,边推注边撤出无损伤针,正压封管。

(9)协助患者取舒适卧位。

(10)整理用物,按医疗垃圾分类处理用物。

(11)脱去手套,擦拭治疗车。

(12)洗手、记录、确认医嘱。

(四)注意事项

(1)静脉输液港的维护应由经过专门培训的医护人员进行。

（2）抽吸无回血时,应立即停止输液治疗,寻找原因,必要时行胸部X线检查,确认输液港的位置。

（3）敷料、无损伤针至少应每7天更换1次。

（4）不应在连接有植入式输液港的一侧肢体上进行血流动力学监测和静脉穿刺。

（5）冲、封导管和静脉注射给药时必须使用10 mL以上注射器,防止小注射器的压强过大,损伤导管、瓣膜或导管与注射座连接处。

（6）输高黏性液体每4小时生理盐水冲管1次,输血后应立即冲管,两种药物之间有配伍禁忌时应冲净输液港再输入,治疗间歇应每4周冲、封管一次。

（7）禁用于高压注射泵推注造影剂。

（五）评价标准

（1）患者/家属能够知晓护士告知的事项,对服务满意。

（2）遵循查对制度,符合无菌技术、标准预防、安全静脉输液的原则。

（3）操作过程规范,动作娴熟。

（耿庆华）

第三节 氧疗技术

一、鼻导管/面罩吸氧

（一）目的

纠正各种原因造成的缺氧状态;提高患者血氧含量及动脉血氧饱和度。

（二）操作前准备

1.告知患者

操作目的、方法、注意事项、配合方法。

2.评估患者

（1）病情、意识、呼吸状态、缺氧程度、心理反应、合作程度。

（2）鼻腔状况:有无鼻息肉、鼻中隔偏曲或分泌物阻塞等。

3.操作护士

着装整洁、修剪指甲、洗手、戴口罩。

4.物品准备

治疗车、一次性吸氧管或吸氧面罩、湿化瓶、蒸馏水、氧流量表、水杯、棉签、吸氧卡、笔、快速手消毒剂、污物桶、消毒桶。

5.环境

安全、安静、整洁。

（三）操作过程

（1）携用物至患者床旁,核对腕带及床头卡。

（2）协助患者取适宜体位。

（3）清洁双侧鼻腔。

（4）正确安装氧气装置,管路或面罩连接紧密,确定氧气流出通畅。

（5）根据病情调节氧流量。

（6）固定吸氧管或面罩。

（7）填写吸氧卡。

(8)用氧过程中密切观察患者呼吸、神志、氧饱和度及缺氧程度改善情况等。

(9)整理床单位,协助患者取舒适卧位。

(10)整理用物,按医疗垃圾分类处理用物。

(11)擦拭治疗车。

(12)洗手、记录、确认医嘱。

(四)注意事项

(1)保持呼吸道通畅,注意气道湿化。

(2)保持吸氧管路通畅,无打折、分泌物堵塞或扭曲。

(3)面罩吸氧时,检查面部、耳郭皮肤受压情况。

(4)吸氧时先调节好氧流量再与患者连接,停氧时先取下鼻导管或面罩,再关闭氧流量表。

(5)注意用氧安全,尤其是使用氧气筒给氧时注意防火、防油、防热、防震。

(6)长期吸氧患者,湿化瓶内蒸馏水每天更换一次,湿化瓶每周浸泡消毒一次,每次30分钟,然后洗净、待干、备用。

(7)新生儿吸氧应严格控制用氧浓度和用氧时间。

(五)评价标准

(1)患者能够知晓护士告知的事项,对服务满意。

(2)操作过程规范、安全,动作娴熟。

二、一次性使用吸氧管(OT-MI人工肺)

(一)目的

纠正各种原因造成的缺氧状态;提高患者血氧含量及动脉血氧饱和度。

(二)操作前准备

1.告知患者/家属

操作目的、方法、注意事项、配合方法。

2.评估患者

(1)病情、意识、缺氧程度、呼吸、自理能力、合作程度。

(2)鼻腔状况。

3.操作护士

着装整洁、修剪指甲、洗手、戴口罩。

4.物品准备

治疗车、氧流量表、人工肺、水杯、棉签、快速手消毒剂、吸氧卡、笔,必要时备吸氧面罩。

5.环境

安静、整洁。

(三)操作过程

(1)携用物至患者床旁,核对腕带及床头卡。

(2)协助患者取舒适卧位。

(3)正确安装氧气装置。

(4)清洁鼻腔。

(5)根据病情调节氧流量。

(6)吸氧并固定吸氧管或面罩。

(7)观察患者缺氧改善情况。

(8)整理床单位,协助患者取舒适、安全卧位。

(9)整理用物,按医疗垃圾分类处理用物。

（10）擦拭治疗车。

（11）洗手、签字、确认医嘱。

（四）注意事项

（1）保持呼吸道通畅，注意气道湿化。

（2）保持吸氧管路通畅，无打折、分泌物堵塞或扭曲。

（3）面罩吸氧时，检查面部、耳郭皮肤受压情况。

（4）吸氧时先调节好氧流量再与患者连接，停氧时先取下鼻导管或面罩，再关闭氧流量表。

（5）注意用氧安全，尤其是使用氧气筒给氧时注意防火、防油、防热、防震。

（6）新生儿吸氧应严格控制用氧浓度和用氧时间。

（五）评价标准

（1）患者/家属能够知晓护士告知的事项，并能配合，对服务满意。

（2）操作过程规范、安全，动作娴熟。

（耿庆华）

第四节　排痰技术

一、有效排痰法

（一）目的

对不能有效咳痰的患者进行叩背，协助排出肺部分泌物，保持呼吸道通畅。

（二）操作前准备

1.告知患者

操作目的、方法、注意事项、配合方法。

2.评估患者

（1）病情、意识状态、咳痰能力、影响咳痰的因素、合作能力。

（2）痰液的颜色、性质、量、气味。

（3）肺部呼吸音情况。

3.操作护士

着装整洁、修剪指甲、洗手、戴口罩。

4.物品准备

听诊器、隔离衣、快速手消毒剂，必要时备雾化面罩、雾化液。

5.环境

整洁、安静。

（三）操作步骤

（1）穿隔离衣，核对腕带及床头卡。

（2）协助患者取侧卧位或坐位。

（3）叩击患者胸背部，手指合拢呈杯状由肺底自下而上、自外向内叩击。

（4）拍背后，嘱患者缓慢深呼吸用力咳出痰液。

（5）听诊肺部呼吸音清。

（6）协助患者清洁口腔。

（7）整理床单位，协助患者取舒适卧位。

（8）整理用物,脱隔离衣。

（9）洗手、记录,确认医嘱。

（四）注意事项

（1）注意保护胸、腹部伤口,合并气胸、肋骨骨折时禁做叩击。

（2）根据患者体型、营养状况、耐受能力,合理选择叩击方式、时间和频率。

（3）操作过程中密切观察患者意识及生命体征变化。

（五）评价标准

（1）患者能够知晓护士告知的事项,对服务满意。

（2）操作过程规范、安全,动作娴熟。

二、经鼻/口腔吸痰

（一）目的

充分吸出痰液,保持患者呼吸道通畅,确保患者安全。

（二）操作前准备

1.告知患者/家属

操作目的、方法、注意事项、配合方法。

2.评估患者

（1）病情、意识状态、生命体征、承受能力、合作程度。

（2）双肺呼吸音、痰鸣音、氧疗情况、血氧饱和度（SpO_2）、咳嗽能力。

（3）痰液的性状。

（4）义齿、口腔及鼻腔状况。

3.操作护士

着装整洁、修剪指甲、态度和蔼、洗手、戴口罩。

4.物品准备

治疗车、治疗盘、吸痰包、一次性吸痰管、灭菌注射用水、负压吸引装置一套、隔离衣、快速手消毒剂、污物桶、消毒桶;必要时备压舌板、开口器、舌钳、口咽通气道、听诊器。

5.环境

整洁、安静。

（三）操作过程

（1）穿隔离衣,携用物至患者床旁,核对腕带及床头卡。

（2）协助患者取适宜卧位,取下活动义齿。

（3）连接电源,打开吸引器,调节负压吸引压力 150～200 mmHg。

（4）戴一次性无菌手套,连接吸痰管。

（5）吸痰管经口或鼻插入气道（进管时阻断负压）,边旋转边向上提拉,每次吸痰时间不超过15 秒。

（6）吸痰过程中密切观察患者生命体征、血氧饱和度及痰液情况,听诊呼吸音。

（7）吸痰结束,用手上的一次性手套包裹吸痰管,丢入污物桶。

（8）冲洗管路。

（9）整理床单位,协助患者取安全、舒适体位。

（10）整理用物,按医疗垃圾分类处理用物。消毒仪器及管路。

（11）脱隔离衣,擦拭治疗车。

（12）洗手、记录,确认医嘱。

（四）注意事项

（1）观察患者生命体征、血氧饱和度变化及痰液情况，并准确记录。

（2）遵循无菌原则，插管动作轻柔。吸痰管到达适宜深度前避免负压，逐渐退出的过程中提供负压。

（3）选择粗细、长短、质地适宜的吸痰管。

（4）按需吸痰，每次吸痰时均须更换吸痰管。

（5）患者痰液黏稠时可以配合翻身叩背、雾化吸入，患者发生缺氧症状时如发绀、心率下降应停止吸痰，休息后再吸。

（6）吸痰过程中，鼓励并指导清醒患者深呼吸，进行有效咳痰。

（五）评价标准

（1）患者/家属能够知晓护士告知的事项，并能配合操作。

（2）遵循无菌原则、消毒隔离制度。

（3）操作过程规范、安全、有效，动作轻柔。

三、气管插管吸痰

（一）目的

充分吸出痰液，保持患者呼吸道通畅。

（二）操作前准备

1.告知患者/家属

操作目的、方法、注意事项、配合方法。

2.评估患者

（1）病情、意识状态、合作程度。

（2）心电监护及管路状况。

3.操作护士

着装整洁、修剪指甲、洗手、戴口罩。

4.物品准备

治疗车、负压吸引装置一套、一次性吸痰管、无菌生理盐水、隔离衣、快速手消毒剂、污物桶、消毒桶。

5.环境

安静、整洁。

（三）操作过程

（1）穿隔离衣，携用物至患者床边，核对患者腕带及床头卡。

（2）协助患者取仰卧位，头偏向操作者侧。

（3）吸痰前给予2分钟纯氧吸入。

（4）连接电源，打开吸引器，调节负压吸引压力150～200 mmHg。

（5）戴一次性无菌手套，连接吸痰管。

（6）正确开放气道，迅速将吸痰管插入至适宜深度，边旋转边向上提拉，每次吸痰时间不超过15秒。

（7）观察患者生命体征、血氧饱和度变化，痰液的性状、量及颜色，听诊呼吸音。

（8）吸痰结束后再给予纯氧吸入2分钟。

（9）吸痰管用手上的一次性手套包裹，丢入污物桶。

（10）冲洗管路并妥善放置。

（11）整理床单位，协助患者取安全、舒适体位。

（12）整理用物，按医疗垃圾分类处理用物。

(13)脱隔离衣,擦拭治疗车。

(14)洗手、记录、确认医嘱。

(四)注意事项

(1)观察患者生命体征及呼吸机参数变化。如呼吸道被痰液堵塞、窒息,应立即吸痰。

(2)遵循无菌原则,每次吸痰时均须更换吸痰管,应先吸气管内,再吸口鼻处。

(3)吸痰前整理呼吸机管路,倾倒冷凝水。

(4)掌握适宜的吸痰时间。呼吸道管路每周更换消毒一次,发现污染严重,随时更换。

(5)注意吸痰管插入是否顺利,遇有阻力时,应分析原因,不得粗暴操作。

(6)选择型号适宜的吸痰管,吸痰管外径应≤气管插管内径的1/2。

(7)吸痰过程中,鼓励并指导清醒患者深呼吸,进行有效咳痰。

(五)评价标准

(1)患者/家属能够知晓护士告知的事项,并能配合操作。

(2)遵循无菌技术、标准预防、消毒隔离原则。

(3)护士操作过程规范、安全、有效。

四、排痰机使用

(一)目的

协助排除肺部痰液,预防、减轻肺部感染。

(二)操作前准备

1.告知患者

操作目的、方法、注意事项、配合方法。

2.评估患者

(1)病情、意识状态、耐受能力、心理反应、合作程度。

(2)胸部皮肤情况及肺部痰液分布情况。

3.操作护士

着装整洁、修剪指甲、洗手、戴口罩。

4.物品准备

振动排痰机、叩击头套、快速手消毒剂。

5.环境

整洁、安静、私密。

(三)操作步骤

(1)携用物至患者床旁,核对腕带及床头卡。

(2)协助患者取适宜体位。

(3)连接振动排痰机电源,开机。

(4)调节强度、频率。

(5)选择排痰模式(自动和手动),定时。

(6)安装适宜的叩击头及套。

(7)叩击头振动后,方可放于胸部背部及前后两侧并给予适当的压力治疗。

(8)治疗结束,撤除叩击头套。

(9)整理床单位,协助患者取安全、舒适卧位。

(10)整理用物,按医疗垃圾分类处理用物。

(11)洗手、记录、确认医嘱。

（四）注意事项

（1）注意皮肤感染、胸部肿瘤、心内附壁血栓、严重心房颤动、心室颤动、急性心肌梗死、不能耐受振动的患者禁忌使用。

（2）密切监测患者病情变化，如患者感到不适，应及时停止治疗。

（3）应将叩击头置于叩击部位不动，持续数秒，再更换叩击部位，或叩击头缓慢在身体表面移动，要避免快速移动，以免影响治疗效果。

（4）根据患者情况选择治疗时间，一般为 5～10 分钟。

（五）评价标准

（1）患者/家属能够知晓护士告知的事项，对服务满意。

（2）注意观察患者肺部情况。

（3）护士操作过程规范、准确。

（耿庆华）

第二章

常用内镜护理

第一节 超 声 内 镜

超声内镜是一种腔内超声扫描检查,是将微型高频超声探头安置于内镜顶端,当内镜插入体腔后,通过内镜直接观察腔内的形态,同时又可进行实时超声扫描,以获得管道层次的组织学特征及周围邻近脏器的超声图像,从而进一步提高了内镜和超声的诊断水平。它不仅要求操作医师应当具备相当的内镜、超声影像及解剖学知识,同时需要专业的内镜护士正确运用护理程序解决患者术前、术中、术后出现的护理问题,从而保证超声内镜检查的顺利进行,减轻患者术中的不良反应,为检查和治疗提供最佳条件。

一、上消化道超声内镜检查护理

(一)适应证

1.食管

(1)食管癌手术前分期。

(2)纵隔淋巴结细针穿刺活检。

(3)判断黏膜下肿瘤的起源层次及超声特点。

2.胃

(1)胃癌手术前分期。

(2)胃淋巴瘤分期。

(3)判断黏膜下肿瘤的起源层次及超声特点。

(4)胃巨大皱襞的厚度及层次特征。

(5)胃癌手术后的监控。

3.十二指肠

(1)十二指肠溃疡深度判断。

(2)黏膜下肿瘤的诊断与鉴别诊断,并与外压性病变相鉴别。

(3)神经内分泌肿瘤的诊断。

(4)非黏膜下肿瘤的诊断和鉴别诊断。

(二)禁忌证

1.绝对禁忌证

(1)严重心肺疾病不能耐受内镜检查者。

(2)处于休克等危重状态者。

（3）疑有胃穿孔者。

（4）不合作的精神病患者或严重智力障碍者。

（5）患有口腔、咽喉、食管及胃部的急性炎症,特别是腐蚀性炎症。

（6）其他,如患有明显的胸主动脉瘤、脑出血等。

2.相对禁忌证

（1）巨大食管憩室、明显的食管静脉曲张或高位食管癌、高度脊柱弯曲畸形者。

（2）有心脏等重要脏器功能不全者。

（3）高血压病未获控制者。

（三）术前准备

1.器械准备

（1）器械调试:将超声内镜与光源、注水瓶、吸引器连接好,注水瓶内装 2/3 容积蒸馏水。检查内镜角度控制旋钮,检查注气、注水及吸引是否正常。开启光源做白平衡调节,用拭镜纸擦拭镜面,使内镜图像清晰。

（2）超声内镜常用附件:主要为专用活检钳、清洗刷。使用前检查专用活检钳开启是否顺利,若发现专用活检钳不能打开或打开费力时,可将专用活检钳浸泡于热水中数分钟或放置于专用超声振荡器中清洗专用活检钳的各关节中污垢,专用活检钳使用前需消毒灭菌。用前确认专用活检钳及清洗刷通过活检孔道通畅,因超声内镜活检孔道(直径为 2.2 mm)较普通内镜活检孔道(直径为 2.8 mm)小,注意必须使用可通过活检孔道的活检钳。

（3）注水装置:注水器使用前接通电源,注水瓶中装入无气水(即新鲜配制蒸馏水)800 mL(注水瓶容量为 1 000 mL),装水时避免剧烈晃动水瓶,以免产生气泡。水温保持在 37 ℃左右,以免水温过低患者感到不适。拧紧注水瓶瓶盖,以防注水时漏气,踩下注水装置的脚踏,在体外试验性注水,使水能顺利从注水器中流出。

（4）水囊的安装和调试:①安装水囊之前,应仔细检查水囊有无破损、膨胀、变色、橡胶老化现象。②将水囊推送器套在超声内镜前端,使翻折橡皮圈卡在超声内镜前端的大凹槽内。③安装完毕,按压注水阀门,向囊内注入无气水,以水囊直径 3 cm 为限度。若发现水囊边缘渗水,可调整水囊位置,发现漏水应重新更换,若水囊注水后发现明显偏心状态,用手指轻压矫正。注意水囊内有无气泡存在,若有气泡将超声内镜头端部朝下,反复吸引和注水将囊内气泡吸尽。

（5）超声系统准备:①开启超声发生器及超声监视器电源,确认超声画面清晰度。②输入患者一般资料,如姓名、年龄及检查号等待用。③准备图像记录仪、录像带,开启打印机,若使用电脑采集图像,应先开启电脑进入图像采集系统。

（6）超声微探头连接与调试:①使用微探头需用活检孔道直径在 2.8 mm 以上的内镜。②在活检孔道口安装微探头专用注水接口及阀门。③连接超声驱动装置,将微探头末端连接部上的标志性固定栓向上、平直地插入超声驱动装置,使用三维超声探头安装时,应向顺时针方向旋转拧紧。④将超声微探头置于无气水中,开启超声装置,观察超声波形是否正常。若发现探头前端有气泡,轻轻捏住探头前端,将探头向下轻轻甩动,排除气泡。

2.患者准备

（1）检查前至少禁食、禁水 6 小时,即上午检查者于检查前一晚 21 时后禁食、禁水,下午检查者于检查当天早餐进流质后开始禁食、禁水。

（2）因需术前用药,故应详细询问患者有无青光眼、前列腺肥大、高血压、心律失常等特殊病史,若有以上情况,术前应及时与检查医师取得联系。若装有活动性义齿(假牙),嘱患者检查前取出,以免检查时误吸或误咽。

（3）阅读以前检查相关的内镜 X 线或影像学等报告单。

（4）详细了解病史和患者目前状况,协助医师了解病情及检查目的、有无禁忌证等。向患者讲清检查的目的、必要性、相关风险及配合检查必须注意的事项,消除患者的顾虑。术前签署知情同意书。

(5)口服祛泡剂及行咽部局麻。术前15~30分钟口服祛泡剂5~10 mL,常用祛泡剂为二甲硅油,它可以去除表面张力,能使泡沫破裂、消失。咽部局麻常采用喷雾法和麻醉糊剂吞服法,在术前15~30分钟使用,最好使用具有咽部麻醉及祛泡功能的咽麻祛泡剂。

(6)镇静剂与解痉剂:对精神紧张或咽部反应过分敏感者,术前15~30分钟行肌内注射,镇静剂为地西泮5~10 mg,解痉剂为丁溴东莨菪碱(解痉灵)20 mg,可缓解患者紧张情绪及有效解除胃肠痉挛、减少胃酸分泌。必要时可进行静脉麻醉下无痛苦超声内镜检查。

(四)术中护理配合

1.患者护理

(1)协助患者取左侧卧位,松解衣领及裤带,头略向前倾,下巴内收,两腿半屈,双手自然放于胸前,于头肩部垫一弯盘及治疗巾,防止口水污染患者衣物及治疗床,嘱患者张口咬住牙垫,检查过程中勿吞咽口水,以免引起呛咳或误吸。

(2)告知患者检查插管途径同胃镜,但时间相对较长些,指导患者平静呼吸,尽量放松躯体。

(3)检查时嘱患者头偏低,水及口腔分泌物尽量随嘴角自然流出,勿吞咽。

(4)其他同常规胃镜检查护理。

2.治疗过程中的配合

(1)超声内镜插入配合。超声内镜顺利通过咽喉部是检查成功的关键。因超声内镜前端部硬性部长、外径粗,因而插入往往困难。为使一次插入成功,当术者插镜至咽喉部时,护士将患者下颌轻轻往上抬,使咽部与食管呈一直线,便于插入。也可嘱患者咽口水做吞咽动作。

(2)水囊法检查配合。超声内镜探头通过水囊直接接触病变进行探查,适用于食管、十二指肠管腔狭小脏器或胃窦部等无法注水的部位。由于超声内镜型号不同,有的型号需要护士配合向囊内注水,有的型号术者一人操作即可。①水囊法检查时,检查内镜注水瓶内蒸馏水有无用完,及时添加,否则会将气体注入水囊内影响观察。②水囊法检查隆起性病变时,向水囊内注水不宜过多,水囊过大会压迫病变部位,影响观察。有时为了获得满意的图像需边抽吸囊内液体边观察。

(3)浸泡法检查的配合。浸泡法检查是向腔内注入无气水,将超声探头置于无气水中进行探查。此法适用于胃底、胃体及胃周邻近脏器检查。①术者发现病灶后,先采集图像,将注水管连接于内镜活检阀门处,脚踩注水器脚踏开关,打开注水管三通开关,向胃腔内注水300~500 mL,此时超声屏幕上可出现清晰的胃壁五层结构。检查过程中若超声图像再次出现模糊阴影,提示探头已露出水面,可再注入无气水。②浸泡法检查时,为使病变完全浸泡于水中获得满意图像,需要协助患者转换体位。根据不同病变部位可采取头低位、头高位、仰卧位或俯卧位,转换体位时应暂时停止注水。③向胃腔内注水一次不超过500 mL,以避免注水过多造成患者恶心呕吐将水误吸入肺内,引起肺部感染。④注水过程中随时注意观察患者有无不适、呛咳,及时吸尽分泌物及呕吐物。⑤检查完毕提醒术者尽量将水吸尽,以防术后因注水过多引起患者腹痛、腹胀。

(4)超声微探头检查配合。微探头一般适用于食管、十二指肠球部及降段病变、微小病变或病变狭窄导致标准超声内镜无法通过者及结肠病变者。①发现病灶后,将注水器的注水管连接在内镜活检孔道上,打开三通开关,脚踩脚踏开关注入无气水,使病变部位浸泡于水中。②护士用75%乙醇溶液纱布包住微探头前面部分,右手扶住微探头后面部分,术者接过微探头前端通过活检孔道阀门轻轻插入,插入时禁止用力过猛,否则易折断超声微探头。避免内镜镜身与超声微探头弯曲半径过小。③微探头接触病灶后继续注入无气水,直至超声屏幕上出现清晰图像后可停止注水。

(5)胆道及胰腺疾病检查配合。胆道与胰腺疾病检查须将超声内镜探头插入至十二指肠球部乃至降段,因该区肠腔狭小弯曲多变,因而患者反应大,恶心呕吐明显。①嘱患者深呼吸,按压其合谷穴可减轻症状。②及时处理呕吐物,注意观察牙垫有无脱落,防止其咬损内镜。

(6)护士协助术者操作超声键盘。

(7)采集保存图像、打印照片或录像。

（五）术后护理

1.患者护理

(1)超声胃镜检查术后处理同普通胃镜检查,一般无须特殊处理。

(2)超声胃镜检查术后2小时开始进食,由于咽部不适或疼痛,宜进半流质或软食,嘱患者及家属若有腹痛等不适应及时通知医师。

(3)术前使用镇静剂者和解痉剂者,术后应卧床休息等待镇静剂作用完全消失,避免起床后跌倒,并向患者及家属说明注意事项。对于门诊患者,向患者家属说明并留人看护或在院内留观后离开,以防出现意外。若为全麻患者,在复苏室内监护,完全清醒后有人陪伴才能离开。

2.器械及附件处理

(1)内镜处理。遵循消毒规范,同常规内镜处理。超声微探头使用完毕后从超声驱动装置中拔出,盖上防水盖,清洗消毒时应动作轻柔,防止损伤探头。

(2)附件处理。超声内镜检查中,附件是发生交叉感染的潜在来源,尤其是活检钳能突破人体黏膜屏障,所以必须进行严格清洗消毒。其他物品,如注水瓶、注水器中储水瓶、引流瓶及引流管检查结束后浸泡消毒。

(3)超声内镜及超声探头保管。保管场所应清洁、干燥、通风好,温度和湿度适宜,避免高温、阳光直射、潮湿的地方。内镜应以拉直状态保存,将角度调节按钮放松。微探头最好悬挂式保存,将探头穿过专用橡皮保护套,使其后半部分呈圆形状态,前半部分探头向下,避免气泡进入探头。

（六）并发症及防治

消化道超声内镜检查较安全,一般无严重并发症,术后无须特殊处理。其可能发生的并发症如下。

(1)窒息:发生率极低,主要是往胃内注水过多时变换患者体位引起的。避免方法即注水≤500 mL,术中变换体位前抽尽胃内已注入的水。

(2)吸入性肺炎:较少发生,常因患者术中误吸胃内液体或注入水量过多所致。

(3)麻醉意外。

(4)器械损伤:咽喉部损伤、食管穿孔、胃穿孔、消化道管壁擦伤。

(5)出血。

(6)心血管意外。

（七）注意事项

(1)不同频率的超声探头,其焦点距离不同。因此,不论是用注水法还是水囊法,通常超声探头与病变的距离应保持在1~2 cm,最佳位置为病变正好在内镜视野斜前方45°~50°,与超声探头相距2 cm左右。

(2)在操作过程中应使得探头发出的声束与病变界面垂直,这样才能准确显示病变的结构,才利于准确测量病灶大小。探头发出的声束与病变界面不垂直,不利于判断病灶浸润管壁的深度,使得肿瘤分期的准确性受到影响。

(3)对于食管左侧壁及后壁病变,当镜端离其太近时,反而无法观察到,可适当退镜,再一次明确病变位置后,将超声内镜靠近,吸引食管内的空气,通过注水法或水囊法,开始超声观察。对浅表的或直径1 cm左右的食管病变观察,主要通过注水法,因水囊过大可压迫食管壁,使浅表病变及内壁结构显示不清,此时应用频率为12 MHz或20 MHz。对于较大的食管病变,可通过水囊法,应用频率7.5 MHz显示整体图像。在食管内单独应用注水法常不能在探头和病变之间充满无气水,在实际情况下,一般是合并使用注水法和水囊法。由于在食管内注入的无气水停留在病变周围时间短,需适当追加注入无气水,但水囊充盈后,注水不可太快,以免溢出导致患者误吸。

(4)对于胃内病变,在明确病变位置后,吸尽胃内的空气,通过注入无气水,使胃腔充满或掩盖病灶后,开始超声检查,只有少数情况用水囊法。若需观察胃整体结构或胃腔全周,至少需注入500 mL无气水;对于局限性病变,可注入100~200 mL无气水,只要病变被水掩盖即可。检查胃内病变时,为了更容易扫查一些特殊的部位,可以让患者变换体位。由于超声内镜为斜前视式,视野小,因此,除非能在内镜下看到,否则单用超声波寻找胃内小病灶有时是很困难的。

(5)其他注意事项同常规内镜检查。

二、下消化道超声内镜检查护理

(一)适应证

(1)结/直肠癌手术前分期。

(2)判断黏膜下肿瘤的起源层次及超声特点。

(3)探测盆腔及肛门周围疾病。

(二)禁忌证

1.绝对禁忌证

(1)严重心肺疾病不能耐受内镜检查者。

(2)处于休克等危重状态者。

(3)疑有肠穿孔者。

(4)不合作的精神病患者或严重智力障碍者。

(5)其他,如患有明显的胸主动脉瘤、脑出血等。

2.相对禁忌证

(1)有心脏等重要脏器功能不令者。

(2)高血压病未获控制者。

(三)术前准备

1.器械准备

除结肠镜外,超声微探头、注水器、超声系统准备同上消化道超声内镜检查。

2.患者准备

(1)饮食准备:检查前12~48小时内禁食甜菜和冷冻的红肉,以免肠道变红,不易观察。检查前1~2天开始进食半流质或低渣饮食,检查当天禁食早餐。

(2)清洁肠道:下消化道腔内超声检查主要为超声肠镜、经肠镜超声微探头和直肠超声微探头检查,检查前准备的关键是做好肠道清洁。肠道清洁干净与否,可直接影响检查结果。因此检查前应做好肠道清洁,具体方法同普通肠镜检查。

(3)阅读以前检查相关的内镜X线或影像学等报告单。

(4)向患者讲解检查目的、必要性、相关风险及配合检查须注意的事项,消除患者的顾虑。术前签署知情同意书。

(5)超声肠镜、经肠镜微探头检查往往会引起腹胀、腹痛,术前适当给予解痉剂、镇静剂可缓解患者痛苦,常用丁溴东莨菪碱(解痉灵)20 mg、地西泮5 mg,术前15~30分钟肌内注射。

(四)术中护理配合

1.患者护理

(1)协助患者取左侧卧位,两腿弯曲,床上腰部以下垫治疗巾,以免污染检查床。

(2)告知患者检查插管途径同肠镜,但时间相对较长些,指导患者平静呼吸,尽量放松躯体。

2.治疗过程中的配合

(1)右手示指涂润滑油做肛检。

(2)左手拇指、示指、中指分开肛周皮肤,暴露肛门,右手持镜将镜头侧放在肛门附近,用示指将镜头轻轻压入肛门内,观察视野进镜。

(3)单人插镜法只需术者一人操作即可,护士主要负责监测患者,必要时行护士辅助法,配合冲水、取活检、止血等。当内镜通过乙状结肠、脾区、肝区困难时或进境时内镜打弯结袢时,护士应协助按压患者腹部,顶住镜身使其不结袢,顺利通过弯曲部。双人插镜法,根据术者指令进镜或退镜。术者发现病变行超声探查时,一名护士负责固定内镜、变换体位,观察患者有无腹痛、腹胀,另一名护士负责注水,递给术者超声探头、键盘操作。

（五）术后护理

1.患者护理

（1）超声肠镜检查术后处理同普通肠镜检查,一般无须特殊处理。

（2）询问患者有无腹胀、腹痛情况,腹胀明显者,再行内镜下排气。腹痛较长时间未缓解,建议留院继续观察。

（3）术前使用镇静剂和解痉剂者,术后应卧床休息等待镇静剂作用完全消失,避免起床后跌倒,并向患者及家属说明注意事项。对于门诊患者,向患者家属说明并留人看护或留院观察1小时后离开,以防出现意外。

2.器械及附件处理

同上消化道超声内镜处理。

（六）并发症及防治

下消化道超声内镜并发症及防治同普通肠镜检查。本项检查一般是安全的,但如果操作技术不熟练或未把握适应证,就有可能发生并发症。其可能发生的并发症如下。

1.肠穿孔

一般采用禁食、禁水、静脉输液、胃肠减压及给予抗生素等方法,必要时手术治疗。

2.感染

由于结肠镜被污染造成细菌、病毒、寄生虫的传播,引起交叉感染。若发生感染,应行抗感染治疗。并在每次检查后将结肠镜冲洗干净,消毒备用。

3.出血

少量出血时一般不需特殊处理,大量出血时应及时补充血容量,应用止血药物,必要时可在结肠镜下行电凝、激光或局部喷洒止血及使用血管收缩药物等止血措施,若出血仍不止,应考虑手术治疗。

（七）注意事项

（1）检查过程中应密切观察患者反应,若出现疼痛,立即向术者诉说,便于插管。

（2）当超声内镜通过乙状结肠、脾区、肝区困难时或进境时内镜打弯结袢时,护士应协助按压患者腹部,顶住镜身使其不结袢。

（3）当插镜困难时可根据需要协助患者变换体位,不可盲插。

（4）检查后观察患者有无腹痛、腹胀、便血,若发现异常,应及时告知医师,做好相应处理。

三、胆管和胰管管腔内超声检查护理

胆管腔内超声是将超声探头插入胆管或胰管内检查,需要在内镜逆行胰胆管造影(ERCP)检查的基础上进行,操作均需在X线监视下进行。

（一）适应证

（1）可疑早期胆管癌者。

（2）判断壶腹癌、胆管癌的进展程度。

（3）胰胆管狭窄的鉴别。

（4）ERCP有可疑发现,而CT、超声内镜检查正常者的进一步检查。

（二）禁忌证

（1）严重心肺疾病不能耐受内镜检查者。

（2）胆道感染伴中毒性休克者。

（3）不合作的精神病患者或严重智力障碍者。

（4）有出血倾向及碘过敏者为相对禁忌证。

（三）术前准备

1.器械准备

（1）十二指肠镜：最好选用活检孔道直径 3.2 mm 以上的内镜。使用前常规检查内镜图像是否清晰，角度钮转动是否灵活，抬钳器上下活动是否正常。确认内镜注气、注水及吸引功能良好。

（2）超声探头：最好选用头端可以沿导丝插入的微探头，不易损坏探头，且易通过十二指肠乳头及狭窄性病变处。使用前连接超声驱动器，开启超声主机，检查微探头运行是否正常，图像是否清晰。

（3）常用内镜附件：ERCP 造影导丝，选用管腔能通过导丝、前端有刻度及不透 X 线标志的导管，便于了解插管深度。导丝长为 4.2 m，表面有不同颜色的刻度，便于插入时观察；同时准备头端为亲水型导丝的导管，插管困难或通过狭窄时使用。另备高频电刀。

（4）其他：心电监护仪、吸氧管、吸痰管，造影剂常用 60% 泛影葡胺，非离子型造影剂更理想。造影剂用生理盐水稀释 1 倍，抽入 20 mL 空针备用。

2.患者准备

（1）检查前禁食 8～10 小时。

（2）检查前向患者及家属说明检查的必要性、可能发生的并发症，获得患者及家属的同意后签署知情同意书。

（3）做碘过敏皮试。

（4）穿着适合摄片的要求，不能穿得太厚，去除金属物品及影响造影的物品。

（5）术前 20～30 分钟服用祛泡剂，术前 10 分钟行咽部局麻。

（6）建立静脉通道。

（四）术中护理配合

1.患者护理

（1）患者取俯卧位，头偏向右侧，双手放于后背，右肩垫一软枕，右腿弯曲，放好牙垫，颌下垫治疗巾和弯盘，注意保护患者四肢以免压伤。

（2）术前 15 分钟给予地西泮 5 mg、哌替啶 50 mg、盐酸山莨菪碱 20 mg 静脉推注。

（3）吸氧：浓度一般为 2～3 L/min，根据血氧饱和度调节氧流量。

（4）心电监护：严密监测患者的血压、脉搏、血氧饱和度，发现异常及时处理。

2.治疗过程中的配合

（1）插管配合。术者插镜至十二指肠降部找到乳头后，将镜身拉直，调整好位置后，护士将已排除空气的造影导管递给术者，注意勿使导管打折。术者将导管插入胰胆管后，在 X 线监视下缓慢推注造影剂，推注力量不宜太大，速度不宜太快，在 X 线监视下见主胰管和 1～2 级胰管显影即可，不宜使胰实质显影，否则术后易发生胰腺炎。胆管显影时注射造影剂量不宜多，否则影响病变观察。一般胰管为 2～4 mL，胆管为 5～10 mL。护士应严格掌控好推注造影剂的速度，特别是胰管造影时，一般以每秒 0.2～0.6 mL 为宜，胆管可稍快一些。有时插管不顺利需要借助导丝帮助，先用 3～5 mL。生理盐水冲洗导管，使导丝顺畅插入，拔出导管内钢丝，将导丝由导管内钢丝所在接口送入，一边从导丝保护套中抽出导丝一边送入导管内，当在内镜下看到导丝先端部到达导管前端后，应改在 X 线监视下插入导丝，根据术者的要求不断调整导丝的位置，直至送达合适的位置，插入时用力要均匀，不可盲目插入，乳头水肿后插管更困难。胆管插入困难时可用弓形高频电刀改变方向插入，当术者将切开刀对准乳头准备插管后，缓慢收紧切开刀钢丝，使切开刀微微上翘，插管成功后应将钢丝放松至中立位，便于术者做深插管。

（2）插入探头和超声探查配合。确认导管在胰胆管内，抽出导管内钢丝，沿导管插入导丝，行胰管管腔内超声检查，将导丝最好置于胰尾部；胆管管腔内超声检查，将导丝插入病变上方超过狭窄处。退出导管，沿导丝插入超声微探头，一手轻扶微探头前端，另一手轻拉导丝，并将导丝尾部呈圆形盘曲。不能使探头打折，通过活检阀门时用力不能过猛；当探头通过活检孔道露出内镜前端，此时轻拉导丝，给予一定张力，使探头顺利插入胰胆管。在 X 线监视下确认微探头位置,分别在病灶处及病灶远端、近端进行探查,根据术者指令操作键盘、采集图像、打印照片。

（五）术后护理

1.患者护理

（1）检查后禁食、禁水 24 小时以上。

（2）在复苏室内监护,待患者完全清醒,生命体征平稳后方可送回病房。

（3）对术中有过出血、胰腺反复显影者,检查结束后应严密观察患者的生命体征,并记录在护理记录单中随患者带回病房。

（4）注意观察有无并发症,如胰管损害、穿孔、腹部疼痛、呕吐、发热等,发现异常及时处理。

（5）术后使用抗生素预防感染。

2.器械及附件处理

内镜及附件处理同 ERCP。

（六）并发症及防治

胆管腔内超声极少引起并发症,一般与 ERCP 操作有关,主要是急性胰腺炎。术后若出现腹痛,出血、尿淀粉酶升高,需要处理,给予抑制胰液分泌及抑制胰酶活性的药物,必要时可行胃肠减压。

（七）注意事项

（1）推注造影剂时力度不宜过大,速度不宜过快,注意掌握剂量,因有时外漏无法精确计算,应以透视下观察部位显影满意并且患者无痛苦为准。

（2）在送入导丝时用力要均匀。遇有阻力时不可强行通过,应检查原因。

（3）造影后可引起药物性胰腺炎、血清淀粉酶增高。应于术后 2 小时及次日清晨抽血查淀粉酶。

（4）术后密切观察患者的生命体征,警惕并发症的发生。

（李海燕）

第二节　染　色　内　镜

染色内镜检查包括染色剂染色和电子染色两种,作为消化道肿瘤的辅助检查方法,染色后对小病灶的检出率可比常规方法提高 2～3 倍。染色内镜检查通常要比普通内镜检查过程增加 5～10 分钟。

一、染色剂染色内镜

染色剂染色内镜是指应用特殊的染料对食管、胃、肠道黏膜染色,从而使黏膜的结构更加清晰,病变部位与周围的对比加强,轮廓更加清晰,从而提高病变的检出率。染色内镜最早于 1966 年由津田报道,此后报道日渐增多,应用的染料也逐渐增多,应用范围也从最初的胃黏膜染色扩展至食管、胃、小肠和大肠。

（一）适应证

（1）常规内镜无法诊断的病变。

（2）常规内镜检查所发现的食管、胃、大肠黏膜病变,包括黏膜粗糙、糜烂、溃疡等均可进行染色内镜检查。

（3）对 Barrett 食管及早期食管癌、胃黏膜肠上皮化生及早期胃癌、大肠黏膜病变及早期癌变的诊断。

（4）对幽门螺杆菌（Helicobacter pylori,Hp）感染的诊断。

（二）禁忌证

（1）所有常规内镜检查的禁忌证均为染色内镜检查的禁忌证。

（2）对部分染色剂过敏的病症,如甲状腺功能亢进症是碘染色的相对禁忌证。

（三）术前准备

1.器械准备

（1）电子内镜：最好是电子放大内镜。

（2）主机和光源：根据内镜型号选用相匹配的类型及配置。

（3）注水瓶。

（4）吸引装置。

（5）各种型号的注射器。

（6）喷洒导管。

（7）蒸馏水。

（8）染色剂：根据病变需要选择染料，种类有以下3种。①活体染色剂（如卢戈碘液、亚甲蓝、甲苯胺蓝）能通过扩散主动吸收进入上皮细胞内。②局部对比染色剂（靛胭脂）仅积聚于黏膜表面的凹陷区，从而显示黏膜的表面轮廓。③反应性染色剂（如刚果红）可与上皮细胞表面的特定成分或与特定pH水平的酸性分泌物反应。

2.患者准备

（1）询问病史，评估患者情况，掌握适应证。

（2）向患者说明检查的目的和大致过程及可能出现的情况，并交代检查过程中的注意事项，解除患者焦虑和恐惧心理，以取得合作。

（3）检查前应取得患者的知情同意，签署知情同意书。

（4）由于部分染色剂（主要是碘）有引起过敏的可能性，需事先向患者及家属说明，必要时做碘过敏试验。

（四）术中护理配合

1.患者护理

（1）同常规胃镜或肠镜检查。

（2）检查过程中严密监测病情，注意观察患者神志、面色、生命体征的变化，如有异常，应立即停止，行对症处理。

（3）老年人、使用镇静剂和止痛剂者应加强监护，注意观察患者对止痛剂、镇静剂的反应。

（4）术中患者常出现恶心呕吐、腹痛、腹胀等反应，应轻声安慰患者，必要时对患者行肢体接触，按摩腹部，提醒术者抽气减压，使检查顺利进行。

（5）心理护理要贯穿检查全过程，由于染色内镜的观察一般比普通胃肠镜检查的时间稍长，患者对该检查缺乏了解，常担心染色剂的不良反应及不能承受检查等，易产生紧张、恐惧心理。检查过程中应注意缓解患者的心理压力。

2.治疗过程中的配合

常规配合同胃镜或肠镜检查，黏膜染色的配合如下。

（1）复方碘溶液染色法：一般用于食管，将内镜头端退至可疑病变近端，黏膜表面冲洗干净后，由钳道管口插入一条喷洒导管（最好用专用的喷洒型导管，这样着色均匀，用少量复方碘溶液即可达到目的），将复方碘溶液3～5 mL喷洒在病灶及周围黏膜上，1分钟后观察黏膜染色情况，也可用浸泡法或涂布法，染色时间也只需1分钟。复方碘溶液黏膜染色不均匀时，可采用两次重复染色法，两次间隔时间不少于2分钟，染色总时间不少于5分钟。护士需协助扶镜，以防镜子滑出或移位。给病变部位前后染色时注意推注染料要缓慢，以免黏膜表面产生泡沫而影响观察。正常的食管鳞状上皮内含有丰富的糖原，与碘液接触后可呈现棕褐色，食管癌细胞内糖原含量减少甚至消失，遇碘不变色，这有助于病灶的定位活检；食管炎症、溃疡或肿瘤时上皮糖原含量减少，故染色较浅或不着色。观察完毕用生理盐水冲洗，喷洒、冲洗染剂要彻底，以免将未冲洗干净的染剂误认为是着色病灶，干扰诊断。抽吸干净染料胃液，减少患者不适。护士还要协助术者观察可疑病变，发现染色区或不染色区，应提醒术者于该处取病理活检，以提高早期食管癌或 Barrett 食管的检出率。

(2)亚甲蓝染色法:正常胃黏膜不吸收亚甲蓝而不着色,胃黏膜肠上皮化生、不典型增生可吸收亚甲蓝而染成蓝色。胃癌灶也可被染色,但所需时间较长,可能与染料直接弥散作用有关。也可用于肠道黏膜染色。因胃黏膜表面的黏液易被染色而影响黏膜本身染色的观察,故清除胃黏膜表面黏液尤其重要。先肌内注射解痉剂,5 分钟后口服蛋白分解酶链蛋白酶 2 万单位、碳酸氢钠 1~2 g 及稀释 10 倍祛泡剂20~80 mL,转动体位 10~15 分钟,使胃壁各部分与药液充分接触。接着行胃镜检查,在镜下用喷洒导管对病变部位喷洒 0.5%~0.7%亚甲蓝溶液 10~20 mL,2~3 分钟后用水冲洗,观察黏膜染色情况。另一种方法为口服法:禁食 12 小时,清除黏液方法同上,口服 100~150 mg 亚甲蓝胶囊,让患者反复转动体位30 分钟及活动 1~1.5 小时,然后进镜观察。正常黏膜不着色,肠化生及不典型增生灶染成淡蓝色。胃癌病变染色需时较长,为 30~60 分钟,呈深蓝色或黑色,故胃癌的染色主要采用口服法。

(3)靛胭脂染色法:靛胭脂为对比染色剂,不使胃黏膜着色,而是沉积于胃窝内或其他异常凹陷病灶内与橘红色的胃黏膜形成明显的对比,易于显示胃黏膜表面的微细变化。也可用于肠道黏膜染色。先按前述方法清除胃内黏液,在镜下由钳道管口直接注入或用喷洒导管将 0.2%~0.4%靛胭脂溶液 30~50 mL均匀地喷洒胃壁各部分。也可采用口服法将黏液清除剂与 1.2%靛胭脂溶液 20 mL 口服,15 分钟后进镜观察。正常胃黏膜区清晰可见,易发现常规胃镜难以发现的早期胃癌,有助于良、恶性溃疡的鉴别。靛胭脂必须用蒸馏水而非生理盐水配制,因为靛胭脂难以溶解于生理盐水,用生理盐水稀释后再进行黏膜染色时可发现较多的试剂颗粒,同时染色较淡,不能清晰显示细微病变。靛胭脂染色时,应着重观察病变部位的腺管开口类型以及病变的大小、形态、色泽、边界等,以期发现早期病变。

(4)刚果红染色法:刚果红在 pH5.2 时呈红色,在 pH<3.0 时变为蓝黑色,利用该原理可测定胃黏膜酸分泌情况。胃镜下喷洒 0.3%刚果红及 0.2 mol/L 碳酸氢钠混合液至全胃,肌内注射五肽胃泌素 6 μg/kg,15~30 分钟后观察胃黏膜着色情况。正常胃黏膜呈蓝黑色,说明有胃酸分泌,不变色则说明缺乏胃酸分泌,有助于确定萎缩性胃炎的程度及范围。

(5)亚甲蓝-刚果红染色法:术前 30 分钟服黏液清除剂,10 分钟后肌内注射丁溴东莨菪碱 20 mg,20 分钟后行胃镜检查,吸尽剩余胃内液体,插入喷洒导管,对可疑病变处或全胃黏膜均匀地喷洒 0.5%亚甲蓝溶液;待亚甲蓝消失后,再喷洒 0.3%刚果红及 0.2 mol/L 碳酸氢钠混合液及肌内注射五肽胃泌素 6 μg/kg,5~15 分钟后观察。黏膜染色情况同前,可以清楚观察到局部褪色区的轻微改变,指示活检部位以提高早期胃癌的诊断率。

(五)术后护理

1.患者护理

(1)复方碘溶液在食管染色后应告知患者短时间内咽部或胸骨后有烧灼感,一般不特别处理可自行缓解,特别不适者可口服凉开水或牛奶。若出现胸骨后疼痛、腹痛、恶心呕吐等症状,可于染色后注入 10%硫代硫酸钠以中和碘对食管黏膜的刺激,能明显减轻患者的不适感。

(2)应用靛胭脂、亚甲蓝等染色剂,特别是在肠道内染色,术后应告知患者两天内大便会有蓝色,是正常反应,不用慌张。

(3)术后 2 小时患者可以进半流质饮食或软食,避免生硬、粗糙、辛辣刺激性食物,忌含气饮料及烟酒。

(4)严密观察神志及生命体征的变化,如有腹痛、呕血及时报告医师等。

(5)如术前使用镇静剂者,必须在苏醒区留观 1 小时后离开,防止意外发生。

(6)其他同常规胃镜或肠镜检查后护理。

2.器械及附件处理

检查结束后,护士首先对染色内镜进行床侧初步清洁,接着将染色内镜及其附件按消毒规范进行处理。

(六)注意事项

(1)由于染色内镜的观察时间较长,心理护理要贯穿检查全过程,在术前、术中及术后均应进行。

(2)要重视对食管、胃、大肠黏膜的清洁,进行染色前应充分清洗抽吸,有利于色素与黏膜更好地接触。

(3)正确配制染色剂,护士必须熟悉各种染色剂的配制方法,要求当天配制当天使用,防止污染。根据不同部位,选择配制适当浓度的染料,如0.4%靛胭脂和0.5%~0.7%亚甲蓝溶液黏膜着色效果较好。

(4)黏膜染色要充分。染色剂与黏膜接触时间应充分、量要足够,可根据病变大小及要求选择用量,一般5~10 mL即可。

(5)导管应选择喷洒型,且内镜应匀速移行,保证染色剂喷洒均匀。

(6)染色后注意冲洗染色部位的染色剂。

(7)检查中要严密观察病情变化,加强监护。

二、电子染色内镜

电子染色内镜是指应用人工智能电子染色对食管、胃、肠道黏膜进行染色,以更好地观察组织表层结构和毛细血管走向,如实反映黏膜微凹凸变化,从而提高病变的检出率。电子染色内镜无需喷洒化学色素即可对病灶进行电子染色,更有利于细微病变和早期胃癌的发现。该胃镜操作与普通胃镜一样,电子染色仅进行模式转换即可,简单、方便,故目前临床应用非常广泛。

(一)适应证

同染色剂染色内镜。

(二)禁忌证

所有常规内镜检查的禁忌证均为电子染色内镜检查的禁忌证。

(三)术前准备

1.器械准备

(1)具有电子染色功能的电子内镜。

(2)各种型号注射器。

(3)蒸馏水。

(4)其他同常规胃镜或肠镜检查准备。

2.患者准备

(1)评估患者的身体状况以及适应证和禁忌证。

(2)检查治疗前向患者讲解检查全过程并及时签署知情同意书,取得患者及家属的同意和配合。

(3)做好心理护理,消除恐惧心理。

(4)其他同常规胃镜或肠镜检查准备。

(四)术中护理配合

1.患者护理

(1)检查过程中,注意观察患者神志、面色、生命体征的变化,如有异常,应立即停止,行对症处理。

(2)心理护理要贯穿检查全过程,由于电子染色内镜一般比普通胃肠镜检查的时间稍长,易产生紧张、恐惧心理。检查过程中应注意缓解患者的心理压力。

(3)检查中要严密监测病情,尤其对老年人、使用镇静剂和止痛剂者更应加强监护。

(4)其他同常规胃镜或肠镜检查。

2.治疗过程中的配合

(1)同胃镜或肠镜检查。

(2)医护配合:当术者发现病变后,护士先用蒸馏水将黏膜表面冲干净,然后术者根据需要选择合适的挡位(电子染色分为10挡),必要时加放大内镜进行观察。

(五)术后护理

1.患者护理

同染色剂染色内镜检查。

2.器械及附件处理

同染色剂染色内镜检查。

（六）注意事项

（1）加强心理护理,缓解患者心理压力。

（2）术中及术后要严密监测病情。尤其对老年人、使用镇静剂和止痛剂者应加强监护。

（3）其他:同染色剂染色内镜。

（李海燕）

第三节 单气囊小肠镜

单气囊小肠镜与双气囊小肠镜相比,具有器械准备时间短、清洗消毒更简便、高分辨率图像结合内镜窄带成像技术观察提高了病变的检出率等优势,临床常用的为 Olympus SIFQ260 小肠镜。

一、适应证

（一）国际上通用的适应证

（1）胶囊内镜检查后的深入检查。

（2）可疑小肠出血者。

（3）胃肠术后功能紊乱。

（4）小肠狭窄的内镜诊断及治疗。

（5）小肠肿瘤及肿块。

（6）胰腺炎及胆源性疾病。

（7）克罗恩病。

（8）小肠异体移植的观察。

（9）回收滞留胶囊内镜。

（10）清除肠道寄生虫。

（11）明确小肠梗阻的病因。

（12）肠套叠的内镜下处理。

（13）做结肠镜检查有困难的病例。

（二）中华医学会消化内镜学分会小肠学组 2008 年提出的双气囊小肠镜检查的适应证

（1）原因不明的消化道（小肠）出血及缺铁性贫血。

（2）疑小肠肿瘤或增殖性病变。

（3）疑小肠克罗恩病。

（4）不明原因小肠梗阻。

（5）不明原因腹泻或蛋白丢失。

（6）小肠内异物。

（7）外科肠道手术后异常情况（如出血、梗阻等）。

（8）已确诊的小肠病变治疗后复查。

（9）相关检查提示小肠存在器质性病变可能者。

二、禁忌证

（1）严重心肺功能异常者。

(2)有高度麻醉风险者。

(3)无法耐受或配合内镜检查者(如精神障碍者)。

(4)相关实验室检查明显异常(如重度贫血、严重凝血功能障碍等),在指标纠正前不能接受该检查。

(5)完全性小肠梗阻无法完成肠道准备者。

(6)多次腹部手术史者。

(7)低龄儿童、孕妇。

(8)其他高风险状态或病变者(如中度以上食管胃底静脉曲张、大量腹水等)。

三、术前准备

(一)器械准备

(1)内镜准备:①测试气囊,取出送气管,连接外套管上的气囊送气接头与气囊控制装置上的接头,按下气囊控制装置遥控器的充气/放气按钮,确认气囊充气、放气性能及报警功能良好。一次性外套管使用前必须经过漏水测试。②润滑外套管,外套管内层为亲水润滑涂层,抽取 20 mL 无菌水或专用油注入外套管腔内,来回移动外套管,使无菌水或专用油与外套管内层充分接触。③连接小肠镜,按照正确方向将小肠镜套入外套管内,因内镜镜身较长,必须特别注意保护内镜前端,避免碰及坚硬物体。

(2)其他物品准备。

急救物品:①中心负压吸引、中心供氧装置、监护仪、治疗车。②基础治疗盘(内有镊子、乙醇、碘伏、棉签、砂轮、止血钳、胶布等)。③注射器(5 mL、10 mL、20 mL 各两支,50 mL 一支),输液器,输血器。④危重症抢救用盘(内有开口器、舌钳、压舌板、手电筒、叩诊锤、针灸针等)。⑤气管切开包、静脉切开包。⑥胸外心脏按压板、心内穿刺针。⑦专科特殊抢救设备。⑧血压计、听诊器。

急救药品:肾上腺素、多巴胺、洛贝林、毛花苷 C(西地兰)、去甲肾上腺素、尼可刹米(可拉明)、氨茶碱、盐酸利多卡因、异丙肾上腺素、盐酸阿托品、地塞米松、间羟胺、山莨菪碱、氢化可的松、呋塞米注射液等。

(二)患者准备

(1)向患者及家属详细讲解检查目的、过程和配合要点,说明可能出现的意外及对策,签署检查知情同意书。

(2)术前常规检查血常规、肝肾功能、凝血功能、心电图等,排除严重的心肺疾病。

(3)术前禁食、禁水 8 小时。

(4)经不同途径进镜的患者准备。①经口进镜的双气囊内镜检查:术前需禁食 8～12 小时,于术前10～20 分钟口服咽麻祛泡剂,取下活动性义齿、眼镜等。②经肛门进镜的双气囊内镜检查:内镜需要经过大肠才能进入回肠,因肠道粪渣有可能覆盖内镜视野,或进入外套管内而增加内镜与外套管的摩擦力。③经胃肠途径的双气囊内镜检查基本同经肛门进镜的术前准备。因做过胃部分切除术的患者,残胃蠕动较弱,可能会有食物残渣存留,这些食物残渣不但影响观察,一旦进入外套管内,还会增加镜身和外套管的摩擦力,使进镜困难,所以,对有过胃切除史的患者,术前禁食时间更长。

(5)术前用药。由于双气囊内镜检查比普通胃肠镜检查所需时间长,一次检查大约需要 1.5 小时,内镜通过咽喉和勾拉肠道时会引起咽喉和腹部不适,患者会感到焦虑。因此给予患者合适的镇静剂或静脉麻醉是非常重要的,尤其是经口进镜时,最好行静脉麻醉。

(6)心理护理。接受小肠镜检查的患者多数病程较长,且常规胃肠检查未明确病因,因此患者常表现出恐惧、焦虑等不良情绪,检查前应充分评估患者病情及心理状态,告知患者及家属检查过程及配合要点,介绍成功病例,消除患者紧张等不良情绪,使患者以最佳的心理状态接受检查。

(7)给予氧气吸入、心电监护。

(8)建立静脉通道,由麻醉医师进行静脉麻醉。

四、术中护理配合

(一)患者护理

(1)密切监测患者生命体征及血氧饱和度,发现异常及时告知术者。

(2)观察患者面部表情、身体活动、腹部体征等,若患者出现痛苦表情、身体活动或明显腹部膨隆,应及时报告麻醉医师及术者。

(3)经口检查者必须及时吸出患者口腔的分泌物,术中注意防止肠液经外套管反流,引起窒息或吸入性肺炎。

(4)保持静脉输液通畅。

(二)治疗过程中的配合

根据患者的症状、体征及其他辅助检查结果,确定首次进镜途径,怀疑十二指肠至小肠中上段病变者采用经口进镜,怀疑远端回肠病变者则采用经肛门进镜。

(1)操作过程中,护士用右手扶稳、固定接近内镜操作部的外套管一端,左手固定接近患者口腔或肛侧的外套管一端,两手用力外展,尽量保持体外的镜身处于直线状态。为保持外套管与镜身之间的润滑,可在外套管中适当添加无菌水。

(2)经口检查时,当小肠镜进入十二指肠后,术者操作时动作要轻、稳、缓慢,以免损伤小肠黏膜而引起出血、穿孔等并发症。

(3)当内镜向深部推进困难时,护士可协助患者变换体位,或用手在患者腹部施加压力,以减少或防止内镜在胃肠道内结袢,若已结袢,可回拉镜身解袢后再向小肠深部推进;当镜身全部进入外套管后,给外套管球囊放气,放气完毕后术者调整内镜角度钮以固定肠腔,护士缓慢送入外套管至内镜的镜身 50 cm 标记处,给外套管球囊充气,内镜及外套管同步回拉,消除肠袢后再次插入内镜,重复以上过程,完成小肠镜检查。

(4)退镜时护士固定外套管,术者缓慢退镜,仔细观察肠腔有无间质瘤、梅克尔憩室等病变,退至内镜的镜身 50 cm 标记处时,给外套管球囊放气,术者调整内镜角度钮以固定肠腔,护士将外套管缓慢退至内镜操作部一端,然后给外套管球囊注气,再次缓慢退镜观察,重复以上过程,完成小肠镜退镜。退镜过程中应及时抽气,以减轻术后患者腹胀、腹痛等不适。根据病情需要,有时小肠镜检查需分两次进行,一端进镜困难时,应做好标记,以便从另外一端进镜时在此汇合。

(5)需要行小肠活检时,要求医护人员必须技术熟练、细心、配合默契,同时内镜护士要眼明手快,及时获取病理组织。

五、术后护理

(一)患者护理

(1)检查结束后,指导患者卧床休息,经口检查者,部分患者术后出现咽痛,可口服消炎片缓解症状,同时做好解释工作,告知是由于小肠镜检查时间长,检查时镜身反复摩擦咽喉部所致,消除患者紧张情绪。

(2)术后需观察患者有无腹痛、腹胀、便血、发热等症状,若无不适症状,检查 6 小时后或次日嘱患者进食。

(3)采用静脉麻醉患者,检查结束后必须继续观察生命体征至患者完全苏醒,部分患者清醒后可能有头晕症状,嘱其卧床休息,必要时可吸氧;检查结束后注意观察有无腹痛、腹胀及腹部体征变化,若有异常情况,及时报告医师处理。

(二)器械及附件处理

检查完毕后向内镜送气/送水 10 秒,采用蘸有多酶洗液的纱布擦拭镜身,由护士将内镜送至清洗消毒室,清洗要求及步骤同一般内镜。由于小肠镜镜身长,清洗过程中要注意防止损伤内镜头端,内镜清洗消毒、干燥后,将各旋钮置于自由位,悬挂于镜房储存备用。

六、并发症及防治

(一)咽喉疼痛

因外套管反复摩擦所致,一般不需特殊处理。向患者做好解释,症状严重者,可含服消炎片或行雾化吸入。

(二)误吸、肺部感染

经口小肠镜检查时,应及时清理咽喉部分泌物及反流胃肠液,防止误吸,必要时可采取气管插管,以减少误吸及肺部感染风险。

(三)食管贲门黏膜撕裂症

若检查时间短,检查过程中应注意患者有无恶心呕吐反应,进镜、退镜时仔细观察贲门有无损伤及出血;若检查时间长,应在静脉麻醉状态下进行。

(四)腹胀

少数患者术后出现腹胀,多数症状较轻,活动后可自行消失,必要时可行肛管排气等治疗。

(五)黏膜损伤

内镜进退过程中有时可损伤小肠黏膜,多数程度轻,无需特殊处理;若损伤较重,可服用小肠黏膜营养剂,如谷氨酰胺等。

(六)肠穿孔

检查中及检查后注意观察患者腹部体征,若出现腹部压痛、反跳痛、腹肌紧张等,需警惕肠穿孔的发生,应及时报告医师,尽早采取相应的治疗措施。

(七)出血

按消化道出血治疗原则处理,必要时可通过内镜下止血治疗。

(八)肠套叠

发生率极低,缓慢退镜可减少肠套叠发生。

(九)急性胰腺炎

发生率极低,经口途径检查者,术后观察有无腹痛、呕吐等不适,如有以上症状,及时报告医师,检查淀粉酶等排除急性胰腺炎。

七、注意事项

(1)选择合适的进镜途径。通常,怀疑病灶位于空肠者,可先采用经口途径进镜;怀疑病灶位于回肠者,可先采用经肛门途径进镜;当无法判断先采用何种途径进镜时,应先选择经肛门途径,因经肛门途径进镜,患者的不适感相对较轻。

(2)内镜进镜及外套管推进时必须在视野清晰的状态下进行,严格遵循"循腔而入"的操作原则,以免损伤肠黏膜或引起出血、穿孔等并发症。

(3)患者吞咽反射完全恢复,饮水无呛咳方可进食。因内镜检查时需反复进退,咽喉部可能会有擦伤,需进食清淡饮食一天,勿食过热、粗糙、坚硬及辛辣刺激性食物,以免加重咽喉部不适,次日可正常饮食。

(4)检查后3~6小时需有人陪护。

(5)24小时内不得驾驶机动车辆、进行机械操作和从事高空作业,以防意外。

(6)检查后24小时内最好不做需精算和逻辑分析的工作。

(李海燕)

第四节　普通胃镜

胃镜检查是借助纤维胃镜或电子胃镜从口腔插管进入上消化道,直接观察胃及十二指肠病变的一种检查技术。

一、目的

诊断食管、胃及十二指肠病变。

二、适应证

(1)凡有上消化道症状,经各项检查未能确诊者。

(2)原因不明的上消化道出血患者。

(3)已确诊的上消化道病变,需要随访复查或进行治疗者。

(4)上消化道手术后仍有症状需确诊者。

(5)治疗性胃镜包括食管、胃内异物夹取、息肉切除,电凝止血及导入激光治疗贲门和食管恶性肿瘤等。

(6)常规体检。

三、禁忌证

(1)严重的心肺疾病或极度衰竭不能耐受检查者。

(2)精神病或严重智力障碍不能合作者。

(3)怀疑有胃肠穿孔或腐蚀性食管炎、胃炎的急性期。

(4)严重脊柱成角畸形或纵隔疾病,如胸主动脉瘤等。

(5)严重高血压患者。

四、评估

(1)评估患者病情、意识、心理、对疾病的认知程度。

(2)内镜检查室环境,如光线、温度、通风等。

五、操作准备

(1)物品准备:胃镜、活检钳、吸引器。

(2)环境准备:内镜检查室安静、整洁、温度适宜。

(3)护士准备:着装整洁,洗净双手,戴口罩、手套。咽喉部局麻,多采用口服麻醉剂,于检查前10~15分钟将药物挤入患者咽部并嘱其咽下或2%利多卡因做咽部喷雾麻醉。

(4)患者准备:禁食、禁水 6 小时以上,吸烟患者最好当天禁烟。术前安抚患者,取得患者同意配合。

六、知识拓展

胃镜检查的严重并发症与防治。

(一)吸入性肺炎

因误吞咽口腔内分泌物所致。可以在患者取左侧卧位时,尽量使左口角放低,以利唾液流出来预防。

（二）出血

活检时应避开血管，避免活检时取组织太深，或撕拉过甚。

（三）穿孔

因患者溃疡过深，操作时动作粗暴，充气过度导致。患者出现腹部剧痛、腹胀，且向肩部放射。体检肝浊音界消失，X 线透视可见膈下有游离气体。穿孔一旦确诊，应立即考虑手术治疗。

（四）心血管意外

轻症可出现心律失常，血压增高。重症可出现心搏骤停。术前要了解患者心血管病史，测量血压、脉搏，必要时做心电图检查排除禁忌证。检查时动作轻快，尽量缩短检查时间。

（李海燕）

第五节　双气囊电子小肠镜

双气囊电子小肠镜检查术（double-balloon video endoscopy，DBE）小肠镜检查方法与胃镜检查相似，但小肠镜比胃镜更长，可以看到 50～110 cm 的空肠，是诊断小肠病变的重要检查手段。

一、目的

诊断及治疗小肠疾病。

二、适应证

（1）原因不明的消化道（小肠）出血及缺铁性贫血。

（2）疑小肠肿瘤或增生性病变。

（3）小肠吸收不良综合征。

（4）手术时协助外科医师进行小肠检查。

（5）怀疑小肠克罗恩病或肠结核。

（6）不明原因腹泻或蛋白丢失。

（7）小肠内异物。

（8）已确证的小肠病变治疗后复查。

（9）相关检查提示小肠存在器质性病变可能者。

三、禁忌证

（1）严重心肺功能异常者。

（2）有高度麻醉风险者。

（3）相关实验室检查明显异常，在指标纠正前（严重贫血、血浆清蛋白严重低下者）。

（4）完全性小肠梗阻无法完成肠道准备者。

（5）多次腹部手术史者，腹腔广泛粘连。

（6）低龄儿童、无法配合检查者。

（7）其他高风险状态或病变者（如中度以上食管胃底静脉曲张、大量腹水等）。

（8）孕妇。

四、评估

（1）评估患者心理、对疾病的认知程度、肝肾功能及心电图、凝血功能，排除严重心肺疾病。

(2)评估内镜治疗室环境,包括光线、温度、通风等。

五、操作准备

（一）物品准备

双气囊电子小肠镜、外套管、气囊、气泵、活检钳、黏膜下注射针、钛夹、墨汁、ICG、造影剂、EUS 设备及治疗性附件、润滑剂、牙垫、治疗巾、纱布,监护仪、治疗车等监护抢救设备及药品。

（二）环境准备

内镜治疗室安静、整洁、温度适宜。

（三）护士准备

着装整齐,洗净双手,戴口罩、手套。

（四）患者准备

经口进镜的患者,禁食、禁水 12 小时以上,肠道准备与结肠镜检查相同。术前安抚患者,取得患者同意、配合,给患者使用镇静剂及解痉剂。

六、操作程序

(1)安装内镜、双气囊外套管,连接气泵。

(2)内镜置入小肠:将外套管套在小肠镜身上,将内镜头部进入至十二指肠水平段后,先将小肠镜头气囊充气。将外套管滑插至内镜前部后将外套管气囊充气。

(3)气囊放气:缓慢拉直内镜和外套管,接着将内镜头端气囊放气,协助操作者将内镜缓慢向深部插入。反复以上操作,推进内镜至回肠中段或空回肠交界区。

(4)当内镜抵达相应部位后即用黏膜下注射针向黏膜内注射 1% 靛胭脂 0.5 mL 数点,作为下次检查区域标记。

(5)X 线透视观察:可根据需要从钳子管道中注入 30% 泛影葡胺,在 X 线透视下了解内镜的位置、肠腔的狭窄及扩张情况、内镜与末端回肠的距离。

(6)整个操作过程护士协助医师进镜,并按照医师要求给药,操作气泵、观察患者呼吸、循环、意识状态。

(7)整理处置:清洁内镜及附属器械用物等。

(8)拔镜后,嘱患者保持左侧卧位休息,吐出牙垫,清洁口鼻腔。观察 3 小时,如有腹痛、恶心、呕吐等不适症状,及时报告医师处理。检查后当天不要进食产气食物,次日可进普食或根据医嘱进食。

(9)洗手,记录。

（李海燕）

第六节　小儿电子胃镜

小儿胃镜是诊断和治疗上消化道疾病的重要手段之一,已在儿科广泛应用。临床上对原因不明的腹痛、呕吐、便血、厌食、X 线检查难以确诊的病变、小儿消化道疾病的外科术前诊断及在判断治疗效果上等都有明显的实用价值。应用内镜止血、扩张食管狭窄、用硬化剂栓塞食管静脉曲张、切除息肉、取出异物等均已取得显著成效。

一、适应证

(1)反复腹痛,尤其是上腹部及脐周疼痛。

(2)上消化道出血。

(3)经常性呕吐。

(4)有明显的消化不良症状,如厌食、反酸、嗳气、上腹饱胀、胃灼热感等。

(5)原因不明的贫血。

(6)不能用心肺疾病解释的胸骨后疼痛。

(7)上消化道异物、息肉摘除、胃扭转复位。

二、禁忌证

(1)严重的心、肺疾病或处于休克昏迷等,不能耐受检查者。

(2)疑患有上消化道穿孔、腹膜炎、腹水伴严重腹胀者。

(3)吞食腐蚀物的急性期。

(4)有发热、急性咽喉炎、扁桃体炎者。

(5)有出血性疾病者检查时禁做活检和息肉摘除。

(6)精神病患儿,严重智力障碍、脊柱明显畸形及极不合作者。

三、术前护理

(一)患儿准备

(1)检查前1天晚10时后禁食、禁药,检查日晨起后禁水;哺乳期婴儿小于5个月禁食4小时、禁水2小时,6～12月龄,禁食6小时以上。

(2)幽门梗阻患儿术前流质1天,禁食12～14小时。

(3)做过钡餐透视的患儿于透视后2～3天方可进行检查。

(二)术前指导

评估患儿及家长对内镜检查的接受程度,有疑虑、恐惧心理的,可直接讲解或通过录像介绍有关内镜检查的内容,先解除家长的顾虑,再诱导、说服患儿,争取配合。讲清检查应取的体位,告诉患儿在插镜时配合做好吞咽动作,学做深呼吸。

(三)器械准备

将胃镜与光源、吸引器、注水瓶连接好,注水瓶内应装有1/2～2/3的蒸馏水。检查胃镜角度、控制旋钮、注气注水管道是否通畅、吸引器负压及光源是否正常,观察镜面清晰与否,吸痰管、活检钳备用。HBsAg结果阳性或其他传染病患儿应使用专用胃镜,无条件使用专用内镜的,安排专用时间段进行。

(四)检查用品准备

备好一次性口垫、中单,纱布,标本瓶,手套等。

(五)术前用药

(1)个别精神过度紧张无法合作者,给予镇静剂,单独使用咪达唑仑0.1～0.2 mg/kg肌内或静脉注射,可达满意镇静效果;或地西泮0.1～0.3 mg/kg,肌内注射,与硫酸阿托品每次0.01～0.02 mg/kg,肌内注射联合应用,此法除镇静外尚能减少消化腺的分泌和胃肠蠕动。

(2)除婴儿外可用1%利多卡因或1%丁卡因咽部麻醉。

(六)急救药品与用品准备

包括氧气、吸氧面罩、简易呼吸器、复苏药物以及局部止血用药等。

(七)检查前核对

核对患儿姓名、性别、年龄。了解检查目的,阅读有关实验室检查及其影像资料。

四、术中护理

(1)患儿取双下肢屈曲左侧卧位,解开衣领、皮带。

（2）在左侧颌下垫干净毛巾，检查牙齿，若有松动将要脱落的牙齿，先拔除。专人扶住患儿头部、口垫，严防口垫脱落咬伤镜身。

（3）镜进咽喉部对准悬雍垂下方，入食管口后循腔而进，避免碰及、损伤黏膜，引起患儿不适。

（4）观察面色、唇色，分泌物多时应及时抽吸，并随时向医师报告患儿的呼吸情况，如由哭闹突然变为安静，发绀加重者，视情况可立即退镜终止检查。

（5）全过程中，不时地鼓励、夸奖，尽可能使患儿能配合检查；示范做深呼吸，分散注意力，缓解其紧张、恐惧心理，使患儿逐渐放松。

（6）退镜时吸出十二指肠及胃内气体，以减轻患儿不适。

五、术后护理

（1）术后留院观察半小时，禁食、禁水 30 分钟～2 小时，至咽麻醉感消失后方可进温凉流质或软食。术后 1 天恢复正常饮食。

（2）对在胃镜下做息肉摘除、创面止血等治疗者应严密观察其有无呕血、便血、穿孔等并发症。

（李海燕）

第七节　小儿大肠镜

大肠镜检查是指内镜经肛门、直肠、乙状结肠、降结肠、横结肠、升结肠至回盲部的检查。小儿大肠镜的开展，扩大了对结肠疾病的诊断治疗范围，对明确疾病的性质有重要价值。借助结肠镜摘除息肉、取异物等，避免了剖腹手术；减轻了患儿痛苦与家长的经济负担。

一、适应证

（1）下消化道出血。

（2）慢性腹泻。

（3）恶变的监视溃疡性结肠炎，家族性结肠息肉病等。

（4）肠放射学异常，但不能定性者。

（5）结肠异物，结肠息肉摘除，乙状结肠扭转的减压与复原等。

（6）腹痛，不明原因发热，消瘦。

二、禁忌证

（1）严重的心肺疾病无法耐受内镜检查或处于休克的危重状态者。

（2）疑有肠穿孔和腹膜炎并疑有腹腔内广泛粘连者。

（3）严重的坏死性肠炎，巨结肠危象，疼痛的肛门病变，明显腹胀及极不合作者。

（4）患出血性疾病（必须检查时，不做活检和息肉摘除）。

三、术前护理

（1）评估小儿全身情况、营养状况、生命体征，复核心、肝、肾功能与血常规及出、凝血时间是否正常，异常者报告内镜医师。结肠息肉摘除须住院，术前测 KPTT 和 PT。

（2）向家长与学龄儿童说明诊疗的目的和整个过程，解除疑虑，争取患儿合作并取得家长的配合与理解。

（3）肠道准备根据患儿年龄选择不同的肠道准备方法，给家长书面检查须知单，并进行耐心的解释和指导,最后评估家长理解是否正确,以保证其在家中肠道准备确实无误。具体方法如下。①饮食控制＋灌肠法:18 个月以下患儿,检查前 2 天食无渣半流质,检查前 1 天给流质饮食,检查日当天禁食。检查前 1 天晚及检查前 2 小时分别用开塞露 1～2 只通便,检查前 1 小时用温生理盐水清洁灌肠。②口服泻药法:18 个月以上患儿,用口服泻药比沙可啶。每天排便者,检查前晚顿服一次;2 天或 2 天以上排便者,检查前 96 小时服药(每天早餐后 2 小时服药,连服 3 天,检查前晚顿服 1 次)。检查前晚服药后尽量多饮糖盐水。顿服剂量:18 个月～3 岁 2 片,3 岁～7 岁 3 片,7 岁～12 岁 4 片,12 岁～14 岁 5～6 片。检查前 1 天均为流质饮食。注意末次大便是否为淡黄色透明水样便,若仍有粪质者可用开塞露 1～2 只通便。

(4)上午大肠镜检查者,检查当天早餐禁食、下午检查者,当天早餐进半量流质饮食。

(5)检查前用药口服 10% 水合氯醛每次 0.5 mL/kg,对紧张不安者、内镜下介入治疗者术前 5 分钟遵医嘱静脉注射咪达唑仑每次 0.1 mg/kg。

(6)器械准备调试好结肠镜设备图像,将冷光源各指数调整合适。检查肠镜吸引、注气注水管道是否通畅,内镜弯角钮是否达到正常位置。根据诊疗要求,准备好各类附件。结肠息肉摘除者,准备圈套丝,电极,高频电发生器(ERBEICC200),操作前开机检测,确保仪器性能及电极接触正常。

四、术中护理

(1)室内温度适宜,以 20～24 ℃为宜。

(2)为给患儿以心理支持与约束肢体,可请父母陪同检查。为患儿换上后开档的检查裤,大于 10 岁的患儿应注意保护其自尊,让其单独更换裤子。

(3)多鼓励患儿,进行正面暗示,营造轻松气氛。

(4)在床尾垫上中单,患儿取左侧屈曲卧位,查看肛门有无肛裂、皮赘。过直肠后用双手按压右下腹,根据肠腔走行,改变体位消除肠管扭曲,为防横结肠下垂,用左手从脐部向后及剑突方向推顶。

(5)注意腹壁紧张度,提醒医师合理注气。

(6)观察光轨位置,了解镜子到达部位。

(7)观察有无血性液体、患儿是否耐受,有无面色苍白、大汗淋漓,必要时可终止检查。

(8)注意婴儿的面色、唇色、脉搏、呼吸,防止低血糖发生。

(9)手术结束后及时送检标本。

五、术后护理

(1)一般诊断性检查,不需留院观察,检查后即可进食。如术后仍有腹部不适者,留院观察 0.5～1 小时,确认无意外后方可离院。肠内积气较多一时不能排出者,2～3 小时内少活动,暂勿进食。

(2)并发症观察:观察神志、面色,有无腹痛、腹胀、便血,婴幼儿注意脉搏、呼吸、唇色。有异常及时报告医师。

(3)行肠息肉切除者,3 天内卧床休息、予流质饮食,2 周无渣半流质,避免剧烈活动。术后 24 小时内排出的息肉也需送病理检查。对多个息肉切除且残留蒂部凝固范围大而深的患儿,住院观察 1 周左右,禁食 2～7 天,以减少肠蠕动与并发症的发生。

(李海燕)

第八节　无痛内镜技术

无痛内镜技术是指在静脉麻醉或清醒镇静状态下实施胃镜和结肠镜检查,使整个检查在不知不觉中完成,具有良好的安全性和舒适性。目前多采用清醒镇静的方法,在镇静药物的诱导下使患者能忍受持续保护性反应而导致的不适,以减轻患者的焦虑及恐惧心理,提高痛阈,但患者仍保持语言交流能力和浅感觉,可配合医师的操作。无痛内镜克服了传统内镜操作过程中患者紧张、恶心、腹胀等缺点,消除患者紧张、恐惧的情绪,提高对检查的耐受性;胃肠蠕动减少,便于医师发现细微病变;减少了患者因痛苦躁动引起的机械性损伤的发生及因紧张、恐惧和不合作而产生的心脑血管意外。护士应严格掌握各种药物的正确使用、注意术中的监测及并发症的及时发现与处理,密切配合医师完成检查,确保患者安全。

一、适应证

(1)有内镜检查适应证但恐惧常规内镜检查者。

(2)呕吐剧烈或其他原因难以承受常规内镜检查者。

(3)必须行内镜检查但伴有其他疾病者,如伴有癫痫史、小儿、高血压、轻度冠心病、陈旧性心肌梗死、精神病等不能合作者。

(4)内镜操作时间长、操作复杂者,如内镜下取异物等。

二、禁忌证

(1)生命处于休克等危重症者。

(2)严重肺部疾病,如 COPD、睡眠呼吸暂停;严重肺心病、急性上呼吸道感染、支气管炎及哮喘病。

(3)腐蚀性食管炎、胃炎、胃潴留。

(4)中度以上的心功能障碍者、急性心肌梗死、急性脑梗死、脑出血、严重的高血压者。

(5)急剧恶化的结肠炎症(肠道及肛门急性炎症、缺血性肠炎等)、急性腹膜炎等。

(6)怀疑有胃肠穿孔者、肠瘘、腹膜炎及有广泛严重的肠粘连者。

(7)极度衰弱,不能耐受术前肠道准备及检查者。

(8)肝性脑病(包括亚临床期肝性脑病)。

(9)严重的肝肾功能障碍者。

(10)妊娠期妇女和哺乳期妇女。

(11)重症肌无力、青光眼、前列腺增生症有尿潴留史者。

(12)严重过敏体质,对异丙酚、咪达唑仑、芬太尼、东莨菪碱、脂类局麻药物过敏及忌用者。

(13)严重鼻鼾症及过度肥胖者宜慎重。

(14)心动过缓者慎重。

三、术前准备

(一)器械准备

(1)内镜及主机。

(2)常规内镜检查所需的物品(同常规胃肠镜检查)。

(3)镇静麻醉所需设备:麻醉机、呼吸机、心电监护仪、简易呼吸球囊、中心负压吸引、中心吸氧装置等。

(4)必备急救器材:抢救车(包括气管切开包、静脉切开包等)、血压计、听诊器、专科特殊抢救设备等。

(5)急救药品:肾上腺素、去甲肾上腺素、阿托品、地塞米松等。

(6)基础治疗盘(包括镊子、碘伏、棉签等)。

(7)各种型号注射器、输液器、输血器。

(8)镇静药物:主要包括苯二氮䓬类抗焦虑药和阿片类镇痛药。在镇静内镜检查中,一般都采取某几种药物联合应用,因为联合用药可以发挥协同作用,达到更好的镇静效果,但是这也增加了呼吸抑制和低血压等不良事件的发生。因此,在用药类型和剂量选择时应因人而异,在联合用药时适当减量。在镇静期间需追加药物时,应与上次给药时间有充分的间隔,以保证药物起效。

(二)患者准备

镇静剂在内镜操作中,既要减轻患者操作中的痛苦,又要保证操作安全。因此,除按常规内镜检查准备外,还要注意以下方面。

(1)仔细询问患者病史,了解重要脏器功能状况、既往镇静麻醉史、药物过敏史、目前用药、烟酒史等。体格检查包括生命体征、心肺听诊和肺通气功能评估。

(2)向患者说明检查的目的和大致过程,解除患者焦虑和恐惧心理,取得合作,签署检查和麻醉知情同意书。

(3)完善术前准备:如心电图、胸片等。

(4)除内镜检查常规术前准备外,检查当天禁食 8 小时,禁水 4 小时。

(5)建立一条静脉通道,维持到操作结束和患者不再有心肺功能不全的风险时。

(6)协助患者取左侧卧位,常规鼻导管给氧,行心电监护,监测血压、脉搏、平均动脉压、心电波形及血氧饱和度。由麻醉医师缓慢注射药物。

四、术中护理配合

(一)患者护理

(1)病情监测:观察患者意识、心率、血氧饱和度、皮肤温度和觉醒的程度等变化,在镇静操作前、中、后做好记录。①意识状态:镇静内镜检查需等患者睫毛反射消失后开始进镜。检查中,护士应常规监测患者对语言刺激的反应能力,除儿童、智力障碍者和不能合作者(这些患者应考虑予以深度镇静)。同时,注意观察患者的"肢体语言"(如发白的指关节开始放松、肩下垂、面部肌肉放松、面色安详等)也有利于判断是否达到松弛和无焦虑状态。一旦患者只对疼痛刺激发生躲闪反应时,提示镇静程度过深,有必要使用抑制剂对抗药物反应。②呼吸状况:镇静内镜的主要并发症是呼吸抑制。因此,镇静内镜检查中对呼吸状况的监测尤为重要。呼吸抑制的主要表现是低通气,护士在检查中要注意观察患者的自主呼吸运动或者呼吸音听诊,一旦发现患者呼吸异常或血氧饱和度下降,可指导患者深呼吸,并吸氧,同时通知术者并配合处理。③循环变化:镇静内镜过程中循环系统的并发症包括高血压、低血压、心律失常等。护士应严密观察患者的血压及心电图情况,如有异常应及时通知术者并配合处理。检查中早期发生心率、血压的改变有利于及早发现和干预阻止心血管的不良事件。血氧饱和度的监测有利于及时发现低氧血症,避免由此带来的心肌缺血和严重心律失常,降低了心搏骤停的危险性。

(2)对有恶心、呕吐反应的患者,给予异丙嗪注射液 25 mg 静脉滴注。

(3)由于患者在检查中处于无意识状态,因此护士应特别注意防止患者坠床。

(4)将患者的头部向左侧固定,下颌向前托起,以保持呼吸道通畅。

(5)妥善固定牙垫以免滑脱而咬坏仪器。

(二)治疗过程中的配合

镇静内镜的医护配合同常规内镜检查的配合。

1.无痛胃镜及经口小肠镜

患者咽喉部均匀喷洒 2% 利多卡因 2～3 次,行咽部麻醉或给予利多卡因凝胶口服。静脉缓慢注射阿托品 0.25～0.5 mg,芬太尼 0.03～0.05 mg,继而静脉注射异丙酚 1～2 mg/kg(速度 20～30 mg/10 s),待其肌肉松弛,睫毛反射消失后停止用药,开始插镜检查。根据检查时间的长短及患者反应,酌情加用异丙酚和阿托品。

2.无痛肠镜及经肛小肠镜

先小剂量静脉注射芬太尼 0.5 μg/kg,后将丙泊酚以低于 40 mg/10 s 的速度缓慢静脉注射,患者睫毛反射消失,进入睡眠状态,全身肌肉松弛后,术者开始操作,术中根据检查时间的长短及患者反应(如出现肢体不自主运动),酌情加用丙泊酚,最小剂量 50 mg,最大剂量 280 mg,退镜时一般不需要加剂量。

五、术后护理

（一）患者护理

（1）每 10 分钟监测一次意识状态、生命体征及血氧饱和度，直到基本恢复正常。

（2）因使用了镇静剂及麻醉剂，检查结束后不应急于起身，应该保持侧卧位休息，直到完全清醒，如有呛咳可用吸引器吸除口、鼻腔分泌物。

（3）胃镜检查后宜进食清淡、温凉、半流质饮食 1 天，勿食过热食物，24 小时内禁食辛辣食物，12 小时内不得饮酒。肠镜检查后当天不要进食产气食物，如牛奶、豆浆等。

（4）注意观察有无出现并发症，如出血、穿孔、腹部不适等。

（5）门诊的患者需在内镜室观察 1 小时，神志清楚、生命体征恢复至术前或接近术前水平、能正确应答、无腹痛、恶心呕吐等不适可回家，需有家属陪同。个别有特殊病情的患者需留院观察。

（二）器械及附件处理

内镜的处理按内镜清洗消毒规范进行处理。

六、并发症及防治

（一）低氧血症

其原因除与丙泊酚和咪达唑仑本身药物作用外，可能与舌根后坠、咽部肌肉松弛阻塞呼吸道及检查过程中注气过多，引起肠肌上抬和肺压迫，导致肺通气不足有关。

处理：立即托起下颌，增加氧流量至5～6 L/min及面罩吸氧。

预防：严格掌握适应证，遇高龄、肥胖、短颈、肺功能较差的患者时，要尽量托起下颌，使其头部略向后仰10°～20°，以保持呼吸道通畅，防止舌根后坠等阻塞呼吸道。同时，要加大给氧流量，避免操作过程中注气过多。

（二）低血压

其原因除与药物本身作用外，也与用药量偏大且推注速度较快有关。处理：①血压下降＞30%以上者，予以麻黄碱 10 mg 静脉推注。②心率明显减慢，低于 60 次/分钟者，予以阿托品 0.5 mg 静脉推注。

预防：严格掌握给药速度和给药剂量，若以手控给药时，最好将药用生理盐水稀释后缓慢匀速静脉推注，可有效预防注射过快和用药量偏大引起的循环抑制并发症；有条件时，建议靶控输注给药，能更准确地调控血药浓度，从而降低不良反应。

（三）误吸

误吸的主要原因为麻醉深度不够以及液体或咽部分泌物误入气管。处理：增加丙泊酚首剂用药量；口腔及咽喉部有分泌物时快速去除。

预防：增加首剂用药量，待药物作用充分后再进镜；及时抽吸口腔和咽部分泌物；有胃潴留和检查前 6 小时内有进食、饮水者列为禁忌。

（四）心律失常

心率减慢在无痛内镜检查中较为常见，可能与迷走神经反射有关。处理：一般只要暂停操作即可恢复。如心率减慢＜60 次/分钟者，静脉注射阿托品 0.5～1.0 mg 后心率恢复正常。发生心动过速一般为麻醉剂量不足所致，如心率＞100 次/分钟时，可追加异丙酚剂量。出现频发性室性期前收缩用利多卡因静脉注射。

（五）眩晕、头痛、嗜睡

麻醉苏醒后部分患者出现头晕、头痛、嗜睡及步态不稳。主要与药物在人体代谢的个体差异有关，也与异丙酚引起血压下降脑供血不足有关。多见于高血压、平素不胜酒力的患者和女性患者，绝大多数经卧床或端坐休息后缓解。

（六）注射部位疼痛

异丙酚为脂肪乳剂，浓度高，刺激性强，静脉推注时有胀痛、刺痛、酸痛等不适。处理：注射部位疼痛一般持续时间短且能忍受，麻醉后疼痛会消失，无需特别处理。如在穿刺时将穿刺针放于血管中央，避免针头贴住血管壁，或选择较大静脉注药可减轻疼痛。

七、注意事项

（1）检查前全面评估，严格掌握适应证与禁忌证，充分与患者沟通，解除其顾虑。

（2）术后2小时需有人陪护，24小时内不得驾驶机动车辆、进行机械操作和从事高空作业，以防意外。

（3）选择镇静麻醉药物时，注意药物类型和剂量应因人而异，在联合用药时适当减量。在镇静期间需追加药物时，应与上次给药时间有充分的间隔，以保证药物起效。

（4）给药时应通过缓慢增加药物剂量来达到理想的镇静/镇痛程度，比单纯一次给药效果更理想。根据患者的体表面积、年龄、体重和伴随病，从小剂量开始给药。

（5）应用异丙酚镇静时，该药物使诱导全身麻醉和呼吸暂停的风险增加，必须由受过专业训练的麻醉医师来应用。

（6）门诊患者严格把握离院指征，注意患者安全。

（7）其他同常规胃肠镜检查。

（李海燕）

第九节　内镜下隧道技术

消化内镜隧道技术是一项全新的技术，在隧道技术中，通过在消化道的黏膜层与固有肌层之间建立一条黏膜下隧道来进一步实施各种内镜下干预，例如环形肌切开术治疗贲门失弛缓症、切除黏膜下肿瘤、通过隧道进入胸腔和腹腔进行内镜下诊治。充分的术前准备、熟练的术中配合是手术成功的关键，护理人员应掌握每个器械的正确使用及每一个手术步骤，娴熟地与术者配合，确保手术的顺利开展及患者的安全。

一、隧道技术的应用领域

（一）黏膜层疾病的治疗

如经内镜隧道式黏膜下剥离术等。

（二）肌层相关病变的治疗

如黏膜下隧道内镜肿瘤切除术、经口内镜括约肌切开术等。

（三）诊断与治疗

胃肠道腔外疾病如淋巴结切除、肿瘤切除、经人体自然腔道内镜手术等。

二、隧道技术的优点

（一）保证人体结构的完整

将消化道由1层变成了2层，尽可能将操作的入口、途径、目标位置放在同一个腔隙内。利用黏膜层或固有肌层隔离消化道与人体的其他腔隙，避免气体和消化液进入其他间隙。

（二）符合未来腔镜手术原则

（1）遵循腔隙完整原则。

（2）在有菌与无菌条件下，以无菌条件为首选。

（3）在有化学刺激与无化学刺激条件下，以无化学刺激为首选。

（4）在有自然腔道与无自然腔道条件下,以有自然腔道为首选,自然腔道的选择,应该首先符合第(2)、(3)条原则。

（5）在人口与手术部位距离方面,在遵循上述原则的同时,遵循就近原则。

（6）具有良好的预防与止血技术,并有候补措施能够保证几乎100%的止血率。

（7）具有熟练预防与封闭腔隙间相互贯通的技术,保证能够恢复人体原有腔隙的完整与闭合状态。

（8）遵循肿瘤完整切除与防止转移原则。

三、适应证

（一）黏膜层病变

食管长环周病变;食管、贲门、胃底体小弯横径在 2 cm 以上的病变。

（二）固有肌层病变

直径小于 2.5 cm 的食管、贲门固有肌层肿瘤,未经外科手术的 Ling Ⅰ 型、Ling Ⅱa 型、Ling Ⅱb 型原发性贲门失弛缓症。

（三）相对适应证

1.黏膜层病变

食管、贲门、胃底体小弯横径小于 2 cm 的病变。

2.固有肌层病变

横径在 2.5～3.5 cm 的食管、贲门固有肌层肿瘤;未经外科手术的 Ling Ⅱc 型、Ling Ⅲ 型原发性贲门失弛缓症。

四、禁忌证

（1）常规内镜检查禁忌者。

（2）建立隧道部位有大面积瘢痕形成或存在吻合口瘘者。

（3）相对禁忌证:①黏膜层病变,食管、贲门、胃底体小弯病变内有明显瘢痕形成者。②固有肌层病变,固有肌层肿瘤,但没有建立隧道的余地或肿瘤与上皮层粘连不能分离者;肿瘤横径在 3.5 cm 以上,肿瘤不能经隧道完整取出者;外科手术后原发性贲门失弛缓症者。

五、术前准备

（一）器械准备

（1）内镜常规使用带辅助送水的内镜,如无辅助送水内镜,可使用具有喷水功能的切开刀。

（2）送气装置常规使用 CO_2。

（3）高频电发生器参数设定根据功率输出及个人习惯设定。

（4）附件各种型号的注射针、各种切开刀、止血钳、钛夹等。

（5）黏膜下注射液。①生理盐水＋肾上腺素＋亚甲蓝:生理盐水 250 mL＋肾上腺素 1 mg＋亚甲蓝 0.1～0.4 mL。②甘油果糖＋肾上腺素＋亚甲蓝:甘油果糖 250 mL＋肾上腺素 1 mg＋亚甲蓝 0.1～0.4 mL。

（6）其他同内镜下黏膜剥离术。

（二）患者准备

同内镜下黏膜剥离术。

六、黏膜层疾病的隧道治疗技术

经内镜隧道式黏膜下剥离(endoscopic submucosal dissection through tunnel,ESDTT)术是利用隧道技术改良内镜下黏膜剥离术操作过程,从病变口侧至肛侧建立黏膜下隧道来辅助完整切除病变。先行黏膜下注射,依次切开病变上、下缘,从上缘黏膜下开始剥离,建立一条黏膜与固有肌层之间的通道,直达下缘开口,然后沿隧道两侧剥离病变黏膜,逐步切除病变。这种方法一方面弥补了常规内镜下黏膜剥离术环周切开后,注射液被吸收或外渗消失快、黏膜下注射抬举征不明显、剥离困难、剥离时间长等缺陷;另一方面,透明帽进入隧道后充气,帽端钝性分离加快了手术进程,同时下端开口,避免隧道内过度充气、浆膜穿孔的发生。经内镜隧道式黏膜下剥离术的应用改变了经典内镜下黏膜剥离术操作方法,从环周标记注射环周切开剥离的方式转变为环周标记注射-肛侧开口-口侧开口建立隧道切开隧道侧边的方式。在经内镜隧道式黏膜下剥离术操作过程中,隧道建立前先从病变肛侧开口,这样一方面病变肛侧开口可以作为隧道建立过程中的终点,避免过度剥离;另一方面可以降低隧道内压力,避免过多充气后气体存留导致黏膜过多被钝性分离。在隧道建立后的侧边切开过程中,经典内镜下黏膜剥离术操作方法是边注射边剥离,而经内镜隧道式黏膜下剥离术借助于两侧组织的相互牵连,一方面减少了注射,缩短了相应的操作时间,另一方面可以借助于重力因素,从高到低分别切除侧边。与内镜下黏膜剥离术比较,经内镜隧道式黏膜下剥离术用时更短,剥离速度更快,更易达到肿瘤的根治性切除。

七、肌层相关病变的隧道治疗技术

随着内镜下黏膜剥离术的进步,其应用范围不断扩大,对起源于黏膜肌层、黏膜下层、固有肌层的黏膜下肿瘤(submucosal tumor,SMT),可行内镜下黏膜挖除(endoscopic submucosal excavation,ESE)术。内镜下黏膜挖除术具体步骤如下。①标记:用 HOOK 刀或氩气刀紧靠病灶边缘进行电凝标记。②黏膜下注射:将 0.5 mL 亚甲蓝、1 mL 肾上腺素和 100 mL 生理盐水混合配制的溶液,在病灶边缘标记点进行多点黏膜下注射。③环形切开:用 HOOK 刀沿病灶边缘标记点切开病灶远侧黏膜。④挖除病灶:在直视下用 HOOK 刀沿病灶四周进行剥离、挖除病灶、病灶及其上附着黏膜一起挖除,挖除过程中可行多次黏膜下注射。⑤创面处理:残留的人造溃疡面,可用热活检钳电凝、氩离子血浆凝固术凝固;胃肠穿孔可用钛夹闭合创面。

黏膜下良性肿瘤,如平滑肌瘤、脂肪瘤,常常包膜光滑.黏膜层和浆膜层均完整,没有浸润。这种起源于黏膜固有肌层的黏膜下肿瘤可选择行黏膜下隧道内镜肿瘤切除术。具体步骤如下:①氩气标记肿瘤位置。②建立黏膜下隧道暴露肿瘤。在黏膜下肿瘤近端 5 cm 处纵行切开黏膜 2 cm.逐层剥离黏膜及黏膜下层建立隧道至肿瘤远端 1~2 cm,保证足够的手术操作空间。③在直视下剥离肿瘤,需保留肿瘤包膜完整,同时避免伤及食管黏膜、浆膜(肿瘤完整切除防止播种转移)。④取出肿瘤后用钛夹关闭黏膜入口。黏膜下隧道内镜肿瘤切除术保存瘤体表面的黏膜,同时实现全瘤切除,胃肠道瘘和继发感染发生率低。

经口内镜括约肌切开术为一种微创的治疗贲门失弛缓症的手术方法。主要步骤如下:①食管黏膜层切开(又称开窗),距胃食管连接 10 cm 处,氩气纵行标记 3 个点,黏膜下注射甘油果糖靛胭脂,黏膜抬举良好,针状刀纵行切开 1~2 cm,开窗,即切开黏膜层暴露黏膜下层。②黏膜剥离建立黏膜下隧道,沿食管黏膜下层,用 IT 刀、钩刀自上而下剥离,边剥离边进行黏膜下注射,必要时用 Co-grasper 止血,建立黏膜下隧道至胃食管结合部(gastroesophageal junction,GEJ)下方胃底约 2 cm。③环形肌切开,在胃镜直视下应用 IT 刀切开环形肌 8~10 cm,其中食管部 6~8 cm,延伸至胃壁约 2 cm。切开过程中由上到下、由浅而深切断所有环状肌束,尽可能保留纵形肌束,避免透明帽顶裂纵形肌。④钛夹关闭黏膜层切口,用甲硝唑冲洗创面,多枚钛夹对缝黏膜层切口。经口内镜括约肌切开术建立隧道较黏膜下隧道内镜肿瘤切除术长,隧道内环形肌全程切开,而黏膜下隧道内镜肿瘤切除术隧道仅为通往病变的通道,这样可以避免破坏病变表面的黏膜,两者术后均用钛夹关闭黏膜入口,保护手术创面,能降低穿孔、感染等并发症的发生率。

八、术后护理

(一)患者护理
同内镜下黏膜剥离术护理。

(二)器械及附件处理

(1)内镜同胃肠镜检查术后处理。

(2)附件:一次性耗材,毁形后按医疗垃圾处理。其他附件按消毒规范处理。

九、并发症及防治

(一)气体相关并发症

包括气胸、皮下气肿、纵隔积气及腹腔积气等。多数患者可自行缓解,少数气胸或腹腔积气者需要引流处置。术后应及时复查 X 线片,了解有无气胸、气腹等并发症,给予迅速处理。

(二)隧道黏膜穿孔

较常见。可以在隧道内喷洒纤维蛋白胶或用止血钳夹闭。术中对较大的血管进行预凝固处理,对创面的出血及时电凝止血。

(三)感染

包括隧道内感染、纵隔感染、腹腔感染等。应充分做好术前准备,防止术中食物反流导致误吸。术后加强饮食管理,一般由流质饮食逐步过渡到普通饮食。

(四)其他

如迟发性出血、胸腔积液、食管狭窄、溃疡和胃食管反流病、隧道入口裂开等。

十、注意事项

建立隧道的主要目的就是要保持其完整性,因此在隧道建立之初,就要确定使用隧道的哪侧壁做屏障。如果要切除黏膜,则要保持固有肌层的完整性,以免造成损害,若发生破裂要及时处理。如果要对固有肌层进行手术,以及穿破固有肌层进行固有肌层以外的手术,则要保护黏膜层的完整,这样隧道技术才能起到应有的作用。

(李海燕)

第十节 消化道异物取出术

消化道异物是指故意吞入或误吞入消化道的各种物体。根据异物的不同形状分为长条形异物、锐利异物、圆钝异物及不规则异物。大多数光滑的、柔软的异物不需处理,异物可经消化道自行排出;少数尖锐的、体积大不易自行排出、有腐蚀性或有毒的异物需取出;胆道蛔虫可引起机体严重反应,亦需取出。护士应熟练掌握如何选择钳取异物的附件,术中与术者密切配合,术后注意观察有无并发症。

一、上消化道异物取出术

上消化道异物是指故意吞入或误吞入上消化道的各种物体;某些既不能被消化,又不能通过幽门的食物或药物,在胃内形成团块;上消化道手术后不慎遗留在消化道的各种引流管和器械;手术残留的缝线、吻合钉等。

(一)适应证

消化道异物,凡自然排出有困难者均可试行内镜下取出。尤其是有毒性异物应积极试取。

(1)各种经口误入的真性异物,如硬币、纽扣、戒指、别针等。

(2)各种食物相关性异物,如鱼刺、果核、骨头、食团等。

(3)各种内生性的结石,如胃结石等。

(二)禁忌证

(1)异物一端部分或全部穿透消化道者或在消化道内形成严重的嵌顿者。

（2）某些胃内巨大异物,无法通过贲门及食管取出者。

（3）内镜检查禁忌证者。

（4）合并气管有异物者。

（三）术前准备

1.器械准备

（1）内镜:最好选择大活检孔道胃镜,安装及检查方法同常规内镜。

（2）附件:主要取决于异物的种类及异物的停留部位。常用的器械有活检钳、圈套器、三爪钳、鼠齿钳、鳄鱼钳、V字钳、扁嘴钳、取石网篮、网兜形取物器、内镜专用手术剪、拆线器、吻合钉取出器、磁棒、机械取石器、橡皮保护套、外套管。

（3）液电碎石器或超声碎石机:注意检查仪器性能是否良好。

（4）生理盐水、去甲肾上腺素等。

（5）急救药品及器材。

（6）其他同常规内镜检查。

2.患者准备

（1）了解病史,详细询问吞入的异物种类、发生时间、有无胸痛、腹痛等症状。

（2）根据需要行X线片检查,确定异物所在部位、性质、形状、大小,有无在消化道内嵌顿及穿透管壁的征象。钡餐检查后常会影响视野清晰度,不利于异物的取出,因此一般不做钡餐检查。

（3）必要时检查血型、凝血功能等。

（4）向患者家属讲明取异物的必要性和风险,耐心回答患者提出的问题,消除其顾虑,取得患者的信任和配合,签署手术同意书。

（5）成人及能较好配合的大龄儿童可按常规内镜检查做准备。术前禁食8小时以上,术前给予镇静剂及解痉剂,如地西泮5～10 mg及丁溴东莨菪碱20 mg肌内注射或静脉注射。

（6）有消化道出血和危重患者应先建立静脉输液通道,以保证安全。

（7）婴幼儿、精神失常、操作不合作者、异物较大或估计取出有困难者,可行全麻下取异物。

（四）术中护理配合

1.患者护理

（1）术中注意观察患者全身状况,监测生命体征,必要时心电监护。特别是小儿全麻时,及时清除口腔内分泌物,防止窒息。

（2）对剧烈恶心者嘱其做深呼吸,以减轻症状。

（3）如操作过程中,患者突然出现腹痛剧烈、腹肌紧张者,立即报告术者,停止操作,并做好抢救准备工作。

2.治疗过程中的配合

（1）选择取异物的附件不同形状、性质的异物,钳取时所用的附件亦不相同。护士应正确选择取异物的附件。①长形棒状异物:如体温表、牙刷、竹筷、钢笔、汤勺,对此类异物较短的、较细的可选择各式异物钳、鳄口钳、鼠齿钳、三爪钳、圈套器等;较长的,预计通过咽部困难,需备内镜外套管,用于保护咽部。②尖锐异物:如张开的安全别针、缝针、刀片、鱼刺等,应设法使异物较钝的一端靠近内镜头端,除备各种异物钳外还需在内镜前端加保护套,将异物抓住后收到保护套中,避免损伤消化道。较小的异物可在内镜前端装透明帽,较大的应装橡皮保护套。③圆形和团块异物:水果核、玻璃球、纽扣电池等,可选择网篮、各式异物钳、鳄口钳、鼠齿钳、三爪钳等。应设法将食管内的食物团块捣碎,或使其进入胃内,或者用网篮取出。胃内巨大结石可用碎石器将其击碎成小块,让其自然排出体外。④胆道蛔虫:可选择圈套器。⑤其他:吻合口缝线、胆管内引流管、吻合口支撑管等。吻合口缝线可采用内镜专用剪刀或拆线器将缝线逐一拆除。胆管内引流管可用圈套器或专用器械顺利取出;吻合口支撑管取出有困难,应酌情考虑。

（2）取异物的配合技巧。①长形棒状异物:用异物钳抓取棒状异物的一端,将异物调整成纵轴与消化道平行,小心拖出体外;如异物较长、较大,护士可先协助术者下一内镜外套管,将套管先送入口咽部和食管上段,抓住异物后,将异物先拖到套管内,再连异物同内镜、外套管一起退出。注意抓取到的异物应尽量靠近内镜前端,防止异物与内镜"脱位"。异物如果坚硬,各种抓钳不易抓牢,极易滑脱,护士应与术者小心配合。当异物拖到口咽部时,应使患者头稍后仰,以利于异物顺利通过。②尖锐异物:此类异物如果处理不好在取物过程中易对消化道造成损伤,故可根据异物的大小和形态在内镜前端装保护套,将异物抓到保护套内,拖出体外。③圆形和团块异物:硬性圆形异物可用网篮套取。软性团块异物可用鳄口钳、鼠齿钳等咬碎,或取出或推入胃内,使其自然排出;胃内巨大结石,可用液电碎石器进行碎石后再取出。④胆道蛔虫:通常蛔虫的一部分钻入十二指肠乳头,还有一部分留在十二指肠内,用器械取出可立即缓解症状。可选用前视式胃镜和圈套器。发现蛔虫后,先送入圈套器,张开圈套器后,将圈套器由蛔虫尾部套住,护士慢慢收紧圈套,待手下感到已套住后,不要再收,过度用力可把虫体勒断,术者将圈套器向肛侧推,将蛔虫拉出十二指肠乳头,最后连同内镜一起退出,整个过程护士应保持圈套器松紧适度,不能过紧也不能过松。

（五）术后护理

1.患者护理

(1)全麻下取异物时,应待患者完全苏醒后再让其离院。通常患者需留院观察 24 小时,一般情况好才可离开;有并发症者应收入院。

(2)根据异物对消化道损伤程度指导患者进食,损伤小或无损伤者可正常进食;轻、中度损伤者进半流质饮食或全流质饮食;重度损伤者或有并发消化道出血应禁食。术后 2～5 天勿进硬食、热食,应食冷半流质饮食或冷流质饮食,以免食管伤口继续擦伤或损伤的黏膜血管扩张引起食管出血。

(3)术中如有黏膜损伤,出血者,术后患者留观 24 小时,禁食,并给予止血剂和黏膜保护剂。必要时可应用广谱抗生素 2 天。

(4)吞入含有毒物的异物者,处理后,密切观察有无中毒表现。

(5)术后注意有无腹痛、呕血、黑便等消化道出血症状及皮下气肿、腹部压痛等消化道穿孔表现。一旦发生,应立即行外科处理。

2.器械及附件处理

(1)胃镜处理:同胃镜检查护理常规。

(2)附件处理:根据内镜附件清洗消毒规范进行清洗消毒。

（六）并发症及防治

1.消化道黏膜损伤

较大的锐利物在取出过程中可能会损伤消化道黏膜,尤其是在咽喉部、食管、贲门、幽门、十二指肠等狭窄或管径较小部位,轻者可造成黏膜撕裂和出血,重者可造成穿孔。操作过程中应小心、轻柔,切忌粗暴,以防损伤。已造成黏膜损伤或有轻度渗血者可禁食、补液,使用抑制胃酸分泌的药物和黏膜保护剂;出血不止者,可在内镜下止血;有穿孔者,应尽早行手术修补,并予以抗生素治疗。

2.感染

在损伤的消化道黏膜上可继发细菌感染而发生红肿,甚至化脓。治疗上应予以禁食,使用广谱抗生素,已形成脓肿者应手术治疗。

3.呼吸道并发症

常为窒息或吸入性肺炎,多发生在吞入较大异物及全麻下取异物的婴幼儿。因吸入胃内容物或异物堵塞呼吸道引起。一旦发生应紧急处理抢救。

（七）注意事项

(1)严格掌握内镜取异物的适应证与禁忌证。当取异物危险性较大时,不可强行试取,以免引起并发症。证实已有消化道穿孔或尖锐异物已穿透管壁,不可用内镜取异物者,应采取外科手术处理。

(2)根据异物性质和形状选择合适的取异物器械。

(3)取异物时,抓取必须牢靠,钳取的位置多为特定的支撑点,如金属扁平异物边缘、义齿之钢丝、长条异物的一端,并设法让尖锐端向下。

(4)食管上段异物、咽喉部及咽肌水平段异物,应与耳鼻咽喉科医师合作,采用硬式喉镜取异物。

(5)操作过程中注意保护呼吸道通畅,防止误吸及异物掉入气管内。

(6)退出时,异物尽量靠近胃镜头端,不留间隙,通过咽喉部时,患者头部后仰,使咽部与口咽部成直线,容易顺利退出。

(7)怀疑有消化道损伤时,应留院观察或收住院治疗。

(8)手术结束,及时清理设备及用物,定期检查设备性能,如有故障及时报告、维修。

二、大肠异物取出术

大肠异物多为误服,部分为故意吞服或肠道内瘘排出进入大肠。一般情况下,大肠异物可自行排出体外,无须特殊处理。只有当异物在大肠停留时间过长,排出有困难,或出现穿孔、溃疡、结肠功能紊乱时,才需要行结肠镜取出。

大肠异物取出术是一种安全、可靠的方法,可使患者免受外科手术之苦。患者术前准备同结肠镜检查,器械准备除常规结肠镜检查所需用物外,还应根据所取异物的性质、形状,准备相应的异物取出器械,如活检钳、圈套器、三爪钳、鼠齿钳、扁嘴钳、取石网篮、网兜形取物器、内镜专用手术剪、拆线器、吻合钉取出器等。下面介绍几种常见的大肠异物取出方法。

(一)长条形异物取出

长条形异物多为遗留在大肠内的各种引流管及吞入的各种长条形的异物。这类异物可用圈套器套住异物一端,随内镜一起退出体外。

(二)圆球形异物取出

圆球形异物以粪石和胆石最为多见。这类异物如体积较小,可用三爪钳、取石网篮取出;如体积较大,可用碎石器将其击碎成小块取出或让其自然排出体外。

(三)扁平形异物取出

这类异物可选用鼠齿钳取出。

(四)吻合口残留缝线拆除

手术后吻合口缝线内翻于肠黏膜是最常见的大肠异物,可引起腹泻、腹痛、吻合口黏膜糜烂、溃疡甚至出血。如缝线已浮于黏膜表面者,可用活检钳咬夹拔出。对于缝线结牢固地结扎于黏膜深面者,可用内镜专用手术剪刀剪断缝线,再用活检钳拆除。

大肠内小而规则的异物取出一般较容易、安全,且无并发症。对于一些形状不规则、锐利、带钩的异物取出时,操作应轻柔,退出时异物的位置应与肠腔纵轴平行,并且尽量靠近肠镜端面,与肠镜一起退出体外。避免动作粗暴及用力外拉,防止出现肠黏膜损伤、出血,甚至穿孔等并发症。操作过程中,护士应密切配合术者完成手术,随时观察患者病情变化,出现异常及时处理。

(李海燕)

第十一节　内镜下消化道狭窄扩张术

炎症、肿瘤、外来压迫等原因可导致消化道部分轻度狭窄或中、重度狭窄,从而造成消化道梗阻或不完全梗阻。目前,内镜下治疗消化道狭窄的主要方法有:扩张术、切开术、消化道支架置放术、凝固疗法、注射疗法、光动力学疗法及冷冻疗法等。本节主要介绍内镜下扩张治疗的护理配合。

一、食管贲门狭窄扩张术

内镜下食管贲门狭窄扩张术用于治疗各种原因引起的食管贲门狭窄。扩张的主要方法有探条扩张术、球囊(气囊或水囊)扩张术。具体的手术方法主要取决于狭窄的性质、严重程度和患者的具体情况。护士应熟悉操作步骤,与术者配合默契;送入扩张器时动作要轻柔、准确,扩张时准确记录每次扩张的时间,以确保扩张的效果。

(一)适应证

1.食管、贲门急性梗阻

(1)良性病变所致梗阻:贲门失弛缓症、腐蚀性食管炎。

(2)恶性病变所致梗阻:食管、贲门肿瘤。

2.食管、贲门慢性梗阻

(1)良性病变所致梗阻:反流性食管炎、腐蚀性食管炎、食管术后吻合口炎等炎性狭窄;食管或贲门术后吻合口瘢痕、食管溃疡瘢痕、食管烧伤后瘢痕等瘢痕狭窄;食管蹼、膜或环,Schatzki 环等先天性异常;贲门失弛缓症、弥漫性食管痉挛等食管动力性障碍;食管平滑肌瘤等良性肿瘤。

(2)恶性病变所致梗阻:食管癌、贲门癌等恶性肿瘤。

(二)禁忌证

(1)不能合作者。

(2)合并严重心肺疾病或其他严重病症者。

(3)严重衰竭无法耐受手术者。

(4)局部炎症、水肿严重者。

(5)狭窄部位过高或狭窄严重,引导钢丝无法通过者。

(三)术前准备

1.器械准备

(1)根据狭窄的程度选择孔道大小合适的内镜。

(2)探条式扩张器:包括非钢丝引导的扩张器和钢丝引导的扩张器。最常用的是 Maloney 扩张器和 Savary 扩张器。

(3)引导钢丝:检查引导钢丝是否平直,如有折痕、成角,应事先整理使钢丝平直。

(4)球囊(气囊或水囊)扩张器:分为钢丝引导和非钢丝引导两种,最常用的是 Rigiflex OTW 和 Rigiflex TTS 扩张器。每一个球囊先接注射器注气,检查球囊是否有漏气。

(5)球囊扩张专用压力枪、测压表和注射器。

(6)生理盐水。

(7)X 线透视机。

(8)水溶性润滑剂。

(9)其他同常规胃镜检查。

2.患者准备

(1)向患者及家属解释扩张治疗的意义及可能出现的并发症,以取得患者及家属的配合,并签署手术同意书。

(2)行必要的上消化道钡餐造影、胃镜检查及组织检查,以明确狭窄的部位、长度、特点及病因等。

(3)调整抗凝血药物治疗,做血常规、血型、凝血功能和肝、肾功能等检查。必要时行心肺功能检查,心肺功能较差者术前予以纠正。

(4)术前 24~36 小时开始进流食,手术当天至少禁食 12 小时,保证食管无食物残留,防止术中误吸。如果食管腔内有残留食物,则需延长禁食时间,也可通过持续胃肠减压或胃镜吸引、冲洗使食管清洁。

(5)术前 30 分钟肌内注射地西泮 10 mg、山莨菪碱 10 mg。

(6)术前对患者咽喉部表面进行麻醉(同常规胃镜检查)。

(7)不能配合操作的患者,可在全麻下进行手术,以防发生意外。

（四）术中护理配合

1.患者护理

（1）同常规胃镜检查护理。

（2）在手术过程中，保持患者体位不变，固定好牙垫，嘱患者放松全身，缓慢做深呼吸；如口腔有分泌物，嘱患者让其沿口角自然流出，不宜吞咽，以防引起呛咳或窒息。

（3）扩张会使狭窄的黏膜撕裂，患者可出现不同程度的胸痛，术中应严密观察患者的意识、面色、生命体征以及疼痛的情况。如发现患者意识及生命体征出现异常或患者对疼痛难忍、置入的探条式扩张器遇到阻力时，应立即停止扩张，不可强行通过，以免因扩张过度致使狭窄口黏膜撕裂过深而导致出血或穿孔等严重并发症。

2.治疗过程中的配合

（1）探条扩张术：①术者插入胃镜进行常规胃镜检查，观察狭窄情况，估计狭窄部直径及所需扩张器的型号，测量狭窄部远端至门齿的距离。②将引导钢丝经胃镜活检孔道送入胃内，越过狭窄部位，在透视下或胃镜直视下使引导钢丝的弹簧帽端抵达胃底或胃体部。术者退镜，护士送引导钢丝，两者的速度应保持一致，保证引导钢丝在胃内且不打弯。术者固定引导钢丝，使引导钢丝不从口中滑出。③术者拔出胃镜后，护士持稳引导钢丝。根据狭窄情况先选择较细的探条进行扩张，将引导钢丝穿入扩张器中心管道内，沿引导钢丝送入扩张器，待有阻力感后慢慢于透视下将扩张器的扩张部（即圆柱形部分）通过狭窄口送到狭窄部远端，推进时要注意固定引导钢丝，不要使引导钢丝插入太深。停留3分钟左右，退出扩张器。退出探条时注意均匀向外抽，但要时时向前送引导钢丝，不要让引导钢丝随探条一同退出，注意保持引导钢丝的位置固定不变。④依次增加扩张器的直径，使狭窄部分逐渐被扩开。扩张完毕后，扩张器连同引导钢丝一起退出。⑤术者再次插入胃镜检查，观察狭窄部黏膜撕裂情况，如出血较多，可用去甲肾上腺素止血或其他方法止血。

（2）OTW 球囊导管扩张术：①手术前两个步骤同探条扩张术。②根据患者狭窄部位情况选用直径30 mm、35 mm 或 40 mm 的球囊扩张器，先将球囊内空气抽空，锁住导管尾部三通接头通球囊的通道，在球囊外涂以润滑油便于插入。将球囊装置的中央孔道套入引导钢丝，在透视下或内镜直视下确定球囊中央位于狭窄部中央。③接带压力计的注射器向球囊内注气或注水，在 X 线或内镜监视下进行扩张，扩张压力一般为 20～40 kPa，维持 1 分钟，放气；再注气、放气，反复 2～3 次；扩张期间应注意患者的反应，如有异常应立即停止注气。扩张完毕后，扩张器连同引导钢丝一起退出。④最后一个步骤同探条扩张术。

（3）TTS 球囊导管扩张术的配合：①手术步骤的第一步同探条扩张术。②护士将 TTS 球囊外涂润滑油，抽尽球囊内空气，递给术者，经内镜活检孔道插入直到导管先端露出在视野内。③选较细的一根球囊导管，将导管插入狭窄部位的中央有孔处，术者缓缓向前推进导管，至阻力突然消失，说明球囊导管已越过病变部位，按照术前已测定好的每一球囊的注气量，用带压力计的注射器向球囊中注气，注意压力变化不能超出术前测定的压力太多，否则球囊容易破裂；充气 2 分钟，放气；再充气、放气；反复多次后，抽尽球囊中的空气，将球囊从活检孔道中退出；换稍粗一级的球囊导管如上法扩张，如此一直扩张到 20～25 mm 球囊。④术者再次插入胃镜检查，观察狭窄部黏膜撕裂情况，如出血较多，可用去甲肾上腺素止血或其他方法止血。

（五）术后护理

1.患者护理

（1）术后卧床休息 24 小时，避免用力咳嗽。注意观察患者生命体征情况，观察患者有无胸痛、咳嗽、发热、呼吸困难、皮下气肿、呕血及黑便等不适，出现异常及时处理。

（2）扩张治疗术后禁食 6 小时，6 小时后无特殊不适可进食温凉流质食物 1～2 天，再进半流质食物，以后逐步过渡到普食。避免暴饮暴食，减少油腻食物。餐后 2 小时或睡眠时应抬高床头 15°～30°，防止食物反流。

（3）术后常规应用止血药、制酸剂、黏膜保护剂、抗生素 3～5 天。

(4)其他护理同胃镜检查护理常规。

(5)指导患者定期随访疗效,观察有无反流性食管炎、狭窄再形成等远期并发症。效果不佳者1~2个月后可重复治疗。

2.器械及附件处理

(1)内镜处理:同胃镜检查。

(2)探条处理:探条不能高压蒸汽消毒,只能用2%戊二醛溶液浸泡消毒。清洗、浸泡时探条应保持平直,不能弯曲,探条中央管道应用清洗刷清洗干净,再接专用钝针头,接注射器或高压水枪注水冲洗。消毒后放回原装箱内保存,探条的先端必须插回厂家配置的保护用硬钢丝,以免探条的先端变形、折损。

(3)球囊导管为一次性使用物品,禁止重复使用。

(六)并发症及防治

1.出血

在扩张之后可发生出血,多数可自行停止,极少数出血不止者可行内镜止血。

2.穿孔

对小的穿孔可先采取保守治疗,立即禁食,给予肠道外营养,给予抗生素治疗;如穿孔较大,应立即行外科手术治疗。

3.胃食管反流

应避免平卧位,穿着宽松的衣服,应用制酸剂,促进胃动力等。

4.吸入性肺炎

需应用抗生素治疗。

5.继发感染

可发生菌血症或败血症,需应用抗生素治疗。

(七)注意事项

(1)治疗前全面评估患者,掌握适应证、禁忌证,选择合适的治疗方法。充分沟通,解除患者的顾虑。

(2)治疗前至少禁食12小时,保持食管清洁。如果食管腔内有残留食物者则需延长禁食时间,也可通过持续胃肠减压或胃镜吸引、冲洗使食管清洁。

(3)行Savary扩张器扩张的患者必要时需安排在X线机的检查台上,利用X线机对引导钢丝进行定位。护士应与术者配合密切,退镜和送引导钢丝的速度要一致,保留引导钢丝在胃腔内不打弯,直到内镜完全退出。当扩张器经过引导钢丝时,护士应在插入引导钢丝时保持引导钢丝的末端盘绕和拉紧,不允许向前或向后滑动,并注意引导钢丝的标记。

(4)探条扩张时,推进探条应注意缓慢往外抽拉固定引导钢丝,防止引导钢丝插入过深;退探条时要用力均匀往前送引导钢丝,勿使引导钢丝同时被带出体外。使用球囊(气囊或水囊)扩张时,术前需测定球囊注气量及压力。

(5)操作时护士应与术者密切配合,谨慎操作,用力适度,遇有阻力勿强行通过以免发生意外或损坏器械。

(6)手术中密切观察患者的面色、呼吸、脉搏及疼痛等变化,发现异常及时处理。术后注意有无出血、穿孔、感染等并发症,发现异常及时报告医师处理。

(7)治疗后合理安排膳食,告知患者进食宜少量多餐,细嚼慢咽,避免暴饮暴食,少进油腻食物或刺激性强的食物,如浓茶、咖啡、酒等,以免胃酸增多引起反流症状。

(8)检查结束,及时清理设备及用物,定期检查设备性能,如有故障及时报告、维修。

(9)指导患者定期复诊,出现严重不适,应立即来院就诊。

二、结肠扩张术

结肠扩张术用于治疗各种原因引起的大肠狭窄。大肠狭窄可分为良性狭窄和恶性狭窄。良性狭窄常见于炎症性疾病、术后吻合口狭窄及外伤等;恶性狭窄常见于结/直肠肿瘤及盆/腹腔肿瘤压迫等。良性狭窄可行内镜下球囊扩张术治疗,恶性狭窄可于扩张术后行金属支架置放术解除肠梗阻。

(一)适应证

(1)结/直肠良、恶性肿瘤术后吻合口狭窄。

(2)结/直肠炎性狭窄、溃疡性结肠炎、克罗恩病、结核、血吸虫病肉芽肿、性病淋巴肉芽肿、放线菌病、肠粘连。

(3)放射性肠炎,烧伤,具有腐蚀性的药物、栓剂的损伤引起的肠腔狭窄。

(4)置放金属支架前扩张肠腔,结/直肠狭窄手术前解除梗阻。

(二)禁忌证

(1)梗阻肠管已坏死穿孔,有瘘管和深溃疡,有较大憩室。

(2)重度内痔出血,狭窄部位有严重炎症、出血。

(3)严重心肺功能衰竭,凝血功能障碍,有严重出血倾向。

(4)不能合作者。

(三)术前准备

1.器械准备

(1)肠镜治疗孔道直径达 3.7 mm 和 4.2 mm 的治疗内镜。

(2)扩张导管、球囊导管。

(3)导丝。

(4)球囊扩张专用压力枪、测压表和注射器。

(5)泛影葡胺、生理盐水。

(6)润滑剂。

(7)吸引器、X 线透视机。

(8)其他物品同普通结肠镜检查。

2.患者准备

(1)向患者及家属解释扩张治疗的意义及可能出现的并发症,取得患者及家属的配合,并签署手术同意书。

(2)术前行钡剂造影、结肠镜检查,重度狭窄者行泛影葡胺造影,以明确狭窄的部位、程度及特点等。

(3)至少术前 3 天停服影响凝血功能的药物,行血常规、血型、凝血功能和肝、肾功能等化验检查。必要时行心肺功能检查,心肺功能较差者术前予以纠正。

(4)肠道准备、术前用药同肠镜检查,禁用甘露醇准备肠道。

(四)术中护理配合

1.患者护理

同结肠镜检查。

2.治疗过程中的配合

(1)OTW 球囊导管扩张术的配合:①术者插入肠镜观察肠道狭窄情况。②自内镜钳道管口插入引导钢丝,将引导钢丝的前端越过狭窄段放置在远端,在 X 线下定位,明确狭窄部位病变后,退出内镜,保留引导钢丝。此时护士应与术者密切配合,术者退镜,护士送引导钢丝,两者的速度应一致,保证引导钢丝留在肠腔内而又不会打弯,直到内镜完全退出。术者固定引导钢丝,不让引导钢丝从口中滑出。③将球囊内空气抽尽,锁住导管尾部三通接头通球囊的通道,在球囊外涂以硅油便于插入。④引导钢丝尾部插入球囊导管先端孔中,沿引导钢丝送入球囊导管。在透视下可见球囊两端的标志,接带压力计的注射器向球囊中注气,如球囊中部成腰,说明球囊位置正确;如果成腰偏高或偏低,应调整球囊位置再注气,一般球囊压力达到 40 kPa,维持 1 分钟,放气;再注气、放气,反复 2~3 次;扩张期间应注意患者的反应,如有异常应立即停止注气。⑤术者将球囊导管和引导钢丝一起退出;护士接过球囊导管和引导钢丝立即用清水冲洗干净,留待进一步清洗消毒。⑥如遇术后采用吻合器铁钉的吻合口狭窄,在做球囊扩张时,尽量不要让球囊导管前后移动,防止损伤球囊。⑦内镜能顺利通过扩张后的狭窄段的远端,仔细观察有无肿瘤和其他病变,必要时协助取活检。如出血较多可行内镜下止血术。

(2)TTS球囊导管扩张术的配合:①同OTW球囊导管扩张术。②将TTS球囊导管外涂润滑剂,抽空球囊内空气,递给术者,经内镜钳道管插入直到导管先端露出(在视野内);注意阻力大时不可强行用力,应检查是否将球囊中的空气完全抽空。③选较细的一条球囊导管,将导管插入狭窄部位的中央有孔处,术者缓缓向前推进导管至阻力突然消失,说明球囊导管已越过病变部位,按照术前已测定的每一球囊的注气量,用带压力计的注射器向球囊中注气,注意压力变化不能超出术前测定压力太多,否则球囊容易破裂;充气2分钟、放气、再充气、再放气,反复多次后,抽空球囊中的空气,将球囊从钳道管中退出;换稍粗一级的球囊导管如上法扩张;如此一直扩张到20～25 mm球囊。④术者用水冲净使视野清晰后,进镜观察,注意扩张部位损伤,如出血多,护士配合术者行内镜下止血。

(五)术后护理

1.患者护理

(1)术后卧床休息24小时。注意观察患者腹部体征,观察患者有无腹痛、发热、便血等不适,出现异常及时处理。

(2)术后禁食1～2天,如无不适可进流质饮食,次日可进半流质饮食,以后逐步增加饮食中的固体含量,进少渣饮食。

(3)术后常规应用抗生素3～5天。

(4)其他护理同结肠镜检查护理常规。

(5)指导患者定期随访疗效,为防止术后再狭窄,指导患者术后2周再次行扩张治疗。

2.器械及附件处理

(1)内镜处理同结肠镜检查。

(2)球囊导管为一次性使用物品,用后弃之。

(3)引导钢丝清洗消毒后备用。

(六)并发症及防治

1.出血

在扩张之后可发生出血,多数可自行停止,极少数出血不止者可行内镜止血。

2.穿孔

对小的穿孔可先采取保守治疗,立即禁食,肠道外营养,给予抗生素治疗;如穿孔较大,应立即行外科手术治疗。

3.感染

需应用抗生素治疗。

(七)注意事项

(1)按要求做好肠道准备,保证肠道清洁。

(2)术中密切观察患者的面色、呼吸、脉搏、腹胀、腹痛等情况;术后注意有无腹胀、腹痛、发热及黑便等情况,发现异常及时通告医师。

(3)术中操作应轻柔、少量注气,在插入引导钢丝和球囊导管的过程中如遇阻力过大,不可强行用力,压力泵应缓慢逐渐加压。

(4)其他同食管贲门扩张术。

(李海燕)

第十二节　经皮内镜下胃造瘘术

经皮内镜下胃造瘘术(percutaneous endoscopic gastrostomy,PEG)是指在内镜引导下经腹部皮肤穿刺放置造瘘管,直接给予胃肠营养支持的一种内镜下治疗技术。对于不能经口进食的患者,留置鼻胃管是临床常用的治疗方法,但长期留置鼻胃管容易导致吸入性肺炎,同时鼻腔、咽喉、食管长期受压易发生局部黏膜糜烂、出血等并发症。经皮内镜下胃造瘘术能建立肠内营养支持治疗,有效地改善各种不能经口进食患者的营养状况,提高生活质量,操作简单安全,也能较好地解决留置鼻胃管注食所引发的并发症问题。护士应积极掌握其适应证及置管后注意事项,术中顺利配合术者操作,以达到满意的治疗效果。

一、适应证

(1)食管广泛瘢痕形成者。

(2)严重的胆外漏需将胆汁引流回胃肠道者。

(3)各种中枢神经系统疾病或全身性疾病导致的吞咽障碍:①脑血管意外,脑肿瘤,脑干炎症、变形或咽肌麻痹。②系统性硬化、重症肌无力。③完全不能进食的神经性厌食或神经性呕吐。④意识障碍、痴呆。

(4)耳鼻喉科肿瘤(咽部、喉部、口腔)。

(5)颌面部肿瘤。

(6)气管切开,同时需行经皮内镜下胃造瘘术者。

二、禁忌证

(1)严重的凝血功能障碍者。

(2)完全性口、咽、食管、幽门梗阻者。

(3)大量腹水者。

(4)胃前壁有巨大溃疡、肿瘤或穿刺部位腹壁广泛损伤,皮肤感染者。

(5)器官变异或胃大部切除术后残胃极小者。

(6)胃张力缺乏或不全麻痹者。

三、术前准备

(一)器械准备

(1)前视或前斜视治疗胃镜:胃镜的安装与检查同常规胃镜检查。

(2)牵拉式置管法:备3号粗丝线或引导钢丝150 cm、16号套管穿刺针、造瘘管等。

(3)直接置管法:备18号穿刺针、16 F或18 F特制套有塑料外鞘的中空扩张器、12 F或14 F的Foley球囊造瘘管、长40 cm的J形引导钢丝。

(4)1％利多卡因、生理盐水、注射器、润滑剂、抗生素软膏。

(5)手术切开包:消毒剂、棉签、无菌洞巾、无菌敷料、无菌止血钳和剪刀等。

(6)圈套器。

(7)两个吸引装置。

(8)必要时备齐急救药品,确保各种抢救及检查仪器性能良好。

(9)其他物品同常规胃镜检查。

(二)患者准备

(1)向患者及家属讲明手术的目的和风险性,取得患者及家属同意后,签署手术同意书。

(2)术前评估患者身体状况。检查血常规、出凝血时间、肝功能等。凝血功能障碍者禁忌。

(3)了解患者过敏史及用药情况,如近期正在服用阿司匹林、NSAIDs类和抗血小板凝集药物,应停药至少7天后才可行经皮内镜下胃造瘘术。

(4)做好心理护理。清醒患者置管前向患者解释经皮内镜下胃造瘘术的目的、方法及注意事项,告之术中可能出现恶心、腹痛、腹胀等不适,可以通过深呼吸缓解,以消除其紧张、恐惧心理。

(5)术前禁食12小时,禁水4小时。

(6)建立静脉通道,术前1小时给予静脉滴注抗生素预防感染。术前30分钟肌内注射地西泮10 mg、山莨菪碱10 mg。

(7)其他同常规胃镜检查护理。

四、术中护理配合

(一)患者护理

(1)给予持续低流量吸氧,有效提高其血氧饱和度,减少心肺意外的发生。

(2)根据术者指令协助患者调整体位,保证患者安全,防止坠床。

(3)术中注意观察患者神志、面色、生命体征变化,如有异常,立即停止手术,并做对症处理。

(4)由于患者是在局部麻醉下接受手术,术中处于清醒状态,随时了解和安慰患者,消除其紧张情绪。

(5)及时清理口咽分泌物,保持呼吸道通畅,防止误吸。

(二)治疗过程中的配合

1.牵拉式置管法

(1)体表定位:协助患者取左侧卧位,术者插入胃镜后取平卧位,抬高头部15°~30°并左转,双腿伸直。向胃内注气使胃前壁与腹壁紧密接触。将室内灯光调暗,观察胃镜在腹壁的透光点,胃镜下可见到胃前壁压迹,即确定该处为造瘘部位。助手在腹壁透光处用手按压此点,术者在内镜直视下可见胃腔内被按压的隆起,指导助手选定体表经皮内镜下胃造瘘术最佳穿刺位置,一般在左上腹左肋缘下4~8 cm处。术者固定胃镜并持续注气,保持胃腔张力。护士将圈套器经胃镜活检孔插入胃腔内并张开置于胃内被按压的隆起处。

(2)局部麻醉:助手消毒穿刺点皮肤,铺无菌巾。抽1%利多卡因在腹壁各层注入。

(3)助手于穿刺部位皮肤做小切口至皮下,再钝性分离浅筋膜至肌膜下。

(4)助手将经皮内镜下胃造瘘术套管穿刺针经皮肤切口垂直刺入胃腔的圈套器内,退出针芯,沿套管将长150 cm的粗丝线或导丝插入胃腔。圈套器套紧粗丝线或导丝后,连同胃镜一起退出口腔外,使粗丝线或导丝一端在口腔外,一端在腹壁外。

(5)术者将口端粗丝线或导丝与造瘘管尾部扎紧,将造瘘管外涂抹润滑油。助手缓慢牵拉腹壁外粗丝线或导丝,将造瘘管经口、咽喉、食管、胃和腹壁拉出腹壁外。

(6)再次插入胃镜,观察造瘘管头端是否紧贴胃壁,确认后退镜。用皮肤垫盘固定锁紧造瘘管,于造瘘管距腹壁20 cm处剪断,装上Y形管。

2.直接置管法

(1)体表定位、麻醉同牵拉置管法。

(2)术者插入胃镜,向胃内注气使胃前壁与腹壁紧密接触。助手用18号穿刺针在确定好的腹壁穿刺点处垂直穿刺入胃内,拔出针芯,将J形导丝头端由针管插入胃腔。

(3)助手拔出穿刺针,沿导丝切开皮肤至肌膜,根据扩张器的直径确定皮肤切口的大小。将特制套有外鞘的中空扩张器在导丝引导下旋转进入胃腔内。拔出扩张器,保留外鞘于胃腔内。

(4)将Foley球囊造瘘管通过外鞘插入胃腔,向球囊内注气或注水,使其充分扩张。向外牵拉造瘘管,使扩大的球囊壁紧贴胃黏膜,拔出外鞘。固定腹壁外造瘘管,锁紧或缝于皮肤上,剪去多余造瘘管,装上Y形管。

五、术后护理

（一）患者护理

（1）术后患者保持头背部抬高或取侧卧位，防止误吸。

（2）术后注意观察患者有无发热、呼吸困难等表现，发现异常及时报告医师处理。遵医嘱应用抗生素及止血剂。

（3）经皮内镜下胃造瘘术喂饲护理：①经皮内镜下胃造瘘术术后 24 小时禁食、禁水。24 小时后先从造瘘口注入 50 mL 生理盐水，4 小时后再注入 50 mL，如无不适，可给予营养液。②每次喂饲量为 100～300 mL，由低浓度到高浓度，由慢到快。喂饲时，清醒患者取坐位或半卧位，昏迷患者抬高床头 30°，以防止食物反流和吸入性肺炎。每次注入食物或药物后，应用 50 mL。温水冲管，以防堵塞。③每次喂饲前应用 50 mL。注射器抽吸，以检查食物潴留情况。如果食物潴留超过 50 mL，应停止食物注入，并且报告医师。④尽量不经营养管给片剂药物，必要时需研碎溶解后输注。

（4）造瘘管周围皮肤护理：①术后 24 小时内密切观察穿刺口周围敷料，如有脓性或血性分泌物污染应及时更换。②注意观察造瘘口周围皮肤的情况，注意有无红、肿、热、痛以及胃内容物渗漏。③保持造瘘管周围清洁，可以用肥皂和清水清洗。保持敷料清洁、干燥直到造瘘管周围切口闭合为止。如造瘘管周围切口闭合，无分泌物排出，可撤掉敷料。④保持造瘘口周围皮肤清洁、干燥，防止感染。⑤每天用 2％碘伏液消毒造瘘口 2 次，无菌纱布遮盖，胶布固定。

（5）造瘘管的护理：①妥善固定造瘘管，注意保持造瘘管的适当松紧度，过松易于出现胃内容物沿管侧向腹壁流出，过紧则易造成局部缺血，进而出现红肿，甚至局部坏死等情况。②保持造瘘管通畅，每次灌注营养液后用温开水冲洗导管，如需喂饲药物，必须充分捣碎溶解后方可注入，并用温开水冲洗导管。③如长时间不喂养，至少每 8 小时应冲洗管道 1 次。

（二）器械及附件处理

检查结束后，一次性物品应销毁，内镜及其附件按消毒规范进行处理。

六、并发症及防治

（一）恶心、呕吐

常因营养液灌注过多和过快所致。营养液的量以递增方式注入，配方根据患者的能量需求、耐受程度及全身疾病状况而定。从少量开始，根据患者的适应能力逐渐调快输注的速度，保持在注入食物时将床头抬高 30°～40°或坐起。如出现恶心呕吐，应暂停灌注，用 30～50 mL 温开水冲洗导管并夹闭，清洁口腔，保持呼吸道通畅，必要时肌内注射甲氧氯普胺 10 mg。

（二）腹泻和腹胀

营养液乳酸和脂肪过多以及长期大量抗生素使肠道菌群失调可引起腹胀、腹泻。温度过高可能灼伤肠道黏膜，过低则会刺激肠道引起痉挛。同时输注食物应遵循由少到多、由慢到快、由稀到浓的原则进行。指导患者床上勤翻身，多下床活动，促进肠蠕动，同时辅助应用促进消化或增强胃肠动力的药物。

（三）造瘘口皮肤感染

在经皮内镜下胃造瘘术后一周内每天检查造瘘口周围的皮肤，观察有无红、肿、热、痛以及胃内容物渗漏，保持造瘘口周围皮肤清洁、干燥，防止感染。造瘘口根据具体情况换药，有胃内容物渗漏者，用锌氧油保护皮肤。沐浴时避免淋湿造瘘口，保持造瘘口的清洁、干燥。

（四）肉芽生长预防

主要方法如下：①保持造瘘口清洁、干燥。②帮助患者翻身时动作轻柔，保护管道不被拉扯，减少管道刺激瘘口变大或使渗液从管口旁渗出。③每次从造瘘管注入食物量不超过 300 mL，每次鼻饲的时间为 15～20 分钟。出现肉芽组织时，用 10％氯化钠局部湿敷半小时，再用 0.9％外用生理盐水清洗后用氧气吹干或棉签抹干，用无菌纱布 Y 形固定，直至肉芽组织痊愈。出现肉芽生长时用 3％～10％的高渗盐水局部湿敷。

（五）堵塞管道

造瘘管堵管、断管及脱管食物的颗粒过大、输注速度太慢、药物与食物配伍不当形成凝块都可堵塞管道。因此所有食物均用搅拌机搅碎调匀；喂药时药片要研碎溶解后注入，保持造瘘管的清洁、通畅，每次注入食物或药物前后均用 30～50 mL 温开水冲洗造瘘管，每次注完食物后不要平睡，应坐起 30 分钟，以免食物反流阻塞造瘘管。为防止造瘘管滑脱，应定期检测球囊的完整性，必要时重新充气，至少维持 8 mL 的体积。造瘘管体外段断裂时可用力拔出残端，更换造瘘管；造瘘管胃内段断裂时应及时在胃镜下取出残端。

（六）误吸

误吸常因呕吐时食物进入气管或食物反流所致，管饲过程中及管饲后 30 分钟内给患者采取半坐位。合理安排吸痰时间，在给患者管饲前应进行较彻底吸痰，管饲后 1 小时内尽量不吸痰。患者一旦发生误吸，尽快吸出口腔、咽喉、气管内的食物，情况较严重时用纤维支气管镜冲洗，配合抗生素治疗。

（七）咽喉部疼痛或异物感

主要原因与胃镜检查，管腔压迫或损伤咽喉部组织有关。必要时行雾化吸入，每天两次，缓解咽喉部不适症状。

七、注意事项

（1）造瘘管放置后即可进行间歇性喂养，每次应注入适量的肠内营养物，避免快速大量输注而发生胃食管反流。

（2）患者应保持半卧位，减少误吸的危险。

（3）患者出院后可继续利用造瘘管进行持续肠内营养支持，维持正常营养状态。

（4）造瘘管要及时更换和拔除，如果造瘘管出现磨损、破裂或梗阻时就应及时更换。患者病情好转，可以自主经口进食时，则可拔除造瘘管。但拔管必须在窦道形成以后，通常至少在放置术后 10 天。目前常用的造瘘管借助内镜帮助即可拔除，不需手术，有些造瘘管还可直接从体外拔除。为了更加方便、更加美观，拔除原造瘘管后还可为患者更换一种按压式的胃造瘘装置，该装置一般应在腹壁窦道形成、拔除之前的造瘘管后放置。

（5）患者出院前，要对患者及其家属进行相关教育。①管饲指导：指导患者如何正确地进行管饲，包括一些注意事项。②营养指导：根据每个患者的实际情况，合理科学地进行营养成分的搭配，保证量与质的需求。③造瘘口、造瘘管清洁护理的指导。④并发症预防指导，告知相关的并发症，如有发生可及时就医。⑤定期复诊。

（李海燕）

第十三节　经皮内镜下空肠造瘘术

经皮内镜下空肠造瘘术（percutaneous endoscopic jejunostomy，PEJ）是通过内镜在空肠放置饲养管的造瘘技术。空肠营养管（空肠管）适用于不宜经胃十二指肠进食的患者或胰腺疾病的患者，可通过肠道吸收人体各种必需的营养。空肠上端滴注营养液是完全胃肠内营养的方法之一，可获得与胃肠外营养相同的疗效，又有助于胃肠道功能和形态的恢复，因此在临床营养支持中占有越来越重要的地位。临床护士应掌握放置空肠营养管的相关知识，配合术者在内镜下进行此项操作。

一、适应证

（1）上消化道吻合口瘘者。

（2）急性重症胰腺炎患者。

（3）胃大部分切除术后输出袢近端梗阻患者。

（4）胃肠功能障碍患者。

（5）胃底贲门癌等胃内广泛侵犯转移等病症必须行肠内营养者。

二、禁忌证

除大量腹水外,其余同经皮内镜下胃造瘘术。

三、术前准备

（一）器械准备

（1）空肠营养管。

（2）其他同经皮内镜下胃造瘘术。

（二）患者准备

同经皮内镜下胃造瘘术。

四、术中护理配合

（一）患者护理

同经皮内镜下胃造瘘术。

（二）治疗过程中的配合

（1）将空肠营养管润滑备用。

（2）协助术者进镜,经鼻前庭、后鼻道到达咽喉部,进入食管、胃直至十二指肠降段的远端,护士将准备好的超细导丝用二甲硅油润滑后递给术者,从活检孔道插入到达十二指肠降段的远端后开始退出内镜,在退出内镜的同时,等距离插入导丝,直至内镜完全退出,护士将导丝固定好,防止滑脱,并将露在鼻腔外的导丝以直径不小于 20 cm 的圈盘好,然后将二甲硅油注进空肠营养管并将表面涂二甲硅油,拉直并固定导丝,再沿导丝将空肠营养管插入至十二指肠远端或空肠,之后固定营养管将导丝拔出,即完成营养管的置放过程,最后用胶布固定营养管。

（3）确定小肠营养管放置成功的方法:①从小肠营养管中抽吸液体测定其酸碱度,如为碱性,即可确定在小肠内。②在 X 线透视下直接检查小肠营养管的位置。

（4）退镜后,协助患者将牙垫取下,并嘱其将口中分泌物吐出,用纸巾擦干净。

五、术后护理

（一）患者护理

（1）全麻的患者需保持左侧卧位直到完全苏醒并能控制分泌物的排出,且有人陪同,交代麻醉术后注意事项。

（2）置管后注意观察患者腹部情况,有无食物反流和消化道出血等症状,胰腺炎患者置管后监测患者血糖和血、尿淀粉酶。喂养前后用等渗盐水冲洗鼻肠管,以防堵塞。

（3）其他同经皮内镜下胃造瘘术术后护理。

（二）器械及附件处理

胃镜及其附件按消毒规范进行处理。

六、并发症及防治

（一）腹泻

最常见,营养液的配制及灌注方法不当是引起腹泻的主要原因。脂肪过多、纤维素少、渗透压高的营养液均可引起腹泻,因此要注意观察患者的大便次数、量及性质,定时送检,并注意调整灌注的速度、营养液的温度。发生腹泻时,及时分析原因,给予处理。

（二）营养管移位

妥善固定营养管是防止营养管移位的最重要措施。定期检查营养管的位置,测量外露部分的长度,做好记录,回抽液体,以确保其在小肠内。对烦躁的患者可适当约束或戴上无指手套,防止患者自己拔管。

（三）导管堵塞

连续输注营养液时,尤其是高浓度营养液时,应用无菌水冲洗营养管,以防止营养物沉积于管腔内堵塞导管。每天输注完毕后,应用无菌水冲洗营养管。应用细的小肠营养管时,禁止经该导管输注颗粒性或粉末状药物,以防止导管堵塞。当营养管堵塞时应先查明原因,排除了导管本身的因素后,用注射器试行向外（而不是向内）负压抽取内容物,不要用导丝插入导管内疏通管腔,以免引起小肠营养管破裂。

七、注意事项

(1)必须保证胃镜前端到达空肠上段,对手术或术后出现瘘的患者进镜时避开瘘口,由吻合口进入正常胃腔直至空肠上段,需要术者动作轻巧熟练。

(2)置管成功后要外固定好鼻肠管。使用黏度高、透气性好的胃管贴,贴在鼻翼两侧并将管道牢牢固定好,导管尾端固定在耳上、头侧,避免压迫管道。4小时检查营养管的位置1次,测量外露部分的长度,做好记录,做到班班交接。固定管道的胶布如出现潮湿、污染、脱落等及时更换。

(3)营养液的选择:鼻空肠营养管营养给予不同于经胃的营养,对营养液的配方、浓度、渗透压及污染情况要求相对较高。由于空肠内无胃酸的杀菌作用,因而对营养液的细菌污染要特别注意,要求按静脉输注标准操作,尽量避免污染。如自行配制营养液每次仅配制当天量,于4℃保存。输注时饮食的温度应接近体温,配好的饮食在容器中悬挂的时间不应超过8小时,新鲜饮食不应与已用过的饮食混合。配制时间过久食物可能变质凝固,也可导致导管堵塞并注意防止霉变、腐败的食物引起细菌或真菌性肠炎。

(4)输注方式:实践表明,连续输注营养液吸收效果较间歇性输注好,患者胃肠道不良反应少,营养支持效果好。插管后应立即注入生理盐水50 mL,以冲洗插管时分泌的胃液及胆汁等黏液。在情况允许时,尽量使用输液泵输入,第1次泵注营养液前,应缓慢泵入5%葡萄糖生理盐水500 mL,以检查管道是否通畅,并使肠道有个适应过程。先以60 mL/h速度输入,如果耐受良好,可以逐渐增加速度,直至120 mL/h为止。开始输注时速度较慢,易发生堵管,应加强观察,发现问题及时处理。输注完毕后应使用温开水或生理盐水冲洗管道。一旦发生灌注不畅,考虑堵管的可能,可使用20 mL注射器反复冲洗、抽吸,或将胰酶溶于温水后注入。

(5)做好健康教育与沟通:做好患者和家属的健康教育,讲解鼻肠管的固定方法、输注方式及营养液的配制方法,告知家属如何防止及观察并发症。

（李海燕）

第三章

胃肠外科护理

第一节　胃十二指肠溃疡

一、胃溃疡和十二指肠溃疡

胃十二指肠溃疡是指发生于胃十二指肠黏膜的局限性圆形或椭圆形的全层黏膜缺损。因溃疡的形成与胃酸-蛋白酶的消化作用有关,故又称为消化性溃疡。纤维内镜技术的不断完善、新型制酸剂和抗 Hp 药物的合理应用使得大部分患者经内科药物治疗可以痊愈,需要外科手术的溃疡患者显著减少。外科治疗主要用于溃疡穿孔、溃疡出血、瘢痕性幽门梗阻、药物治疗无效及恶变的患者。

（一）病因与发病机制

胃十二指肠溃疡病因复杂,是多种因素综合作用的结果。其中最为重要的是 Hp 感染、胃酸分泌异常和黏膜防御机制的破坏,某些药物的作用以及其他因素也参与溃疡病的发病。

1.Hp 感染

Hp 感染与消化性溃疡的发病密切相关。90％以上的十二指肠溃疡患者与近70％的胃溃疡患者中检出 Hp 感染,Hp 感染者发展为消化性溃疡的累计危险率为15％～20％;Hp 可分泌多种酶,部分 Hp 还可产生毒素,使细胞发生变性反应,损伤组织细胞。Hp 感染破坏胃黏膜细胞与胃黏膜屏障功能,损害胃酸分泌调节机制,引起胃酸分泌增加,最终导致胃十二指肠溃疡。Hp 被清除后,胃十二指肠溃疡易被治愈且复发率低。

2.胃酸分泌过多

溃疡只发生在经常与胃酸相接触的黏膜。胃酸过多的情况下,激活胃蛋白酶,可使胃十二指肠黏膜发生自身消化。十二指肠溃疡可能与迷走神经张力及兴奋性过度增高有关,也可能与壁细胞数量的增加以及壁细胞对胃泌素、组胺、迷走神经刺激敏感性增高有关。

3.黏膜屏障损害

非甾体抗炎药(nonsteroidal antiinflammatory drug,NSAID)、肾上腺皮质激素、胆汁酸盐、酒精等均可破坏胃黏膜屏障,造成 H^+ 逆流入黏膜上皮细胞,引起胃黏膜水肿、出血、糜烂,甚至溃疡。长期使用 NSAID 者胃溃疡的发生率显著增加。

4.其他因素

包括遗传、吸烟、心理压力和咖啡因等。遗传因素在十二指肠溃疡的发病中起一定作用。O 型血者患十二指肠溃疡的概率比其他血型者显著增高。

正常情况下,酸性胃液对胃黏膜的侵蚀作用和胃黏膜的防御机制处于相对平衡状态。如平衡受到破坏,侵害因子的作用增强、胃黏膜屏障等防御因子的作用削弱,胃酸、胃蛋白酶分泌增加,最终导致消化性溃疡的形成。

（二）临床表现

典型消化道溃疡的表现为节律性和周期性发作的腹痛,与进食有关,且呈现慢性病程。

1.症状

（1）十二指肠溃疡:主要表现为上腹部或剑突下的疼痛,有明显的节律性,与进食密切相关,常表现为餐后延迟痛（餐后3～4小时发作）,进食后腹痛能暂时缓解,服制酸药物能止痛。饥饿痛和夜间痛是十二指肠溃疡的特征性症状,与胃酸分泌过多有关,疼痛多为烧灼痛或钝痛,程度不一。腹痛具有周期性发作的特点,好发于秋冬季。十二指肠溃疡每次发作时,症状持续数周后缓解,间歇1～2个月再发。若间歇期缩短,发作期延长,腹痛程度加重,则提示溃疡病变加重。

（2）胃溃疡:腹痛是胃溃疡的主要症状,多于餐后0.5～1小时开始疼痛,持续1～2小时,进餐后疼痛不能缓解,有时反而加重,服用抗酸药物疗效不明显。疼痛部位在中上腹偏左,但腹痛的节律性不如十二指肠溃疡明显。胃溃疡经抗酸治疗后常容易复发,除易引起大出血、急性穿孔等严重并发症外,约有5%胃溃疡可发生恶变;其他症状:反酸、嗳气、恶心、呕吐、食欲缺失,病程迁延可致消瘦、贫血、失眠、心悸及头晕等症状。

2.体征

溃疡活动期剑突下或偏右有一固定的局限性压痛,十二指肠溃疡压痛点在脐部偏右上方,胃溃疡压痛点位于剑突与脐的正中线或略偏左。缓解期无明显体征。

（三）实验室及其他检查

1.内镜检查

胃镜检查是诊断胃十二指肠溃疡的首选检查方法,可明确溃疡部位,并可经活检作病理学检查及Hp检测。

2.X线钡餐检查

可在胃十二指肠部位显示一周围光滑、整齐的龛影或见十二指肠壶腹部变形。上消化道大出血时不宜行钡餐检查。

（四）治疗要点

无严重并发症的胃十二指肠溃疡一般均采取内科治疗,外科手术治疗主要针对胃十二指肠溃疡的严重并发症进行治疗。

1.非手术治疗

（1）一般治疗:包括养成生活规律、定时进餐的良好习惯,避免过度劳累及精神紧张等。

（2）药物治疗:包括根除Hp、抑制胃酸分泌和保护胃黏膜的药物。

2.手术治疗

（1）适应证。

十二指肠溃疡外科治疗:外科手术治疗的主要适应证包括十二指肠溃疡急性穿孔、内科无法控制的急性大出血、瘢痕性幽门梗阻以及经内科正规治疗无效的十二指肠溃疡,即顽固性溃疡。

胃溃疡的外科治疗:胃溃疡外科手术治疗的适应证如下。①包括抗Hp措施在内的严格内科治疗8～12周,溃疡不愈合或短期内复发者。②发生胃溃疡急性大出血、溃疡穿孔及溃疡穿透至胃壁外者。③溃疡巨大（直径>2.5 cm）或高位溃疡者。④胃十二指肠复合型溃疡者。⑤溃疡不能除外恶变或已经恶变者。

（2）手术方式。

胃大部切除术:这是治疗胃十二指肠溃疡的首选式式。胃大部切除术治疗溃疡的原理是:①切除胃窦部,减少G细胞分泌的胃泌素所引起的体液性胃酸分泌。②切除大部分胃体,减少了分泌胃酸、胃蛋白酶的壁细胞和主细胞数量。③切除了溃疡本身及溃疡的好发部位。胃大部切除的范围是胃远侧2/3～3/4,

包括部分胃体、胃窦部、幽门和十二指肠壶腹部的近胃部分。胃大部切除术后胃肠道重建的基本术式包括胃十二指肠吻合或胃空肠吻合。术式包括以下。

毕(Billrorh)Ⅰ式胃大部切除术:即在胃大部切除后将残胃与十二指肠吻合(见图3-1),多适用于胃溃疡。其优点是重建后的胃肠道接近正常解剖生理状态,胆汁、胰液反流入残胃较少,术后因胃肠功能紊乱而引起的并发症亦较少;缺点是有时为避免残胃与十二指肠吻合口的张力过大致切除胃的范围不够,增加了术后溃疡的复发机会。

毕(Billrorh)Ⅱ式胃大部切除术:即切除远端胃后,缝合关闭十二指肠残端,将残胃与空肠行断端侧吻合(见图3-2)。适用于各种胃及十二指肠溃疡,特别是十二指肠溃疡。十二指肠溃疡切除困难时,可行溃疡旷置。优点是即使胃切除较多,胃空肠吻合口张力也不致过大,术后溃疡复发率低;缺点是吻合方式改变了正常的解剖生理关系,术后发生胃肠道功能紊乱的可能性较毕Ⅰ式大。

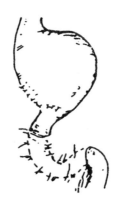

图3-1 毕Ⅰ式胃大部切除术

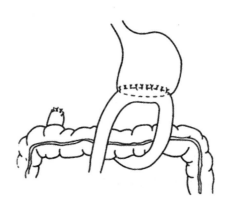

图3-2 毕Ⅱ式胃大部切除术

胃大部切除后胃空肠 Roux-en-Y 吻合术:即胃大部切除后关闭十二指肠残端,在距十二指肠悬韧带10~15 cm处切断空肠,将残胃和远端空肠吻合,据此吻合口以下45~60 cm处将空肠与空肠近侧断端吻合。此法临床应用较少,但有防止术后胆汁、胰液进入残胃的优点。

胃迷走神经切断术:此手术方式临床已较少使用。迷走神经切断术治疗溃疡的原理是:①阻断迷走神经对壁细胞的刺激,消除神经性胃酸分泌。②阻断迷走神经引起的促胃泌素的分泌,减少体液性胃酸分泌。可分为3种类型:迷走神经干切断术;选择性迷走神经切断术;高选择性迷走神经切断术。

(五)常见护理诊断/问题

1.焦虑、恐惧

焦虑、恐惧与对疾病缺乏了解,担心治疗效果及预后有关。

2.疼痛

疼痛与胃十二指肠黏膜受侵蚀及手术后创伤有关。

3.潜在并发症

出血、感染、十二指肠残端破裂、吻合口瘘、胃排空障碍、消化道梗阻、倾倒综合征等。

(六)护理措施

1.术前护理

(1)心理护理:关心、了解患者的心理和想法,告知有关疾病治疗和手术的知识、手术前和手术后的配合,耐心解答患者的各种疑问,消除患者的不良心理,使其能积极配合疾病的治疗和护理。

(2)饮食护理:一般择期手术患者饮食宜少食多餐,给予高蛋白、高热量、高维生素等易消化的食物,忌酸辣、生冷、油炸、浓茶、烟酒等刺激性食品。患者营养状况较差或不能进食者常伴有贫血、低蛋白血症,术前应给予静脉输液,补充足够的热量,必要时补充血浆或全血,以改善患者的营养状况,提高其对手术的耐受力。术前1天进流质饮食,术前12小时禁食水。

(3)协助患者做好各种检查及手术前常规准备,做好健康教育,如教会患者深呼吸、有效咳嗽、床上翻身及肢体活动方法等。

(4)术日晨留置胃管,必要时遵医嘱留置胃肠营养管,并铺好麻醉床,备好吸氧装置,综合心电监护仪等。

2.术后护理

(1)病情观察:术后严密观察患者生命体征的变化,每30分钟测量1次,直至血压平稳,如病情较重仍需每1~2小时测量1次,或根据医嘱给予心电监护。同时观察患者神志、体温、尿量、伤口渗血、渗液情况。并且注意有无内出血、腹膜刺激征、腹腔脓肿等迹象,发现异常及时通知医师给予处理。

(2)体位:麻患者去枕平卧头后仰偏向一侧,麻醉清醒、血压平稳后改半卧位,以保持腹部松弛,减少切口缝合处张力,减轻疼痛和不适,以利腹腔引流,也有利于呼吸和循环。

(3)引流管护理:十二指肠溃疡术后患者常留有胃管、尿管及腹腔引流管等。护理时应注意:①妥善固定各种引流管,防止松动和脱出,并做好标识,一旦脱出后不可自行插回。②保持引流通畅、持续有效,防止引流管受压、扭曲及折叠等,可经常挤捏引流管以防堵塞。如若堵塞,可在医师指导下用生理盐水冲洗引流管。③密切观察并记录引流液的性质、颜色和量,发现异常及时通知医师,协助处理。留置胃管可减轻胃肠道张力,促进吻合口愈合。护理时还应注意:胃大部切除术后24小时内可由胃管内引流出少量血液或咖啡样液体,若引流液有较多鲜血,应警惕吻合口出血,需及时与医师联系并处理;术后胃肠减压量减少,腹胀减轻或消失,肠蠕动功能恢复,肛门排气后可拔除胃管。

(4)疼痛护理:术后切口疼痛的患者,可遵医嘱给予镇痛药物或应用自控止痛泵,应用自控止痛泵的患者应注意预防并处理可能发生的并发症,如尿潴留、恶心、呕吐等。

(5)禁食及静脉补液:禁食期间应静脉补充液体。因胃肠减压期间,引流出大量含有各种电解质的胃肠液,加之患者禁食水,易造成水、电解质及酸碱失调和营养缺乏。因此,术后需及时补充患者所需的各种营养物质,包括糖、脂肪、氨基酸、维生素及电解质等,必要时输血、血浆或清蛋白,以改善患者的营养状况,促进切口的愈合。同时详细记录24小时液体出入量,为合理补液提供依据。

(6)早期肠内营养支持的护理:术前或术中放置空肠喂养管的患者,术后早期(术后24小时)可经喂养管输注肠内营养制剂,对改善患者的全身营养状况、维持胃肠道屏障结构和功能、促进肠功能恢复等均有益处。护理时应注意:①妥善固定喂养管,避免过度牵拉,防止滑脱、移动、扭曲和受压;保持喂养管的通畅,每次输注前后及输注中间每隔4~6小时用温开水或温生理盐水冲洗管道,防止营养液残留堵塞管腔。②肠内营养支持早期,应遵循从少到多、由慢至快和由稀到浓的原则,使肠道能更好地适应。③营养液的温度以37℃左右为宜,温度偏低会刺激肠道引起肠痉挛,导致腹痛、腹泻;温度过高则可灼伤肠道黏膜,甚至可引起溃疡或出血。同时观察患者有无恶心、呕吐、腹痛、腹胀、腹泻和水电解质紊乱等并发症的发生。

(7)饮食护理:功能恢复、肛门排气后可拔除胃管,拔除胃管后当天可给少量饮水或米汤;如无不适,第

2 天进半量流食,每次 50~80 mL;第 3 天进全量流食,每次 100~150 mL;进食后若无不适,第 4 天可进半流食,以温、软、易于消化的食物为宜;术后第 10~14 天可进软食,忌生、冷、硬和刺激性食物。要少食多餐,开始每天5~6餐,以后逐渐减少进餐次数并增加每餐进食量,逐步过渡到正常饮食。术后早期禁食牛奶及甜品,以免引起腹胀及胃酸。

(8)鼓励患者早期活动:卧床期间,鼓励并协助患者翻身,病情允许时,鼓励并协助患者早期下床活动。如无禁忌,术日可活动四肢,术后第 1 天床上翻身或坐起做轻微活动,第 2~3 天视情况协助患者床边活动,第 4 天可在室内活动。患者活动量应根据个体差异而定,以不感到劳累为宜。

(9)胃大部切除术后并发症的观察及护理。

术后出血:包括胃和腹腔内出血。胃大部切除术后 24 小时内可由胃管内引流出少量血液或咖啡样液体,一般 24 小时内不超过 300 mL,且逐渐减少,颜色逐渐变浅变清,出血自行停止;若术后短期内从胃管不断引流出新鲜血液,24 小时后仍未停止,则为术后出血。发生在术后 24 小时以内的出血,多属术中止血不确切;术后 4~6 天发生的出血,常为吻合口黏膜坏死脱落所致;术后 10~20 天发生的出血,与吻合口缝线处感染或黏膜下脓肿腐蚀血管有关。术后要严密观察患者的生命体征变化,包括血压、脉搏、心率、呼吸、神志和体温的变化;加强对胃肠减压及腹腔引流的护理,观察和记录胃液及腹腔引流液的量、颜色和性质,若短期内从胃管引流出大量新鲜血液,持续不止,应警惕有术后胃出血;若术后持续从腹腔引流管引出大量新鲜血性液体,应怀疑腹腔内出血,须立即通知医师协助处理。遵医嘱采用静脉给予止血药物、输血等措施,或用冰生理盐水洗胃,一般可控制。若非手术疗法不能有效止血或出血量大于每小时 500 mL 时,需再次手术止血,应积极完善术前准备,并做好相应的术后护理。

十二指肠残端破裂:一般多发生在术后 24~48 小时,是毕Ⅱ式胃大部切除术后早期的严重并发症,原因与十二指肠残端处理不当及胃空肠吻合口输入袢梗阻引起的十二指肠腔内压力升高有关。临床表现为突发性上腹部剧痛、发热和出现腹膜刺激征以及白细胞计数增加,腹腔穿刺可有胆汁样液体。一旦确诊,应立即进行手术治疗。

胃肠吻合口破裂或吻合口瘘:是胃大部切除术后早期并发症,常发生在术后 1 周左右。原因与术中缝合技术不当、吻合口张力过大、组织供血不足有关,表现为高热、脉速等全身中毒症状,上腹部疼痛及腹膜炎的表现。如发生较晚,多形成局部脓肿或外瘘。临床工作中应注意观察患者生命体征和腹腔引流情况,一般情况下,患者术后体温逐渐趋于正常,腹腔引流液逐日减少和变清。若术后腹腔引流量仍不减、伴有黄绿色胆汁或呈脓性、带臭味,伴腹痛,体温再次升高,应警惕吻合口瘘的可能,须及时通知医师,协助处理。处理包括:①出现吻合口破裂伴有弥漫性腹膜炎的患者须立即手术治疗,做好急症手术准备。②症状较轻无弥漫性腹膜炎的患者,可先行禁食、胃肠减压、充分引流,合理应用抗生素并给予肠外营养支持,纠正水、电解质紊乱和酸碱平衡失调。③保护瘘口周围皮肤,应及时清洁瘘口周围皮肤并保持干燥,局部可涂以氧化锌软膏或使用皮肤保护膜加以保护,以免皮肤破溃继发感染。经上述处理后多数患者吻合口瘘可在 4~6 周自愈;若经久不愈,须再次手术。

胃排空障碍:也称胃瘫,常发生在术后 4~10 天,发病机制尚不完全明了。临床表现为拔除胃管后,患者出现上腹饱胀、钝痛和呕吐,呕吐物含食物和胆汁,消化道 X 线造影检查可见残胃扩张、无张力、蠕动波少而弱,且通过胃肠吻合口不畅。处理措施包括:①禁食、胃肠减压,减少胃肠道积气、积液,降低胃肠道张力,使胃肠道得到充分休息,并记录 24 小时出入量。②输液及肠外营养支持,纠正低蛋白血症,维持水、电解质和酸碱平衡。③应用胃动力促进剂如甲氧氯普安、多潘立酮,促进胃肠功能恢复,也可用 3% 温盐水洗胃。一般经上述治疗均可痊愈。

术后梗阻:根据梗阻部位可分为输入袢梗阻、输出袢梗阻和吻合口梗阻。

输入袢梗阻:可分为急、慢性两类。①急性完全性输入袢梗阻,多发生于毕Ⅱ式结肠前输入段对胃小弯的吻合术式。临床表现为上腹部剧烈疼痛,频繁呕吐,呕吐量少,多不含胆汁,呕吐后症状不缓解,且上腹部有压痛性肿块。系输出袢系膜悬吊过紧压迫输入袢,或是输入袢过长穿入输出袢与横结肠的间隙孔形成内疝所致,属闭袢性肠梗阻,易发生肠绞窄,应紧急手术治疗。②慢性不完全性输入袢梗阻患者,表现为进食后出现右上腹胀痛或绞痛,呈喷射状呕吐大量不含食物的胆汁,呕吐后症状缓解。多由于输入襻过长扭曲或输入襻过短在吻合口处形成锐角,使输入襻内胆汁、胰液和十二指肠液排空不畅而滞留。由于消化液潴留在输入襻内,进食后消化液分泌明显增加,输入襻内压力增高,刺激肠管发生强烈的收缩,引起喷射样呕吐,也称输入襻综合征。

输出襻梗阻:多因粘连、大网膜水肿或坏死、炎性肿块压迫所致。临床表现为上腹饱胀,呕吐食物和胆汁。如果非手术治疗无效,应手术解除梗阻。

吻合口梗阻:因吻合口过小或是吻合时胃肠壁组织内翻过多而引起,也可因术后吻合口炎性水肿出现暂时性梗阻。患者表现为进食后出现上腹部饱胀感和溢出性呕吐等,呕吐物含或不含胆汁。应即刻禁食,给予胃肠减压和静脉补液等保守治疗。若保守治疗无效,可手术解除梗阻。

倾倒综合征:由于胃大部切除术后,胃失去幽门窦、幽门括约肌、十二指肠壶腹部等结构对胃排空的控制,导致胃排空过速所产生的一系列综合征。可分为早期倾倒综合征和晚期倾倒综合征。

早期倾倒综合征:多发生在进食后半小时内,患者以循环系统症状和胃肠道症状为主要表现。患者可出现心悸、乏力、出汗、面色苍白等一过性血容量不足表现,并有恶心、呕吐、腹部绞痛、腹泻等消化道症状。处理:主要采用饮食调整,嘱患者少食多餐,饭后平卧 20～30 分钟,避免过甜食物、减少液体摄入量并降低食物渗透浓度,多数可在术后半年或一年内逐渐自愈。极少数症状严重而持久的患者需手术治疗。

晚期倾倒综合征:主要因进食后,胃排空过快,高渗性食物迅速进入小肠被过快吸收而使血糖急剧升高,刺激胰岛素大量释放,而当血糖下降后,胰岛素并未相应减少,继而发生低血糖,故又称低血糖综合征。表现为餐后 2～4 小时,患者出现心慌、无力、眩晕、出汗、手颤、嗜睡以至虚脱。消化道症状不明显,可有饥饿感,出现症状时稍进饮食即可缓解。饮食中减少糖类含量,增加蛋白质比例,少食多餐可防止其发生。

(七)健康指导

(1)向患者及家属讲解有关胃十二指肠溃疡的知识,使之能更好地配合治疗和护理。

(2)指导患者学会自我情绪调整,保持乐观进取的精神风貌,注意劳逸结合,减少溃疡病的客观因素。

(3)指导患者饮食应定时定量,少食多餐,营养丰富,以后可逐步过渡至正常人饮食。少食腌、熏食品,避免进食过冷、过烫、过辣及油煎炸食物,切勿酗酒、吸烟。

(4)告知患者及家属有关手术后期可能出现的并发症的表现和预防措施。

(5)定期随访,如有不适及时就诊。

二、胃十二指肠溃疡急性穿孔

胃十二指肠溃疡急性穿孔是胃十二指肠溃疡的严重并发症,为常见的外科急腹症。起病急,变化快,病情严重,需要紧急处理,若诊治不当可危及生命。其发生率呈逐年上升趋势,发病年龄逐渐趋于老龄化。十二指肠溃疡穿孔男性患者较多,胃溃疡穿孔则多见于老年妇女。

(一)病因及发病机制

溃疡穿孔是活动期胃十二指肠溃疡向深部侵蚀、穿破浆膜的结果。胃溃疡穿孔 60% 发生在近幽门的胃小弯,而 90% 的十二指肠溃疡穿孔发生在壶腹部前壁偏小弯侧。急性穿孔后,具有强烈刺激性的胃酸、胆汁、胰液等消化液和食物进入腹腔,引起化学性腹膜炎和腹腔内大量液体渗出,6～8 小时后细菌开始繁殖并逐渐转变为化脓性腹膜炎。病原菌以大肠埃希菌、链球菌多见。因剧烈的腹痛、强烈的化学刺激、细胞外液的丢失及细菌毒素吸收等因素,患者可出现休克。

(二)临床表现

1.症状

穿孔多突然发生于夜间空腹或饱食后,主要表现为突发性上腹部刀割样剧痛,很快波及全腹,但仍以上腹为重。患者疼痛难忍,常伴恶心、呕吐、面色苍白、出冷汗、脉搏细速、血压下降、四肢厥冷等表现。其后由于大量腹腔渗出液的稀释,腹痛略有减轻,继发细菌感染后,腹痛可再次加重;当胃内容物沿右结肠旁沟向下流注时,可出现右下腹痛。溃疡穿孔后病情的严重程度与患者的年龄、全身情况、穿孔部位、穿孔大小和时间以及是否空腹穿孔密切相关。

2.体征

体检时患者呈急性病容,表情痛苦,蜷屈位、不愿移动;腹式呼吸减弱或消失;全腹有明显的压痛、反跳痛,腹肌紧张呈"木板样"强直,以右上腹部最为明显,肝浊音界缩小或消失、可有移动性浊音,肠鸣音减弱或消失。

(三)实验室及其他检查

1.X 线检查

大约 80%的患者行站立位腹部 X 线检查时,可见膈下新月形游离气体影。

2.实验室检查

提示血白细胞计数及中性粒细胞比例增高。

3.诊断性腹腔穿刺

临床表现不典型的患者可行诊断性腹腔穿刺,穿刺抽出液可含胆汁或食物残渣。

(四)治疗要点

根据病情选用非手术或手术治疗。

1.非手术治疗

(1)适应证:一般情况良好,症状及体征较轻的空腹状态下穿孔者;穿孔超过 24 小时,腹膜炎症已局限者;胃十二指肠造影证实穿孔已封闭者;无出血、幽门梗阻及恶变等并发症者。

(2)治疗措施:①禁欲食、持续胃肠减压,减少胃肠内容物继续外漏,以利于穿孔的闭合和腹膜炎症消退。②输液和营养支持治疗,以维持机体水、电解质平衡及营养需求。③全身应用抗生素,以控制感染。④应用抑酸药物,如给予 H_2 受体阻滞剂或质子泵抑制剂等制酸药物。

2.手术治疗

(1)适应证:①上述非手术治疗措施 6~8 小时,症状无减轻,而且逐渐加重者要改手术治疗。②饱食后穿孔,顽固性溃疡穿孔和伴有幽门梗阻、大出血、恶变等并发症者,应及早进行手术治疗。

(2)手术方式:①单纯缝合修补术,即缝合穿孔处并加大网膜覆盖。此方法操作简单,手术时间短,安全性高。适用于穿孔时间超过 8 小时,腹腔内感染及炎症水肿严重者;以往无溃疡病史或有溃疡病史但未经内科正规治疗,无出血、梗阻并发症者;有其他系统器质性疾病不能耐受急诊彻底性溃疡切除手术者。②彻底的溃疡切除手术(连同溃疡一起切除的胃大部切除术),手术方式包括胃大部切除术,对十二指肠溃疡穿孔行迷走神经切断加胃窦切除术,或缝合穿孔后行迷走神经切断加胃空肠吻合术,或行高选择性迷走神经切断术。

(五)常见护理诊断/问题

1.疼痛

疼痛与胃十二指肠溃疡穿孔后消化液对腹膜的强烈刺激及手术后切口有关。

2.体液不足

体液不足与溃疡穿孔后消化液的大量丢失有关。

(六)护理措施

1.术前护理/非手术治疗的护理

(1)禁食、胃肠减压:溃疡穿孔患者要禁食禁水,有效地胃肠减压,以减少胃肠内容物继续流入腹腔。做好引流期间的护理,保持引流通畅和有效负压,注意观察和记录胃液的颜色、性质和量。

(2)体位:休克者取休克体位(头和躯干抬高 20°~30°角、下肢抬高 15°~20°角),以增加回心血量;无休克者或休克改善后取半卧位,以利于漏出的消化液积聚于盆腔最低位和便于引流,减少毒素的吸收,同时也可降低腹壁张力和减轻疼痛。

(3)静脉输液,维持体液平衡。①观察和记录 24 小时出入量,为合理补液提供依据。②给予静脉输液,根据出入量和医嘱,合理安排输液的种类和速度,以维持水、电解质及酸碱平衡;同时给予营养支持和相应护理。

（4）预防和控制感染：遵医嘱合理应用抗菌药。

（5）做好病情观察：密切观察患者生命体征、腹痛、腹膜刺激征及肠鸣音变化等。若经非手术治疗6～8小时病情不见好转，症状、体征反而加重者，应积极做好急诊手术准备。

2.术后护理

加强术后护理，促进患者早日康复。

三、胃十二指肠溃疡大出血

胃十二指肠溃疡出血是上消化道大出血中最常见的原因，占50％以上。其中5％～10％需要手术治疗。

（一）病因与病理

因溃疡基底的血管壁被侵蚀而导致破裂出血，患者过去多有典型溃疡病史，近期可有服用非甾体抗炎药物、疲劳、饮食不规律等诱因。胃溃疡大出血多发生在胃小弯，出血源自胃左、右动脉及其分支或肝胃韧带内较大的血管。十二指肠溃疡大出血通常位于壶腹部后壁，出血多来自胃十二指肠动脉或胰十二指肠上动脉及其分支；溃疡基底部的血管侧壁破裂出血不易自行停止，可引发致命的动脉性出血。大出血后，因血容量减少、血压下降、血流变慢，可在血管破裂处形成血凝块而暂时止血。由于胃酸、胃肠蠕动和胃十二指肠内容物与溃疡病灶的接触，部分病例可发生再次出血。

（二）临床表现

1.症状

患者的主要表现是呕血和黑便，多数患者只有黑便而无呕血，迅猛的出血则表现为大量呕血和排紫黑色血便。呕血前患者常有恶心，便血前多突然有便意，呕血或便血前后患者常有心悸、目眩、无力甚至昏厥。如出血速度缓慢则血压、脉搏改变不明显。如果短期内失血量超过400 mL时，患者可出现面色苍白、口渴、脉搏快速有力，血压正常或略偏高的循环系统代偿表现；当失血量超过800 mL时，可出现休克症状：患者烦躁不安、出冷汗、脉搏细速、血压下降、呼吸急促、四肢厥冷等。

2.体征

腹稍胀，上腹部可有轻度压痛，肠鸣音亢进。

（三）实验室及其他检查

1.内镜检查

胃十二指肠纤维镜检查可明确出血原因和部位，出血24小时内阳性率可达70％～80％，超过24小时则阳性率下降。

2.血管造影

选择性腹腔动脉或肠系膜上动脉造影可明确病因与出血部位，并可采取栓塞治疗或动脉注射垂体升压素等介入性止血措施。

3.实验室检查

大量出血早期，由于血液浓缩，血常规变化不大；以后红细胞计数、血红蛋白、血细胞比容均呈进行性下降。

（四）治疗要点

胃十二指肠溃疡出血的治疗原则：补充血容量防止失血性休克，尽快明确出血部位并采取有效止血措施。

1.非手术治疗

（1）补充血容量：迅速建立静脉通路，快速静脉输液、输血。失血量达全身总血量的20％时，应输注右旋糖酐、羟乙基淀粉或其他血浆代用品，出血量较大时可输注浓缩红细胞，必要时可输全血，保持血细胞比容不低于30％。

(2)禁食、留置胃管:用生理盐水冲洗胃腔,清除血凝块,直至胃液变清。还可经胃管注入 200 mL 含 8 mg 去甲肾上腺素的生理盐水溶液,每 4～6 小时 1 次。

(3)应用止血、制酸等药物:经静脉或肌内注射巴曲酶等止血药物;静脉给予 H_2 受体阻滞剂(西咪替丁等)、质子泵抑制剂(奥美拉唑)或生长抑素等。

(4)胃镜下止血:急诊胃镜检查明确出血部位后同时实施电凝、激光灼凝、注射或喷洒药物、钛夹夹闭血管等局部止血措施。

2.手术治疗

(1)适应证:①重大出血,短期内出现休克,或短时间内(6～8 小时)需输入大量血液(>800 mL)方能维持血压和血细胞比容者。②正在进行药物治疗的胃十二指肠溃疡患者发生大出血,说明溃疡侵蚀性大,非手术治疗难于止血,或暂时血止后又复发。③60 岁以上伴血管硬化症者自行止血机会较小,应及早手术。④近期发生过类似的大出血或合并溃疡穿孔或幽门梗阻。⑤胃镜检查发现动脉搏动性出血或溃疡底部血管显露、再出血危险性大者。

(2)手术方式:①胃大部切除术,适用于大多数溃疡出血的患者。②贯穿缝扎术,在病情危急,不能耐受胃大部切除手术时,可采用单纯贯穿缝扎止血法。③在贯穿缝扎处理溃疡出血后,可行迷走神经干切断加胃窦切除或幽门成形术。

(五)常见护理诊断/问题

1.焦虑、恐惧

焦虑、恐惧与突发胃十二指肠溃疡大出血及担心预后有关。

2.体液不足

体液不足与胃十二指肠溃疡出血致血容量不足有关。

(六)护理措施

1.非手术治疗的护理(包括术前护理)

(1)缓解焦虑和恐惧:关心和安慰患者,给予心理支持,减轻患者的焦虑和恐惧。及时为患者清理呕吐物。情绪紧张者,可遵医嘱适当给予镇静剂。

(2)体位:取平卧位,卧床休息。有呕血者,头偏向一侧。

(3)补充血容量:迅速建立多条畅通的静脉通路,快速输液、输血,必要时可行深静脉穿刺输液。开始输液时速度宜快,待休克纠正后减慢滴速。

(4)采取止血措施:遵医嘱应用止血药物或冰盐水洗胃,以控制出血。

(5)做好病情观察:严密观察患者生命体征的变化,判断、观察和记录呕血、便血情况,观察患者有无口渴、肢端湿冷、尿量减少等循环血量不足的表现。必要时测量中心静脉压并做好记录。观察有无鲜红色血性胃液从胃管流出,以判断有无活动性出血和止血效果。若出血仍在继续,短时间内(6～8 小时)需大量输血(>800 mL)才能维持血压和血细胞比容,或停止输液、输血后,病情又恶化者,应及时报告医师,并配合做好急症手术的准备。

(6)饮食:出血时暂禁食,出血停止后,可进流质或无渣半流质饮食。

2.术后护理

加强术后护理,促进患者早日康复。

四、胃十二指肠溃疡瘢痕性幽门梗阻

胃十二指肠溃疡患者因幽门管、幽门溃疡或十二指肠壶腹部溃疡反复发作形成瘢痕狭窄、幽门痉挛水肿而造成幽门梗阻。

(一)病因与病理

瘢痕性幽门梗阻常见于十二指肠壶腹部溃疡和位于幽门的胃溃疡。溃疡引起幽门梗阻的机制有幽门痉挛、炎性水肿和瘢痕三种,前两种情况是暂时的和可逆的,在炎症消退、痉挛缓解后梗阻解除,无须外科手术;而瘢痕性幽门梗阻属于永久性,需要手术方能解除梗阻。梗阻初期,为克服幽门狭窄,胃蠕动增强,胃壁肌肉代偿性增厚。后期,胃代偿功能减退,失去张力,胃高度扩大,蠕动减弱甚至消失。由于胃内容物潴留引起呕吐而致水、电解质的丢失,导致脱水、低钾低氯性碱中毒;长期慢性不全性幽门梗阻者由于摄入减少,消化吸收不良,患者可出现贫血与营养障碍。

(二)临床表现

1.症状

患者表现为进食后上腹饱胀不适并出现阵发性胃痉挛性疼痛,伴恶心、嗳气与呕吐。呕吐多发生在下午或晚间,呕吐量大,一次达 1 000～2 000 mL,呕吐物内含大量宿食,有腐败酸臭味,但不含胆汁。呕吐后自觉胃部舒适,故患者常自行诱发呕吐以缓解症状。常有少尿、便秘、贫血等慢性消耗表现。体检时可见患者常有消瘦、皮肤干燥、皮肤弹性消失等营养不良的表现。

2.体征

上腹部可见胃型和胃蠕动波,用手轻拍上腹部可闻及振水声。

(三)实验室及其他检查

1.内镜检查

可见胃内有大量潴留的胃液和食物残渣。

2.X 线钡餐检查

可见胃高度扩张,24 小时后仍有钡剂存留(正常 24 小时排空)。已明确幽门梗阻者避免做此检查。

(四)治疗要点

瘢痕性幽门梗阻以手术治疗为主。最常用的术式是胃大部切除术,但年龄较大、身体状况极差或合并其他严重内科疾病者,可行胃空肠吻合加迷走神经切断术。

(五)常见护理诊断/问题

1.体液不足

体液不足与大量呕吐、胃肠减压引起水、电解质的丢失有关。

2.营养失调

低于机体需要量与幽门梗阻致摄入不足、禁食和消耗、丢失体液有关。

(六)护理措施

1.术前护理

(1)静脉输液:根据医嘱和电解质检测结果合理安排输液种类和速度,以纠正脱水及低钾、低氯性碱中毒。密切观察及准确记录 24 小时出入量,为静脉补液提供依据。

(2)饮食与营养支持:非完全梗阻者可给予无渣半流质饮食,完全梗阻者术前应禁食水,以减少胃内容物潴留。根据医嘱于手术前给予肠外营养,必要时输血或其他血液制品,以纠正营养不良、贫血和低蛋白血症,提高患者对手术的耐受力。

(3)采取有效措施,减轻疼痛,增进舒适。①禁食,胃肠减压:完全幽门梗阻患者,给予禁食,保持有效胃肠减压,减少胃内积气、积液,减轻胃内张力。必要时遵医嘱给予解痉药物,以减轻疼痛,增加患者的舒适度。②体位:取半卧位,卧床休息。呕吐时,头偏向一侧。呕吐后及时为患者清理呕吐物。情绪紧张者,可遵医嘱给予镇静剂。

(4)洗胃:完全幽门梗阻者,除持续胃肠减压排空胃内潴留物外,须做术前胃的准备,即术前 3 天每晚用 300～500 mL 温盐水洗胃,以减轻胃黏膜水肿和炎症,有利于术后吻合口愈合。

2.术后护理

加强术后护理,促进患者早日康复。

(郭思思)

第二节 胃十二指肠损伤

一、概述

由于有肋弓保护且活动度较大,柔韧性较好,壁厚,钝挫伤时胃很少受累,只有胃膨胀时偶有发生胃损伤。上腹或下胸部的穿透伤则常导致胃损伤,多伴有肝、脾、横膈及胰等损伤。胃镜检查及吞入锐利异物或吞入酸、碱等腐蚀性毒物也可引起穿孔,但很少见。十二指肠损伤是由于上中腹部受到间接暴力或锐器的直接刺伤而引起的,缺乏典型的腹膜炎症状和体征,术前诊断困难,漏诊率高,多伴有腹部脏器合并伤,病死率高,术后并发症多,肠瘘发生率高。

二、护理评估

(一)健康史

详细询问患者、现场目击者或陪同人员,以了解受伤的时间地点、环境,受伤的原因,外力的特点、大小和作用方向,坠跌高度;了解受伤前后饮食及排便情况,受伤时的体位,有无防御,伤后意识状态、症状、急救措施、运送方式,既往疾病及手术史。

(二)临床表现

(1)胃损伤若未波及胃壁全层,可无明显症状。若全层破裂,由于胃酸有很强的化学刺激性,可立即出现剧痛及腹膜刺激征。当破裂口接近贲门或食管时,可因空气进入纵隔而呈胸壁下气肿。较大的穿透性胃损伤时,可自腹壁流出食物残渣、胆汁和气体。

(2)十二指肠破裂后,因有胃液、胆汁及胰液进入腹腔,早期即可发生急性弥漫性腹膜炎,有剧烈的刀割样持续性腹痛伴恶心、呕吐,腹部检查可见有板状腹、腹膜刺激征症状。

(三)辅助检查

(1)疑有胃损伤者,应置胃管,若自胃内吸出血性液或血性物者可确诊。

(2)腹腔穿刺术和腹腔灌洗术:腹腔穿刺抽出不凝血液、胆汁,灌洗吸出 10 mL 以上肉眼可辨的血性液体,即为阳性结果。

(3)X 线检查:腹部 X 线片可显示腹膜后组织积气、肾脏轮廓清晰、腰大肌阴影模糊不清等有助于腹膜后十二指肠损伤的诊断。

(4)CT 检查:可显示少量的腹膜后积气和渗至肠外的造影剂。

(四)治疗原则

抗休克和及时、正确的手术处理是治疗的两大关键。

(五)心理、社会因素

胃十二指肠外伤性损伤多数在意外情况下发生,患者出现突发外伤后易出现紧张、痛苦、悲哀、恐惧等心理变化,担心手术成功及疾病预后。

三、护理问题

(一)疼痛

疼痛与胃肠破裂、腹腔内积液、腹膜刺激征有关。

(二)组织灌注量不足

这与大量失血、失液,严重创伤,有效循环血量减少有关。

(三)焦虑或恐惧

这种情绪与经历意外及担心预后有关。

（四）潜在并发症

出血、感染、肠瘘、低血容量性休克。

四、护理目标

(1)患者疼痛减轻。

(2)患者血容量得以维持,各器官血供正常、功能完整。

(3)患者焦虑或恐惧减轻或消失。

(4)护士密切观察病情变化,如发现异常,及时报告医师,并配合处理。

五、护理措施

（一）一般护理

1.预防低血容量性休克

吸氧、保暖、建立静脉通道,遵医嘱输入温热生理盐水或乳酸盐林格液,抽血查全血细胞计数、血型和交叉配血。

2.密切观察病情变化

每15～30分钟应评估患者情况。评估内容包括意识状态、生命体征、肠鸣音、尿量、血氧饱和度、有无呕吐、肌紧张和反跳痛等。观察胃管内引流物颜色、性质及量,若引流出血性液体,提示有胃十二指肠破裂的可能。

3.术前准备

胃十二指肠破裂大多需要手术处理,故患者入院后,在抢救休克的同时,尽快完成术前准备工作,如备皮、备血、插胃管及留置尿管、做好抗生素皮试等,一旦需要,可立即实施手术。

（二）心理护理

评估患者对损伤的情绪反应,鼓励他们说出自己内心的感受,帮助建立积极有效的应对措施。向患者介绍有关病情、损伤程度、手术方式及疾病预后,鼓励患者,告诉患者良好的心态、积极的配合有利于疾病早日康复。

（三）术后护理

1.体位

患者意识清楚、病情平稳,给予半坐卧位,有利于引流及呼吸。

2.禁食、胃肠减压

观察胃管内引流液颜色、性质及量,若引流出血性液体,提示有胃十二指肠再出血的可能。十二指肠创口缝合后,胃肠减压管置于十二指肠腔内,使胃液、肠液、胰液得到充分引流,一定要妥善固定,避免脱出。一旦脱出,要在医师的指导下重新置管。

3.严密监测生命体征

术后15～30分钟监测生命体征直至患者病情平稳。注意肾功能的改变,胃十二指肠损伤后,特别有出血性休克时,肾脏会受到一定的损害,尤其是严重腹部外伤伴有重度休克者,有发生急性肾功能障碍的危险,所以,术后应密切注意尿量,争取保持每小时尿量在 50 mL 以上。

4.补液和营养支持

根据医嘱,合理补充水、电解质和维生素,必要时输新鲜血、血浆,维持水、电解质、酸碱平衡。给予肠内、外营养支持,促进合成代谢,提高机体防御能力。继续应用有效抗生素,控制腹腔内感染。

5.术后并发症的观察和护理

(1)出血:如胃管内 24 小时内引流出新鲜血液＞300 mL,提示吻合口出血,要立即配合医师给予胃管内注入凝血酶粉、冰盐水洗胃等止血措施。

(2)肠瘘:患者术后持续低热或高热不退,腹腔引流管中引流出黄绿色或褐色渣样物,有恶臭或引流出大量气体,提示肠瘘发生,要配合医师进行腹腔双套管冲洗,并做好相应护理。

（四）健康教育

(1)讲解术后饮食注意事项,当患者胃肠功能恢复,一般 3～5 天后开始恢复饮食,由流质逐步恢复至半流质、普食,进食高蛋白、高能量、易消化饮食,增强抵抗力,促进愈合。

(2)行全胃切除或胃大部分切除术的患者,因胃肠吸收功能下降,要及时补充微量元素和维生素等营养素,预防贫血、腹泻等并发症。

(3)避免工作过于劳累,注意劳逸结合。讲明饮酒、抽烟对胃十二指肠疾病的危害性。

(4)避免长期大量服用非甾体抗炎药,如布洛芬等,以免引起胃肠道黏膜损伤。

（郭思思）

第三节 小肠破裂

一、概述

小肠是消化管中最长的一段肌性管道,也是消化与吸收营养物质的重要场所。人类小肠全长 3～9 m,平均 5～7 m,个体差异很大。其分为十二指肠、空肠和回肠三部分,十二指肠属上消化道,空肠及其以下肠段属下消化道。

各种外力的作用所致的小肠穿孔称为小肠破裂。小肠破裂在战时、和平时均较常见,多见于交通事故、工矿事故、生活事故,如坠落、挤压、刀伤和火器伤。小肠可因穿透性与闭合性损伤造成肠管破裂或肠系膜撕裂。小肠占满整个腹部,又无骨骼保护,因此易受到损伤。由于小肠壁厚,血运丰富,故无论是穿孔修补或肠段切除吻合术,其成功率均较高,发生肠瘘的机会少。

二、护理评估

（一）健康史

了解患者腹部损伤的时间、地点及致伤源、伤情、就诊前的急救措施、受伤至就诊之间的病情变化,如果患者神志不清,应询问目击人员。

（二）临床表现

小肠破裂后在早期即产生明显的腹膜炎的体征,这是因为肠管破裂肠内容物溢出至腹腔所致。症状以腹痛为主,程度轻重不同,可伴有恶心及呕吐,腹部检查肠鸣音消失,腹膜刺激征明显。

小肠损伤初期一般均有轻重不等的休克症状,休克的深度除与损伤程度有关外,主要取决于内出血的多少,表现为面色苍白、烦躁不安、脉搏细速、血压下降、皮肤发冷等。若为多发性小肠损伤或肠系膜撕裂大出血,可迅速发生休克并进行性恶化。

（三）辅助检查

1.实验室检查

白细胞计数升高说明腹腔炎症;血红蛋白含量取决于内出血的程度,内出血少时变化不大。

2.X 线检查

X 线透视或摄片,检查有无气腹与肠麻痹的征象,因为一般情况下小肠内气体很少,且损伤后伤口很快被封闭,不但膈下游离气体少见,且使一部分患者早期症状隐匿。因此,阳性气腹有诊断价值,但阴性结果也不能排除小肠破裂。

3.腹部 B 超检查

对小肠及肠系膜血肿、腹水均有重要的诊断价值。

4.CT 或磁共振检查

对小肠损伤有一定诊断价值,而且可对其他脏器进行检查,有时可能发现一些未曾预料的损伤,有助于减少漏诊。

5.腹腔穿刺

有混浊的液体或胆汁色的液体,说明肠破裂,穿刺液中白细胞计数、淀粉酶含量均升高。

(四)治疗原则

小肠破裂一旦确诊,应立即进行手术治疗。手术方式以简单修补为主。肠管损伤严重时,则应做部分小肠切除吻合术。

(五)心理、社会因素

小肠损伤大多在意外情况下突然发生,加之伤口、出血及内脏脱出的视觉刺激和对预后的担忧,患者多表现为紧张、焦虑、恐惧。应了解其患病后的心理反应,对本病的认知程度和心理承受能力,家属及亲友对其支持情况、经济承受能力等。

三、护理问题

(一)有体液不足的危险

这与创伤致腹腔内出血、体液过量丢失、渗出及呕吐有关。

(二)焦虑、恐惧

这与意外创伤的刺激、疼痛、出血、内脏脱出的视觉刺激及担心疾病的预后等有关。

(三)体温过高

这与腹腔内感染毒素吸收和伤口感染等因素有关。

(四)疼痛

这与小肠破裂或手术有关。

(五)潜在并发症

腹腔感染、肠瘘、失血性休克。

(六)营养失调,低于机体需要量

这与消化道的吸收面积减少有关。

四、护理目标

(1)患者体液平衡得到维持,生命体征稳定。

(2)患者情绪稳定,焦虑或恐惧减轻,主动配合医护工作。

(3)患者体温维持正常。

(4)患者主诉疼痛有所缓解。

(5)护士密切观察病情变化,如发现异常,及时报告医师,并配合处理。

(6)患者体重不下降。

五、护理措施

(一)一般护理

1.伤口处理

对开放性腹部损伤者,妥善处理伤口,及时止血和包扎固定。若有肠管脱出,可用消毒或清洁器皿覆盖保护后再包扎,以免肠管受压、缺血而坏死。

2.病情观察

密切观察生命体征的变化,每 15 分钟测定脉搏、呼吸、血压一次。重视患者的主诉,若主诉心慌、脉快、出冷汗等,及时报告医师。不注射止痛药(诊断明确者除外),以免掩盖伤情。不随意搬动伤者,以免加重病情。

3.腹部检查

每30分钟检查一次腹部体征,注意腹膜刺激征的程度和范围变化。

4.禁食和灌肠

禁食和灌肠可避免肠内容物进一步溢出,造成腹腔感染或加重病情。

5.补充液体和营养

注意纠正水、电解质及酸碱平衡失调,保证输液通畅,对伴有休克或重症腹膜炎的患者可进行中心静脉补液,这不仅可以保证及时大量的液体输入,而且有利于中心静脉压的监测,根据患者具体情况,适量补给全血、血浆或人血清蛋白,尽可能补给足够的热量和蛋白质、氨基酸及维生素等。

(二)心理护理

关心患者,加强交流,讲解相关病情、治疗方式及预后,使患者了解自己的病情,消除患者的焦虑和恐惧,保持良好的心理状态,并与其一起制订合适的应对机制,鼓励患者,增加治疗的信心。

(三)术后护理

1.妥善安置患者

麻醉清醒后取半卧位,有利于腹腔炎症的局限,改善呼吸状态。了解手术的过程,查看手术的部位,对引流管、输液管、胃管及氧气管等进行妥善固定,做好护理记录。

2.监测病情

观察患者血压、脉搏、呼吸、体温的变化。注意腹部体征的变化。适当应用止痛药,减轻患者的不适。若切口疼痛明显,应检查切口,排除感染。

3.引流管的护理

腹腔引流管保持通畅,准确记录引流液的性状及量。腹腔引流液应为少量血性液,若为绿色或褐色渣样物,应警惕腹腔内感染或肠瘘的发生。

4.饮食

继续禁食、胃肠减压,待肠功能逐渐恢复、肛门排气后,方可拔除胃肠减压管。拔除胃管当天可进清流质饮食,第2天进流质饮食,第3天进半流质饮食,逐渐过渡到普食。

5.营养支持

维持水、电解质和酸碱平衡,增加营养。维生素主要是在小肠被吸收,小肠部分切除后,要及时补充维生素 C、D、K 和复合维生素 B 等维生素和钙、镁等微量元素,可经静脉、肌内注射或口服进行补充,预防贫血,促进伤口愈合。

(四)健康教育

(1)注意饮食卫生,避免暴饮暴食,进易消化食物,少食刺激性食物,避免腹部受凉和饭后剧烈活动,保持排便通畅。

(2)注意适当休息,加强锻炼,增加营养,特别是回肠切除的患者要长期定时补充维生素 B_{12} 等营养素。

(3)定期门诊随访。若有腹痛、腹胀、停止排便及伤口红、肿、热、痛等不适,应及时就诊。

(4)加强社会宣传,增进劳动保护、安全生产、安全行车、遵守交通规则等知识,避免损伤等意外的发生。

(5)普及各种急救知识,在发生意外损伤时,能进行简单的自救或急救。

(6)无论腹部损伤的轻重,都应经专业医务人员检查,以免贻误诊治。

(郭思思)

第四节　急性肠梗阻

一、概述

肠梗阻指肠内容物在肠道中通过受阻,为常见急腹症,可因多种因素引起。起病初梗阻肠段先有解剖和功能性改变,继则发生体液和电解质的丢失、肠壁循环障碍坏死和继发感染,最后可致毒血症休克死亡。当然如能及时诊断积极治疗大多能逆转病情的发展以至治愈。

二、病因

（一）机械性肠梗阻

1.肠外原因

（1）粘连与粘连带压迫:粘连可引起肠折叠扭转而造成梗阻。先天性粘连带较多见于小儿;腹部手术或腹内炎症产生的粘连是成人肠梗阻最常见的原因,但少数病例可无腹部手术及炎症史。

（2）嵌顿性外疝或内疝。

（3）肠扭转常由于粘连所致。

（4）肠外肿瘤或腹块压迫。

2.肠管本身的原因

（1）先天性狭窄和闭孔畸形。

（2）炎症肿瘤吻合手术及其他因素所致的狭窄。例如炎症性肠病肠结核放射性损伤肠肿瘤（尤其是结肠瘤）肠吻合等。

（3）肠套叠在成人较少见,多因息肉或其他肠管病变引起。

3.肠腔内原因

由于成团蛔虫异物或粪块等引起肠梗阻已不常见。巨大胆石通过胆囊或胆总管-指肠瘘管进入肠腔,产生胆石性肠梗阻的病例时有报道。

（二）动力性肠梗阻

（1）麻痹性:腹部大手术后腹膜炎、腹部外伤、腹膜后出血、某些药物肺炎、脓胸脓毒血症、低钾血症、或其他全身性代谢紊乱均可并发麻痹性肠梗阻。

（2）痉挛性:肠道炎症及神经系统功能紊乱均可引起肠管暂时性痉挛。

（三）血管性肠梗阻

肠系膜动脉栓塞或血栓形成和肠系膜静脉血栓形成为主要病因。各种病因引起肠梗阻的频率随年代地区、民族医疗卫生条件等不同而有所不同。例如:年前嵌顿疝所致的机械性肠梗阻的发生率最高,随着医疗水平的提高、预防性疝修补术得到普及,现已明显减少。而粘连所致的肠梗阻的发生率明显上升。

三、病理改变

单纯性完全机械性肠梗阻发生后,梗阻部位以上的肠腔扩张,肠壁变薄,黏膜易有糜烂和溃疡发生,浆膜可被撕裂,整个肠壁可因血供障碍而坏死穿孔,梗阻以下部分肠管多呈空虚坍陷。

麻痹性肠梗阻时肠管扩张肠壁变薄。

在绞窄性肠梗阻的早期,由于静脉回流受阻,小静脉和毛细血管可发生淤血、通透性增加、甚至破裂而渗出血浆或血液,此时肠管内因充血和水肿而呈紫色,继而出现动脉血流受阻、血栓形成,肠壁因缺血而坏死,肠内细菌和毒素可通过损伤的肠壁进入腹腔,坏死的肠管呈紫黑色最后可自行破裂。

四、病理生理

肠梗阻的主要病理生理改变为膨胀体液和电解质的丢失,以及感染和毒血症。这些改变的严重程度视梗阻部位的高低、梗阻时间的长短以及肠壁有无血液供应障碍而不同。

(一)肠膨胀

机械性肠梗阻时,梗阻以上的肠腔因积液、积气而膨胀,肠段对梗阻的最先反应是增强蠕动,而强烈的蠕动引起肠绞痛。此时食管上端括约肌发生反射性松弛,患者在吸气时不自觉地将大量空气吞入胃肠,因此肠腔积气的70%是咽下的空气,其中大部分是氮气,不易被胃肠吸收,其余30%的积气是肠内酸碱中和与细菌发酵作用产生的,或自备注弥散至肠腔的 CO_2、H_2、CH_4 等气体。正常成人每天消化道分泌的唾液、胃液、胆液、胰液和肠液的总量约8 L,绝大部分被小肠黏膜吸收,以保持体液平衡。肠梗阻时大量液体和气体聚积在梗阻近端引起肠膨胀,而膨胀能抑制肠壁黏膜吸收水分,以后又刺激其增加分泌,如此肠腔内液体越积越多,使肠膨胀进行性加重。在单纯性肠梗阻,肠管内压力一般较低,初是常低于8 cmH_2O。

但随着梗阻时间的延长,肠管内压力甚至可达到18 cmH_2O。结肠梗阻止肠腔内压力平均多在25 cmH_2O。结肠梗阻时肠腔内压力平均多在25 cmH_2O 以上,甚至有高到52 cmH_2O。肠管内压力的增高可使肠壁静脉回流障碍,引起肠壁充血水肿,通透性增加。肠管内压力继续增高可使肠壁血流阻断使单纯性肠梗阻变为绞窄性肠梗阻。严重的肠膨胀甚至可使横膈抬高,影响患者的呼吸和循环功能。

(二)体液和电解质的丢失

肠梗阻时肠膨胀可引起反射性呕吐。高位小肠梗阻时呕吐频繁,大量水分和电解质被排出体外。如梗阻位于幽门或十二指肠上段,呕出过多胃酸,则易产生脱水和低氯低钾性碱中毒。如梗阻位于十二指肠下段或空肠上段,则重碳酸盐的丢失严重。低位肠梗阻,呕吐虽远不如高位者少见,但因肠黏膜吸收功能降低而分泌液量增多,梗阻以上肠腔中积留大量液体,有时多达5~10 L,内含大量碳酸氢钠。这些液体虽未被排出体外,但封闭在肠腔内不能进入血液,等于体液的丢失。此外,过度的肠膨胀影响静脉回流,导致肠壁水肿和血浆外渗,在绞窄性肠梗阻时,血和血浆的丢失尤其严重。因此,患者多发生脱水伴少尿、氮质血症和酸中毒。如脱水持续,血液进一步浓缩,则导致低血压和低血容量休克。失钾和不进饮食所致的血钾过低可引起肠麻痹,进而加重肠梗阻的发展。

(三)感染和毒血症

正常人的肠蠕动使肠内容物经常向前流动和更新,因此小肠内是无菌的,或只有极少数细菌。单纯性机械性小肠梗阻时,肠内纵有细菌和毒素也不能通过正常的肠黏膜屏障,因而危害不大。若梗阻转变为绞窄性,开始时,静脉血流被阻断,受累的肠壁渗出大量血液和血浆,使血容量进一步减少,继而动脉血流被阻断而加速肠壁的缺血性坏死。绞窄段肠腔中的液体含大量细菌(如梭状芽孢杆菌、链球菌、大肠埃希菌等)、血液和坏死组织,细菌的毒素以及血液和坏死组织的分解产物均具有极强的毒性。这种液体通过破损或穿孔的肠壁进入腹腔后,可引起强烈的腹膜刺激和感染,被腹膜吸收后,则引起脓毒血症。严重的腹膜炎和毒血症是导致肠梗阻患者死亡的主要原因。

除上述三项主要的病理生理改变之外,如发生绞窄性肠梗阻往往还伴有肠壁、腹腔和肠腔内的渗血,绞窄的肠襻越长,失血量越大,亦是导致肠梗阻患者死亡的原因之一。

五、临床表现

症状和体征典型的肠梗阻是不难诊断的,但缺乏典型表现者诊断较困难。X线腹部透视或摄片检查对证实临床诊断、确定肠梗阻的部位很有帮助。正常人腹部X线平片上只能在胃和结肠内见到少量气体。如小肠内有气体和液平面,表明肠内容物通过障碍,提示肠梗阻的存在。急性小肠梗阻通常要经过6小时肠内才会积聚足够的液体和气体,形成明显的液平面经过12小时,肠扩张的程度肯定达到诊断水平。结肠梗阻发展到X线征象出现的时间就更长。充气的小肠特别是空肠可从横绕肠管的环状襞加以辨认,并可与具有结肠袋影的结肠相区别。此外,典型的小肠肠型多在腹中央部分,而结肠影在腹周围或在盆腔。根据患者体力情况可采用立或卧式,从正位或侧位摄片,必要时进行系列摄片。

肠梗阻的诊断确定后,应进步鉴别梗阻的类型。因于治疗及预后方面差异很大,如机械性肠梗阻多需手术解除,动力性肠梗阻则可用保守疗法治愈,绞窄性肠梗阻应尽早进行手术,而单纯性机械性肠梗阻可先试行保守治疗。应鉴别之点如下。

（一）鉴别机械性肠梗阻和动力性肠梗阻

首先要从病史上分析有无机械梗阻因素。动力性肠梗阻包括常见的麻痹性和少见的痉挛性肠梗阻。机械性肠梗阻的特征是阵发性肠绞痛、肠鸣音亢进和非对称性腹胀;而麻痹性肠梗阻的特征为无绞痛、肠鸣音消失和全腹均匀膨胀;痉挛性肠梗阻可有剧烈腹痛突然发作和消失,间歇期不规则,肠鸣音减弱而不消失,但无腹胀。X线腹部平片有助于两者的鉴别:机械性梗阻的肠胀气局限于梗阻部位以上的肠段;麻痹性梗阻时,全部胃、小肠和结肠均有胀气,程度大致相同;痉挛性梗阻时,肠无明显胀气和扩张。每隔分钟拍摄正、侧位腹部平片以观察小肠有无运动,常可鉴别机械性与麻痹性肠梗阻。

（二）鉴别单纯性肠梗阻和绞窄性肠梗阻

绞窄性肠梗阻可发生于单纯性机械性肠梗阻的基础上,单纯性肠梗阻因治疗不善而转变为绞窄性肠梗阻的占 15%～43%,一般认为出现下列征象应疑有绞窄性肠梗阻。

（1）急骤发生的剧烈腹痛持续不减,或由阵发性绞痛转变为持续性腹痛,疼痛的部位较为固定。若腹痛涉及背部提示肠系膜受到牵拉,更提示为绞窄性肠梗阻。

（2）腹部有压痛、反跳痛和腹肌强直,腹胀与肠鸣音亢进则不明显。

（3）呕吐物、胃肠减压引流物、腹腔穿刺液含血液,亦可有便血。

（4）全身情况急剧恶化,毒血症表现明显,可出现休克。

（5）X线平片检查可见梗阻部位以上肠段扩张并充满液体,状若肿瘤或呈"C"形面被称为"咖啡豆征",在扩张的肠管间常可见有腹水。

（三）鉴别小肠梗阻和结肠梗阻

高位小肠梗阻呕吐频繁而腹胀较轻,低位小肠梗阻则反之。结肠梗阻的临床表现与低位小肠梗阻相似。但 X线腹部平片检查则可区别。小肠梗阻是充气之肠袢遍及全腹,液平较多,而结肠则不显示。若为结肠梗阻则在腹部周围可见扩张的结肠和袋形,小肠内积气则不明显。

（四）鉴别完全性肠梗阻和不完全性肠梗阻

完全性肠梗阻多为急性发作而且症状明显,不完全性肠梗阻则多为慢性梗阻,症状不明显,往往为间歇性发作。X线平片检查完全性肠梗阻者肠袢充气扩张明显,不完全性肠梗阻则反之。

（五）肠梗阻病因的鉴别诊断

判断病因可从年龄、病史、体检、X线检查等方面的分析着手。例如以往有过腹部手术、创伤、感染的病史,应考虑肠粘连或粘连带所致的梗阻;如患者有肺结核,应想到肠结核或腹膜结核引起肠梗阻的可能。遇风湿性心瓣膜病伴心房纤颤、动脉粥样硬化或闭塞性动脉内膜炎的患者,应考虑肠系膜动脉栓塞;而门静脉高压和门静脉炎可致门静脉栓塞。这些动静脉血流受阻是血管性肠梗阻的常见原因。在儿童中,蛔虫引起肠堵塞偶可见到;3 岁以下婴幼儿中原发性肠套叠多见;青、中年患者的常见病因是肠粘连、嵌顿性外疝和肠扭转;老年人的常见病因是结肠癌、乙状结肠扭转和粪块堵塞,而结肠梗阻病例的 90% 为癌性梗阻。成人中肠套叠少见,多继发于 Meckel 憩室、肠息肉和肿瘤。在腹部检查时,要特别注意腹部手术切口瘢痕和隐蔽的外疝。

腹痛、呕吐、腹胀、便秘和停止排气是肠梗阻的典型症状但在各类肠梗阻中轻重并不一致。

1.腹痛

肠梗阻的患者大多有腹痛。在急性完全性机械性小肠梗阻患者中,腹痛表现为阵发性绞痛。是由梗阻部位以上的肠管强烈蠕动所引起,多位于腹中部,常突然发作,逐步加剧至高峰,持续数分钟后缓解。间隙期可以完全无痛,但过段时间后可以再发,绞痛的程度和间隙期的长短则视梗阻部位的高低和病情的缓急而异。一般而言,十二指肠、上段空肠梗阻时呕吐可起减压作用,患者绞痛较轻。而低位回肠梗阻则可因肠胀气抑制肠蠕动,故绞痛亦轻。唯急性空肠梗阻时绞痛较剧烈,一般每2~5分钟即发作一次。不完全性肠梗阻腹痛较轻,在一阵肠鸣或排气后可见缓解。慢性肠梗阻亦然,且间隙期亦长。急性机械性结肠梗阻时腹痛多在下腹部。一般较小肠梗阻为轻。结肠梗阻时若回盲瓣功能正常,结肠内容物不能逆流到小肠,肠腔因而逐渐扩大,压力增高,因之除阵发性绞痛外可有持续性钝痛。此种情况的出现应注意有闭祥性肠梗阻的可能性。发作间隙期的持续性钝痛亦是绞窄性肠梗阻的早期表现。如若肠壁已发生缺血坏死则呈持续性剧烈腹痛。至于麻痹性肠梗阻,由于肠肌已无蠕动能力,故无肠绞痛发作,可由高度肠管膨胀而引起腹部持续性胀痛。

2.呕吐

肠梗阻患者几乎都有呕吐,早期为反射性呕吐,吐出物多为胃内容物。后期则为反流性呕吐,因梗阻部位高低而不同,部位越高,呕吐越频越剧烈。低位小肠梗阻时呕吐较轻亦较疏。结肠梗阻时,由于回盲瓣可以阻止反流故早期可无呕吐,但后期回盲瓣因肠腔过度充盈而关闭不全时亦有较剧烈的呕吐,吐出物可含粪汁。

3.腹胀

腹胀是较迟出现的症状,其程度与梗阻部位有关。高位小肠梗阻由于频繁呕吐多无明显腹胀;低位小肠梗阻或结肠梗阻的晚期常有显著的全腹膨胀。闭祥性梗阻的肠段膨胀很突出,常呈不对称的局部膨胀。麻痹性肠梗阻时,全部肠管均膨胀扩大,故腹胀显著。

4.便秘和停止排气

完全性肠梗阻时,患者排便和排气现象消失。但在高位小肠梗阻的最初2~3天,如梗阻以下肠腔内积存了粪便和气体,则仍有排便和排气现象,不能因此否定完全性梗阻的存在。同样,在绞窄性肠梗阻如肠扭转、肠套叠以及结肠癌所致的肠梗阻等都仍可有血便或脓血便排出。

5.全身症状

单纯性肠梗阻患者一般无明显的全身症状,但呕吐频繁和腹胀严重者必有脱水,血钾过低者有疲软、嗜睡、乏力和心律失常等症状。绞窄性肠梗阻患者的全身症状最显著,早期即有虚脱,很快进入休克状态。伴有腹腔感染者,腹痛持续并扩散至全腹,同时有畏寒、发热、白细胞计数增多等感染和毒血症表现。

六、治疗措施

肠梗阻的治疗方法取决于梗阻的原因、性质、部位、病情和患者的全身情况。但不论采取何种治疗方法,纠正肠梗阻所引起的水、电解质和酸碱平衡的失调,做胃肠减压以改善梗阻部位以上肠段的血液循环以及控制感染等皆属必要。

(一)纠正脱水、电解质丢失和酸碱平衡失调

脱水与电解质的丢失与病情与病类有关。应根据临床经验与血化验结果予以估计。一般成人症状较轻的约需补液1 500 mL,有明显呕吐的则需补3 000 mL,而伴周围循环虚脱和低血压时则需补液4 000 mL以上。若病情一时不能缓解则尚需补给从胃肠减压及尿中排泄的量以及正常的每天需要量。当尿量排泄正常时,尚需补给钾盐。低位肠梗阻多因碱性肠液丢失易有酸中毒,而高位肠梗阻则因胃液和钾的丢失易发生碱中毒,皆应予相应的纠正。在绞窄性肠梗阻和机械性肠梗阻的晚期,可有血浆和全血的丢失,产生血液浓缩或血容量的不足,故尚应补给全血或血浆、清蛋白等方能有效地纠正循环障碍。

在制订或修改此项计划时,必须根据患者的呕吐情况、脱水体征,每小时尿量和尿比重,血钠、钾、氯离子、二氧化碳结合力、血肌酐以及血细胞压积、中心静脉压的测定结果加以调整。由于酸中毒、血浓缩、钾离子从细胞内逸出,血钾测定有时不能真实地反映细胞缺钾情况。而应进行心电图检查作为补充。补充体液和电解质、纠正酸碱平衡失调的目的在于维持机体内环境的相对稳定,保持机体的抗病能力,使患者在肠梗阻解除之前渡过难关,能在有利的条件下经受外科手术治疗。

（二）胃肠减压

通过胃肠插管减压可引出吞入的气体和滞留的液体,解除肠膨胀,避免吸入性肺炎,减轻呕吐,改善由于腹胀引起的循环和呼吸窘迫症状,在一定程度上能改善梗阻以上肠管的淤血、水肿和血液循环。少数轻型单纯性肠梗阻经有效的减压后肠腔可恢复通畅。胃肠减压可减少手术操作困难,增加手术的安全性。

减压管一般有两种:较短的一种(Levin 管)可放置在胃或十二指肠内,操作方便,对高位小肠梗阻减压有效;另一种减压管长数米(Miller-Abbott 管),适用于较低位小肠梗阻和麻痹性肠梗阻的减压,但操作费时,放置时需要 X 线透视以确定管端的位置。结肠梗阻发生肠膨胀时,插管减压无效,常需手术减压。

（三）控制感染和毒血症

肠梗阻时间过长或发生绞窄时,肠壁和腹膜常有多种细菌感染(如大肠埃希菌、梭形芽孢杆菌、链球菌等),积极地采用以抗革兰氏阴性杆菌为重点的广谱抗生素静脉滴注治疗十分重要,动物实验和临床实践都证实应用抗生素可以显著降低肠梗阻的死亡率。

（四）解除梗阻恢复肠道功能

对单纯性机械性肠梗阻,尤其是早期不完全性肠梗阻,如由蛔虫、粪块堵塞或炎症粘连所致的肠梗阻等可做非手术治疗。早期肠套叠、肠扭转引起的肠梗阻亦可在严密的观察下先行非手术治疗。动力性肠梗阻除非伴有外科情况,不需手术治疗。

非手术治疗除前述各项治疗外尚可加用下列措施。

(1)油类:可用液体石蜡、生豆油或菜油 200～300 mL 分次口服或由胃肠减压管注入。适用于病情较重,体质较弱者。

(2)麻痹性肠梗阻如无外科情况可用新斯的明注射、腹部芒硝热敷等治疗。

(3)针刺足三里、中脘、天枢、内关、合谷、内庭等穴位可作为辅助治疗。

绝大多数机械性肠梗阻需做外科手术治疗,缺血性肠梗阻和绞窄性肠梗阻更宜及时手术处理。

外科手术的主要内容为:①松解粘连或嵌顿性疝,整复扭转或套叠的肠管等,以消除梗阻的局部原因。②切除坏死的或有肿瘤的肠段,引流脓肿等,以清除局部病变。③肠造瘘术可解除肠膨胀,便利肠段切除,肠吻合术可绕过病变肠段,恢复肠道的通畅。

七、急救护理

急性肠梗阻护理要点是围绕矫正因肠梗阻引起的全身性生理紊乱和解除梗阻而采取的相应措施,即胃肠减压,纠正水、电解质紊乱和酸碱失衡,防治感染和中毒。采用非手术疗法过程中,需严密观察病情变化。如病情不见好转或继续恶化,应及时为医师提供信息,修改治疗方案。有适应证者积极完善术前准备,尽早手术解除梗阻,加强围手术期护理。

（一）护理目标

(1)严密观察病情变化,使患者迅速进入诊断、治疗程序。

(2)维持有效的胃肠减压。

(3)减轻症状:如疼痛、腹胀、呼吸困难等。

(4)加强基础护理,增加患者的舒适感。

(5)做好水、电解质管理。

(6)预防各种并发症,提高救治成功率。

(7)加强心理护理,增强患者战胜疾病的信心。

(8)帮助患者及家属掌握自护知识,为患者回归正常生活做准备。

（二）护理措施

1.密切观察病情变化

(1)意识表情变化能够反映中枢神经系统血液灌注情况。意识由清醒变模糊或昏迷提示病情加重。

(2)监测患者血压、脉搏、呼吸、体温,每 15～30 分钟 1 次,记录尿量,观察腹痛、腹胀、呕吐、肛门排气排便情况。如果患者有口渴、尿量减少、脉率增快、脉压缩小、烦躁不安、面色苍白等表现,为早期休克征象,应加快输液速度,配合医师进行抢救。早期单纯性肠梗阻患者,全身情况无明显变化,后因呕吐,水、电解质紊乱,可出现脉搏细速、血压下降、面色苍白、眼球凹陷、皮肤弹性减退、四肢发凉等中毒性休克征象,尤以绞窄性肠梗阻更为严重。

(3)注意有无突发的剧烈腹痛、腹胀明显加重等异常情况。若出现持续剧烈的腹痛,频繁的呕吐,非手术治疗疗效不明显,有明显的腹膜炎表现以及呕血、便血等症状为绞窄性肠梗阻表现,应尽早配合医师行手术治疗。

(4)术后密切观察患者术后一般情况,应30~60分钟测血压、脉搏1次,平稳后可根据医嘱延长测定时间。对重症患者进行心电监护,预防中毒性休克。如发现异常情况要及时通知医师,做好抢救工作。

(5)保持各引流管通畅,妥善固定,防止挤压扭曲,同时密切观察引流液的性状,如量、颜色、气味等。

2.胃肠减压的护理

(1)肠梗阻的急性期须禁食,并保持有效的胃肠减压。胃肠减压可吸出肠道内气体和液体,减轻腹胀,降低肠腔内压力,改善肠壁血液循环,有利于改善局部病变及全身情况。关心安慰患者,讲解胃肠减压的作用及重要性,使患者重视胃肠减压的作用。

(2)妥善固定胃管,每2小时抽吸1次,避免折曲或脱出,保持引流通畅,若引流不畅时可用等渗盐水冲洗胃管,观察引出物的色、质、量并记录。

(3)避免胃内存留大量的液体和气体影响药物的保存和吸收。注药操作时,动作要轻柔,避免牵拉胃管引起患者不适,注射完毕,一定要夹紧胃管2~3小时,以利于药物吸收及进入肠道。

(4)动态观察胃肠吸出物的颜色及量。若吸出物减少及变清,肠鸣音恢复,表示梗阻正在缓解;若吸出物的量较多,有粪臭味或呈血性,表示肠梗阻未解除,促使细菌繁殖或者引起肠管血循环障碍,应及早通知医师,采取合理手术治疗。

(5)术后更应加强胃肠减压的护理。每天记录胃液量,便于医师参考补液治疗。注意胃液性质,发现有大量血性液体引出时,应及时报告医师处理。

3.体位和活动的护理

(1)非手术患者卧床休息。在血压稳定的情况下,可采取半卧位,以减轻腹痛、腹胀,并有利于呼吸。

(2)术后待生命体征平稳后采用半卧位,以利于腹腔内渗出液流向盆腔而利于吸收(盆腔内腹膜吸收能力较强),使感染局限化,减少膈下感染,减轻腹部张力,减轻切口疼痛,有利于切口愈合。有造瘘口者应向造瘘口侧侧卧,以防肠内大便或肠液流出污染腹部切口或从造瘘口基底部刀口流入肠腔而致感染。护理人员应经常协助患者维持好半卧位。

(3)指导和协助患者活动。术后6小时血压平稳后可在床上翻身,动作宜小且轻缓,术后第一天可协助坐起并拍背促进排痰。同时鼓励患者早期下床活动,有利于肠蠕动恢复,防止肠粘连,促进生理功能和体力的恢复,防止肺不张。

(4)被动、主动活动双下肢,防止下肢静脉血栓形成。瘦、弱、年老的患者同时要特别注意骶尾部的皮肤护理,防止因受压过久发生压疮。

4.腹痛的护理

(1)患者主诉疼痛时应立即采取相应的处理措施,如给予舒适的体位、同情安慰患者、让患者做深呼吸。但在明确诊断前禁用强镇痛药物。

(2)禁食,保持有效的胃肠减压。

(3)观察腹痛的部位、性质、程度、进展情况。单纯性机械性肠梗阻一般为阵发性剧烈绞痛;绞窄性肠梗阻腹痛往往为持续性腹痛伴有阵发性加重,疼痛也较剧烈;麻痹性肠梗阻腹痛往往不明显,阵发性绞痛尤为少见;结肠梗阻一般为胀痛。要观察生命体征变化,判断有无绞窄性肠梗阻及休克的发生,为治疗时机选择提供依据。

5.呕吐的观察及护理

(1)呕吐时,协助患者坐起或使其头侧向一边,及时清理呕吐物,防止窒息和引起吸入性肺炎。

(2)呕吐后用温开水漱口,保持口腔清洁,清洁颜面部,并观察记录呕吐时间、次数、性质、量等。维持口腔清洁卫生,口腔护理每天 2 次,防止口腔感染。

(3)若留置胃肠减压后仍出现呕吐者,应考虑是否存在引流不畅,检查胃管的深度是否移位或脱出,管道是否打折、扭曲,管腔是否堵塞,应及时给予相应的处理。

6.腹部体征的观察及护理

(1)评估、记录腹胀的程度,观察病情变化。观察腹部外形,每小时听诊肠鸣音 1 次,腹胀伴有阵发性腹绞痛,肠鸣音亢进,甚至有气过水声或金属音,应严密观察。麻痹性肠梗阻时全腹膨胀显著,但不伴有肠型;闭袢性肠梗阻可以出现局部膨胀;结肠梗阻因回盲瓣关闭可以显示腹部高度膨胀,而且往往不对称。

(2)动态观察是否有肛门排气、排便。

(3)减轻腹胀的措施有胃管引流,保持有效负压吸引。热敷或按摩腹部。如无绞窄性肠梗阻,可从胃管注入液体石蜡,每次 20～30 mL,促进排气、排便。

7.加强水、电解质管理

(1)准确记录 24 小时出入量、每小时尿量,作为调整输液量的参考指标。

(2)遵医嘱尽快补充水和电解质。护士应科学、合理地安排补液顺序。危及生命的电解质紊乱,如低钾,要优先补给。

(3)维持有效的静脉通道,必要时建立中心静脉通道。加强局部护理。

8.预防感染的护理

(1)为患者执行各项治疗、操作时严格遵守无菌技术原则。接触患者前后均用流水洗手,防止交叉感染。

(2)有引流管者,应每天更换引流袋,保持引流通畅。

(3)禁食和胃肠减压期间应用生理盐水或漱口液口腔护理,每天 3 次,防止口腔炎的发生。

(4)留置导尿管者应用 0.1％苯扎溴铵消毒尿道口或抹洗外阴,每天 3 次。

(5)加强皮肤护理,及时擦干汗液、清理呕吐物、更换衣被。每 2 小时变换体位 1 次,按摩骨突部位,防止压疮的发生。

9.引流管的护理

(1)术后因病情需要放置腹腔引流管,护士应明确引流管的放置位置及作用,注意引流管是否固定牢固,有无扭曲、阻塞等。

(2)术后每 30 分钟挤压 1 次引流管,以避免管腔被血块堵塞,保持引流管通畅。

(3)注意观察引流液的量及性质,及时准确地向医师报告病情。

(4)在操作过程中注意无菌操作,防止逆行感染。

10.饮食护理

待胃肠功能恢复,肛门排气后给患者少量流质饮食。肠切除者,应在肛门排气后 1～2 天后才能开始进食流质饮食。进食后如无不适,逐渐过渡至半流、软质、普通饮食。给予无刺激、易消化、营养丰富及富含纤维素的食物。有造瘘口者避免进食产气、产酸和刺激性食物,如蛋、洋葱、芹菜、蒜或含糖高的食物,以免产生臭气。随着病情恢复,造瘘口功能的健全,2 周左右可进容易消化的少渣普食及含纤维素高的食物,不但可使粪便成形,便于护理,而且起到扩张造瘘口的作用。

11.心理护理

肠梗阻发病急,疼痛剧烈,患者一般有紧张、恐惧、焦虑等不良情绪,入院后急于想得到治疗,缓解疼痛。护士耐心安慰解释,与家属做好沟通工作,共同鼓励、关心患者。

(1)介绍环境及负责医师、护士,协助患者适应新环境。为患者提供安静、整洁、舒适的环境,避免不良刺激。

(2)治疗操作前简单解释,操作轻柔,尽量减少引起患者恐惧的医源性因素。

(3)用浅显的语言向患者解释疾病的原因、治疗措施、手术需要的配合。

(4)对患者的感受表示理解,耐心倾听,鼓励其说出自己心中的感受,给予帮助。

(5)避免在与医师、家属充分沟通前,直接同患者谈论病情的严重性。

(三)健康教育

(1)养成良好的生活习惯,如生活起居要有规律,每天定时排便,排便时精力集中,即使无便意也要做排便动作,保持大便通畅。

(2)饱餐后不宜剧烈运动和劳动,防止发生肠扭转。

(3)定期复诊。有腹胀、腹痛等不适时,及时到医院检查。及早发现引起肠梗阻的因素,早诊断、早治疗。

(郭思思)

第五节　急性阑尾炎

急性阑尾炎是腹部外科最常见的疾病之一,是外科急腹症中最常见的疾病,其发病率约为1:1 000。各年龄段(不满1岁至90岁,甚至90岁以上)的人及妊娠期妇女均可发病,但以青年最为多见。阑尾切除术也是外科最常施行的一种手术。急性阑尾炎临床表现变化较多,需要与许多腹腔内外疾病相鉴别。早期明确诊断,及时治疗,可使患者在短期内恢复健康。若延误诊治,则可能出现严重后果。因此,对本病的处理须予以重视。

一、病因

阑尾管腔较细且系膜短,常使阑尾扭曲,内容物排出不畅,阑尾管腔内本来就有许多微生物,远侧又是盲端,很容易发生感染。一般认为急性阑尾炎是由下列几种因素综合而发生的。

(一)梗阻

梗阻为急性阑尾炎发病最常见的基本因素,常见的梗阻原因有:①粪石和粪块等。②寄生虫,如蛔虫堵塞。③阑尾系膜过短,造成阑尾扭曲,引起部分梗阻。④阑尾壁的改变,以往发生过急性阑尾炎后,肠壁可以纤维化,使阑尾腔变小,亦可减弱阑尾的蠕动功能。

(二)细菌感染

阑尾炎的发生也可能是细菌直接感染的结果。细菌可通过直接侵入、经由血运或邻接感染等方式侵入阑尾壁,从而形成阑尾的感染和炎症。

(三)其他

与急性阑尾炎发病有关的因素还有饮食习惯、遗传因素和胃肠道功能障碍等。阑尾先天性畸形,如阑尾过长、过度扭曲、管腔细小、血供不佳等都是易于发生急性炎症的条件。胃肠道功能障碍(如腹泻、便秘等)引起内脏神经反射,导致阑尾肌肉和血管痉挛,当超过正常强度时,可致阑尾管腔狭窄、血供障碍、黏膜受损,细菌入侵而致急性炎症。

二、病理

根据急性阑尾炎的临床过程和病理解剖学变化,可将其分为4种病理类型,这些不同类型可以是急性阑尾炎在其病变发展过程中不同阶段的表现,也可能是不同的病因和病理所产生的直接结果。

(一)急性单纯性阑尾炎

阑尾轻度肿胀,浆膜表面充血。阑尾壁各层组织间均有炎性细胞浸润,以黏膜和黏膜下层最为显著;

黏膜上可能出现小的溃疡和出血点,阑尾腔内可能有少量渗出液,临床症状和全身反应也较轻,如能及时处理,其感染可以消退、炎症完全吸收,阑尾也可恢复正常。

（二）急性化脓性阑尾炎

阑尾明显肿胀,壁内有大量炎性细胞浸润,可形成大量大小不一的微小脓肿;浆膜高度充血并有较多脓性渗出物,作为肌体炎症防御、局限化的一种表现,常有大网膜下移、包绕部分或全部阑尾。此类阑尾炎的阑尾已有不同程度的组织破坏,即使经保守治疗恢复,阑尾壁仍可留有瘢痕挛缩,致阑尾腔狭窄,因此,日后炎症可反复发作。

（三）坏疽性及穿孔性阑尾炎

坏疽性及穿孔性阑尾炎是一种重型的阑尾炎。根据阑尾血运阻断的部位,坏死范围可仅限于阑尾的一部分或累及整个阑尾。阑尾管壁坏死或部分坏死,呈暗紫色或黑色。阑尾腔内积脓,且压力升高,阑尾壁血液循环障碍。穿孔部位多存阑尾根部和尖端。穿孔如未被包裹,感染继续扩散,则可引起急性弥漫性腹膜炎。

（四）阑尾周围脓肿

急性阑尾炎化脓坏疽或穿孔,如果此过程进展较慢,大网膜可移至右下腹部,将阑尾包裹并形成粘连,形成炎性肿块或阑尾周围脓肿。

阑尾穿孔并发弥漫性腹膜炎最为严重,常见于坏疽穿孔性阑尾炎,婴幼儿大网膜过短、妊娠期的子宫妨碍大网膜下移,故易于在阑尾穿孔后出现弥漫性腹膜炎。由于阑尾炎症严重,进展迅速,局部大网膜或肠袢粘连尚不足以局限之,故一旦穿孔,感染很快蔓及全腹腔。患者有全身性感染、中毒和脱水等现象,有全腹性的腹壁强直和触痛,并有肠麻痹的腹胀、呕吐等症状。如不经适当治疗,病死率很高;即使经过积极治疗后全身性感染获得控制,也常因发生盆腔脓肿、膈下脓肿或多发性腹腔脓肿等并发症而需多次手术引流,甚至遗下腹腔窦道、肠瘘、粘连性肠梗阻等并发症而使病情复杂、病期迁延。

三、临床表现

急性阑尾炎不论其病因如何,亦不论其病理变化为单纯性、化脓性或坏疽性,在阑尾未穿孔、坏死或并有局部脓肿以前,临床表现大致相似。多数急性阑尾炎都有较典型的症状和体征。

（一）症状

一般表现在三个方面。

1.腹痛不适

腹痛不适是急性阑尾炎最常见的症状,约有98％急性阑尾炎患者以此为首发症状。典型的急性阑尾炎腹痛开始时多在上腹部或脐周围,有时为阵发性,并常有轻度恶心或呕吐;一般持续6～36小时(通常约12小时)。当阑尾炎症涉及壁腹膜时,腹痛变为持续性并转移至右下腹部,疼痛加剧,不少患者伴有呕吐、发热等全身症状。此种转移性右下腹痛是急性阑尾炎的典型症状,70％以上的患者具有此症状。该症状在临床诊断上有重要意义。但也应该指出:不少患者其腹痛可能开始时即在右下腹,不一定有转移性腹痛,这可能与阑尾炎病理过程不同有关。没有明显管腔梗阻而直接发生的阑尾感染,腹痛可能一开始就是右下腹炎性持续性疼痛。异位阑尾炎在临床上虽同样也可有初期梗阻性、后期炎症性腹痛,但其最后腹痛所在部位因阑尾部位不同而异。

腹痛的轻重程度与阑尾炎的严重性之间并无直接关系。虽然腹痛的突然减轻一般显示阑尾腔的梗阻已解除或炎症在消退,但有时因阑尾腔内压过大或组织缺血坏死,神经末梢失去感受和传导能力,腹痛也可减轻;有时阑尾穿孔以后,由于腔内压随之减低,自觉的腹痛也可突然消失。故腹痛减轻,必须伴有体征消失,方可视为病情好转的证据。

2.胃肠道症状

恶心、呕吐、便秘、腹泻等胃肠道症状是急性阑尾炎患者常有的。呕吐是急性阑尾炎常见的症状,当阑尾管腔梗阻及炎症程度较重时更为突出。呕吐与发病前有无进食有关。阑尾炎发生于空腹时,往往仅有恶心;饱食后发生者多有呕吐;偶然于病程晚期亦见有恶心、呕吐者,则多由腹膜炎所致。食欲缺乏,不思饮食,则更为患者常见的现象。

当阑尾感染扩散至全腹时,恶心、呕吐可加重。其他胃肠道症状如食欲缺乏、便秘、腹泻等也偶可出现,腹泻多由于阑尾炎症扩散至盆腔内形成脓肿,刺激直肠而引起肠功能亢进,此时患者常有排便不畅、便次增多、里急后重及便中带黏液等症状。

3.全身反应

急性阑尾炎患者的全身症状一般并不显著。当阑尾化脓坏疽并有扩散性腹腔内感染时,可以出现明显的全身症状,如寒战、高热、反应迟钝或烦躁不安;当弥漫性腹膜炎严重时,可同时出现血容量不足与脓毒血症表现,甚至有心、肺、肝、肾等器官功能障碍。

(二)体征

急性阑尾炎的体征在诊断上较自觉症状更具重要性。它的表现决定于阑尾的部位、位置的深浅和炎症的程度,常见的体征有下列几类。

1.患者体位

不少患者来诊时常见弯腰行走,且往往以双手按在右下腹部。在床上平卧时其右髋关节常呈屈曲位。

2.压痛和反跳痛

最主要和典型的是右下腹压痛,其存在是诊断阑尾炎的重要依据,典型的压痛较局限,位于麦氏点(阑尾点)或其附近。无并发症的阑尾炎其压痛点比较局限,有时可以用一个手指在腹壁找到最明显压痛点;待出现腹膜炎时,压痛范围可变大,甚至全腹压痛,但压痛最剧点仍在阑尾部位。压痛点具有重大诊断价值,即使患者自觉腹痛尚在上腹部或脐周围,体检时往往已能发现在右下腹有明显的压痛点,常借此可获得早期诊断。

年老体弱、反应差的患者有炎症时即使很重,但压痛可能比较轻微,或必须深压才痛。压痛表明阑尾炎症的存在和其所在的部位,较转移性腹痛更具诊断意义。

反跳痛具有重要的诊断意义,体检时将压在局部的手突然松开,患者感到剧烈疼痛,更重于压痛。这是腹膜受到刺激的反应,可以更肯定局部炎症的存在。阑尾部位压痛与反跳痛的同时存在对诊断阑尾炎比单个存在更有价值。

3.右下腹肌紧张和强直

肌紧张是腹壁对炎症刺激的反应性痉挛,强直则是一种持续性不由自主地保护性腹肌收缩,都见于阑尾炎症已超出浆膜并侵及周围脏器或组织时。检查腹肌有无紧张和强直要求动作轻柔,患者情绪平静,以避免引起腹肌过度反应或痉挛,导致不正确结论。

4.疼痛试验

有些急性阑尾炎患者以下几种疼痛试验可能呈阳性,其主要原理是处于深部但有炎症的阑尾黏附于腰大肌或闭孔肌,在行以下各种试验时,局部受到明显刺激而出现疼痛。①结肠充气试验(Rovsing征),深压患者左下腹部降结肠处,患者感到阑尾部位疼痛。②腰大肌试验,患者左侧卧,右腿伸直并过度后伸时阑尾部位出现疼痛。③闭孔内肌试验,患者屈右髋右膝并内旋时感到阑尾部位疼痛。④直肠内触痛:直肠指检时按压右前壁患者有疼痛感。

(三)化验

急性阑尾炎患者的血常规、尿常规检查有一定重要性。90%的患者常有白细胞计数增多,是临床诊断的重要依据,一般为$(10\sim15)\times10^9/L$。随着炎症加重,白细胞可以增加,甚至可为$20\times10^9/L$以上。但年老体弱或免疫功能受抑制的患者,白细胞不一定增多,甚至反而下降。白细胞数增多常伴有核左移。急性阑尾炎患者的尿液检查一般无特殊改变,但对排除类似阑尾炎症状的泌尿系统疾病,如输尿管结石,常规检查尿液仍有必要。

四、诊断

多数急性阑尾炎的诊断以转移性右下腹痛或右下腹痛、阑尾部位压痛和白细胞升高三者为决定性依据。典型的急性阑尾炎(约占 80%)均有上述症状、体征,易于据此做出诊断。对于临床表现不典型的患者,尚需考虑借助其他一些诊断手段,以作进一步肯定。

五、鉴别诊断

典型的急性阑尾炎一般诊断并不困难,但在另一部分病例,由于临床表现并不典型,诊断相当困难,有时甚至诊断错误,以致采用错误的治疗方法或延误治疗,产生严重并发症,甚至死亡。要与急性阑尾炎相鉴别的疾病很多,常见的为以下三类。

(一)内科疾病

临床上,不少内科疾病具有急腹症的临床表现,常被误诊为急性阑尾炎而施行不必要的手术探查,将无病变的阑尾切除,甚至危及患者生命,故诊断时必须慎重。常见的需要与急性阑尾炎鉴别的内科疾病有以下几种。

1.急性胃肠炎

一般急性胃肠炎患者发病前常有饮食不慎或食物不洁史。症状虽亦以腹痛、呕吐、腹泻三者为主,但通常以呕吐或腹泻较为突出,有时在腹痛之前即已有吐泻。急性阑尾炎患者即使有吐泻,一般也不严重,且多发生在腹痛以后。

急性胃肠炎的腹痛有时虽很剧烈,但其范围较广,部位较不固定,更无转移至右下腹的特点。

2.急性肠系膜淋巴结炎

本病多见于儿童,往往发生于上呼吸道感染之后。患者过去大多有同样腹痛史,且常在上呼吸道感染后发作。起病初期于腹痛开始前后往往即有高热,此与一般急性阑尾炎不同;腹痛初起时即位于右下腹,而无急性阑尾炎之典型腹痛转移史。其腹部触痛的范围亦较急性阑尾炎为广,部位亦较阑尾的位置高,并较靠近内侧。腹壁强直不甚明显,反跳痛亦不显著。Rovsing 征和肛门指检都是阴性。

3.Meckel 憩室炎

Meckel 憩室炎往往无转移性腹痛,局部压痛点也在阑尾点之内侧,多见于儿童,由于1/3 Meckel 憩室中有胃黏膜存在,患者可有黑粪史。Meckel 憩室炎穿孔时成为外科疾病。临床上如诊断为急性阑尾炎而手术中发现阑尾正常者,应即检查末段回肠至少约 100 cm,以视有无 Meckel 憩室炎,免致遗漏而造成严重后果。

4.局限性回肠炎

典型局限性回肠炎不难与急性阑尾炎相区别。但不典型急性发作时,右下腹痛、压痛及白细胞计数升高与急性阑尾炎相似,必须通过细致地临床观察,发现局限性回肠炎所致的部分肠梗阻的症状与体征(如阵发绞痛和可触及条状肿胀肠袢),方能鉴别。

5.心胸疾病

如右侧胸膜炎、右下肺炎和心包炎等均可有反射性右侧腹痛,甚至右侧腹肌反射性紧张等,但这些疾病以呼吸、循环系统功能改变为主,一般没有典型急性阑尾炎的转移性右下腹痛和压痛。

6.其他

如过敏性紫癜、铅中毒等,均可有腹痛,但腹软无压痛。详细的病史、体检和辅助检查可予以鉴别。

(二)外科疾病

1.胃十二指肠溃疡急性穿孔

本病为常见急腹症,发病突然,临床表现可与急性阑尾炎相似。溃疡病穿孔患者多数有慢性溃疡史,穿孔大多发生在溃疡病的急性发作期。溃疡穿孔所引起的腹痛,虽亦起于上腹部并可累及右下腹,但一般均迅速累及全腹,不像急性阑尾炎有局限于右下腹的趋势。腹痛发作极为突然,程度也颇剧烈,常可引致患者休克。体检时右下腹虽也有明显压痛,但上腹部溃疡穿孔部位一般仍为压痛最显著地方;腹肌的强直现象也特别显著,常呈"板样"强直。腹内因有游离气体存在,肝浊音界多有缩小或消失现象;X 线透视如能确定膈下有积气,有助于诊断。

2.急性胆囊炎

总体上急性胆囊炎的症状与体征均以右上腹为主,常可扪及肿大和有压痛的胆囊,Murphy 征阳性,辅以 B 超不难鉴别。

3.右侧输尿管结石

本病有时表现与阑尾炎相似。但输尿管结石以腰部酸痛或绞痛为主,可有向会阴部放射痛,右肾区叩击痛(+),肉眼或镜检尿液有大量红细胞,B 超检查和肾、输尿管、膀胱 X 线片(KUB)可确诊。

(三)妇科疾病

1.右侧异位妊娠破裂

这是育龄妇女最易与急性阑尾炎相混淆的疾病,尤其是未婚怀孕女性,诊断时更要细致。异位妊娠患者常有月经过期或近期不规则史,在腹痛发生以前,可有阴道不规则的出血史。其腹痛之发作极为突然,开始即在下腹部,并常伴有会阴部坠痛感觉。全身无炎症反应,但有不同程度的出血性休克症状。妇科检查常能发现阴道内有血液,子宫颈柔软而有明显触痛,一侧附件有肿大且具压痛;如阴道后穹隆或腹腔穿刺抽出新鲜不凝固血液,同时妊娠试验阳性可以确诊。

2.右侧卵巢囊肿扭转

本病可突然出现右下腹痛,囊肿绞窄坏死可刺激腹膜而致局部压痛,与急性阑尾炎相似。但急性扭转时疼痛剧烈而突然,坏死囊肿引起的局部压痛位置偏低,有时可扪到肿大的囊肿,都与阑尾炎不同,妇科双合诊或B超检查等可明确诊断。

3.其他

如急性盆腔炎、右侧附件炎、右侧卵巢滤泡或黄体破裂等,可通过病史、月经史、妇科检查、B超检查、后穹隆或腹腔穿刺等做出正确诊断。

六、治疗

手术切除是治疗急性阑尾炎的主要方法,但阑尾炎症的病理变化比较复杂,非手术治疗仍有其价值。

(一)非手术治疗

1.适应证

(1)患者一般情况差或因客观条件不允许,如合并严重心、肺功能障碍时,也可先行非手术治疗,但应密切观察病情变化。

(2)急性单纯性阑尾炎早期,药物治疗多有效,其炎症可吸收消退,阑尾能恢复正常,也可不再复发。

(3)当急性阑尾炎已被延误诊断超过 48 小时,病变局限,已形成炎性肿块,也应采用非手术治疗,待炎症消退、肿块吸收后,再考虑择期切除阑尾。当炎性肿块转成脓肿时,应先行脓肿切开引流,以后再进行择期阑尾切除术。

(4)急性阑尾炎诊断尚未明确,临床观察期间可采用非手术治疗。

2.方法

非手术治疗的内容和方法有卧床、禁食、静脉补充水电解质和热量,同时应用有效抗生素以及对症处理(如镇静、止痛、止吐等)。

(二)手术治疗

绝大多数急性阑尾炎诊断明确后均应采用手术治疗,以去除病灶、促进患者迅速恢复。但是急性阑尾炎的病理变化和患者条件常有不同,因此也要根据具体情况,对不同时期、不同阶段的患者采用不同的手术方式分别处理。

七、急救护理

(一)护理目标

(1)患者焦虑情绪明显好转,配合治疗及护理。

（2）患者主诉疼痛明显缓解或消失。

（3）术后未发生相关并发症或并发症发生后能得到及时治疗与处理。

（二）护理措施

1.非手术治疗

（1）体位：取半卧位休息，以减轻疼痛。

（2）饮食：轻者可进流质，重症患者应禁食以减少肠蠕动，利于炎症局限。

（3）加强病情观察：定时测量生命体征，密切观察患者的腹部症状和体征，尤其注意腹痛的变化；观察期间禁用镇静止痛剂，如吗啡等，以免掩盖病情。

（4）避免增加肠内压力：禁服泻药及灌肠，以免肠蠕动加快，增高肠内压力，导致阑尾穿孔或炎症扩散。

（5）使用有效的抗生素控制感染。

（6）心理护理：耐心做好患者及家属的解释工作，减轻其焦虑和紧张情绪；向患者和家属介绍疾病相关知识，使之积极配合治疗和护理。

2.术后护理

（1）体位：患者全麻术后清醒或硬膜外麻醉平卧6小时后，血压平稳，采用半卧位，以减少腹壁张力，减轻切口疼痛，有利于呼吸和引流。

（2）饮食护理：患者术后禁食，禁食期间给予静脉补液。待肛门排气，肠蠕动恢复后，进流质饮食，逐渐向半流质和普食过渡。

（3）合理使用抗生素：术后遵医嘱及时正确使用抗生素，控制感染，防止并发症发生。

（4）早期活动：鼓励患者术后在床上活动，待麻醉反应消失后可起床活动，以促进肠蠕动恢复，防止肠粘连，增进血液循环，促进伤口愈合。

（5）切口的护理：①及时更换污染敷料，保持切口清洁、干燥。②密切观察切口愈合情况，及时发现出血及感染征象。

（6）引流管的护理：①妥善固定引流管和引流袋，防止引流管折叠、受压或牵拉而脱出，并减少牵拉引起的疼痛。②保持引流通畅，经常从近端至远端挤压引流管，防止血块或脓液堵塞。如发现引流液突然减少，应检查引流管有无脱落和堵塞。③观察并记录引流液的颜色、性状及量，准确记录24小时的引流量。当引流液量逐渐减少、颜色逐渐变淡至浆液性，患者体温及血常规正常，可考虑拔管。④每周更换引流袋2~3次。更换引流袋和敷料时，严格执行无菌操作，防止污染和避免引起逆行感染。

（7）术后并发症的观察及护理。①切口感染：是阑尾切除术后最常见的并发症，多见于化脓性或穿孔性阑尾炎。切口感染可通过术中有效保护切口、彻底止血、消灭无效腔等措施得到预防。一般临床表现为术后2~3天体温升高，切口处出现红、肿、痛。治疗原则：先试穿刺抽脓液，一经确诊立即充分敞开引流。排出脓液，放置引流，定期换药，短期内可愈合。②粘连性肠梗阻：与局部炎性渗出、手术损伤和术后长期卧床等因素有关。早期手术、术后早期下床活动可以有效预防该并发症，完全性肠梗阻者应手术治疗。③腹腔内出血：常发生在术后24~48小时内，多因阑尾系膜结扎线松脱或止血不彻底而引起。临床表现为腹痛、腹胀和失血性休克等。一旦发生出血，应立即输血、补液，紧急手术止血。④腹腔感染或脓肿：多发生于化脓性或坏疽性阑尾炎术后，尤其阑尾穿孔伴腹膜炎的患者。患者表现为体温升高，腹痛、腹胀、腹部压痛及全身中毒症状。按腹膜炎治疗和护理原则处理。⑤阑尾残株炎：阑尾残端保留过长超过1cm时，术后残株易复发炎症，仍表现为阑尾炎的症状。X线钡剂检查可明确诊断。症状较重者，应手术切除阑尾残株。⑥粪瘘：很少见。残端结扎线脱落、盲肠原有结核或癌肿等病变、手术时误伤盲肠等因素均是发生粪瘘的原因。临床表现类似阑尾周围脓肿，经非手术治疗后，粪瘘多可自行闭合。少数需手术治疗。

（三）健康教育

（1）术前向患者解释禁食的目的和意义，指导患者采取正确的卧位。

（2）指导患者术后早期下床活动，促进肠蠕动恢复，避免肠粘连。

（3）术后鼓励患者进食营养丰富的食物，以利于伤口愈合。

（4）出院指导：若出现腹痛、腹胀等症状，应及时就诊。

（郭思思）

第四章

妇产科护理

第一节 痛 经

痛经是指在行经前、后或月经期出现下腹疼痛、坠胀伴腰酸及其他不适,严重影响生活和工作质量者。痛经分为原发性痛经与继发性痛经两类。前者指生殖器官无器质性病变的痛经,称功能性痛经;后者指盆腔器质性病变引起的痛经,如子宫内膜异位症等。本节仅叙述原发性痛经。

一、护理评估

（一）健康史

原发性痛经常见于青少年,多发生在有排卵的月经周期,精神紧张、恐惧、寒冷刺激及经期剧烈运动可加重疼痛。评估时需了解患者的年龄和月经史、疼痛特点及与月经的关系、伴随症状和缓解疼痛的方法等。

（二）身体状况

1.痛经

痛经是主要症状,多自月经来潮后开始,最早出现在月经来潮前 12 小时,月经第 1 天疼痛最剧烈,持续2~3 天后逐渐缓解。疼痛呈痉挛性,多位于下腹正中,常放射至腰骶部、外阴与肛门,少数人的疼痛可放射至大脚内侧。可伴面色苍白、出冷汗、恶心、呕吐、腹泻、头晕、乏力等。痛经多于月经初潮后1~2 年发病。

2.妇科检查

生殖器官无器质性病变。

（三）心理-社会状况

患者缺乏痛经的相关知识,担心痛经可能影响健康及婚后的生育能力,表现为情绪低落、烦躁、焦虑;伴随着月经的疼痛,常常使患者抱怨自己是女性。

（四）辅助检查

B 超检查生殖器官有无器质性病变。

（五）处理要点

以解痉、镇痛等对症治疗为主,并注意对患者的心理治疗。

二、护理问题

（一）急性疼痛

与经期宫缩有关。

（二）焦虑

与反复疼痛及缺乏相关知识有关。

三、护理措施

（一）一般护理

(1) 下腹部局部可用热水袋热敷。

(2) 鼓励患者多饮热茶、热汤。

(3) 注意休息，避免紧张。

（二）病情观察

(1) 观察疼痛的发生时间、性质、程度。

(2) 观察疼痛时的伴随症状，如恶心、呕吐、腹泻。

(3) 了解引起疼痛的精神因素。

（三）用药护理

遵医嘱给予解痉、镇痛药，常用药物有前列腺素合成酶抑制剂如吲哚美辛（消炎痛）、布洛芬等，亦可选用避孕药或中药治疗。

（四）心理护理

讲解有关痛经的知识及缓解疼痛的方法，使患者了解经期下腹坠胀、腰酸、头痛等轻度不适是生理反应。原发性痛经不影响生育，生育后痛经可缓解或消失，从而消除患者紧张、焦虑的情绪。

（五）健康指导

进行经期保健的教育，包括注意经期清洁卫生，保持精神愉快，加强经期保护，避免剧烈运动及过度劳累，防寒保暖等。疼痛难忍时一般选择非麻醉性镇痛药治疗。

（曹秋环）

第二节 闭 经

闭经是妇科常见症状，分为原发性闭经和继发性闭经两类。原发性闭经指年龄超过16岁，第二性征已发育，或年龄超过14岁，第二性征尚未发育，且无月经来潮者；继发性闭经指正常月经建立后，因病理性原因月经停止6个月，或按自身原来月经周期计算停经3个周期以上者。青春期以前、妊娠期、哺乳期以及绝经后的无月经均属生理现象。

一、护理评估

（一）健康史

原发性闭经较少见，常由于遗传性因素或先天性发育缺陷所致，评估时应注意患者生殖器官和第二性征发育情况及家族史。继发性闭经发病率高，病因复杂，评估时应详细询问患者月经史，已婚者应注意有无产后大出血、不孕及流产史。根据控制正常月经周期的四个环节，按病变部位将闭经分为下丘脑性闭经、垂体性闭经、卵巢性闭经及子宫性闭经。

1.下丘脑性闭经

最常见，以功能性原因为主。

(1) 精神因素：精神创伤、紧张忧虑、环境改变、过度劳累、盼子心切或畏惧妊娠等可使内分泌调节功能紊乱而发生闭经。闭经多为一时性，可自行恢复。

(2) 剧烈运动、体重下降和神经性厌食：均可诱发闭经。因初潮发生和月经维持有赖于一定比例

(17%～20%)的机体脂肪,中枢神经对体重下降极为敏感。

(3)药物:一般在停药后3～6个月月经恢复。

2.垂体性闭经

垂体器质性病变或功能失调可影响卵巢功能而引起闭经。

(1)垂体梗死:常见于产后出血使垂体缺血坏死,出现闭经、性欲减退、毛发脱落、第二性征衰退等希恩综合征。

(2)垂体肿瘤:可引起闭经泌乳综合征。

3.卵巢性闭经

因性激素水平低落,子宫内膜不发生周期性变化而导致闭经。

(1)卵巢功能早衰:40岁前绝经者称卵巢功能早衰,常伴有围绝经期综合征的表现。

(2)卵巢功能性肿瘤、卵巢切除或组织破坏。

(3)多囊卵巢综合征:表现为闭经、不孕、多毛、肥胖、双侧卵巢增大。

4.子宫性闭经

月经调节功能及第二性征发育正常,但子宫内膜受到破坏或对卵巢激素不能产生正常的反应而引起闭经。

(1)先天性子宫发育不良或子宫切除术后者。

(2)子宫内膜损伤:子宫腔放射治疗后、结核性子宫内膜炎、子宫腔粘连综合征,后者因人工流产刮宫过度,使子宫内膜损伤粘连而无月经产生。

5.其他内分泌功能异常

甲状腺功能减退或亢进、肾上腺皮质功能亢进、糖尿病等可引起闭经。

(二)身体状况

了解患者的闭经类型、时间及伴随症状。注意观察患者精神状态、智力发育、营养与健康状况;检查全身发育状况,测量身高、体重、四肢与躯干比例;第二性征如音调、毛发分布、乳房发育状况,挤压乳腺有无乳汁分泌;妇科检查生殖器官有无发育异常和肿瘤等。

(三)心理-社会状况

患者担心闭经对自己的健康、性生活及生育能力有影响,病程过长及治疗效果不佳会加重患者及其家属的心理压力,产生情绪低落、焦虑,反过来又加重闭经。

(四)辅助检查

1.子宫功能检查

(1)诊断性刮宫:适用于已婚妇女,必要时可在宫腔镜直视下检查。

(2)子宫输卵管碘油造影:了解子宫腔及输卵管情况。

(3)药物撤退试验:①孕激素试验可评估内源性雌激素水平;②雌、孕激素序贯疗法。

2.卵巢功能检查

通过B超检查、基础体温测定、宫颈黏液结晶检查、阴道脱落细胞检查、血清激素测定、诊断性刮宫,了解排卵情况及体内性激素水平。

3.垂体功能检查

如垂体兴奋试验等。

4.其他检查

B超检查、染色体检查及内分泌检查等。

(五)处理要点

(1)全身治疗:积极治疗全身性疾病,增强体质,加强营养,保持正常体重。

(2)心理治疗:精神因素所致闭经,应行心理疏导。

(3)病因治疗:子宫腔粘连、先天畸形、卵巢及垂体肿瘤等采取相应手术治疗。

(4)性激素替代疗法:根据病变部位及病因,给予相应激素治疗,常用雌激素替代疗法、雌、孕激素序贯疗法和雌、孕激素合并疗法。

(5)诱发排卵常用氯米芬、人绒毛膜促性腺激素(HCG)。

二、护理问题

(一)焦虑

与担心闭经对健康、性生活及生育的影响有关。

(二)功能障碍性悲哀

与长期闭经及治疗效果不佳,担心丧失女性形象有关。

三、护理措施

(一)一般护理

1.鼓励患者增加营养

营养不良引起的闭经者,应供给足够的营养。

2.保证睡眠

工作紧张引起的闭经者,鼓励患者加强锻炼,增强体质,注意劳逸结合。如为肥胖引起的闭经,指导患者进低热量饮食,但需要富有维生素和矿物质,嘱咐患者适当增加运动量。

(二)病情观察

(1)观察患者情绪变化,有无引起闭经的精神因素,如工作、家庭、生活等情况。

(2)对有人工流产、剖宫产史的闭经患者,应监测阴道流血情况及月经变化。

(3)注意患者体重增加或减少的数据和时间,与闭经前、后的关系。

(4)观察患者甲状腺有无肿大、有无糖尿病症状。

(三)用药护理

指导患者合理使用性激素,说明性激素的作用、不良反应、用药方法及注意事项。

(四)心理护理

讲解月经的生理知识,使患者了解闭经与女性特征、生育及健康的关系,减轻心理压力,避免闭经加重。对原发性闭经者,特别是生殖器官畸形者进行心理疏导,保持心情舒畅,正确对待疾病,提高对自我形象的认识。

(五)健康指导

(1)告知患者要耐心坚持规范治疗,在医师的指导下接受全身系统检查。

(2)短期治疗效果可能不明显,要有心理准备,不要放弃治疗,树立战胜疾病的信心。

（曹秋环）

第三节　功能失调性子宫出血

功能失调性子宫出血(dysfunctional uterine bleeding,DUB)简称功血,为妇科常见病。它是由于调节生殖系统的神经内分泌机制失常引起的异常子宫出血,而全身及内、外生殖器官无器质性病变存在。常表现为月经周期长短不一、经期延长、经量过多或不规则阴道出血。功血可分为排卵性功血和无排卵性功血两类,约85%病例属无排卵性功血。功血可发生于月经初潮至绝经期间的任何年龄,约50%患者发生于绝经前期,育龄期约占30%,青春期约占20%。

一、护理评估

（一）健康史

1.无排卵性功血

（1）青春期：与下丘脑-垂体-卵巢轴调节功能未健全有关，过度劳累、精神紧张、恐惧、忧伤、环境及气候改变等应激刺激，及肥胖、营养不良等因素易导致下丘脑-垂体-卵巢轴调节功能紊乱，卵巢不能排卵。

（2）绝经过渡期：因卵巢功能衰退，卵巢对促性腺激素敏感性降低，卵泡在发育过程中因退行性变而不能排卵。

（3）生育期：可因内、外环境改变，如劳累、应激、流产、手术或疾病等引起短暂无排卵。亦可因肥胖、多囊卵巢综合征、高泌乳素血症等因素长期存在，引起持续无排卵。

2.排卵性功血

黄体功能不足原因在于神经内分泌调节功能紊乱，导致卵泡期卵泡刺激素（FSH）缺乏，卵泡发育缓慢，雌激素分泌减少，正反馈作用不足，黄体生成素（LH）峰值不高，使黄体发育不全、功能不足。子宫内膜不规则脱落者，由于下丘脑-垂体-卵巢轴调节功能紊乱或黄体机制异常引起萎缩过程延长。

评估时注意了解患者的发病年龄、月经史、婚育史及发病诱因，有无性激素治疗不当及全身性出血性疾病史。

（二）身体状况

1.月经紊乱

（1）无排卵性功血：最常见的症状是子宫不规则性出血，特点是月经周期紊乱，经期长短不一，经量多少不定。可先有数周或数月停经，然后阴道流血，量较多，持续2～3周或更长时间，不易自止，无腹痛或其他不适。

（2）排卵性功血：黄体功能不足者月经周期缩短，月经频发（月经周期短于21天），不易受孕或怀孕早期易流产；子宫内膜不规则脱落者月经周期正常，但经期延长，长达9～10天，多发生于产后或流产后。

2.贫血

因出血多或时间长，患者出现头晕、乏力、面色苍白等贫血征象。

3.体格检查

体格检查包括全身检查和妇科检查，排除全身性疾病及生殖器官器质性病变。

（三）心理-社会状况

青春期患者常因害羞而影响及时诊治，生育患者担心影响生育而焦虑，围绝经期患者因治疗效果不佳或怀疑为恶性肿瘤而焦虑、紧张、恐惧。

（四）辅助检查

1.诊断性刮宫

诊断性刮宫可了解子宫内膜反应、子宫内膜病变，达到止血的目的。不规则流血者可随时刮宫，用以止血。确定有无排卵或黄体功能，于月经前一天或者月经来潮6小时内做诊断性刮宫，无排卵性功血的子宫内膜呈增生期改变，黄体功能不足显示子宫内膜分泌不良。子宫内膜不规则脱落，于月经周期第5～6天进行诊断性刮宫，增生期与分泌期子宫内膜共存。

2.B超检查

了解子宫内膜厚度及生殖器官有无器质性改变。

3.血常规及凝血功能检查

了解有无贫血、感染及凝血功能障碍。

4.宫腔镜检查

直接观察子宫内膜，选择病变区进行活组织检查。

5.卵巢功能检查

判断卵巢有无排卵或黄体功能。

（五）处理要点

1.无排卵性功血

青春期和生育期患者以止血、调整周期、促排卵为原则。围绝经期患者以止血、防止子宫内膜癌变为原则。

2.排卵性功血

黄体功能不足的治疗原则是促进卵泡发育，刺激黄体功能及黄体功能替代，分别应用氯米芬、HCG 和黄体酮；子宫内膜不规则脱落的治疗原则是促使黄体及时萎缩，子宫内膜及时完整脱落，常用药物有孕激素和 HCG。

二、护理问题

（一）潜在并发症

贫血。

（二）知识缺乏

缺乏性激素治疗的知识。

（三）有感染的危险

与经期延长、机体抵抗力下降有关。

（四）焦虑

与性激素使用及药物不良反应有关。

三、护理措施

（一）一般护理

患者体质往往较差，应加强营养，改善全身情况，可补充铁剂、维生素 C 和蛋白质。成人体内大约每 100 mL 血中含 50 mg 铁，行经期妇女，每天从食物中吸收铁 0.7～2.0 mg，经量多者应额外补充铁。向患者推荐含铁较多的食物，如猪肝、胡萝卜、葡萄干等。按照患者的饮食习惯，为患者制订适合于个人的饮食计划，保证患者获得足够的营养。

（二）病情观察

观察并记录患者的生命体征、出量及入量，嘱患者保留出血期间使用的会阴垫及内裤，以便更准确地估计出血量，出血较多者，督促其卧床休息，避免过度疲劳和剧烈活动，贫血严重者，遵医嘱做好配血、输血、止血措施，执行治疗方案，维持患者正常血容量。

（三）对症护理

1.无排卵性功血

（1）止血：对大量出血患者，要求在性激素治疗 8 小时内见效，24～48 小时内出血基本停止，若 96 小时以上仍不止血者，应考虑有器质性病变存在。

性激素止血：①雌激素，应用大剂量雌激素可迅速提高血内雌激素浓度，促使子宫内膜生长，短期内修复创面而止血，主要用于青春期功血。目前多选用妊马雌酮 2.5 mg 或己烯雌酚 1～2 mg。②孕激素，适用于体内已有一定水平雌激素的患者。常用药物如甲羟孕酮或炔诺酮，用药原则同雌激素。③雄激素，拮抗雌激素、增加子宫平滑肌及子宫血管张力而减少出血，主要用于围绝经期功血患者的辅助治疗，可随时停用。④联合用药，止血效果优于单一药物，可用三合激素或口服短效避孕药，血止后逐渐减量。

刮宫术：止血及排除子宫内膜癌变，适用于年龄大于 35 岁、药物治疗无效或存在子宫内膜癌高危因素的患者。

其他止血药：安络血和止血敏可减少微血管的通透性，氨基己酸、氨甲苯酸、氨甲环酸等可抑制纤维蛋白溶酶,有减少出血量的辅助作用,但不能赖以止血。

(2)调整月经周期:一般连续用药 3 个周期。在此过程中务必积极纠正贫血,加强营养,以改善体质。①雌、孕激素序贯疗法:人工周期,通过模拟自然月经周期中卵巢的内分泌变化,将雌、孕激素序贯应用,使子宫内膜发生相应变化,引起周期性脱落。适用于青春期功血或生育期功血者,可诱发卵巢自然排卵。雌激素自月经来潮第 5 天开始用药,妊马雌酮 1.25 mg 或己烯雌酚 1 mg,每晚 1 次,连服 20 天,于服雌激素最后 10 天加用甲羟孕酮每天 10 mg,两药同时用完,停药后 3~7 天出血。于出血第 5 天重复用药,一般连续使用 3 个周期。用药 2~3 个周期后,患者常能自发排卵。②雌、孕激素联合疗法:可周期性口服短效避孕药,适用于生育期功血、内源性雌激素水平较高者或绝经过渡期功血者。③后半周期疗法:于月经周期的后半周期开始(撤药性出血的第 16 天)服用甲羟孕酮,每天 10 mg,连服 10 天为 1 个周期,共 3 个周期为一个疗程。适用于青春期或绝经过渡期功血者。

(3)促排卵:适用于育龄期功血者。常用药物如氯米芬、HCG 等。于月经第 5 天开始每天口服氯米芬 50 mg,连续 5 天,以促进卵泡发育。B 超监测卵泡发育接近成熟时,可大剂量肌内注射 HCG 5 000 U 以诱发排卵。青春期不提倡使用。

(4)手术治疗:以刮宫术最常用,既能明确诊断,又能迅速止血。绝经过渡期出血患者激素治疗前宜常规刮宫,最好在子宫镜下行分段诊断性刮宫,以排除子宫内细微器质性病变。对青春期功血刮宫应持慎重态度。必要时行子宫次全切除或子宫切除术。

2.排卵性功血

(1)黄体功能不足:药物治疗如下。①黄体功能替代疗法:自排卵后开始每天肌内注射黄体酮 10 mg,共 10~14 天,用以补充黄体分泌黄体酮的不足。②黄体功能刺激疗法:通常应用 HCG 以促进及支持黄体功能。于基础体温上升后开始,隔天肌内注射 HCG 1 000~2 000 U,共 5 次,可使血浆黄体酮明显上升,随之正常月经周期恢复。③促进卵泡发育:于月经第 5 天开始,每晚口服氯米芬 50 mg,共 5 天。

(2)子宫内膜不规则脱落:药物治疗如下。①孕激素:自排卵后第 1~2 天或下次月经前 10~14 天开始,每天口服甲羟孕酮 10 mg,连续 10 天,有生育要求可肌内注射黄体酮。②HCG:用法同黄体功能不足。

3.性激素治疗的注意事项

(1)严格遵医嘱正确用药,不得随意停服或漏服,以免使用不当引起子宫出血。

(2)药物减量必须按规定在血止后开始,每 3 天减量 1 次,每次减量不超过原剂量的 1/3,直至维持量,持续用至血止后 20 天停药。

(3)雌激素口服可能引起恶心、呕吐等胃肠道反应,可饭后或睡前服用;对存在血液高凝倾向或血栓性疾病史者禁忌使用。

(4)雄激素用量过大可能出现男性化不良反应。

(四)预防感染

(1)测体温、脉搏。

(2)指导患者保持会阴部清洁,出血期间禁止盆浴及性生活。

(3)注意有无腹痛等生殖器官感染征象。

(4)按医嘱使用抗生素。

(五)心理护理

注意情绪调节,避免过度紧张与精神刺激。特别是青春期少女,父母们不仅要关注女孩的学习状况与膳食状况,还要重视女孩的情绪变化,与其多沟通,了解其内心世界的变化,帮助其释放不良情绪,以使其保持相对稳定的精神、心理状态,避免情绪上的大起大落。

(六)健康指导

(1)宜清淡饮食,多食富含维生素 C 的新鲜瓜果、蔬菜。注意休息,保持心情舒畅。

(2)强调严格掌握雌激素的适应证,并合理使用,对更年期及绝经后妇女更应慎用,应用时间不宜过长,量不宜大,并应严密观察反应。

(3)月经期避免剧烈运动,禁止盆浴及性生活,保持会阴部清洁。

(曹秋环)

第四节 经前紧张综合征

经前紧张综合征是指妇女在月经来潮前出现的一系列异常现象,如头痛、乳房胀痛、失眠、情绪不稳定、抑郁、焦虑、全身水肿等。严重时影响正常的生活和社会活动。

一、护理评估

(一)病史

经前紧张综合征常发生于 30～40 岁的妇女,年轻女性很少出现。症状在排卵后即开始,月经来潮前几天达高峰,经血出现后消失。

(二)身心状况

主要表现为紧张、烦躁易怒、抑郁、焦虑、失眠、注意力不集中、疲乏无力、头痛等。有些妇女出现手足及面部水肿、乳房胀痛,少数妇女因肠黏膜水肿而出现腹泻现象。

(三)检查

盆腔检查及实验室检查均属正常。

二、护理诊断

(一)焦虑

其与一系列精神症状及不被人理解有关。

(二)体液过多

其与水钠潴留有关。

三、护理目标

让患者正确认识经前紧张综合征,以减轻症状。

四、护理措施

(1)进行关于经前紧张综合征有关知识的教育和指导,避免经前过度紧张,注意休息和充足的睡眠。

(2)帮助患者适当控制食盐和水的摄入。

(3)给患者服用适当的镇静剂如安定,也可服用谷维素来控制神经和精神症状,还可服用适当的利尿剂减轻水肿,以改善头痛等不适。

(4)遵医嘱用孕激素或雄激素拮抗雌激素与醛固酮的作用。

五、评价

(1)患者能够了解经前紧张综合征的相关知识。

(2)患者症状减轻,自我控制能力增强。

(曹秋环)

第五节 外阴炎及阴道炎

一、外阴炎

外阴炎是妇科常见病,是外阴部的皮肤与黏膜的炎症,可发生于任何年龄,以生育期及绝经后妇女多见。

（一）护理评估

1.健康史

（1）病因评估:外阴炎主要指外阴部的皮肤与黏膜的炎症,以大、小阴唇为多见。由于外阴与尿道、肛门、阴道邻近且暴露,同时,阴道分泌物、月经血、产后的恶露、尿液、粪便的刺激、糖尿病患者的糖尿长期浸渍,均可引起外阴不同程度的炎症,此外,穿化纤内裤、紧身内裤、使用卫生巾使局部透气性差等,均可诱发外阴部的炎症。

（2）病史评估:评估有无外阴炎的因素存在,有无糖尿病、阴道炎病史。

2.身心状况

（1）症状:外阴瘙痒、疼痛、红、肿、灼热,性交及排尿时加重。

（2）体征:局部充血、肿胀、糜烂,常有抓痕,严重者形成溃疡或湿疹。慢性炎症者,外阴局部皮肤或黏膜增厚、粗糙、皲裂等。

（3）心理-社会状况:了解病程,了解患者对症状的反应,有无烦躁、不安等心理。

（二）护理诊断及合作性问题

（1）皮肤或黏膜完整性受损:与皮肤黏膜炎症有关。

（2）舒适改变:与外阴瘙痒、疼痛、分泌物增多有关。

（3）焦虑:与性交障碍、行动不便有关。

（三）护理目标

（1）患者皮肤与黏膜完整。

（2）患者病情缓解或好转,舒适感增加。

（3）患者情绪稳定,积极配合治疗与护理。

（四）护理措施

1.一般护理

炎症期间宜进食清淡且富含营养的食物,禁食辛辣、刺激性食物。

2.心理护理

患者常出现烦躁不安、焦虑紧张,应帮助患者树立信心,减轻心理负担,坚持治疗。

3.病情监护

积极寻找病因,消除刺激原。

4.治疗护理

（1）治疗原则:去除病因,积极治疗原发病,如阴道炎、尿瘘、粪瘘、糖尿病等。

（2）治疗配合:保持外阴清洁干燥,局部使用约 40 ℃的 1∶5 000 高锰酸钾溶液坐浴,每天2次,每次15～30分钟,5～10 次为一个疗程。如有破溃,可涂抗生素软膏或紫草油,急性期可用物理治疗。

（五）健康指导

（1）卫生宣教,指导妇女穿棉质内裤,减少分泌物刺激,对公共场所,如游泳池、公共浴室等谨慎出入,注意经期、孕期、产期及流产后的生殖道清洁,防止感染。

（2）定期妇科检查,积极参与普查与普治。

（3）指导用药方法及注意事项。

（4）加强性道德教育，纠正不良性行为。

（六）护理评价

（1）患者诉说外阴瘙痒症状减轻，舒适感增加。

（2）患者焦虑缓解或消失，掌握了卫生保健常识，能养成良好卫生习惯。

二、前庭大腺炎

细菌侵入前庭大腺腺管内致腺管充血、水肿称为前庭大腺炎。

（一）护理评估

1.健康史

（1）病因评估：前庭大腺腺管开口位于小阴唇与处女膜之间，在性交、流产、分娩或其他情况污染外阴部时，病原体易侵入引起炎症，因此，以育龄妇女多见，主要病原体为葡萄球菌、链球菌、大肠埃希菌、淋病奈瑟菌及沙眼衣原体等。急性炎症发作时，细菌先侵犯腺管，腺管口因炎症肿胀阻塞，渗出物不能排出，积存而形成脓肿，称为前庭大腺脓肿（又称巴氏腺脓肿），多发于一侧。如急性炎症消退，腺管口粘连阻塞，分泌物不能外流，脓液转清，则形成前庭大腺囊肿，多为单侧，大小不等，可持续数年不增大。患者往往无自觉症状。

（2）病史评估：了解患者有无反复的外阴感染史及卫生习惯。

2.身心状况

（1）症状：初起时局部肿胀、疼痛、烧灼感，行走不便，可伴有大小便困难等。有时可出现发热等全身症状（表 4-1）。

表 4-1　前庭大腺炎临床类型及身体状况

临床类型	身体状况
急性期	（1）大阴唇下 1/3 处疼痛、肿胀，严重时行走受限。检查局部可见皮肤红、肿、热、压痛 （2）脓肿形成时，可触及波动感，脓肿直径可达 5～6 cm，可自行破溃。如破口大，引流通畅，脓液流出后炎症消退；如破口小，引流欠佳，炎症持续不退或反复发作 （3）可出现全身不适、发热等全身症状
慢性期	囊肿形成，患者感到外阴部有坠胀感或性交不适。检查时局部可触及囊性肿物，大小不一，有时可反复急性发作

（2）体征：外阴部皮肤红肿、压痛明显。当脓肿形成时，疼痛加剧，并可触及波动感，脓肿直径可达5～6 cm。

（3）心理-社会状况：了解病程，了解患者对症状的反应，有无烦躁、不安等心理，患者常有因害羞或怕痛而未及时诊治的心理障碍。

（二）辅助检查

取前庭大腺开口处分泌物做细菌培养，确定病原体。

（三）护理诊断及合作性问题

（1）皮肤完整性受损：与脓肿自行破溃或手术切开引流有关。

（2）疼痛：与局部炎症刺激有关。

（四）护理目标

（1）患者皮肤保持完整。

（2）疼痛缓解或好转。

（五）护理措施

1.一般护理

急性期患者应卧床休息，进食易消化、富含营养食物。

2.心理护理

患者常常烦躁不安、焦虑紧张,应尊重患者,为患者保密,以解除其忧虑,使其积极治疗,帮助其建立治愈疾病的信心和生活的勇气。

3.病情监护

观察患者的生命体征,重点观察体温变化,观察伤口愈合情况。

4.治病护理

(1)治疗原则:急性期局部热敷或坐浴,抗生素消炎治疗;脓肿形成或囊肿较大时,切开引流或行囊肿造口术,保持腺体功能,防止复发。

(2)治疗配合:急性炎症发作时,取前庭大腺开口处分泌物做细菌培养,确定病原体。根据细菌培养结果和药物敏感试验选用抗生素口服或肌内注射。脓肿形成或囊肿较大时,切开引流或行囊肿造口术,并放置引流条。术后保持局部清洁,引流条每天更换一次,外阴用1:5 000氯己定棉球擦拭,每天擦洗外阴2次,也可用清热解毒中药热敷或坐浴,每天2次。

(六)健康指导

(1)向患者及家属讲解此病的病因及预防措施,指导患者注意外阴清洁、卫生。

(2)告知患者及家属月经期、产褥期禁止性交;月经期应使用消毒卫生巾预防感染;术后注意事项及正确用药。告知患者相关卫生保健常识,养成良好卫生习惯。

(七)护理评价

(1)患者诉说外阴不适症状减轻,舒适感增加。

(2)患者接受医护人员指导,焦虑缓解或消失。

三、滴虫性阴道炎

滴虫性阴道炎是由阴道毛滴虫引起的最常见的阴道炎。阴道毛滴虫主要寄生于女性阴道,也可存在于尿道、尿道旁腺及膀胱。男性可存在于包皮皱襞、尿道及前列腺内。滴虫适宜生长在温度为25~40 ℃,pH为5.2~6.6的潮湿环境。月经前后,阴道内酸性减弱,接近中性,隐藏在腺体及阴道皱襞中的滴虫常得以繁殖,而发生滴虫性阴道炎。此病的传播途径有经性交的直接传播及经游泳池、浴盆、厕所、衣物、器械等途径的间接传播。

(一)护理评估

1.健康史

(1)病因评估:阴道毛滴虫呈梨形,体积为多核白细胞的2~3倍。滴虫顶端有4根鞭毛,体部有波动膜,后端尖并有轴柱凸出。活的滴虫透明无色,如水滴,鞭毛随波动膜的波动而活动(图4-1)。阴道毛滴虫极易传播,pH在4.5以下时便受到抑制甚至致死。pH上升至7.5时,其繁殖可完全被抑制。在妊娠期和月经来潮前后,阴道pH升高,可使阴道毛滴虫的感染率和发病率升高。

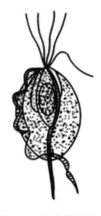

图4-1 滴虫模式图

(2)病史评估:评估发作与月经周期的关系,既往阴道炎病史,个人卫生情况;分析感染经过;了解治疗经过。

2.身心状况

(1)症状:主要症状为白带呈稀薄泡沫状,量多及伴有外阴、阴道口瘙痒。如有其他细菌混合感染,白带可呈黄绿色、血性、脓性且有臭味。局部可有灼热、疼痛、性交痛。合并尿路感染,可有尿频、尿痛、血尿。阴道毛滴虫能吞噬精子,阻碍乳酸生成,影响精子在阴道内存活,可致不孕。

(2)体征:妇科检查时可见阴道黏膜充血,严重时有散在的出血点。有时可见阴道后穹隆处有液性或脓性泡沫状分泌物。

(3)心理-社会状况:患者常因炎症反复发作而烦恼,出现无助感。

(二)辅助检查

(1)悬滴法:在玻片上加 1 滴温生理盐水,自阴道后穹隆处取少许分泌物混于生理盐水中,用低倍镜检查,如有滴虫,可见其活动。阳性率可达 80%～90%。取分泌物检查前 24～48 小时,避免性交、阴道灌洗及阴道上药。

(2)培养法:适于症状典型而悬滴法未见滴虫者,可用培养基培养,其准确率可达 98%。

(三)护理诊断及合作性问题

(1)知识缺乏:缺乏对疾病传染途径的认识及缺乏阴道炎治疗的知识。

(2)舒适改变:与外阴瘙痒、分泌物增多有关。

(3)组织完整性受损:与分泌物增多、外阴瘙痒、搔抓有关。

(四)护理目标

(1)患者能说出疾病传染的途径、阴道炎的治疗与日常防护知识。

(2)患者分泌物减少,舒适度提高。保持组织完整性,无破损。

(五)护理措施

1.一般护理

注意个人卫生,保持外阴部清洁、干燥,避免搔抓外阴导致皮肤破损。

2.心理护理

解除患者因疾病带来的烦恼,减轻其对确诊后的心理压力,增强治疗疾病的信心。告知患者夫妇滴虫性阴道炎的传播途径、临床表现、治疗方法和注意事项,减轻他们的焦虑心理,同时鼓励他们积极配合治疗。

3.病情观察

观察患者的外阴瘙痒症状、阴道分泌物的量及颜色等。

4.治疗护理

(1)治疗原则:杀灭阴道毛滴虫,保持阴道的自净作用,防止复发,夫妻双方要同时治疗,切断直接传染途径。

(2)治疗配合:①局部治疗,增强阴道酸性环境,用 1%乳酸溶液、0.5%醋酸溶液或 1:5 000 高锰酸钾溶液冲洗阴道后,每晚睡前用甲硝唑 200 mg,置于阴道后穹隆,每天一次,10 天为一个疗程。②全身治疗,甲硝唑(灭滴灵)每次 200～400 mg,每天 3 次口服,10 天为一个疗程。③指导患者正确用药,按疗程坚持用药,注意冲洗液的浓度、温度。④观察用药后反应,甲硝唑口服后偶见胃肠道反应,如食欲缺乏、恶心、呕吐及白细胞计数减少、皮疹等,一旦发现,应报告医师并停药。妊娠期、哺乳期妇女应慎用,因为药能通过胎盘进入胎儿体内,并可由乳汁排泄。

(六)健康指导

(1)做好卫生宣教,积极开展普查普治,消灭传染源,严格禁止滴虫阴道炎或带虫者进入游泳池。医疗单位做好消毒隔离,防止交叉感染。治疗期间勤换内裤,内裤、坐浴及洗涤用物应煮沸消毒 5～10 分钟以消灭病原体,禁止性生活,避免交叉或重复感染的机会。哺乳期妇女在用药期间或用药后 24 小时内不宜哺乳。经期暂停坐浴、阴道冲洗及阴道用药。

(2)夫妻应双双检查,男方若查出毛滴虫,夫妻应同治,有助于提高疗效,治疗期间应禁止性生活。

(3)治愈标准:治疗后应在每次月经干净后复查1次,连续3次均为阴性,方为治愈。

(七)护理评价

(1)患者自诉外阴不适症状减轻,舒适感增加,悬滴法试验连续3个周期复查为阴性。

(2)患者正确复述预防及治疗此疾病的相关知识。

四、外阴阴道假丝酵母菌病

外阴阴道假丝酵母菌病(vulvovaginal candidiasis,VVC)也称外阴阴道念珠菌病,是一种常见的外阴、阴道炎,80%~90%的病原体为白假丝酵母菌,其发病率仅次于滴虫阴道炎。白假丝酵母菌是真菌,不耐热,加热至60 ℃,持续1小时,即可死亡;但对干燥、日光、紫外线及化学制剂的抵抗力较强。

(一)护理评估

1.健康史

(1)病因评估:念珠菌为条件致病菌,可存在口腔、肠道和阴道而不引起症状。当阴道内糖原增多、酸度增加、局部细胞免疫力下降时,念珠菌可繁殖并引起炎症,故外阴阴道假丝酵母菌病多见于孕妇、糖尿病患者及接受大量雌激素治疗者。此外,长期应用抗生素、服用类固醇皮质激素或免疫缺陷综合征等,可以改变阴道内微生物之间的相互制约关系,易发此症;紧身化纤内裤、肥胖可使会阴局部的温度及湿度增加,也易使念珠菌得以繁殖而引起感染。

(2)传播途径评估:①内源性感染为主要感染,假丝酵母菌除寄生阴道外,还可寄生于人的口腔、肠道,这些部位的假丝酵母菌可互相传染。②通过性交直接传染。③通过接触感染的衣物等间接传染。

(3)病史评估:了解有无糖尿病及长期使用抗生素、雌激素、类固醇皮质激素病史,了解个人卫生习惯及有无不洁性生活史。

2.身心状况

(1)症状:外阴、阴道奇痒,坐卧不安,痛苦异常,可伴有尿痛、尿频、性交痛。阴道分泌物为干酪样或豆渣样。

(2)体征:妇科检查见小阴唇内侧、阴道黏膜红肿并附着白色块状薄膜,容易剥离,下面为糜烂及溃疡。

(3)心理-社会状况:患者常因外阴瘙痒痛苦不堪,由于影响休息与睡眠,产生忧虑与烦躁,评估患者心理障碍及影响疾病治疗的原因。

3.辅助检查

(1)悬滴法:在玻片上加1滴温生理盐水,自阴道后穹隆处取少许分泌物混于生理盐水中,用低倍镜检查,若找到白假丝酵母菌的芽孢和假菌丝即可确诊。

(2)培养法:适于症状典型而悬滴法未见白假丝酵母菌者,可用培养基培养。

(二)护理诊断及合作性问题

1.焦虑

与易复发,影响休息与睡眠有关。

2.组织完整性受损

与分泌物增多、外阴瘙痒、搔抓有关。

(三)护理目标

(1)患者情绪稳定,积极配合治疗与护理。

(2)患者病情改善,舒适度提高。

(3)保持组织完整性,组织无破损。

(四)护理措施

1.一般护理

注意个人卫生,保持外阴部清洁、干燥,避免搔抓外阴以免皮肤破损。

2.心理护理

向患者讲解外阴阴道假丝酵母菌病的病因、治疗方法和注意事项等,消除患者的顾虑和焦虑心理,使其积极配合治疗。

3.病情观察

观察患者的外阴瘙痒症状、阴道分泌物的量及颜色等。

4.治疗护理

(1)治疗原则:消除诱因,改变阴道酸碱度,根据患者情况选择局部或全身应用抗真菌药杀灭致病菌。

(2)用药护理:①局部治疗,用2％～4％碳酸氢钠溶液冲洗阴道或坐浴,再选用制霉菌素栓剂、克霉唑栓剂、咪康唑栓剂等置于阴道内,一般7～10天为一个疗程。②全身用药,若局部用药效果较差或病情顽固者,可选用伊曲康唑、氟康唑、酮康唑等口服。③用药注意,孕妇要积极治疗,否则阴道分娩时新生儿易感染发生鹅口疮。妊娠期坚持局部治疗,禁用口服唑类药物。勤换内裤,内裤、坐浴及洗涤用物应煮沸消毒5～10分钟以消灭病原体,避免交叉和重复感染的机会。④用药护理,嘱患者阴道灌洗或坐浴时应注意药液浓度和治疗时间,灌洗药物要充分溶化,温度一般为40 ℃,切忌过烫,以免烫伤皮肤。

(五)健康指导

(1)做好卫生宣教,养成良好的卫生习惯,每天洗外阴、换内裤。切忌搔抓。

(2)约15％男性与女性患者接触后患有龟头炎,对有症状的男性也应进行检查与治疗。

(3)鼓励患者坚持用药,不随意中断疗程。

(4)嘱患者积极治疗糖尿病等,正确使用抗生素、雌激素,以免诱发外阴阴道假丝酵母菌病。

(六)护理评价

(1)患者分泌物减少,性状转为正常,舒适感增加。

(2)患者正确复述预防及治疗此疾病的相关知识,做到积极配合并坚持治疗。

五、萎缩性阴道炎

萎缩性阴道炎属非特异性阴道炎,常见于绝经后及卵巢切除后或盆腔放射治疗者。绝经后的萎缩性阴道炎又称老年性阴道炎。

(一)护理评估

1.健康史

(1)病因评估:①妇女绝经后;②手术切除卵巢;③产后闭经;④药物假绝经治疗;⑤盆腔放射治疗后等。由于雌激素水平降低,阴道上皮萎缩变薄,上皮细胞内糖原减少,阴道内 pH 增高,阴道自净作用减弱,局部抵抗力降低,致病菌入侵后易繁殖引起炎症。

(2)病史评估:了解有无糖尿病及长期使用抗生素、雌激素、类固醇皮质激素病史;了解个人卫生习惯及有无不洁性生活史;了解有无进行盆腔放疗等。

2.身心状况

(1)症状:白带增多,多为黄水状,严重感染时可呈脓性,有臭味。黏膜有浅表溃疡时,分泌物可为血性,有的患者可有点滴出血,可伴有外阴瘙痒、灼热、尿频、尿痛、尿失禁等症状。

(2)体征:妇科检查可见阴道皱襞消失,上皮菲薄,黏膜出血,表面可有小出血点或片状出血点;严重时可形成浅表溃疡,阴道弹性消失、狭窄,慢性炎症、溃疡还可引起阴道粘连,导致阴道闭锁。

(3)心理-社会状况:老年人常因思想比较保守,不愿就医而出现无助感。其他患者常因知识缺乏而病急乱投医,因此,应注意评估影响患者不愿就医的因素及家庭支持系统。

3.辅助检查

取分泌物检查,悬滴法排除滴虫性阴道炎和外阴阴道假丝酵母菌病;有血性分泌物时,常需做宫颈刮片或分段诊刮排除宫颈癌和子宫内膜癌。

（二）护理诊断及合作性问题

（1）舒适改变：与外阴瘙痒、疼痛、分泌物增多有关。

（2）知识缺乏：与缺乏绝经后妇女预防保健知识有关。

（3）有感染的危险：与局部分泌物增多、破溃有关。

（三）护理目标

（1）患者分泌物减少,性状转为正常,舒适感增加。

（2）患者正确复述预防及治疗此疾病的相关知识,做到积极配合并坚持治疗。

（3）患者无感染发生或感染被及时发现和控制,体温、血常规正常。

（四）护理措施

1.一般护理

嘱患者保持外阴清洁,勤换内裤。穿棉织内裤,减少刺激等。

2.心理护理

使患者了解老年性阴道炎的病因和治疗方法,减轻其焦虑;对卵巢切除、放疗者给予心理安慰与相关医学知识解释,增强其治疗疾病的信心;解释雌激素替代疗法可缓解症状,帮助其建立治愈疾病的信心。

3.病情观察

观察白带性状、量、气味,有无外阴瘙痒、灼热及膀胱刺激症等。

4.治疗护理

（1）治疗原则：增强阴道黏膜的抵抗力,抑制细菌生长繁殖。

（2）治疗配合。①增加阴道酸度：用0.5％醋酸或1％乳酸溶液冲洗阴道,每天1次。阴道冲洗后,将甲硝唑200 mg或氧氟沙星200 mg,放入阴道深部,每天1次,7～10天为一个疗程。②增加阴道抵抗力：针对病因给予雌激素制剂,可局部用药,也可全身用药。将己烯雌酚0.125～0.25 mg,每晚放入阴道深部,7天为一个疗程。③全身用药：可口服尼尔雌醇,首次4 mg,以后每2～4周1次,每晚2 mg,维持2～3个月。

（五）健康指导

（1）对围绝经期、老年妇女进行健康教育,使其掌握预防老年性阴道炎的措施及技巧。

（2）指导患者及其家属阴道灌洗、上药的方法和注意事项。用药前洗净双手及会阴,减少感染的机会。自己用药有困难者,指导其家属协助用药或由医务人员帮助使用。

（3）告知使用雌激素治疗可出现的症状,嘱乳癌或子宫内膜癌患者慎用雌激素制剂。

（六）护理评价

（1）患者分泌物减少,性状转为正常,舒适感增加。

（2）患者正确复述预防及治疗此疾病的相关知识,做到积极配合并坚持治疗。

（曹秋环）

第六节　盆腔炎性疾病

盆腔炎性疾病（PID）是指女性上生殖道的一组炎性疾病,主要包括子宫内膜炎、输卵管炎、输卵管卵巢脓肿、盆腔腹膜炎。最常见的是输卵管炎及输卵管卵巢脓肿。

女性生殖系统具有比较完善的自然防御功能,当自然防御功能遭到破坏,或机体免疫力降低、内分泌发生变化或外源性病原体入侵而导致子宫内膜、输卵管、卵巢、盆腔腹膜、盆腔结缔组织发生炎症。感染严重时,可累及周围器官和组织,当病原体毒性强、数量多、患者抵抗力低时,常发生败血症及脓毒血症,若未得到及时治疗可能发生盆腔炎性疾病后遗症。

一、护理评估

(一)健康史

(1)了解既往疾病史、用药史、月经史及药物过敏史。

(2)了解流产、分娩的时间、经过及处理。

(3)了解本次患病的起病时间、症状、疼痛性质、部位,有无全身症状。

(二)生理状况

1.症状

(1)轻者无症状或症状轻微不易被发现,常表现为持续性下腹痛,活动或性交后加重;发热、阴道分泌物增多等。

(2)重者可表现为寒战、高热、头痛、食欲减退;月经期发病者可表现为经量增多、经期延长;腹膜炎者出现消化道症状,如恶心、呕吐、腹胀等;若脓肿形成,可有下腹包块及局部刺激症状。

2.体征

(1)急性面容、体温升高、心率加快。

(2)下腹部压痛、反跳痛及肌紧张。

(3)检查见阴道充血;大量脓性臭味分泌物从宫颈口外流;穹隆有明显触痛;宫颈充血、水肿、举痛明显;子宫体增大,有压痛且活动受限;一侧或双侧附件增厚,有包块、压痛。

3.辅助检查

(1)实验室检查:宫颈黏液脓性分泌物,或阴道分泌物0.9%氯化钠溶液湿片中见到大量白细胞;红细胞沉降率升高;血C反应蛋白升高;宫颈分泌物培养或革兰氏染色涂片淋病奈瑟菌阳性或沙眼衣原体阳性。

(2)阴道超声检查:显示输卵管增粗,输卵管积液,伴或不伴有盆腔积液、输卵管卵巢肿块。

(3)腹腔镜检查:输卵管表面明显充血;输卵管壁水肿;输卵管伞端或浆膜面有脓性渗透物。

(4)子宫内膜活组织检查证实子宫内膜炎。

(三)高危因素

1.年龄

盆腔炎性疾病高发年龄为15～25岁。

2.性活动及性卫生

初次性交年龄小、有多个性伴侣、性交过频以及性伴侣有性传播疾病;有使用不洁的月经垫、经期性交等。

3.下生殖道感染

性传播疾病,如淋病奈瑟菌性宫颈炎、衣原体性宫颈炎以及细菌性阴道病。

4.子宫腔内手术操作后感染

刮宫术、输卵管通液术、子宫输卵管造影术、宫腔镜检查、人工流产、放置宫内节育器等手术时,消毒不严格或术前适应证选择不当,导致感染。

5.邻近器官炎症直接蔓延

如阑尾炎、腹膜炎等蔓延至盆腔。

6.复发

盆腔炎性疾病再次发作。

(四)心理-社会因素

1.对健康问题的感受

是否存在因无明显症状或症状轻,而不重视致延误治疗。

2.对疾病的反应

是否由于慢性疾病过程长,患者思想压力大而产生焦虑、烦躁情绪;若病情严重,则担心预后,患者往往有恐惧、无助感。

3.家庭、社会及经济状况

是否存在因炎症反复发作,严重影响妇女生殖健康甚至导致不孕,且增加家庭与社会经济负担。

二、护理诊断

(一)疼痛

其与感染症状有关。

(二)体温过高

其与盆腔急性炎症有关。

(三)睡眠形态紊乱

其与疼痛或心理障碍有关。

(四)焦虑

其与病程长治疗效果不明显或不孕有关。

(五)知识缺乏

其与缺乏经期卫生知识有关。

三、护理措施

(一)症状护理

1.密切观察

分泌物增多,观察阴道分泌物颜色、性状、气味及量,选择合适的药液进行阴道冲洗。在不清楚阴道炎的种类时,不可滥用冲洗液,指导患者勤换会阴垫及内裤,保持外阴清洁干燥。

2.支持疗法

卧床休息,取半卧位,有利于脓液积聚于直肠子宫陷凹,使炎症局限;给高热量、高蛋白、高维生素饮食或半流质饮食,及时补充丢失的液体;对出现高热的患者,采取物理降温,出汗时及时更衣,保持身体清洁舒服;若患者腹胀严重,应行胃肠减压。

3.症状观察

密切监测生命体征,测体温、脉搏、呼吸、血压,每4小时1次;物理降温后30分钟测体温,以观察降温效果。若患者突然出现腹痛加剧,寒战、高热、恶心、呕吐、腹胀,应立即报告医师,同时做好剖腹探查的准备。

(二)用药护理

1.门诊治疗

指导患者遵医嘱用药,了解用药方案并告知注意事项。常用方案:头孢西丁钠2 g,单次肌内注射,同时口服丙磺舒1 g,然后改为多西环素100 mg,每天2次,连服14天,可同时加服甲硝唑400 mg,每天2~3次,连服14天;或选用其他第三代头孢菌素与多西环素、甲硝唑合用。

2.住院治疗

严格遵医嘱用药,了解用药方案并密切观察用药反应。

(1)头孢霉素类或头孢菌素类药物:头孢西丁钠2 g,静脉滴注,每6小时1次。头孢替坦二钠2 g,静脉滴注,每12小时1次。加多西环素100 mg,每12小时1次,静脉输注或口服。对不能耐受多西环素者,可用阿奇霉素替代,每次500 mg,每天1次,连用3天。对输卵管卵巢脓肿患者,可加用克林霉素或甲硝唑。

(2)克林霉素与氨基糖苷类药物联合方案:克林霉素900 mg,每8小时1次,静脉滴注;庆大霉素先给予负荷量(2 mg/kg),然后予维持量(1.5 mg/kg),每8小时1次,静脉滴注;临床症状、体征改善后继续静脉应用 24～48 小时,克林霉素改口服,每次 450 mg,1 天4 次,连用 14 天;或多西环素 100 mg,每 12 小时 1 次,连续用药 14 天。

3.观察药物疗效

若用药后 48～72 小时,体温持续不降,患者症状加重,应及时报告医师处理。

4.中药治疗

主要为活血化瘀、清热解毒药物。可遵医嘱指导服中药或用中药外敷腹部,若需进行中药保留灌肠,按保留灌肠操作规程完成。

(三)手术护理

1.药物治疗无效

经药物治疗 48～72 小时,体温持续不降,患者中毒症状加重或包块增大者。

2.脓肿持续存在

经药物治疗病情好转,继续控制炎症数天,包块仍未消失但已局限化。

3.脓肿破裂

突然腹痛加剧、寒战、高热、恶心、呕吐、腹胀,检查腹部拒按或有中毒性休克表现。

(四)心理护理

(1)关心患者,倾听患者诉说,鼓励患者表达内心感受,通过与患者进行交流,建立良好的护患关系,尽可能满足患者的合理需求。

(2)加强疾病知识宣传,解除患者思想顾虑,增加其对治疗的信心。

(3)与家属沟通,指导家属关心患者,与患者及家属共同探讨适合个人的治疗方案,取得家人的理解和帮助,减轻患者心理压力。

四、健康指导

(一)讲解疾病知识

向患者讲解盆腔炎性疾病的相关知识,告知及时就诊和规范治疗的重要性。

(二)个人卫生指导

保持会阴清洁,做好经期、孕期及产褥期的卫生宣传。

(三)性生活指导及性伴侣治疗

注意性生活卫生,月经期禁止性交。

(四)饮食生活指导

给高热量、高蛋白、高维生素饮食,增加营养,积极锻炼身体,注意劳逸结合,不断提高机体抵抗力。

(五)随访指导

对于抗生素治疗的患者,应在 72 小时内随诊,明确有无体温下降、反跳痛减轻等临床症状改善。若无改善,需做进一步检查。对沙眼衣原体以及淋病奈瑟菌感染者,可在治疗后 4～6 周复查病原体。

五、注意事项

(一)倾听患者主诉

应仔细倾听患者主诉,全面了解患者疾病史,认真阅读治疗方案,制订相应的护理计划,配合完成相应治疗和处理。

(二)预防宣传

(1)注意性生活卫生,减少性传播疾病。

(2)及时治疗下生殖道感染。

(3)进行公共卫生教育,提高公民对生殖道感染的认识,明白预防感染的重要性。

(4)严格掌握妇科手术指征,做好术前准备,严格无菌操作,预防感染。

(5)及时治疗盆腔炎性疾病,防止后遗症发生。

(曹秋环)

第七节 子宫颈炎

子宫颈炎是指子宫颈发生的急性/慢性炎症。子宫颈炎是妇科常见疾病之一,包括宫颈阴道部炎症及宫颈管黏膜炎症。临床上分为急性子宫颈炎和慢性子宫颈炎。临床多见的子宫颈炎是急性子宫颈管黏膜炎,若急性子宫颈炎未经及时诊治或病原体持续存在,可导致慢性子宫颈炎症。

由于宫颈管黏膜上皮为单层柱状上皮,抗感染能力较差,当遇到多种病原体侵袭、物理化学因素刺激、机械性子宫颈损伤、子宫颈异物等,可引起子宫颈局部充血、水肿,上皮变性、坏死,黏膜、黏膜下组织、腺体周围大量中性粒细胞浸润,或子宫颈间质内有大量淋巴细胞、浆细胞等慢性炎细胞浸润,可伴有子宫颈腺上皮及间质增生和鳞状上皮化生。因子宫颈阴道部鳞状上皮与阴道鳞状上皮相延续,亦可由阴道炎症引起宫颈阴道部炎症。

病原体种类:①性传播疾病的病原体,主要是淋病奈瑟菌及沙眼衣原体。②内源性病原体,与细菌性阴道病病原体、生殖道支原体感染有关。

一、护理评估

(一)健康史

1.一般资料

年龄、月经史、婚育史,是否处在妊娠期。

2.既往疾病史

详细了解有无阴道炎、性传播疾病及子宫颈炎的病史,包括发病时间、病程经过、治疗方法及效果。

3.既往手术史

详细询问分娩手术史,了解阴道分娩时有无宫颈裂伤;是否做过妇科阴道手术操作及有无宫颈损伤、感染史。

4.个人生活史

了解个人卫生习惯,分析可能的感染途径。

(二)生理状况

1.症状

(1)急性子宫颈炎:阴道分泌物增多,呈黏液脓性,阴道分泌物的刺激可引起外阴瘙痒及灼热感;可出现月经间期出血、性交后出血等症状;常伴有尿道症状,如尿急、尿频、尿痛。

(2)慢性子宫颈炎:患者多无症状,少数患者可有阴道分泌物增多,呈淡黄色或脓性,偶有接触性出血、月经间期出血,偶有分泌物刺激引起外阴瘙痒或不适。

2.体征

(1)急性子宫颈炎:检查见脓性或黏液性分泌物从子宫颈管流出;用棉拭子擦拭子宫颈管时,容易诱发子宫颈管内出血。

(2)慢性子宫颈炎:检查可见宫颈呈糜烂样改变,或有黄色分泌物覆盖子宫颈口或从宫颈管流出,也可见子宫颈息肉或子宫颈肥大。

3.辅助检查

(1)实验室检查:分泌物涂片做革兰氏染色,中性粒细胞计数＞30/高倍视野;阴道分泌物湿片检查白细胞计数＞10/高倍视野;做淋病奈瑟菌及沙眼衣原体检测,以明确病原体。

（2）宫腔镜检查：镜下可见血管充血，宫颈黏膜及黏膜下组织、腺体周围大量中性粒细胞浸润，腺腔内可见脓性分泌物。

（3）宫颈细胞学检查：宫颈刮片、宫颈管吸片，与宫颈上皮瘤样病变或早期宫颈癌相鉴别。

（4）阴道镜及活组织检查：必要时进行，以明确诊断。

（三）高危因素

（1）性传播疾病，年龄小于 25 岁，多位性伴侣或新性伴侣且为无保护性交。

（2）细菌性阴道病。

（3）分娩、流产或手术致子宫颈损伤。

（4）卫生不良或雌激素缺乏，局部抗感染能力差。

（四）心理-社会因素

1.对健康问题的感受

是否存在因无明显症状，而不重视或延误治疗。

2.对疾病的反应

是否因病变在宫颈，又涉及生殖器官与性，而不愿及时就诊；或因阴道分泌物增多引起不适；或治疗效果不明显而烦躁不安；或遇有白带带血或接触性出血时，担心疾病的严重程度，疑有癌变而恐惧、焦虑。

3.家庭、社会及经济状况

家人对患者是否关心；家庭经济状况及是否有医疗保险。

二、护理诊断

（一）皮肤完整性受损

其与宫颈上皮糜烂及炎性刺激有关。

（二）舒适的改变

其与白带增多有关。

（三）焦虑

其与害怕宫颈癌有关。

三、护理措施

（一）症状护理

1.阴道分泌物增多

观察阴道分泌物颜色、性状、气味及量，选择合适的药液进行阴道冲洗。在不清楚种类时，不可滥用冲洗液，指导患者勤换会阴垫及内裤，保持外阴清洁干燥。

2.外阴瘙痒与灼痛

嘱患者尽量避免搔抓，防止外阴部皮肤破损，减少活动，避免摩擦外阴。

（二）用药护理

药物治疗主要用于急性子宫颈炎。

1.遵医嘱用药

（1）经验性抗生素治疗：在未获得病原体检测结果前，采用针对衣原体的经验性抗生素治疗，阿奇霉素 1 g，单次顿服，或多西环素 100 mg，每天 2 次，连服 7 天。

（2）针对病原体的抗生素治疗：临床上除选用抗淋病奈瑟菌的药物外，同时应用抗衣原体感染的药物。对于单纯急性淋病奈瑟菌性子宫颈炎，常用药物有头孢菌素，如头孢曲松钠 250 mg，单次肌内注射，或头孢克肟 400 mg，单次口服等；对沙眼衣原体所致子宫颈炎，治疗药物有四环素类，如多西环素 100 mg，每天 2 次，连服 7 天。

2.用药观察

注意观察药物的不良反应,若出现不良反应,立即停药并通知医师。

3.用药注意事项

注意药物的半衰期及有效作用时间;注意药物的配伍禁忌;抗生素应现配现用。

4.用药指导

若病原体为沙眼衣原体及淋病奈瑟菌,应对性伴侣进行相应的检查和治疗。

(三)物理治疗及手术治疗的护理

1.宫颈糜烂样改变

若为无症状的生理性柱状上皮异位,无须处理;对伴有分泌物增多、乳头状增生或接触性出血,可给予局部物理治疗,包括激光、冷冻、微波等,也可以给予中药作为物理治疗前后的辅助治疗。

2.慢性子宫颈黏膜炎

针对病因给予治疗,若病原体不清可试用物理治疗,方法同上。

3.子宫颈息肉

配合医师行息肉摘除术。

4.子宫颈肥大

一般无须治疗。

(四)心理护理

(1)加强疾病知识宣传,引导患者正确认识疾病,及时就诊,接受规范治疗。

(2)向患者解释疾病与健康的问题,鼓励患者表达自己的想法。对病程长、迁延不愈的患者,给予关心和耐心解说,告知疾病的过程及防治措施;对病理检查发现宫颈上皮有异常增生的病例,告知通过密切监测,坚持治疗,可阻断癌变途径,以缓解焦虑心理,增加治疗的信心。

(3)与家属沟通,让其多关心患者,支持患者,坚持治疗,促进康复。

四、健康指导

(一)讲解疾病知识

向患者讲解子宫颈炎的疾病知识,告知及时就诊和规范治疗的重要性。

(二)个人卫生指导

嘱患者保持外阴清洁,每天清洗外阴2次,养成良好的卫生习惯,尤其是经期、孕产期及产褥期卫生,避免感染发生。

(三)随访指导

告知患者,物理治疗后有分泌物增多,甚至有多量水样排液,在术后1~2周脱痂时可有少量出血,是创面愈合的过程,不必应诊;如出血量多于月经量则需到医院就诊处理;在物理治疗后2个月内禁止性生活、盆浴和阴道冲洗;治疗后经过2个月经周期,于月经干净后3~7天来院复查,评价治疗效果,效果欠佳者可进行第2次治疗。

(四)体检指导

坚持每1~2年做1次体检,及早发现异常,及早治疗。

五、注意事项

(1)治疗前,应常规做宫颈刮片行细胞学检查。

(2)在急性生殖器炎症期不做物理治疗。

(3)治疗时间应选在月经干净后3~7天内进行。

(4)物理治疗后可出现阴道分泌物增多,甚至有大量水样排液,在术后1~2周脱痂时可有少许出血。

(5)应告知患者,创面完全愈合时间为4~8周,期间禁盆浴、性交和阴道冲洗。

(6)物理治疗有引起术后出血、宫颈管狭窄、感染的可能,应定期复查,观察创面愈合情况直到痊愈,同时检查有无宫颈管狭窄。

(曹秋环)

第八节 自 然 流 产

妊娠不足28周、胎儿体重不足1 000 g而终止者,称为流产。妊娠12周前终止者,称为早期流产,妊娠12周至不足28周终止者,称为晚期流产。流产分为自然流产和人工流产。自然流产占妊娠总数的10%～15%,其中早期流产占80%以上。

一、病因

自然流产病因包括胚胎因素、母体因素、免疫功能异常和环境因素。

(一)胚胎因素

染色体异常是早期流产最常见的原因。半数以上与胚胎染色体异常有关。染色体异常包括数目异常和结构异常。除遗传因素外,感染、药物等因素也可引起胚胎染色体异常。若发生流产,多为空孕囊或已退化的胚胎。少数至妊娠足月可能娩出畸形儿,或有代谢及功能缺陷。

(二)母体因素

1.全身性疾病

孕妇患全身性疾病(如严重感染、高热等疾病)刺激子宫强烈收缩导致流产;引发胎儿缺氧(如严重贫血或心力衰竭)、胎儿死亡(如细菌毒素和如巨细胞病毒、单纯疱疹病毒等经胎盘进入胎儿血循环)或胎盘梗死(如孕妇患慢性肾炎或高血压)均可导致流产。

2.生殖器官异常

子宫畸形(如子宫发育不良、双子宫、子宫纵隔等)、子宫肿瘤(如黏膜下肌瘤等),均可影响胚胎着床发育而导致流产。宫颈重度裂伤、宫颈内口松弛引发胎膜早破而发生晚期自然流产。

3.内分泌异常

黄体功能不足、甲状腺功能减退、严重糖尿病血糖未能控制等,均可导致流产。

4.强烈应激与不良习惯

妊娠期无论严重的躯体(如手术、直接撞击腹部、性交过频)或心理(过度紧张、焦虑、恐惧、忧伤等精神创伤)的不良刺激均可导致流产。孕妇过量吸烟、酗酒,过量饮咖啡、二醋吗啡(海洛因)等毒品,均有导致流产的报道。

5.免疫功能异常

胚胎及胎儿属于同种异体移植物。母体对胚胎及胎儿的免疫耐受是胎儿在母体内得以生存的基础。若孕妇于妊娠期间对胎儿免疫耐受降低可致流产。

6.环境因素

过多接触放射线和砷、铅、甲醛、苯、氯丁二烯、氧化乙烯等化学物质,都有可能引起流产。

二、病理

孕8周前的早期流产,胚胎多先死亡。随后发生底蜕膜出血并与胚胎绒毛分离、出血,已分离的胚胎组织作为异物有可引起子宫收缩,妊娠物多能完全排出。因这时胎盘绒毛发育不成熟,与子宫蜕膜联系尚不牢固,胚胎绒毛易与底蜕膜分离,出血不多。早期流产时胚胎发育异常,一类是全胚发育异常,即生长结构障碍,包括无胚胎、结节状胚、圆柱状胚和发育阻滞胚;另一类是特殊发育缺陷,以神经管畸形、肢体发育缺陷等最常见。孕8～12周时胎盘绒毛发育茂盛,与底蜕膜联系较牢固,流产的妊娠物往往不易完整排出,部分妊娠物滞留在宫腔内,影响子宫收缩,导致出血量较多。孕12周以后的晚期流产,胎盘已完全形成,流产时先出现腹痛,然后排出胎儿、胎盘。胎儿在宫腔内死亡过久,被血块包围,形成血样胎块而引起出血不止。也可因血红蛋白长久被吸收而形成肉样胎块,或胎儿钙化后形成石胎。其他尚可见压缩胎儿、纸样胎儿、浸软胎儿、脐带异常等病理表现。

三、临床表现

主要为停经后阴道流血和腹痛。

(一)孕12周前的早期流产

开始时绒毛与蜕膜剥离,血窦开放,出现阴道流血,剥离的胚胎和血液刺激子宫收缩,排出胚胎或胎儿,产生阵发性下腹部疼痛。胚胎或胎儿及其附属物完全排出后,子宫收缩,血窦闭合,出血停止。

(二)孕12周后的晚期流产

晚期流产的临床过程与早产和足月产相似,胎儿娩出后胎盘娩出,出血不多。

由此可见,早期流产的临床全过程表现为先出现阴道流血,而后出现腹痛。晚期流产的临床全过程表现为先出现腹痛(阵发性子宫收缩),而后出现阴道流血。

四、临床类型

按自然流产发展的不同阶段,分为以下临床类型。

(一)先兆流产

先兆流产是指妊娠28周前先出现少量阴道流血,常为暗红色或血性白带,无妊娠物排出,随后出现阵发性下腹痛或腰背痛。妇科检查宫颈口未开,胎膜未破,子宫大小与停经周数相符。经休息及治疗后症状消失,可继续妊娠;若阴道流血量增多或下腹痛加剧,可发展为难免流产。

(二)难免流产

难免流产是指流产不可避免。在先兆流产基础上,阴道流血量增多,阵发性下腹痛加剧,或出现阴道流液(胎膜破裂)。产科检查宫颈口已扩张,有时可见胚胎组织或胎囊堵塞于宫颈口内,子宫大小与停经周数基本相符或略小。

(三)不全流产

不全流产是指难免流产继续发展,部分妊娠物排出宫腔,且部分残留于宫腔内或嵌顿于宫颈口处,或胎儿排出后胎盘滞留宫腔或嵌顿于宫颈口,影响子宫收缩,导致大量出血,甚至发生休克。产科检查见宫颈口已扩张,宫颈口有妊娠物堵塞及持续性血液流出,子宫小于停经周数。

(四)完全流产

完全流产是指妊娠物已全部排出,阴道流血逐渐停止,腹痛逐渐消失。产科检查宫颈口已关闭,子宫接近正常大小。

自然流产的临床过程简示如下。

$$先兆流产\begin{cases}继续妊娠\\难免流产\begin{cases}不全流产\\完全流产\end{cases}\end{cases}$$

(五)其他特殊情况

流产有以下3种特殊情况。

1.稽留流产

稽留流产又称过期流产,指胚胎或胎儿已死亡滞留宫腔内未能及时自然排出者。典型表现为早孕反应消失,有先兆流产症状或无任何症状,子宫不再增大反而缩小。若已到中期妊娠,孕妇腹部不见增大,胎动消失。产科检查宫颈口未开,子宫较停经周数小,质地不软,未闻及胎心。

2.复发性流产

复发性流产是指连续自然流产3次及3次以上者。每次流产多发生于同一妊娠月份,其临床经过与一般流产相同。早期流产常见原因为胚胎染色体异常、免疫功能异常、黄体功能不足、甲状腺功能减退症等。晚期流产常见原因为子宫畸形或发育不良、宫颈内口松弛、子宫肌瘤等。宫颈内口松弛常发生于妊娠中期,胎儿长大,羊水增多,宫腔内压力增加,羊膜囊经宫颈内口突出,宫颈管逐渐缩短、扩张。患者常无自觉症状,一旦胎膜破裂,胎儿迅即娩出。

3.流产合并感染

在流产过程中,若阴道流血时间长,有组织残留于宫腔内或非法堕胎。有可能引起宫腔感染,常为厌氧菌及需氧菌混合感染,严重感染可扩展至盆腔、腹腔甚至全身,并发盆腔炎、腹膜炎、败血症及感染性休克。

五、处理

确诊流产后,应根据自然流产的不同类型进行相应处理。

(一)先兆流产

卧床休息,禁性生活,必要时给予对胎儿危害小的镇静剂。黄体功能不足者可肌内注射黄体酮注射液10~20 mg,每天或隔天一次,也可口服维生素E保胎治疗;甲状腺功能减退者可口服小剂量甲状腺片。经治疗2周,若阴道流血停止,B超检查提示胚胎存活,可继续妊娠。若临床症状加重。B超检查发现胚胎发育不良(β-HCG持续不升或下降),表明流产不可避免,应终止妊娠。此外,应重视心理治疗,使其情绪安定,增强信心。

(二)难免流产

一旦确诊,应尽早使胚胎及胎盘组织完全排出。早期流产应及时行刮宫术,对妊娠物应仔细检查,并送病理检查。晚期流产时,子宫较大,出血较多,可用缩宫素10~20 U加于5%葡萄糖注射液500 mL中静脉滴注,促进子宫收缩。当胎儿及胎盘排出后检查是否完全,必要时刮宫以清除宫腔内残留的妊娠物,并给予抗生素预防感染。

(三)不全流产

一经确诊,应尽快行刮宫术或钳刮术,清除宫腔内残留组织。阴道大量出血伴休克者,应同时输血输液,并给予抗生素预防感染。

(四)完全流产

流产症状消失,B超检查证实宫腔内无残留物,若无感染征象,不需特殊处理。

(五)稽留流产

处理较困难,胎盘组织机化,与子宫壁紧密粘连,致使刮宫困难。稽留时间过长可能发生凝血功能障碍,导致弥散性血管内凝血(DIC),造成严重出血。处理前应检查血常规、出凝血时间、血小板计数、血纤维蛋白原、凝血酶原时间、凝血块收缩试验及血浆鱼精蛋白副凝试验(3P试验)等,并做好输血准备。子宫<12孕周者,可行刮宫术,术中肌内注射缩宫素,手术应特别小心,避免子宫穿孔,一次不能刮净,于5~7天后再次刮宫。子宫>12孕周者,应静脉滴注缩宫素,促使胎儿、胎盘排出。若出现凝血功能障碍。应尽早使用肝素、纤维蛋白原及输新鲜血、新鲜冷冻血浆等,待凝血功能好转后,再行刮宫。

(六)复发性流产

染色体异常夫妇应于孕前进行遗传咨询。确定是否可以妊娠;女方通过产科检查、子宫输卵管造影及宫腔镜检查明确子宫有无畸形与病变,有无宫颈内口松弛等。宫颈内口松弛者应在妊娠前行宫颈内口修补术,或于孕14~18周行宫颈内口环扎术,术后定期随诊,提前住院,待分娩发动前拆除缝线。若环扎术后有流产征象,治疗失败,应及时拆除缝线,以免造成宫颈撕裂。当原因不明的习惯性流产妇女出现妊娠征兆时,应及时补充维生素E、肌内注射黄体酮注射液10~20 mg,每天1次,或肌内注射HCG 3 000 U,

隔天 1 次,用药至孕 12 周时即可停药。应安抚患者情绪并嘱卧床休息、禁性生活。有学者对不明原因的复发流产患者行主动免疫治疗,将丈夫的淋巴细胞在女方前臂内侧或臀部作多点皮内注射,妊娠前注射 2～4 次,妊娠早期加强免疫 1～3 次,妊娠成功率达 86％以上。

（七）流产合并感染

治疗原则为在控制感染的同时尽快清除宫内残留物。若阴道流血不多,先选用广谱抗生素 2～3 天,待感染控制后再行刮宫。若阴道流血量多,静脉滴注抗生素及输血的同时,先用卵网钳将宫腔内残留大块组织夹出,使出血减少,切不可用刮匙全面搔刮宫腔,以免造成感染扩散。术后应继续用广谱抗生素,待感染控制后再行彻底刮宫。若已合并感染性休克者,应积极进行抗休克治疗,病情稳定后再行彻底刮宫。若感染严重或有盆腔脓肿形成,应行手术引流,必要时切除子宫。

六、护理

（一）护理评估

1.病史

停经、阴道流血和腹痛是流产孕妇的主要症状。应详细询问患者停经史、早孕反应情绪;阴道流血的持续时间与阴道流血量;有无腹痛,腹痛的部位、性质及程度。此外,还应了解阴道有无水样排液,排液的色、量和有无臭味,以及有无妊娠产物排出等。对于既往病史,应全面了解孕妇在妊娠期间有无全身性疾病、生殖器官疾病、内分泌功能失调及有无接触有害物质等,以识别发生流产的诱因。

2.身心诊断

流产孕妇可因出血过多而出现休克,或因出血时间过长、宫腔内有残留组织而发生感染。因此,护士应全面评估孕妇的各项生命体征。判断流产类型,尤其须注意与贫血及感染相关的征象(表 4-2)。

表 4-2　各型流产的临床表现

类型	病史			妇科检查	
	出血量	下腹痛	组织排出	宫颈口	子宫大小
先兆流产	少	无或轻	无	闭	与妊娠周数相符
难免流产	中至多	加剧	无	扩张	相符或略小
不全流产	少至多	减轻	部分排出	扩张或有物堵塞或闭	小于妊娠周数
完全流产	少至无	无	全部排出	闭	正常或略大

流产孕妇的心理状况以焦虑和恐惧为特征。孕妇面对阴道流血往往会不知所措,甚至有过度严重化情绪,同时对胎儿健康的担忧也会直接影响孕妇的情绪反应,孕妇可能会表现伤心、郁闷、烦躁不安等。

3.诊断检查

（1）产科检查:在消毒条件下进行妇科检查,进一步了解宫颈口是否扩张、羊膜是否破裂、行无妊娠产物堵塞于宫颈口内;子宫大小与停经周数是否相符、有无压痛等,并应检查双侧附件有无肿块、增厚及压痛等。

（2）实验室检查:多采用放射免疫方法对 HCG、胎盘生乳素(HPL)、雌激素和孕激素等进行定量测定,如测定的结果低于正常值,提示有流产可能。

（3）B 超显像:超声显像可显示有无胎囊、胎动、胎心等,从而可诊断并鉴别流产及其类型,指导正确处理。

（二）可能的护理诊断

1.有感染的危险

与阴道出血时间过长、宫腔内有残留组织等因素有关。

2.焦虑

与担心胎儿健康等因素有关。

（三）预期目标

（1）出院时护理对象无感染征象。

（2）先兆流产孕妇能积极配合保胎措施,继续妊娠。

（四）护理措施

对于不同类型的流产孕妇,处理原则不同,其护理措施亦有差异。护理在全面评估孕妇身心状况的基础上,综合病史及诊断检查,明确基本处理原则,认真执行医嘱,积极配合医师为流产孕妇进行诊断,并为之提供相应的护理措施。

1.先兆流产孕妇的护理

先兆流产孕妇需卧床休息,禁止性生活,禁用肥皂水灌肠,以减少各种刺激。护士除了为其提供生活护理外,通常遵医嘱给孕妇适量镇静剂、孕激素等。随时评估孕妇的病情变化,如是否腹痛加重、阴道流血量增多等。此外,由于孕妇的情绪状态也会影响其保胎效果,因此护士还应注意观察孕妇的情绪反应,加强心理护理,从而稳定孕妇情绪,增强保胎信心。护士须向孕妇及家属讲明以上保胎措施的必要性,以取得孕妇及家属的理解和配合。

2.妊娠不能再继续者的护理

护士应积极采取措施,及时采取终止妊娠的措施,协助医师完成手术过程,使妊娠产物完全排出,同时开放静脉,做好输液、输血准备。并严密检测孕妇的体温、血压及脉搏。观察其面色、腹痛、阴道流血及与休克有关的征象。有凝血功能障碍者应予以纠正,然后再行引产或手术。

3.预防感染

护士应检测患者的体温、血常规及阴道流血,以及分泌物的性质、颜色、气味等,并严格执行无菌操作规程,加强会阴部的护理。指导孕妇使用消毒会阴垫,保持会阴部清洁,维持良好的卫生习惯。当护士发现感染征象后应及时报告医师,并按医嘱进行抗感染处理。此外,护士还应嘱患者流产后1个月返院复查,确定无禁忌证后,方可开始性生活。

4.协助患者顺利渡过悲伤期

患者由于失去婴儿,往往会出现伤心、悲哀等情绪反应。护士应给予同情和理解,帮助患者及家属接受现实,顺利度过悲伤期。此外,护士还应与孕妇及家属共同讨论此次流产的原因,并向他们讲解有关流产的相关知识,帮助他们为再次妊娠做好准备。有习惯性流产史的孕妇在下一次妊娠确诊后卧床休息,加强营养,禁止性生活。补充B族维生素、维生素E、维生素C等,治疗期必须超过以往发生流产的妊娠月份。病因明确者,应积极接受对因治疗。黄体功能不足者。按医嘱正确使用黄体酮治疗,以预防流产;子宫畸形者须在妊娠前先进行矫正手术。宫颈内口松弛者应在未妊娠前做宫颈内口松弛修补术。如已妊娠,则可在妊娠14～16周时行子宫内口缝扎术。

（五）护理评价

（1）护理对象体温正常,血红蛋白及白细胞数正常,无出血、感染征象。

（2）先兆流产孕妇配合保胎治疗,继续妊娠。

（曹秋环）

第九节 多胎妊娠

一次妊娠宫腔内同时有两个或两个以上胎儿时称为多胎妊娠。一般双胎妊娠多见。Hellin根据大量资料推算出自然状态下,多胎妊娠发生公式为:$1:80^{n-1}$（n代表一次妊娠的胎儿数）。近年辅助生殖技术广泛开展,多胎妊娠发生率明显增高。多胎妊娠易引起妊娠期高血压疾病等并发症,属高危妊娠范畴。本节主要讨论双胎妊娠。

一、病因与分类

(一)双卵双胎

两个卵子分别受精形成的双胎妊娠,称为双卵双胎。双卵双胎约占双胎妊娠的70%,与应用促排卵药物、多胚胎宫腔内移植及遗传因素有关。两个卵子分别受精形成两个受精卵,各自的遗传基因不完全相同,故形成的两个胎儿有区别,如血型、性别不同或相同,但指纹、外貌、精神类型等多种表型不同。胎盘多为两个,也可融合成一个,但血液循环各自独立。胎盘胎儿面有两个羊膜腔,中间隔有两层羊膜、两层绒毛膜(图4-2)。

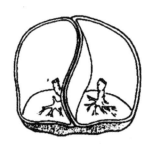

图4-2 双卵双胎的胎盘及胎膜示意

(二)单卵双胎

由一个受精卵分裂形成的双胎妊娠,称为单卵双胎。单卵双胎约占双胎妊娠30%。形成原因不明,不受种族、遗传、年龄、胎次、医源的影响。一个受精卵分裂形成两个胎儿,具有相同的遗传基因,故两个胎儿性别、血型及外貌等相同。由于受精卵在早期发育阶段发生分裂的时间不同,形成下述4种类型。

1.双羊膜囊双绒毛膜单卵双胎

分裂发生在桑葚期(早期胚泡),相当于受精后3天内,形成两个独立的受精卵、两个羊膜囊。两个羊膜囊之间,隔有两层绒毛膜、两层羊膜,胎盘为两个。此种类型约占单卵双胎的30%。

2.双羊膜囊单绒毛膜单卵双胎

分裂发生在受精后第4~8天,胚胎发育处于胚泡期,即已分化出滋养细胞,羊膜囊尚未形成。胎盘为一个,两个羊膜囊之间仅隔有两层羊膜,此种类型约占单卵双胎的68%。

3.单羊膜囊单绒毛膜单卵双胎

受精卵在受精后第9~13天分裂,此时羊膜囊已形成,两个胎儿共存于一个羊膜腔内。共有一个胎盘。此类型占单卵双胎的1%~2%。

4.联体双胎受精卵

在受精第13天后分裂,此时原始胚盘已形成,机体不能完全分裂成两个,形成不同形式的联体儿,极罕见。

二、临床表现

(一)症状

双卵双胎多有家族史,孕前曾用促排卵药或体外受精多个胚胎移植,早孕反应重。中期妊娠后体重增加迅速,腹部增大明显,下肢水肿、静脉曲张等压迫症状出现早且明显,妊娠晚期常有呼吸困难,活动不便。

(二)体征

子宫大于停经周数,妊娠中晚期腹部可触及多个小肢体或3个以上胎极;胎头较小,与子宫大小不成比例;不同部位可听到两个胎心,其间有无音区,或同时听诊1分钟,两个胎心率相差10次以上。双胎妊娠时胎位多为纵产式。以两个头位或一头一臀常见(图4-3)。

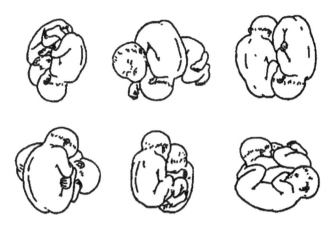

图 4-3　双胎胎位

三、处理原则

无论阴道分娩还是剖宫产,均需积极防治产后出血:①临产时应备血;②胎儿娩出前需建立静脉通道;③第二胎儿娩出后立即使用宫缩剂,并使其作用维持到产后 2 小时以上。

(一)妊娠期

及早诊断出双胎妊娠者,增加其产前检查次数,注意休息。加强营养,补充足够营养;进食含高蛋白质、高维生素以及必需脂肪酸的食物,注意补充铁、叶酸及钙剂,预防贫血及妊娠期高血压疾病。防止早产、羊水过多、产前出血等。双胎妊娠有下列情况之一,应考虑剖宫产:①第一胎儿为肩先露、臀先露;②宫缩乏力致产程延长,经保守治疗效果不佳;③胎儿窘迫,短时间内不能经阴道结束分娩;④联体双胎孕周>26周;⑤严重妊娠并发症需尽快终止妊娠,如重度子痫前期、胎盘早剥等。

(二)分娩期

观察产程和胎心变化,如发现有宫缩乏力或产程较长,应及时处理。第一个胎儿娩出后,应立即断脐,助手扶正第二个胎儿的胎位,使保持纵产式,等待15~20分钟后,第二个胎儿自然娩出。如等待15分钟仍无宫缩,则可人工破膜或静脉滴注缩宫素促进宫缩。如发现脐带脱垂或怀疑胎盘早剥时,即手术助产。如第一个胎儿为臀位,第二个胎儿为头位,应注意防止胎头交锁导致难产。

(三)产褥期

第二个胎儿娩出后立即肌内注射或静脉滴注缩宫素,腹部放置沙袋,防止腹压骤降而引起休克,同时预防发生产后出血。

四、护理

(一)护理评估

1.病史

询问家族中有无多胎史,孕妇的年龄、胎次,孕前是否使用促排卵药。

2.身体评估

评估孕妇的早孕反应程度,食欲、呼吸情况,以及下肢水肿、静脉曲张程度。孕妇经常主诉感到多处胎动而非某一固定部位。

多胎妊娠的孕妇在孕期必须适应两次角色的转变,首先是接受妊娠,其次当被告知是双胎妊娠时,必须适应第二次角色转变,即成为两个孩子的母亲。双胎妊娠属于高危妊娠,孕妇既兴奋又常常担心母儿的安危,尤其是担心胎儿的存活率。

3.诊断检查

(1)产前检查:有下列情况应考虑双胎妊娠。①子宫比孕周大,羊水量也较多;②孕晚期触及多个小肢体和两胎头;③胎头较小,与子宫大小不成比例;④在不同部位听到两个频率不同的胎心,同时计数 1 分钟,胎心率相差 10 次以上,或两胎心音之间隔有无音区;⑤孕中晚期体重增加过快。不能用水肿及肥胖进行解释者。

(2)B 超检查:可以早期诊断双胎、畸胎,能提高双胎妊娠的孕期监护质量。B 超检查在孕期7~8 周时见到两个妊娠囊,孕 13 周后清楚显示两个胎头光环及各自拥有的脊柱、躯干、肢体等,B 超检查对中晚期的双胎诊断率几乎达 100%。

(二)护理诊断

1.有受伤的危险

与双胎妊娠引起早产有关。

2.潜在并发症

早产、脐带脱垂或胎盘早剥。

(三)预期目标

(1)孕妇摄入足够营养,保证母婴需要。

(2)孕妇及胎儿、婴儿的并发症被及时发现,保证了母婴的安全。

(四)护理措施

1.一般护理

(1)增加产前检查的次数。每次检测宫高、腹围和体重。

(2)注意多休息,尤其是妊娠最后 2~3 个月,要求卧床休息,防止跌伤意外。卧床时最好取左侧卧位,增加子宫、胎盘的血供,减少早产的机会。

(3)加强营养,尤其是注意补充铁、钙、叶酸等,以满足妊娠的需要。

2.心理护理

帮助双胎妊娠的孕妇完成两次角色的转变,接受成为两个孩子母亲的事实。告知双胎妊娠虽属于高危妊娠,但孕妇不必过分担心母儿的安危,随时保持心情愉快,积极配合治疗的重要性。指导家属准备双份新生儿用物。

3.病情观察

双胎妊娠孕妇易伴发妊娠期高血压疾病、羊水过多、前置胎盘、贫血等并发症,因此,应加强病情观察,及时发现并处理。

4.症状护理

双胎妊娠孕妇胃区受压致胃食欲缺乏、食欲减退,因此应鼓励孕妇减少多餐,满足孕妇需要,必要时给予饮食指导,如增加铁、叶酸、维生素的供给。因双胎妊娠的孕妇腰背部疼痛症状较明显,应增加休息,可指导其做盆骨倾斜的运动,局部热敷也可缓解症状。采取措施预防静脉曲张的发生。

5.治疗配合

(1)严密观察产程和胎心率的变化。如发现有宫缩乏力或产程延长,及时处理。

(2)第一个胎儿娩出后,立即断脐,协助扶正第二个胎儿的胎位,以保持纵产式,通常在等待 20 分钟左右,第二个胎儿自然娩出。如等待 15 分钟仍无宫缩,则可协助人工破膜或遵医嘱静脉滴注缩宫素促进宫缩。产程过程中应严密观察,及时发现脐带脱垂或胎盘早剥等并发症。

(3)为预防产后出血的发生,第二个胎儿娩出后应立即肌内注射或静脉滴注缩宫素,腹部放置沙袋。并以腹带紧裹腹部,防止腹压骤降而引起休克。

(4)双胎妊娠者如系早产,产后应加强对早产儿的观察和护理。

6.健康教育

护士应指导孕妇注意休息,加强营养。注意阴道流血量和子宫复旧情况。防止产后出血。并指导产妇正确进行母乳喂养,选择有效的避孕措施。

（五）护理评价

（1）孕妇能主动与他人讨论两个孩子的将来，并做好分娩的准备。

（2）孕产妇、胎儿或新生儿安全。

（曹秋环）

第十节　异 位 妊 娠

受精卵在子宫体腔以外着床称为异位妊娠，习称宫外孕。异位妊娠依受精卵在子宫体腔外种植部位不同分为输卵管妊娠、卵巢妊娠、腹腔妊娠、阔韧带妊娠和宫颈妊娠（图4-4）。

异位妊娠是妇产科常见的急腹症，发病率约1％，是孕产妇的主要死亡原因之一。以输卵管妊娠最常见，占异位妊娠95％左右，其中壶腹部妊娠最多见，约占78％，其次为峡部、伞部、间质部妊娠较少见。

一、病因

（一）输卵管炎症

此是异位妊娠的主要病因。可分为输卵管黏膜炎和输卵管周围炎。输卵管黏膜炎轻者可发生黏膜皱褶粘连、管腔变窄。或使纤毛功能受损，从而导致受精卵在输卵管内运行受阻并于该处着床；输卵管周围炎病变主要在输卵管浆膜层或浆肌层，常造成输卵管周围粘连、输卵管扭曲、管腔狭窄、蠕动减弱而影响受精卵运行。

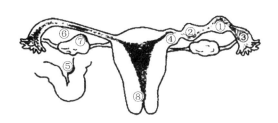

图 4-4　异位妊娠的发生部位
①输卵管壶腹部妊娠；②输卵管峡部妊娠；③输卵管伞部妊娠；④输卵管间质部妊娠；⑤腹腔妊娠；⑥阔韧带妊娠；⑦卵巢妊娠；⑧宫颈妊娠

（二）输卵管手术史输卵管绝育史及手术史者

输卵管妊娠的发生率为10％～20％。尤其是腹腔镜下电凝输卵管及硅胶环套术绝育，可因输卵管瘘或再通而导致输卵管妊娠。曾经接受输卵管粘连分离术、输卵管成形术（输卵管吻合术或输卵管造口术）者，在再次妊娠时输卵管妊娠的可能性亦增加。

（三）输卵管发育不良或功能异常

输卵管过长、肌层发育差、黏膜纤毛缺乏、双输卵管、输卵管憩室或有输卵管副伞等，均可造成输卵管妊娠。输卵管功能（包括蠕动、纤毛活动以及上皮细胞分泌）受雌、孕激素调节。若调节失败，可影响受精卵正常运行。

（四）辅助生殖技术

近年来，由于辅助生育技术的应用，使输卵管妊娠发生率增加，既往少见的异位妊娠，如卵巢妊娠、宫颈妊娠、腹腔妊娠的发生率增加。1998年，美国报道因助孕技术应用所致输卵管妊娠的发生率为2.8％。

（五）避孕失败

宫内节育器避孕失败，发生异位妊娠的机会较大。

（六）其他

子宫肌瘤或卵巢肿瘤压迫输卵管,影响输卵管管腔通畅,使受精卵运行受阻。输卵管子宫内膜异位可增加受精卵着床于输卵管的可能性。

二、病理

（一）输卵管妊娠的特点

输卵管管腔狭小,管壁薄且缺乏黏膜下组织,其肌层远不如子宫肌壁厚与坚韧,妊娠时不能形成完好的蜕膜,不利于胚胎的生长发育,常发生以下结局。

1.输卵管妊娠流产

多见于妊娠8~12周输卵管壶腹部妊娠。受精卵种植在输卵管黏膜皱襞内,由于蜕膜形成不完整,发育中的胚泡常向管腔突出,最终突破包膜而出血,胚泡与管壁分离,若整个胚泡剥离落入管腔,刺激输卵管逆蠕动经伞端排出到腹腔,形成输卵管妊娠完全流产,出血一般不多。若胚泡剥离不完整,妊娠产物部分排出到腹腔,部分尚附着于输卵管壁,形成输卵管妊娠不全流产,滋养细胞继续侵蚀输卵管壁,导致反复出血,形成输卵管血肿或输卵管周围血肿,血液不断流出并积聚在直肠子宫陷窝形成盆腔血肿,量多时甚至流入腹腔。

2.输卵管妊娠破裂

多见于妊娠6周左右输卵管峡部妊娠。受精卵着床于输卵管黏膜皱襞间,胚泡生长发育时绒毛向管壁方向侵蚀肌层及浆膜,最终穿破浆膜,形成输卵管妊娠破裂。输卵管肌层血管丰富。短期内可发生大量腹腔内出血,使患者出现休克。其出血量远较输卵管妊娠流产多,腹痛剧烈;也可反复出血,在盆腔与腹腔内形成血肿。孕囊可自破裂口排出,种植于任何部位。若胚泡较小则可被吸收;若过大则可在直肠子宫陷凹内形成包块或钙化为石胎。

输卵管间质部妊娠虽少见,但后果严重,其结局几乎均为输卵管妊娠破裂。由于输卵管间质部管腔周围肌层较厚、血运丰富,因此破裂常发生于孕12~16周。其破裂犹如子宫破裂,症状较严重,往往在短时间内出现低血容量休克症状。

3.陈旧性宫外孕

输卵管妊娠流产或破裂,若长期反复内出血形成的盆腔血肿不消散,血肿机化变硬并与周围组织粘连,临床上称为陈旧性宫外孕。

4.继发性腹腔妊娠

无论输卵管妊娠流产或破裂,胚胎从输卵管排入腹腔内或阔韧带内,多数死亡,偶尔也有存活者。若存活胚胎的绒毛组织附着于原位或排至腹腔后重新种植而获得营养,可继续生长发育,形成继发性腹腔妊娠。

（二）子宫的变化

输卵管妊娠和正常妊娠一样,合体滋养细胞产生HCG维持黄体生长,使类固醇激素分泌增加,致使月经停止来潮、子宫增大变软、子宫内膜出现蜕膜反应。若胚胎受损或死亡,滋养细胞活力消失,蜕膜自宫壁剥离而发生阴道流血。有时蜕膜可完整剥离,随阴道流血排出三角形蜕膜管型;有时呈碎片排出。排出的组织见不到绒毛,组织学检查无滋养细胞,此时血β-HCG下降。子宫内膜形态学改变呈多样性,若胚胎死亡已久,内膜可呈增生期改变,有时可见Arias-Stella（A-S）反应,镜检见内膜腺体上皮细胞增生、增大、细胞边界不清,腺细胞排列成团突入腺腔,细胞极性消失,细胞核肥大、深染,细胞质有空泡。这种子宫内膜过度增生和分泌反应,可能为类固醇激素过度刺激所引起;若胚胎死亡后部分深入肌层的绒毛仍存活,黄体退化迟缓,内膜仍可呈分泌反应。

三、临床表现

输卵管妊娠的临床表现与受精卵着床部位、有无流产或破裂,以及出血量多少与时间长短等有关。

（一）症状

典型症状为停经后腹痛与阴道流血。

1.停经

除输卵管间质部妊娠停经时间较长外，多有6～8周停经史。有20％～30％的患者无停经史，将异位妊娠时出现的不规则阴道流血误认为月经。或由于月经过期仅数天而不认为是停经。

2.腹痛

腹痛是输卵管妊娠患者的主要症状。在输卵管妊娠发生流产或破裂之前，由于胚胎在输卵管内逐渐增大，常表现为一侧下腹部隐痛或酸胀感。当发生输卵管妊娠流产或破裂时，突感一侧下腹部撕裂样疼痛，常伴有恶心、呕吐。若血液局限于病变区，主要表现为下腹部疼痛，当血液积聚于直肠子宫陷凹时，可出现肛门坠胀感。随着血液由下腹部流向全腹，疼痛可由下腹部向全腹部扩散，血液刺激膈肌，可引起肩胛部放射性疼痛及胸部疼痛。

3.阴道流血

胚胎死亡后，常有不规则阴道流血，色暗红或深褐，量少呈点滴状，一般不超过月经量，少数患者阴道流血量较多，类似月经。阴道流血可伴有蜕膜管型或蜕膜碎片排出，系子宫蜕膜剥离所致。阴道流血一般常在病灶去除后方能停止。

4.昏厥与休克

由于腹腔内出血及剧烈腹痛，轻者出现昏厥，严重者出现失血性休克。出血量越多越快，症状出现越迅速越严重，但与阴道流血量不成正比。

5.腹部包块

输卵管妊娠流产或破裂时所形成的血肿时间较久者，由于血液凝固并与周围组织或器官（如子宫、输卵管、卵巢、肠管或大网膜等）发生粘连形成包块，包块较大或位置较高者，腹部可扪及。

（二）体征

根据患者内出血的情况，患者可呈贫血貌。腹部检查时：下腹压痛、反跳痛明显，出血多时，叩诊有移动性浊音。

四、处理原则

处理原则以手术治疗为主，其次是药物治疗。

（一）药物治疗

1.化学药物治疗

主要适用于早期输卵管妊娠、要求保存生育能力的年轻患者。符合下列条件可采用此法：①无药物治疗的禁忌证；②输卵管妊娠未发生破裂或流产；③输卵管妊娠包块直径≤4 cm；④血β-HCG＜2 000 U/L；⑤无明显内出血，常用甲氨蝶呤，治疗机制是抑制滋养细胞增生，破坏绒毛，使胚胎组织坏死、脱落、吸收。但在治疗中若病情无改善，甚至发生急性腹痛或输卵管破裂症状，则应立即进行手术治疗。

2.中医药治疗

中医学认为本病属血瘀少腹，不通则痛的实证。以活血化瘀、消癥为治则，但应严格掌握指征。

（二）手术治疗

手术治疗分为保守手术和根治手术。保守手术为保留患侧输卵管，根治手术为切除患侧输卵管。手术治疗适用于：①生命体征不稳定或有腹腔内出血征象者；②诊断不明确者；③异位妊娠有进展者（如血β-HCG处于高水平，附件区大包块等）；④随诊不可靠者；⑤药物治疗禁忌证者或无效者。

1.保守手术

此适用于有生育要求的年轻妇女，特别是对侧输卵管已切除或有明显病变者。

2.根治手术

此适用于无生育要求的输卵管妊娠内出血并发休克的急症患者。

3.腹腔镜手术

这是近年治疗异位妊娠的主要方法。

五、护理

(一)护理评估

1.病史

应仔细询问月经史,以准确推断停经时间。注意不要将不规则阴道流血误认为末次月经,或由于月经仅过期几天,不认为是停经。此外,对不孕、放置宫内节育器、绝育术、输卵管复通术、盆腔炎等与发病相关的高危因素应予高度重视。

2.身心状况

输卵管妊娠发生流产或破裂前,症状及体征不明显。当患者腹腔内出血较多时呈贫血貌,严重者可出现面色苍白,四肢湿冷,脉快、弱、细,血压下降等休克症状。体温一般正常,出现休克时体温略低,腹腔内血液吸收时体温略升高,但不超过 38 ℃。下腹有明显压痛、反跳痛,尤以患侧为重,肌紧张不明显,叩诊有移动性浊音。血凝后下腹可触及包块。

由于输卵管妊娠流产或破裂后,腹腔内急性大量出血及剧烈腹痛,以及妊娠终止的现实都将是孕妇出现较为激烈的情绪反应。可表现为哭泣、自责、无助、抑郁和恐惧等行为。

3.诊断检查

(1)腹部检查:输卵管妊娠流产或破裂者,下腹部有明显压痛或反跳痛,尤以患侧为甚,轻度腹肌紧张;出血多时,叩诊有移动性浊音;如出血时间较长,形成血凝块,在下腹可触及软性肿块。

(2)盆腔检查:输卵管妊娠未发生流产或破裂者,除子宫略大较软外,仔细检查可能触及胀大的输卵管并有轻度压痛。输卵管妊娠流产或破裂者,阴道后穹隆饱满,有触痛。将宫颈轻轻上抬或左右摇动时引起剧烈疼痛,称为宫颈抬举痛或摇摆痛,是输卵管妊娠的主要体征之一。子宫稍大而软,腹腔内出血多时子宫检查呈漂浮感。

(3)阴道后穹隆穿刺:是一种简单、可靠的诊断方法,适用于疑有腹腔内出血的患者。由于腹腔内血液易积聚于子宫直肠陷凹,抽出暗红色不凝血为阳性,说明存在血腹症。无内出血、内出血量少、血肿位置较高或子宫直肠陷凹有粘连者,可能抽不出血液,因而穿刺阴性不能排除输卵管妊娠存在。如有移动性浊音,可做腹腔穿刺。

(4)妊娠试验:放射免疫法测血中 HCG,尤其是 β-HCG 阳性有助诊断。虽然此方法灵敏度高,异位妊娠的阳性率一般可达 80%～90%,但 β-HCG 阴性者仍不能完全排除异位妊娠。

(5)血清黄体酮测定:对判断正常妊娠胚胎的发育情况有帮助,血清黄体酮值<5 ng/mL 应考虑宫内妊娠流产或异位妊娠。

(6)超声检查:B超显像有助于诊断异位妊娠。阴道B超检查较腹部B超检查准确性高。诊断早期异位妊娠。单凭B超现象有时可能会误诊。若能结合临床表现及 β-HCG 测定等,对诊断的帮助很大。

(7)腹腔镜检查:适用于输卵管妊娠尚未流产或破裂的早期患者和诊断有困难的患者,腹腔内有大量出血或伴有休克者,禁做腹腔镜检查。在早期异位妊娠患者,腹腔镜可见一侧输卵管肿大,表面紫蓝色,腹腔内无出血或有少量出血。

(8)子宫内膜病理检查:诊刮仅适用于阴道流血量较多的患者,目的在于排除宫内妊娠流产。将宫腔排出物或刮出物做病理检查,切片中见到绒毛,可诊断为宫内妊娠,仅见蜕膜未见绒毛者有助于诊断异位妊娠。现已经很少依靠诊断性刮宫协助诊断。

(二)护理诊断

1.潜在并发症

出血性休克。

2.恐惧

与担心手术失败有关。

（三）预期目标

（1）患者休克症状得以及时发现并缓解。

（2）患者能以正常心态接受此次妊娠失败的事实。

（四）护理措施

1.接受手术治疗患者的护理

（1）护士在严密监测患者生命体征的同时,配合医师积极纠正患者休克症状,做好术前准备。手术治疗是输卵管异位妊娠的主要处理原则。对于严重内出血并发休克的患者,护士应立即开放静脉,交叉配血,做好输血、输液的准备。以便配合医师积极纠正休克,补充血容量,并按急症手术要求迅速做好手术准备。

（2）加强心理护理:护士于术前简洁明了地向患者及家属讲明手术的必要性,并以亲切的态度和切实的行动赢得患者及家属的信任,保持周围环境的安静、有序,减少和消除患者的紧张、恐惧心理,协助患者接受手术治疗方案。术后,护士应帮助患者以正常的心态接受此次妊娠失败的现实,向她们讲述异位妊娠的有关知识,一方面可以减少因害怕再次发生移位妊娠而抵触妊娠的不良情绪,另一方面也可以增加和提高患者的自我保健意识。

2.接受非手术治疗患者的护理

对于接受非手术治疗方案的患者,护士应从以下几方面加强护理。

（1）护士需密切观察患者的一般情况、生命体征,并重视患者的主诉,尤应注意阴道流血量与腹腔内出血量不成比例,当阴道流血量不多时,不要误认为腹腔内出血量亦很少。

（2）护士应告诉患者病情发展的一些指征,如出血增多、腹痛加剧、肛门坠胀感明显等,以便当患者病情发展时,医患均能及时发现,给予相应处理。

（3）患者应卧床休息,避免腹部压力增大,从而减少异位妊娠破裂的机会。在患者卧床期间,护士需提供相应的生活护理。

（4）护士应协助正确留取血标本,以检测治疗效果。

（5）护士应指导患者摄取足够的营养物质,尤其是富含铁蛋白的食物,如动物肝脏、肉类、豆类、绿叶蔬菜以及黑木耳等,以促进血红蛋白的增加,增强患者的抵抗力。

3.出院指导

输卵管妊娠的预后在于防治输卵管的损伤和感染,因此护士应做好妇女的健康保健工作,防止发生盆腔感染。教育患者保持良好的卫生习惯,勤洗浴、勤换衣,性伴侣稳定。发生盆腔炎后须立即彻底治疗,以免延误病情。另外,由于输卵管妊娠者中约有10%的再发生率和50%～60%的不孕率。因此,护士需告诫患者,下次妊娠时要及时就医,并且不宜轻易终止妊娠。

（五）护理评价

（1）患者的休克症状得以及时发现并纠正。

（2）患者消除了恐惧心理,愿意接受手术治疗。

（张春丽）

第十一节 前置胎盘

妊娠28周后,胎盘附着于子宫下段,甚至胎盘下缘达到或覆盖宫颈内口,其位置低于胎先露部,称为前置胎盘。前置胎盘是妊娠晚期严重并发症,也是妊娠晚期阴道流血最常见的原因。其发病率国外报道

0.5%,国内报道 0.24%～1.57%。

一、病因

目前尚不清楚,高龄初产妇(年龄＞35 岁)、经产妇及多产妇、吸烟或吸毒妇女为高危人群。其病因可能与下述因素有关。

(一)子宫内膜病变或损伤

多次刮宫、分娩、子宫手术史等是前置胎盘的高危因素。上述情况可损伤子宫内膜,引起子宫内膜炎或萎缩性病变,再次受孕时子宫蜕膜血管形成不良、胎盘血供不足,刺激胎盘面积增大延伸到子宫下段。前次剖宫产手术瘢痕可妨碍胎盘在妊娠晚期向上迁移。增加前置胎盘的可能性。据统计,发生前置胎盘的孕妇,85%～95%为经产妇。

(二)胎盘异常

双胎妊娠时胎盘面积过大,前置胎盘发生率较单胎妊娠高 1 倍;胎盘位置正常而副胎盘位于子宫下段接近宫颈内口;膜状胎盘大而薄,扩展到子宫下段,均可发生前置胎盘。

(三)受精卵滋养层发育迟缓

受精卵到达子宫腔后,滋养层尚未发育到可以着床的阶段,继续向下游走到达子宫下段,并在该处着床而发育成前置胎盘。

二、分类

根据胎盘下缘与宫颈内口的关系,将前置胎盘分为 3 类(图 4-5)。

(1)完全性前置胎盘又称中央性前置胎盘,胎盘组织完全覆盖宫颈内口。

(2)部分性前置胎盘宫颈内口部分为胎盘组织所覆盖。

(3)边缘性前置胎盘胎盘附着于子宫下段,胎盘边缘到达宫颈内口,未覆盖宫颈内口。

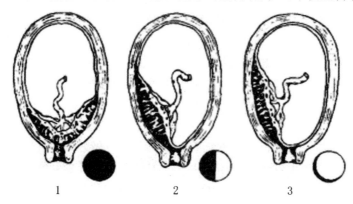

图 4-5　前置胎盘的类型
1.完全性前置胎盘;2.部分性前置胎盘;3.边缘性前置胎盘

胎盘位于子宫下段,与胎盘边缘极为接近,但未达到宫颈内口,称为低置胎盘。胎盘下缘与宫颈内口的关系可因宫颈管消失、宫口扩张而改变。前置胎盘类型可因诊断时期不同而改变,如临产前为完全性前置胎盘,临产后因口扩张而成为部分性前置胎盘。目前临床上均依据处理前最后一次检查结果来决定其分类。

三、临床表现

(一)症状

前置胎盘的典型症状是妊娠晚期或临产时,发生无诱因、无痛性反复阴道流血。妊娠晚期子宫下段逐渐伸展,牵拉宫颈内口,宫颈管缩短;临产后规律宫缩使宫颈管消失成为软产道的一部分。宫颈外口扩张,附着于子宫下段及宫颈内口的胎盘前置部分不能相应伸展而与其附着处分离,血窦破裂出血。前置胎盘出血前无明显诱因,初次出血量一般不多,剥离处血液凝固后,出血自然停止;也有初次即发生致命性大出血而导致休克的。由于子宫下段不断伸展,前置胎盘出血常反复发生,出血量也越来越多。阴道流血发生的迟早、反复发生次数、出血量多少与前置胎盘类型有关。完全性前置胎盘初次出血时间早,多在妊娠28周左右,称为"警戒性出血"。边缘性前置胎盘出血多发生于妊娠晚期或临产后,出血量较少。部分性前置胎盘的初次出血时间、出血量及反复出血次数,介于两者之间。

（二）体征

患者一般情况与出血量有关,大量出血呈现面色苍白、脉搏增快微弱、血压下降等休克表现。腹部检查:子宫软,无压痛,大小与妊娠周数相符。由于子宫下段有胎盘占据,影响胎先露部入盆,故胎先露高浮,易并发胎位异常。反复出血或一次出血量过多,使胎儿宫内缺氧,严重者胎死宫内。当前置胎盘附着于子宫前壁时,可在耻骨联合上方听到胎盘杂音。临产时检查见宫缩为阵发性,间歇期子宫完全松弛。

四、处理原则

处理原则是抑制宫缩、止血、纠正贫血和预防感染。根据阴道流血量、有无休克、妊娠周数、胎位、胎儿是否存活、是否临产及前置胎盘类型等综合做出决定。

（一）期待疗法

应在保证孕妇安全的前提下尽可能延长孕周,以提高围生儿存活率。适用于妊娠＜34周、胎儿体重＜2 000 g、胎儿存活、阴道流血量不多、一般情况良好的孕妇。

尽管国外有资料证明,前置胎盘孕妇的妊娠结局住院与门诊治疗并无明显差异,但我国仍应强调住院治疗。住院期间密切观察病情变化,为孕妇提供全面优质护理是期待疗法的关键措施。

（二）终止妊娠

1.终止妊娠指征

孕妇反复发生多量出血甚至休克者,无论胎儿成熟与否,为了母亲安全应终止妊娠;期待疗法中发生大出血或出血量虽少,但胎龄达孕36周以上,胎儿成熟度检查提示胎儿肺成熟者;胎龄未达孕36周,出现胎儿窘迫征象,或胎儿电子监护发现胎心异常者;出血量多,危及胎儿;胎儿已死亡或出现难以存活的畸形,如无脑儿。

2.剖宫产

剖宫产可在短时间内娩出胎儿,迅速结束分娩,对母儿相对安全,是处理前置胎盘的主要手段。剖宫产指征应包括完全性前置胎盘,持续大量阴道流血;部分性和边缘性前置胎盘出血量较多,先露高浮,短时间内不能结束分娩;胎心异常。术前应积极纠正贫血、预防感染等,备血,做好处理产后出血和抢救新生的准备。

3.阴道分娩

边缘性前置胎盘、枕先露、阴道流血不多、无头盆不称和胎位异常,估计在短时间内能结束分娩者,可予试产。

五、护理

（一）护理评估

1.病史

除个人健康史外,在孕产史中尤其注意识别有无剖宫产术、人工流产术及子宫内膜炎等前置胎盘的易发因素。此外,妊娠中特别是孕28周后,是否出现无痛性、无诱因、反复阴道流血症状,并详细记录具体经过及医疗处理情况。

2.身心状况

患者的一般情况与出血量的多少密切相关。大量出血时可见面色苍白、脉搏细速、血压下降等休克症状。孕妇及其家属可因突然阴道流血而感到恐惧或焦虑,既担心孕妇的健康,更担心胎儿的安危,可能显得恐慌、紧张、手足无措。

3.诊断检查

(1)产科检查:子宫大小与停经月份一致,胎儿方位清楚,先露高浮,胎心可以正常,也可因孕妇失血过多致胎心异常或消失。前置胎盘位于子宫下段前壁时,可于耻骨联合上方听见胎盘血管杂音。临产后检查,宫缩为阵发性,间歇期子宫肌肉可以完全放松。

(2)超声波检查:B超断层相可清楚看到子宫壁、胎头、宫颈和胎盘的位置,胎盘定位准确率达95%以上,可反复检查,是目前最安全、有效的首选检查方法。

(3)阴道检查:目前一般不主张应用。只有在近临产期出血不多时,终止妊娠前为除外其他出血原因或明确诊断决定分娩方式前考虑采用。要求阴道检查操作必须在输血、输液和做好手术准备的情况下方可进行。怀疑前置胎盘的个案,切忌肛查。

(4)术后检查胎盘及胎膜:胎盘的前置部分可见陈旧血块附着呈黑紫色或暗红色,如这些改变位于胎盘的边缘,而且胎膜破口处距胎盘边缘<7 cm,则为部分性前置胎盘。如行剖宫产术,术中可直接了解胎盘附着的部分并确立诊断。

(二)护理诊断

1.潜在并发症

出血性休克。

2.有感染的危险

与前置胎盘剥离面靠近子宫颈口、细菌易经阴道上行感染有关。

(三)预期目标

(1)接受期待疗法的孕妇血红蛋白不再继续下降,胎龄可达或更接近足月。

(2)产妇产后未发生产后出血或产后感染。

(四)护理措施

根据病情须立即接受终止妊娠的孕妇,立即安排孕妇去枕侧卧位,开放静脉,配血,做好输血准备。在抢救休克的同时,按腹部手术患者的护理进行术前准备,并做好母儿生命体征监护及抢救准备工作。接受期待疗法的孕妇的护理措施如下。

1.保证休息

减少刺激孕妇需住院观察,绝对卧床休息,尤以左侧卧位为佳,并定时间断吸氧,每天3次,每次1小时,以提高胎儿血氧供应。此外,还需避免各种刺激,以减少出血可能。医护人员进行腹部检查时动作要轻柔,禁做阴道检查和肛查。

2.纠正贫血

除采取口服硫酸亚铁、输血等措施外,还应加强饮食营养指导,建议孕妇多食高蛋白及含铁丰富的食物,如动物肝脏、绿叶蔬菜和豆类等,一方面有助于纠正贫血,另一方面还可以增强机体抵抗力,同时也促进胎儿发育。

3.监测生命体征

及时发现病情变化严密观察并记录孕妇生命体征,阴道流血的量、色,流血事件及一般状况,检测胎儿宫内状态。按医嘱及时完成实验室检查项目,并交叉配血备用。发现异常及时报告医师并配合处理。

4.预防产后出血和感染

(1)产妇回病房休息时严密观察产妇的生命体征及阴道流血情况,发现异常及时报告医师处理,以防止或减少产后出血。

(2)及时更换会阴垫,以保持会阴部清洁、干燥。

(3)胎儿分娩后,及早使用宫缩剂,以预防产后大出血;对新生儿严格按照高危儿处理。

5.健康教育

护士应加强对孕妇的管理和宣教。指导围孕期妇女避免吸烟、酗酒等不良行为,避免多次刮宫、引产或宫内感染,防止多产,减少子宫内膜损伤或子宫内膜炎。对妊娠期出血,无论量多少均应就医,做到及时诊断、正确处理。

（五）护理评价

(1)接受期待疗法的孕妇胎龄接近(或达到)足月时终止妊娠。

(2)产妇产后未出现产后出血和感染。

（张春丽）

第十二节　胎膜早破

胎膜早破是指在临产前胎膜自然破裂。它是常见的分娩期并发症,妊娠满 37 周的发生率为 10％,妊娠不满 37 周的发生率为 2％～3.5％。胎膜早破可引起早产及围生儿病死率增加,亦可导致孕产妇宫内感染率和产褥期感染率增加。

一、病因

一般认为胎膜早破与以下因素有关,常为多因素所致。

（一）上行感染

可由生殖道病原微生物上行感染,引起胎膜炎,使胎膜局部张力下降而破裂。

（二）羊膜腔压力增高

常见于多胎妊娠、羊水过多等。

（三）胎膜受力不均

胎先露高浮、头盆不称、胎位异常可使胎膜受压不均导致破裂。

（四）营养因素

缺乏维生素 C、锌及铜,可使胎膜张力下降而破裂。

（五）宫颈内口松弛

常因手术创伤或先天性宫颈组织薄弱,宫颈内口松弛,胎膜进入扩张的宫颈或阴道内,导致感染或受力不均,而使胎膜破裂。

（六）细胞因子

IL-1、IL-6、IL-8、TNF-α 升高,可激活溶酶体酶,破坏羊膜组织,导致胎膜早破。

（七）机械性刺激

创伤或妊娠后期性交也可导致胎膜早破。

二、临床表现

（一）症状

孕妇突感有较多液体自阴道流出,有时可混有胎脂及胎粪,无腹痛等其他产兆,当咳嗽、打喷嚏等腹压增加时,羊水可少量间断性排出。

（二）体征

肛诊或阴检时,触不到羊膜囊,上推胎儿先露部可见到羊水流出。如伴羊膜腔感染时,可有臭味,并伴有发热、母儿心率增快、子宫压痛,以及白细胞计数增多、C 反应蛋白升高。

三、对母儿的影响

（一）对母亲的影响

胎膜早破后，生殖道病原微生物易上行感染，通常感染程度与破膜时间有关。羊膜腔感染易发生产后出血。

（二）对胎儿的影响

胎膜早破经常诱发早产，早产儿易发生呼吸窘迫综合征。羊膜腔感染时，可引起新生儿吸入性肺炎，严重者发生败血症、颅内感染等。脐带受压、脐带脱垂时可致胎儿窘迫。胎膜早破发生的孕周越小，胎肺发育不良发生率越高，围生儿病死率越高。

四、处理原则

预防感染和脐带脱垂，如有感染、胎儿窘迫征象，及时行剖宫产终止妊娠。

五、护理

（一）护理评估

1.病史

询问病史，了解是否有发生胎膜早破的病因，确定具体的胎膜早破的时间、妊娠周数，是否有宫缩、见红等产兆，是否出现感染征象，是否出现胎儿窘迫现象。

2.身心状况

观察孕妇阴道流液的色、质、量，是否有气味。孕妇常可能因为不了解胎膜早破的原因，而对不可自控的阴道流液形成恐慌，可能担心自身与胎儿的安危。

3.辅助检查

（1）阴道流液的 pH 测定：正常阴道液 pH 为 4.5～5.5，羊水 pH 为 7.0～7.5。若 pH>6.5，提示胎膜早破，准确率为 90%。

（2）肛查或阴道窥阴器检查：肛查时未触到羊膜囊，上推胎儿先露部，有羊水流出。阴道窥阴器检查时见液体自宫口流出或可见阴道后穹隆有较多混有胎脂和胎粪的液体。

（3）阴道液涂片检查：阴道液置于载玻片上，干燥后镜检可见羊齿植物叶状结晶为羊水，准确率为 95%。

（4）羊膜镜检查：可直视胎先露部，看不到前羊膜囊，即可诊断。

（5）胎儿纤维结合蛋白（fFN）测定：fFN 是胎膜分泌的细胞外基质蛋白。当宫颈及阴道分泌物内 fFN 含量>0.05 mg/L 时，胎膜抗张能力下降，易发生胎膜早破。

（6）超声检查：羊水量减少可协助诊断，但不可确诊。

（二）护理诊断

（1）有感染的危险：与胎膜破裂后，生殖道病原微生物上行感染有关。

（2）知识缺乏：缺乏预防和处理胎膜早破的知识。

（3）有胎儿受伤的危险：与脐带脱垂、早产儿肺部发育不成熟有关。

（三）护理目标

（1）孕妇无感染征象发生。

（2）孕妇了解胎膜早破的知识如突然发生胎膜早破，能够及时进行初步应对。

（3）胎儿无并发症发生。

（四）护理措施

1.预防脐带脱垂的护理

胎膜早破并胎先露未衔接的孕妇绝对卧床休息，多采用左侧卧位，注意抬高臀部防止脐带脱垂造成胎儿宫内窘迫。注意监测胎心变化,进行肛查或阴检时,确定有无隐性脐带脱垂,一旦发生,立即通知医师,并于数分钟内结束分娩。

2.预防感染

保持床单位清洁。使用无菌的会阴垫于外阴处,勤于更换,保持清洁干燥,防止上行感染。更换会阴垫时观察羊水的色、质、量、气味等。嘱孕妇保持外阴清洁,每天对其会阴擦洗2次。同时观察产妇的生命体征,血生化指标,了解是否存在感染征象。按医嘱一般破膜,大于12小时给了抗生素防止感染。

3.监测胎儿宫内情况

密切观察胎心率的变化,嘱孕妇自测胎动。如有混有胎粪的羊水流出,即为胎儿宫内缺氧的表现,应及时予以吸氧,左侧卧位,并根据医嘱做好相应的护理。

若胎膜早破孕周小于35周者。根据医嘱予地塞米松促进胎肺成熟。若孕周小于37周并已临产,或孕周大于37周。胎膜早破大于18小时后仍未临产者,可根据医嘱尽快结束分娩。

4.健康教育

孕期时为孕妇讲解胎膜早破的定义与原因,并强调孕期卫生保健的重要性。指导孕妇,如出现胎膜早破现象,无须恐慌,应立即平卧,及时就诊。孕晚期禁止性交,避免腹部碰撞或增加腹压。指导孕期补充足量的维生素和锌、铜等微量元素。如宫颈内口松弛者,应多卧床休息,并遵医嘱根据需要于孕14~16周时行宫颈环扎术。

(张春丽)

第十三节　子宫破裂

子宫破裂是指在分娩期或妊娠晚期子宫体部或子宫下段发生破裂,是产科严重的并发症,若不及时诊治,可随时威胁母儿生命。

根据子宫破裂发生的时间可分为妊娠期破裂和分娩期破裂;根据子宫破裂发生的部位可分为子宫体部破裂和子宫下段破裂;根据子宫破裂发生的程度可分为完全性破裂和不完全性破裂。完全破裂是指子宫壁的全层破裂,导致宫腔内容物进入腹腔,破裂常发生于子宫下段。不完全破裂是指子宫内膜、肌层部分或全部破裂,而浆膜层完整,常发生于子宫下段,宫腔与腹腔不相通,而往往在破裂侧进入阔韧带之间,形成阔韧带血肿。

一、病因

(一)梗阻性难产

梗阻性难产是引起子宫破裂最常见的原因。骨盆狭窄、头盆不称、软产道阻塞(发育畸形、瘢痕或肿瘤等),胎位异常(肩先露、额先露),胎儿异常(巨大胎儿、胎儿畸形)等,均可以导致胎先露部下降受阻,子宫上段为克服产道阻力而强烈收缩,使子宫下段过分伸展变薄超过最大限度,而发生子宫破裂。

(二)瘢痕子宫

剖宫产、子宫修补术、子宫肌瘤剔除术等都会使术后子宫肌壁留有瘢痕,于妊娠晚期或者临产后因子宫收缩牵拉及宫腔内压力增高而致子宫瘢痕破裂。宫体部瘢痕多于妊娠晚期发生自发破裂,多为完全破裂;子宫下段瘢痕破裂多发生于临产后,为不完全破裂。前次手术后伴感染或愈合不良者,发生子宫破裂概率更大。

(三)宫缩剂使用不当

分娩前肌内注射缩宫素或过量静脉滴注缩宫素,使用前列腺素栓剂及其他子宫收缩药物使用不当,均可导致子宫收缩过强,造成子宫破裂。多产、高龄、子宫畸形或发育不良、多次刮宫史、宫腔感染等都会增加子宫破裂的概率。

（四）手术创伤

多发生于不适当或粗暴的阴道助产手术，如宫颈口未开全时行产钳或臀牵引术，强行剥离植入性胎盘或严重粘连胎盘，行毁胎术、穿颅术时器械、胎儿骨片伤及子宫等情况均可导致子宫破裂。

二、临床表现

子宫破裂多发生于分娩期，通常是个逐渐发展的过程，可分为先兆子宫破裂和子宫破裂两个阶段。其症状与破裂发生的时间、部位、范围、出血量、胎儿及子宫肌肉收缩情况有关。

（一）先兆子宫破裂

子宫病理性缩复环形成、下腹部压痛、胎心率异常、血尿，是先兆子宫破裂的四大主要表现。

1.症状

常见于产程长、有梗阻性难产因素的产妇。产妇通常在临产过程中，当宫缩愈强。但胎儿下降受阻，产妇表现为烦躁不安、疼痛难忍、下腹部拒按、呼吸急促、脉搏加快，同时膀胱受压充血，出现排尿困难及血尿。

2.体征

因胎先露部下降受阻，子宫收缩过强，子宫体部肌肉增厚变短，子宫下段肌肉变薄拉长，在两者间形成环状凹陷，称为病理性缩复环（图4-6）。可见该环逐渐上升至脐平或脐上，压痛明显。因子宫收缩过强过频，胎儿可能触不清，胎心率先加快后减慢或听不清，胎动频繁。

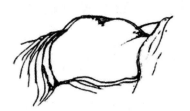

图 4-6　病理性缩复环

（二）子宫破裂

1.症状

产妇突感下腹部撕裂样剧痛，子宫收缩停止，腹部稍感舒适。后因血液、羊水进入腹腔，出现全腹持续性疼痛，伴有面色苍白、冷汗淋漓、脉搏细速、呼吸急促等现象。

2.体征

产妇全腹压痛、反跳痛，腹壁下可扪及胎体，子宫位于侧方，胎心胎动消失。阴道出血可见鲜血流出，下降中的胎儿先露部消失，扩张的宫颈口回缩，部分产妇可扪及子宫下段裂口及宫颈。若为子宫不完全破裂者，上述体征不明显，仅在不全破裂处有压痛、腹痛，若破裂口累及两侧子宫血管，可致急性大出血或形成阔韧带内血肿，查体时可在子宫一侧扪及逐渐增大且有压痛的包块。

三、处理原则

（一）先兆子宫破裂

立即抑制宫缩，使用麻醉药物或者肌内注射哌替啶，即刻行剖宫产终止妊娠。

（二）子宫破裂

在输血、输液、吸氧等抢救休克的同时，无论胎儿是否存活，都尽快做好剖宫产的准备，进行手术治疗。根据产妇全身状况、破裂的部位和程度、破裂的时间、有无感染征象等决定手术方法。

四、护理

(一)护理评估

1.病史

收集产妇既往有无与子宫破裂相关的病史,如子宫手术瘢痕、剖宫产史;此次妊娠有无出现高危因素,如胎位不正、头盆不称等;临产期间有无滥用缩宫素。

2.身心状况

评估产妇目前的临床表现和生命体征、情绪变化。如宫缩的强度、间隔时间、腹部疼痛的性质,有无排尿困难、有无血尿、有无出现病理性缩复环,同时监测胎儿宫内情况,了解有无出现胎儿窘迫征象。产妇精神状态有无烦躁不安、恐惧、焦虑、衰竭等现象。

3.辅助检查

(1)腹部检查:可了解产妇腹部疼痛的部位和体征,从而判断子宫破裂的阶段。

(2)实验室检查:血常规检查可了解有无白细胞计数升高、血红蛋白下降等感染、出血征象;同时尿常规检查可了解有无肉眼血尿。

(3)超声检查:可协助发现子宫破裂的部位和胎儿的位置。

(二)护理诊断

1.疼痛

与产妇出现强直行宫缩、子宫破裂有关。

2.组织灌注无效

与子宫破裂后出血量多有关。

3.预感性悲哀

与担心自身预后和胎儿可能死亡有关。

(三)护理目标

(1)及时补充血容量,产妇低血容量予以纠正。

(2)能够抑制强直性子宫收缩,产妇疼痛略有缓解。

(3)产妇情绪能够得到安抚和平稳。

(四)护理措施

1.预防子宫破裂

向孕产妇宣教,做好计划生育工作,避免多次人工流产,减少多产。认真做好产前检查,如有瘢痕子宫、产道异常者提前入院待产。正确处理产程,严密观察产程进展,尽早发现先兆子宫破裂的征象并进行及时处理。严格掌握使用缩宫素的指征和禁忌证,避免滥用,滴注缩宫素时应有专人看护并记录,从小剂量起,逐渐增加,严防发生过强宫缩。

2.先兆子宫破裂的护理

密切观察产程进展,注意胎儿心率变化。待产时,如果宫缩过强过频,下腹部压痛明显,或出现病理性缩复环时,及时报告医师,停止缩宫素等一切操作,严密监测产妇生命体征,根据医嘱使用抑制宫缩药物。

3.子宫破裂的护理

迅速开放静脉通路,短时间内补充液体、输血,补足血容量,同时吸氧、保暖,纠正酸中毒,进行抗休克处理,根据医嘱做好手术前各项准备,严密监测产妇生命体征、24小时出入量,各种实验室检查结果,评估出血量,根据医嘱使用抗生素防止感染。

4.心理支持

协助医师根据产妇的情况,向产妇及家属解释病情治疗计划,取得家属的支持和产妇的配合。如果出现胎儿死亡的产妇,要努力调整其悲伤的心情,鼓励其说出内心感受,为其提供安静的环境,同时给予关心和生活上的护理,努力帮助其接受现实,调整情绪,为产妇提供相应的产褥期休养计划,做好关于其康复的各种宣教。

(张春丽)

第十四节　羊水栓塞

羊水栓塞是指在分娩过程中,羊水突然进入母体血循环而引起的急性肺栓塞、休克和 DIC、肾衰竭和猝死的严重分娩并发症。其起病急、病情凶险,是造成孕产妇死亡的重要原因之一,发生于足月分娩者病死率高达 70%～80%。也可发生在妊娠早、中期的流产,但病情较轻。病死率较低。

一、病因

羊水栓塞是由污染羊水中的有形物质(胎儿毳毛、角化上皮、胎脂、胎粪)进入母体血循环引起。通常有以下几个原因。

(1)羊膜腔内压力增高(子宫收缩过强),胎膜与宫颈壁分离或宫颈口扩张引起宫颈黏膜损伤时,静脉血窦开放,羊水进入母体血循环。

(2)宫颈裂伤、子宫破裂、前置胎盘、胎盘早剥或剖宫产术中羊水通过病理性开放的子宫血窦进入母体血循环。

(3)羊膜腔穿刺或钳刮术时子宫壁损伤处静脉窦也可以成为羊水进入母体通道。

二、病理生理

近年来研究认为,羊水栓塞主要是变态反应。羊水进入母体循环后,通过阻塞肺小血管,引起变态反应而导致凝血机制异常,使机体发生一系列的病理生理变化。

(一)肺动脉高压

羊水内的有形物质如胎儿毳毛、胎脂、胎粪、角化上皮细胞等直接形成栓子。一方面,羊水的有形物质激活凝血系统,使小血管内形成广泛的血栓而阻塞肺小血管,反射性引起迷走神经兴奋,使肺小血管痉挛加重。另一方面,羊水内有形物质经肺动脉进入肺循环,阻塞小血管,引起肺内小支气管痉挛,支气管内分泌物增加,使肺通气、换气量减少,反射性地引起肺小血管痉挛,肺小管阻塞而引起肺动脉压增高,导致急性右心衰竭,继而发生呼吸和循环衰竭、休克,甚至死亡。

(二)过敏性休克

羊水中有形物质成为致敏原,作用于母体,引起变态反应所导致的过敏性休克,多在羊水栓塞后立即出现血压骤降甚至消失,甚至心肺衰竭的表现。

(三)DIC

妊娠时母体血液呈高凝状态。羊水中含有大量促凝物质可激活母体凝血系统,进入母血循环后,在血管内产生大量的微血栓,消耗大量的凝血因子和纤维蛋白原,从而导致 DIC。同时纤维蛋白原下降时,可激活纤溶系统,由于大量凝血物质的消耗和纤溶系统的激活,产妇血液系统由高凝状态转变为纤溶亢进,血液不凝固,极易发生严重的产后出血及失血性休克。

(四)急性肾衰竭

由于休克和 DIC,导致肾脏急剧缺血,进一步发生肾衰竭。

三、临床表现

(一)症状

羊水栓塞起病急骤、来势凶险,多发生于分娩过程中,尤其发生在胎儿娩出前后的短时间内。临床经过可分为以下 3 个阶段。

1.急性休克期

在分娩过程中。尤其是刚破膜不久,产妇突感寒战、烦躁不安、气急、恶心、呕吐等先兆症状,继而出现呛咳、呼吸困难、发绀、抽搐、昏迷,迅速出现循环衰竭,进入休克或昏迷状态。病情严重者仅在数分钟内死亡。

2.出血期

患者度过呼吸、循环衰竭和休克而进入凝血功能障碍阶段,表现为难以控制的大量出血,血液不凝,身体其他部位出血如切口渗血、全身皮肤黏膜出血、血尿、消化道大出血或肾脏出血,产妇可死于出血性休克。

3.急性肾衰竭

后期存活的患者出现少尿、无尿和尿毒症的症状。主要为循环功能衰竭引起的肾脏缺血,DIC 早期形成的血栓堵塞肾内小血管,引起肾脏缺血、缺氧,导致肾脏器质性损害。

(二)体征

心率增快,血压骤降,肺部听诊可闻及湿啰音。全身皮肤黏膜有出血点及瘀斑,阴道流血不止,切口渗血不凝。

四、处理原则

及时处理,立即抢救,抗过敏,纠正呼吸、循环系统衰竭和改善低氧血症,抗休克,防止 DIC 和肾衰竭的发生。

五、护理

(一)护理评估

1.病史

评估发生羊水栓塞临床表现的各种诱因,有无胎膜早破或人工破膜,前置胎盘或胎盘早剥,宫缩过强或强直性宫缩,中期妊娠引产或钳刮术,羊膜腔穿刺术等病史。

2.身心状况

胎膜破裂后,胎儿娩出后或手术中产妇突然出现寒战、呛咳、气急、烦躁不安、尖叫、呼吸困难、发绀、抽搐、出血不凝、不明原因休克等症状和体征,血压下降或消失,应考虑为羊水栓塞,立即进行抢救。

3.辅助检查

(1)血涂片查找羊水有形物质:采集下腔静脉血,镜检见到羊水有形成分可确诊。

(2)床旁胸部 X 线片:可见肺部双侧弥漫性点状、片状浸润影,沿肺门分布,伴轻度肺不张和右心扩大。

(3)床旁心电图或心脏彩色多普勒超声检查:提示有心房、有心室扩大,ST 段下降。

(4)若患者死亡,行尸检时,可见肺水肿、肺泡出血。心内血液查到有羊水有形物质,肺小动脉或毛细血管有羊水有形成分栓塞,子宫或阔韧带血管内查到羊水有形物质。

(二)护理诊断

(1)气体交换受损:与肺血管阻力增加、肺动脉高压、肺水肿有关。

(2)组织灌注无效:与 DIC 及失血有关。

(3)有胎儿窘迫的危险:与羊水栓塞、母体血循环受阻有关。

(三)护理目标

(1)实施抢救后,患者胸闷、气急、呼吸困难等症状有所改善。

(2)患者心率、血压恢复正常,出血量减少,肾功能恢复正常。

(3)新生儿无生命危险。

（四）护理措施

1.羊水栓塞的预防

加强产前检查,及时注意有无诱发因素,及时发现前置胎盘、胎盘早剥等并发症并予以积极处理。严密观察产程进展情况,正确掌握缩宫素的使用方法,防止宫缩过强。严格掌握人工破膜的指征和时间,宜在宫缩间歇期行人工破膜术,破口要小,并注意控制羊水流出的速度。

2.配合医师,并积极抢救患者

（1）吸氧:最初阶段是纠正缺氧。给予患者半卧位,加压给氧,必要时给予气管插管或者气管切开,减轻肺水肿,改善脑缺氧。

（2）抗过敏:根据医嘱,尽快给予大剂量肾上腺糖皮质激素抗过敏、解除痉挛,保护细胞。可予地塞米松 20～40 mg 静脉推注,以后根据病情可静脉滴注维持。氢化可的松 100～200 mg 加入5%～10%葡萄糖注射液 50～100 mL 快速静脉滴注,后予 300～800 mg 加入 5%葡萄糖注射液250～500 mL静脉滴注,日用上限可达 500～1 000 mg。

（3）缓解肺动脉高压:解痉药物能改善肺血流灌注,预防有心力衰竭所致的呼吸循环衰竭。首选盐酸罂粟碱,30～90 mg 加入 25%葡萄糖注射液 20 mL 缓慢推注,能松弛平滑肌,扩张冠状动脉、肺和脑动脉,降低小血管阻力。与阿托品合用扩张小动脉效果更佳。其次使用阿托品,阿托品能阻断迷走神经反射所导致的肺血管和支气管痉挛。1 mg 阿托品加入 10%～25%葡萄糖注射液 10 mL,每 15～30 分钟静脉推注1次。直至症状缓解,微循环改善为止。再次使用氨茶碱。氨茶碱具有松弛支气管平滑肌、解除肺血管痉挛的作用,250 mg 氨茶碱加入 25%葡萄糖注射液 20 mL 缓慢推注。最后,酚妥拉明为 α 肾上腺素能抑制剂,能解除肺血管痉挛,降低肺动脉阻力,消除肺动脉高压。可用 5～10 mg 加入 10%葡萄糖注射液 100 mL 静脉滴注。

（4）抗休克:①补充血容量、使用升压药物,扩容常使用低分子右旋糖酐静脉滴注,并且补充新鲜的血液和血浆。在抢救过程中,监测中心静脉压,了解心脏负荷情况,并据此调节输液量和输液速度。升压药物可用多巴胺 20 mg 加入 5%葡萄糖溶液 250 mL 静脉滴注,随时根据血压调节滴速。②纠正酸中毒,根据血氧分析和血清电解质结果,判断是否存在酸中毒。一旦发现,5%碳酸氢钠250 mL 静脉滴注。及时应用可纠正休克和代谢失调,并根据血清电解质,及时纠正电解质紊乱。③纠正心力衰竭,消除肺水肿,使用毛花苷 C 或毒毛花苷 K 静脉滴注。同时使用呋塞米静脉推注,有利于消除肺水肿,防止急性肾衰竭。

（5）防治 DIC:DIC 阶段应早期抗凝,补充凝血因子,及时输注新鲜血液和血浆、纤维蛋白原等;应用肝素,尤其在羊水栓塞时其血液呈高凝状态时短期内使用。用药过程中监测出凝血时间,如使用肝素过量（凝血时间>30 分钟）,则出现出血倾向,如伤口渗血、血肿、阴道流血不止等,可用鱼精蛋白对抗。DIC 晚期纤溶时期,抗纤溶可使用氨基己酸、氨甲苯酸、氨甲环酸抑制纤溶激活酶,使纤溶酶原不被激活,从而抑制纤维蛋白溶解。抗纤溶的同时补充纤维蛋白原和凝血因子,防止大出血。

（6）预防肾衰竭:抢救的同时注意尿量,如补足血容量后仍然少尿或无尿,需要及时使用呋塞米等利尿剂,预防与治疗肾衰竭。

（7）预防感染:使用肾毒性较小的抗生素防止感染。

（8）产科处理:第一产程发病的产妇应立即考虑行剖宫产终止妊娠,去除病因。第二产程发病者,及时行阴道助产结束分娩,并且密切观察出血量、出凝血时间等,如果发生产后出血不止,应及时配合医师,做好子宫切除术的准备。

3.提供心理支持

如果在发病抢救过程中,产妇神志清醒,应给予产妇鼓励,安抚其紧张和恐惧的心理,使其配合医师抢救;对于家属要表示理解和抚慰,向家属解释产妇的病情,争取家属的支持和配合。在产妇病情稳定的情况下,可允许家属探视并且陪伴产妇,同时,病情稳定的康复期,可与产妇和家属一起制订康复计划,适时地给予相应的健康教育。

（张春丽）

第十五节　胎盘早剥

妊娠 20 周后或分娩期,正常位置的胎盘在胎儿娩出前部分或全部从子宫壁剥离,称为胎盘早期剥离。胎盘早剥是妊娠晚期的一种严重并发症,往往起病急,进展快,如处理不及时,可威胁母儿生命。

一、类型

胎盘早剥的主要病理变化是宫底蜕膜出血,形成胎盘后血肿,致胎盘由附着处剥离,有 3 种类型。

(一)显性出血

胎盘剥离后形成血肿,血液冲开胎盘边缘,沿胎膜与子宫壁之间向子宫颈口外流出,即显性出血或外出血。

(二)隐性出血

胎盘边缘与子宫壁未因血肿而分离,使血流积聚于胎盘与子宫壁之间,形成胎盘后血肿,即隐性出血或内出血。内出血逐渐增多,压力也逐渐增大,而使血液浸入子宫肌层,引起肌纤维分离、断裂、变性,血液浸入子宫浆肌层时,子宫表面呈紫蓝色,称为子宫胎盘卒中。有时出血穿破羊膜溢入羊水中,形成血性羊水。

(三)混合性出血

隐性出血的血液冲破胎盘边缘,部分流向子宫颈口外,即隐性出血与显性出血同时存在,称混合性出血。

二、临床表现、诊断及鉴别诊断

(一)临床表现

典型症状是妊娠晚期突然发生的持续性腹痛和阴道流血。由于胎盘剥离面积的大小和出血情况的不同,患者的临床表现亦有轻重差异。

1.轻型

以外出血为主,胎盘剥离面积一般不超过 1/3,多见于分娩期。主要症状为阴道流血,量较多,色暗红,贫血程度与外出血量呈正比,可伴有轻度腹痛。腹部检查:子宫软,压痛不明显或轻,子宫大小与妊娠月份相符,胎位、胎心清楚,出血多时胎心率可有改变。产后检查胎盘,可见母体面有凝血块及压迹。

2.重型

以内出血为主,胎盘剥离面积超过 1/3,多发生于妊娠晚期。主要症状为突然发生的持续性腹痛,阴道无流血或少量流血,贫血程度与外出血量不成比例。严重时出现休克。腹部检查:子宫触诊硬如板状,有压痛,尤以胎盘附着处最明显,子宫底较前升高,胎位、胎心不清,胎儿多因严重宫内窘迫而死亡。

(二)诊断

重型胎盘早剥根据病史及临床表现即可确诊。对临床表现不典型患者,可做 B 型超声检查以助诊断。

(三)鉴别诊断

重型胎盘早剥应与先兆子宫破裂鉴别(表 4-3),轻型胎盘早剥应与前置胎盘鉴别。

三、处理

(一)纠正休克

迅速补充血容量是纠正休克的关键。尽量输新鲜血液,同时注意保暖、吸氧、平卧位、改善患者状况。

表 4-3　重型胎盘早期剥离与先兆子宫破裂的鉴别诊断表

	重型胎盘早期剥离	先兆子宫破裂
发病情况	常较急,常有诱因如妊高征或外伤史等	有梗阻性难产或剖宫产史
腹痛	剧烈	剧烈、烦躁不安
阴道流血	有内、外出血,以内出血为主,外出血量与失血征不成正比	外出血量少,可出现血尿
子宫	宫底升高,硬如板状,有压痛	可见病理缩复环,子宫下段有压痛
胎位胎心	查不清	胎位尚清楚,胎儿宫内窘迫
B 型超声检查	示胎盘后液性暗区	无特殊
胎盘检查	有血块及压迹	无特殊发现

（二）及时终止妊娠

一旦确诊,应尽快终止妊娠。因胎儿娩出前,子宫不能充分收缩,胎盘继续剥离,出血难以控制,时间越久,并发症越多。终止妊娠方式有以下几种。

1.经阴道分娩

适用于轻型患者,一般情况好,宫口已开大,估计在短期内能经阴道分娩者。先行人工破膜,后用腹带包裹腹部,严密观察阴道流血量、血压、脉搏、宫底高度、宫体压痛及胎心率的变化,必要时可静脉滴注缩宫素加强宫缩。待宫口开全,阴道手术助产;若胎儿已死亡行毁胎术。

2.剖宫产

适用于重型患者,出血多,尤其是初产妇,不能在短期内分娩者,破膜后产程无进展,病情恶化,不管胎儿存亡,均应及时行剖宫产术。

（三）并发症的防治

分娩后及时用缩宫素,以防止产后出血;严密观察病情,及早发现 DIC 以便及时处理;缩短休克时间,补充血容量,防止急性肾衰竭;纠正贫血,应用抗生素,预防产褥感染。

四、评估要点

（一）一般情况

询问孕妇有无外伤史,有无妊娠期高血压疾病、慢性高血压、慢性肾脏病及血管性疾病等病史。

（二）专科情况

（1）评估孕妇阴道流血的量、颜色;是否伴有腹痛,腹痛的性质、持续时间、严重程度;是否伴有恶心、呕吐。

（2）评估孕妇贫血的程度,与外出血是否相符。腹部检查:子宫的质地,有无压痛,压痛的部位、程度,子宫大小与妊娠周数是否相符,胎心音是否正常,胎位情况等。观察是否有面色苍白、出冷汗、血压下降等休克体征。

（三）实验室及其他检查

（1）B 超检查胎盘与子宫之间有无液性暗区。

（2）血常规检查了解孕妇的贫血程度。血小板计数、凝血时间、凝血酶原时间、纤维蛋白原测定和 3P 试验等,了解孕妇的凝血功能。

（四）心理、社会评估

评估时应了解孕妇及家属的心理状态,对大出血的情绪反应,有无恐惧心理,支持系统是否有力。

五、护理诊断

（一）潜在并发症

出血、凝血功能障碍、肾衰竭等。

（二）胎儿有受伤的危险

胎儿受伤与大出血有关。

（三）恐惧

恐惧与大出血、担心胎儿及自身安危有关。

六、护理措施

（一）绝对卧床休息

建议左侧卧位，定时间断吸氧，加强会阴护理。

（二）心理护理

允许孕产妇及家属表达心理感受，并给予心理方面的支持，讲解有关疾病的知识，解除由于出血引起的恐惧，以期配合治疗。

（三）病情观察

(1)严密监测生命体征并及时记录。

(2)观察阴道流血量、腹痛情况及伴随症状，重点注意宫底高度、子宫压痛、子宫壁的紧张度及在宫缩间歇期能否松弛。

(3)监测胎心、胎动，观察产程进展。

(4)疑有胎盘早剥，或破膜时见有血性羊水，应密切观察胎心、胎动情况，观察宫底高度，密切注意生命体征。

(5)在积极抗休克治疗的同时，配合做必要的辅助检查。

（四）手术准备

一经确诊为胎盘早剥，立即配合做好阴道分娩或即刻手术的准备工作，积极准备新生儿抢救器材。

（五）治疗配合

确诊胎盘早剥后，应密切观察凝血功能，以防 DIC 的发生。及时足量输入新鲜血，补充血容量和凝血因子，根据医嘱给予纤维蛋白原、肝素或抗纤溶剂等药物治疗。

（六）尿量观察

重症胎盘早剥应观察尿量，防止肾衰竭，注意尿色，警惕 DIC 的发生。若出现少尿或无尿症状时，应考虑肾衰竭的可能。

（七）术后护理

分娩过程中及胎盘娩出后立即给予子宫收缩药物，防止产后出血。产后仍应注意观察生命体征和阴道流血量，若流出的血液不凝固，应考虑 DIC。

七、急救措施

(1)重型胎盘早剥患者可突然出现持续性腹痛、腰酸或腰背痛，以及面色苍白、四肢湿冷、脉细数、血压下降等休克症状，并伴恶心、呕吐。腹部检查见子宫硬如板状，宫缩间歇不松弛，胎位扪不清，胎心消失。此时应积极开放静脉通道，迅速补充血容量，改善血液循环。最好输新鲜血，既可补充血容量又能补充凝血因子。并及时给孕妇吸氧。

(2)一旦确诊重型胎盘早剥应及时终止妊娠，根据孕妇病情及胎儿状况决定终止妊娠的方式。①阴道分娩：适于以外出血为主，Ⅰ度胎盘早剥，患者一般情况良好，宫口已扩张，估计短时间内能结束分娩者。护士应立即备好接产用物，密切观察胎心及产程进展情况。②剖宫产：适于Ⅱ度胎盘早剥，特别是初产妇，不能在短时间内结束分娩者；Ⅰ度胎盘早剥,出现胎儿窘迫征象,需抢救胎儿者；Ⅲ度胎盘早剥,产妇病情恶化,胎儿已死,不能立即分娩者；破膜后产程无进展者。要求护士在输血、输液的同时,迅速做好术前准备,配血备用。

(3)并发症的处理。①如患者阴道出血不止,且为不凝血,考虑为凝血功能障碍,遵医嘱补充凝血因子,应用肝素及抗纤溶药物。②肾衰竭：若尿量<30 mL/h,应及时补充血容量,若血容量已补足而尿量<17 mL/h,可给予甘露醇或呋塞米。出现尿毒症时,应及时行透析治疗挽救孕妇生命。③产后出血：胎儿娩出后立即给予子宫收缩药物,如缩宫素、麦角新碱等；胎儿娩出后行人工剥离胎盘、持续子宫按摩等。若仍有不能控制的子宫出血,或血不凝、凝血块较软,应快速输入新鲜血,同时行子宫次全切除术。

八、健康教育

(1)妊娠期定期产前检查,积极防治妊娠期高血压疾病、慢性高血压、慢性肾脏疾病等。

(2)妊娠晚期或分娩期,应鼓励孕妇适量活动,睡眠时取左侧卧位,避免长时间仰卧,避免腹部外伤。

(3)指导产妇出院后注意休息,加强营养,多进食富含铁的食物,如瘦肉、动物内脏、豆类等,纠正贫血,增强抵抗力。

(4)死产者及时给予退乳措施,遵医嘱给予大剂量雌激素口服,嘱患者少进汤汁等。

（张春丽）

第十六节　产后出血

产后出血是指胎儿娩出后24小时内失血量超过500 mL。它是分娩期的严重并发症。居我国产妇死亡原因首位。其发病率占分娩总数2%～3%,其中80%以上在产后2小时内发生产后出血。

一、病因

临床上产后出血的主要原因有子宫收缩乏力、胎盘因素、软产道裂伤及凝血功能障碍等,这些病因可单一存在,也可互相影响,共同并存。

(一)子宫收缩乏力

子宫收缩乏力是产后出血的最主要、最常见的病因,占产后出血总数的70%～80%。

1.全身因素

产妇对分娩有恐惧心理,精神高度紧张；产程过长,造成产妇体力衰竭；产妇合并慢性全身性疾病；临产后过多地使用镇静剂、麻醉剂或子宫收缩抑制剂。

2.局部因素

(1)子宫过度膨胀,肌纤维过度伸展：多胎妊娠、巨大儿、羊水过多等。

(2)子宫肌水肿或渗血：前置胎盘、胎盘早剥、妊娠期高血压、宫腔感染等。

(3)宫肌壁损伤：剖宫产史、子宫肌瘤剔除术后、急产等。

(4)子宫病变：子宫肌瘤、子宫畸形等。

(二)胎盘因素

(1)胎盘滞留：胎盘大多在胎儿娩出后15分钟内娩出,如30分钟后胎盘仍不娩出,胎盘剥离面血窦不能关闭而导致产后出血。常见于膀胱充盈,使已剥离的胎盘滞留宫腔；宫缩剂使用不当,使剥离后的胎盘嵌顿于宫腔内；第三产程时过早牵拉脐带或挤压宫底,影响胎盘正常剥离。胎盘剥离不全部位血窦开放而出血。

(2)胎盘粘连或胎盘植入：胎盘绒毛仅穿入子宫壁表层为胎盘粘连。胎盘绒毛穿入子宫壁肌层为胎植入。部分性胎盘粘连或植入表现为胎盘部分剥离,部分未剥离,导致子宫收缩不良,已剥离面的血窦开放而致出血。完全性胎盘粘连或植入因胎盘未剥离而无出血。

(3)胎盘部分残留:当部分胎盘小叶、胎膜或副胎盘残留于宫腔时,影响子宫收缩而出血。

(三)软产道裂伤

常因为急产、子宫收缩过强、产程进展过快、软产道未经充分扩张、软产道组织弹性差、巨大儿分娩、会阴助产不当、未做会阴侧切或会阴侧切切口过小等,在胎儿娩出时可致软产道撕裂。

(四)凝血功能障碍

任何原因引起的凝血功能异常均可导致产后出血。

(1)妊娠合并凝血功能障碍性疾病:如血小板减少症、白血病、再生障碍性贫血、重症肝炎等。

(2)妊娠并发症导致凝血功能障碍:如重度妊娠期高血压疾病、胎盘早剥、死胎、羊水栓塞等均可影响凝血功能,从而发生 DIC,导致子宫大量出血。

二、临床表现

产后出血主要表现为阴道大量流血及失血性休克导致的相关症状和体征。

(一)症状

产后出血产妇会出现休克症状,面色苍白、冷汗淋漓、口渴、心悸、头晕、烦躁、畏寒、寒战,甚至表情淡漠、呼吸急促,很快会陷入昏迷状态。

胎儿娩出后立即出现鲜红色的阴道流血,应为软产道裂伤;胎儿娩出数分钟后出现暗红色阴道流血,可能是胎盘因素引起;胎盘娩出后见阴道流血较多,可能为子宫收缩乏力或胎盘、胎膜残留;胎儿娩出后阴道持续流血并且有出血不凝的现象,可能发生凝血功能障碍;如果产妇休克症状明显,但阴道流血量不多,可能发生软产道裂伤而造成阴道壁血肿,此类产妇会有尿频或明显的肛门坠胀感。

(二)体征

产妇会出现脉压缩小、血压下降、脉搏细速,子宫收缩乏力和胎盘因素所致产后出血的产妇,子宫轮廓不清、触不到宫底,按摩后子宫可收缩变硬,停止按摩子宫又变软,按摩子宫时会有大量出血。如有宫腔积血或胎盘滞留,宫底可升高,按摩子宫并挤压宫底部等刺激宫缩时,可使胎盘或者积血排出。若腹部检查宫缩较好、子宫轮廓清晰,但阴道流血不止,可考虑为软产道裂伤或凝血功能障碍所致。

三、处理原则

针对出血原因,迅速止血,补充血容量。纠正失血性休克。同时防止感染。

四、护理

(一)护理评估

1.病史

评估产妇有无与产后出血相关的病史。如孕前有无出血性疾病,有无重症肝炎,有无子宫肌壁损伤史,有无多次人流史,有无产后出血史。孕期产妇有无妊娠合并妊娠期高血压疾病、前置胎盘、胎盘早剥、多胎妊娠,产妇有无合并内科疾病。分娩期产妇有无过多使用镇静剂,情绪是否稳定,是否产程过长或者急产,有无产妇衰竭、有无软产道裂伤等情况。

2.身心状况

评估产妇产后出血所导致症状和体征的严重程度。产后出血发生初期,产妇有代偿功能,症状、体征可能不明显,待机体出现失代偿情况,可能很快进入休克期,并且容易发生感染。当产妇合并内科疾病时,可能出血不多,也会很快进入休克状态。

3.辅助检查

(1)评估产后出血量:注意阴道流血是否凝固,同时估计出血量。通常有以下 3 种方法。①称重法:失血量(mL)＝[胎儿娩出后所有使用纱布、敷料总重(g)－使用前纱布、敷料总重(g)]÷1.05[血液比重(g/mL)]。②容积法:用产后接血容器收集血液后,放入量杯测量失血量。③面积法:可按接血纱布血湿面积粗略估计失血量。

(2)测量生命体征和中心静脉压:观察血压下降的情况;呼吸短促,脉搏细速,体温开始低于正常后升高,通过观察体温情况来判断有无感染征象。中心静脉压测定结果若低于 $1.96×10^{-2}$ kPa 提示右心房充盈压力不足,即血容量不足。

(3)实验室检查:抽取产妇血进行生化指标化验,如血常规、出凝血时间、凝血酶原时间、纤维蛋白原测定等。

(二)护理诊断

(1)潜在并发症:出血性休克。

(2)有感染的危险:与出血过多、机体抵抗力下降有关。

(3)恐惧:与出血过多、产妇担心自身预后有关。

(三)护理目标

(1)及时补充血容量,产妇生命体征尽快恢复平稳。

(2)产妇无感染症状发生,体温、血常规指标等正常。

(3)产妇能理解病情,并且预后无异常。

(四)护理措施

1.预防产后出血

(1)妊娠期:加强孕前及孕期保健,如有凝血功能障碍等相关疾病的产妇,应积极治疗后再孕,定期接受产检,及时治疗高危妊娠。对有产后出血危险的高危妊娠者,应提早入院,住院待产。

(2)分娩期:第一产程严密观察产妇的产程进展,鼓励产妇进食和休息,防止疲劳和产妇衰竭,同时合理使用宫缩剂,防止产程延长或急产,适当使用镇静剂以保证产妇休息。第二产程严格执行无菌技术,指导产妇正确使用腹压;严格掌握会阴切开的时机,保护会阴,避免胎儿娩出过快,胎儿娩出后立即使用宫缩剂,以加强子宫收缩,减少出血。第三产程时,不可过早牵拉脐带,挤压子宫,待胎盘剥离征象出现后及时协助胎盘娩出,并仔细检查胎盘、胎膜,软产道有无裂伤或血肿。若阴道出血量多,应查明原因,及时处理。

(3)产后观察:产后 2 小时产妇仍于产房观察,80%的产后出血发生在这一期间。注意观察产妇子宫收缩,恶露的色、质、量,会阴切口处有无血肿,定时测量产妇的生命体征,发现异常,及时处理。督促产妇及时排空膀胱,以免因膀胱充盈影响宫缩致产后出血。尽可能进行早接触、早吸吮,可刺激子宫收缩,减少阴道出血量。重视产妇主诉,同时对有高危因素的产妇,保持静脉通畅。做好随时急救的准备。

2.针对出血原因治疗

(1)子宫收缩乏力所致产后出血,可加强子宫收缩,通过使用宫缩剂、按摩子宫、宫腔填塞或结扎血管等方法止血。①使用宫缩剂:胎儿、胎盘娩出后即刻使用宫缩剂促进子宫收缩。可用缩宫素肌内注射或静脉滴注,卡前列甲酯栓纳肛、地诺前列酮宫肌内注射射等均可促进子宫收缩,用药前注意产妇有无禁忌证。②按摩子宫:胎盘娩出后。一手置于产妇腹部。触摸子宫底部,拇指在前,其余四指在后,均匀而有节律地按摩子宫,促使子宫收缩,直至子宫收缩正常为止(图 4-7)。如效果不佳,可采用腹部-阴道双手压迫子宫方法。一手在子宫体部按摩子宫体后壁。另一手戴无菌手套深入阴道握拳置于阴道前穹隆处,顶住子宫前壁,两手相对紧压子宫,均匀而有节律地按摩,不仅可以刺激子宫收缩且可压迫子宫内血窦,减少出血(图 4-8)。③宫腔填塞:一种是宫腔纱条填塞法:应用无菌纱布条填塞宫腔,有明显的局部止血作用,适用于子宫全部松弛无力,以及经过子宫按摩、应用宫缩剂仍然无效者。术者用卵圆钳将无菌纱布条送入宫腔内,自宫底由内向外填紧宫腔。压迫止血,助手在腹部固定子宫。一般于 24 小时后取出纱条,填塞纱条后要严密观察子宫收缩情况,观察生命体征,警惕填塞不紧,若留有空隙,可造成隐匿性出血,以及宫腔内继续出血、积血而阴道不流血的假象。24 小时后取出纱条,取出前应先使用宫缩剂。另一种是宫腔填塞气囊(图 4-9)。宫腔纱布条填塞可能会造成填塞不均匀,填塞不紧等情况而造成隐性出血,纱条填塞无效时或可直接使用宫腔气囊填塞。在气泵的作用下向气球囊充气配合止血辅料对子宫腔进行迅速止血,它对宫腔加压均匀,并且止血效果较好,操作简单,便于抢救时能及时使用。④结扎盆腔血管:如遇子宫收缩乏力、前置胎盘等严重产后出血的产妇,上述处理无效时,可经阴道结扎子宫动脉上行支或结扎髂内动脉。⑤动脉栓塞:在超声提示下,行股动脉穿刺插入导管至髂内动脉或子宫动脉,注入吸收性明胶海绵栓塞动脉。栓塞剂可于2～3周自行吸收,血管恢复畅通,但需要在产妇生命体征平稳时进行。⑥子宫切除:如经积极抢救无效者,危及产妇生命,根据医嘱做好全子宫切除术的术前准备。

(2)胎盘因素:怀疑有胎盘滞留时应立即做阴道检查或宫腔探查,做好必要的刮宫准备。胎盘已剥离者,可协助产妇排空膀胱,牵拉脐带,按压宫底,协助胎盘娩出。若胎盘部分剥离、部分粘连时,可徒手进入宫腔,协助剥离胎盘后取出。若胎盘部分残留者。徒手不能取出胎盘,使用大刮匙刮取残留胎盘;胎盘植入者,不可强行剥离,做好子宫切除的准备。

(3)软产道裂伤:应及时准确地进行修复缝合。如果出现血肿,则需要切开血肿、清除积血、缝合止血,同时补充血容量,必要时可置橡皮引流。

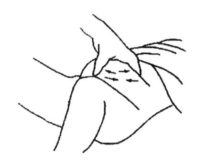

图 4-7　按摩子宫

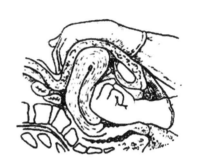

图 4-8　腹部-阴道双手压迫子宫

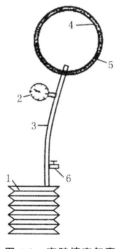

图 4-9　宫腔填塞气囊

气囊球 4 外球面上设置有止血敷料 5,硅胶管 3 一端固定连接气球囊
4,另一端连接气泵 1,硅胶管 3 上设置有压力显示表 2 和放气开关 6

(4)凝血功能障碍:排除以上各种因素后,根据血生化报告,针对不同病因治疗,及时补充新鲜全血,补充血小板、纤维蛋白原,或凝血酶原复合物、凝血因子等。如果发生 DIC 应进行抗凝与抗纤溶治疗。积极抢救。

(5)失血性休克:对失血量多的产妇,其休克程度与出血量、出血速度和产妇自身状况有关。在抢救的同时,尽可能正确地判断出血量,判断出血程度,并补充相同的血量为原则,止血治疗的同时进行休克抢救。建立有效的静脉通路,测量中心静脉压,根据医嘱补充晶体和胶体,纠正低血压。给予产妇安静的环境,平卧,吸氧并保暖,纠正酸中毒,同时观察产妇的意识状态、皮肤颜色、生命体征和尿量。根据医嘱使用广谱抗生素防止感染。

3.健康指导

产后出血后,产妇抵抗力下降、活动无耐力,医护人员应主动给予产妇关心,使其增加安全感,并且帮助产妇进行生活护理,鼓励产妇说出内心感受,针对产妇的情况,逐步改善饮食,纠正贫血,逐步增加活动量,促进预后。

指导产妇加强营养和适度活动等自我保健知识,同时宣教关于自我观察子宫复旧和恶露情况,自我护理会阴伤口、功能锻炼等方法,指导其定时产后检查,随时根据医师的检查结果调节产后自我恢复的方案。向产妇提供产后避孕指导,产褥期禁止盆浴,禁止性生活。晚期产后出血可能发生于分娩24小时之后,于产褥期发生大量出血,也可能发生于产后1～2周,应予以高度警惕。

（张春丽）

第五章

五官科护理

第一节 上睑下垂

一、概述

上睑下垂是指提上睑肌（动眼神经支配）和 Muller 平滑肌（颈交感神经支配）的功能不全或丧失，以致上睑部分或全部下垂。轻者遮盖部分瞳孔，重者遮盖全部瞳孔，影响视力、有碍美观。临床上分为先天性上睑下垂及获得性上睑下垂，先天性上睑下垂还可造成重度弱视。

二、病情观察与评估

（一）生命体征

监测生命体征，观察患者有无体温异常。

（二）症状体征

(1)观察患者上睑下垂的临床类型。

(2)了解影响视力的程度及有无弱视。

(3)了解患者有无神经系统疾病及眼睑外伤史。

（三）安全评估

(1)评估患者有无因双眼视力障碍导致跌倒/坠床的危险。

(2)评估患者及家属对疾病的认知程度及心理状态等。

三、护理措施

（一）术前护理

1.完善检查

协助完善术前常规及专科检查。

2.心理护理

患者多伴有自卑心理，对手术期望高，心理负担较重。应主动关心安慰患者，使其积极配合治疗及护理，并协助家属做好患儿心理安抚。告知患者及家属手术的目的是为了改善外观，儿童患者还可预防弱视。

3.访视与评估

了解患者基本信息和手术相关信息，确认术前准备完善情况。

4.患者交接

与手术室工作人员核对患者信息、手术部位标识及患者相关资料，完成交接。

（二）术后护理

（1）全麻患者按全麻护理常规护理。

（2）体位：全麻患者术后平卧 4～6 小时后，取高枕卧位，以减轻颜面部水肿。

（3）保持呼吸道通畅：由于手术牵拉肌肉和麻醉反应可出现恶心呕吐等不适，需侧卧或头偏向一侧，防止呕吐物堵塞呼吸道引起窒息。

（4）观察术后眼睑闭合状态、角膜暴露程度等。对眼睑闭合不全的患者，遵医嘱涂眼膏，预防暴露性角膜炎发生。

四、健康指导

（一）住院期

（1）讲解各项专科检查（裂隙灯、视力、睑裂高度及提上睑肌功能测定等）的目的、重要性及配合要点。

（2）告知眼睑闭合不全患者预防暴露性角膜炎的重要性，积极配合治疗。

（二）居家期

（1）指导家属观察患者睡眠状态下眼睑闭合情况，眼睑闭合不全者睡前涂眼膏，遵医嘱进行瞬目闭眼练习。

（2）弱视患儿务必坚持弱视训练，以提高视功能。

（3）出院后 1 周门诊复查，如出现异常立即就医。

（杨　华）

第二节　泪　囊　炎

一、概述

泪囊炎是泪囊黏膜的炎症，分为急性和慢性，临床上以慢性泪囊炎最为常见。慢性泪囊炎是因鼻泪管狭窄或阻塞导致泪液滞留于泪囊内伴发细菌感染而引起的炎症。一般好发于中老年女性，特别是绝经后妇女，多为单侧发病，以溢泪为主要症状。通常以手术治疗为主，常用手术方式有：泪道激光成形术、泪道激光成形＋置管术、泪囊鼻腔吻合术、泪囊摘除术。

二、病情观察与评估

（一）生命体征

监测生命体征，观察患者有无体温、脉搏、呼吸、血压异常。

（二）症状体征

（1）了解患者有无泪道及鼻部疾病史。

（2）观察患者有无溢泪，泪囊区或泪道有无分泌物等症状。

（三）安全评估

评估患者有无因年龄导致的跌倒/坠床的危险。

三、护理措施

（一）术前护理

1.完善检查

协助完善术前常规及专科检查。

2.眼部护理

及时擦除眼部分泌物，保持眼部清洁。

3.用药护理

(1)遵医嘱应用抗生素眼液及滴鼻液,滴眼液前挤出泪囊内分泌物有利于药物吸收,增强药物治疗效果。

(2)滴鼻液是为了收缩鼻黏膜,利于引流、预防感染及术后出血。鼻腔滴药时应头部后仰,下颌抬高,以利于药物的吸收。

4.访视与评估

了解患者基本信息和手术相关信息,确认术前准备完善情况。

5.患者交接

与手术室工作人员核对患者信息、手术部位标识及患者相关资料,完成交接。

(二)术后护理

1.体位

半卧位休息,利于引流,减少出血,减轻颜面水肿。

2.眼部护理

观察术眼加压包扎松紧度。嘱患者减少头部活动,勿碰撞、揉搓术眼,避免咳嗽、打喷嚏、用力擤鼻;如有鼻腔填塞物和引流管,不可自行牵拉或拔出,以免引起出血,影响手术效果。术后第3天行泪道冲洗。

3.预防跌倒/坠床

视力不佳者佩戴老花镜,晚上使用夜灯,将常用的物品置于随手可得之处,保持周围环境无障碍物,指导患者使用厕所、浴室的扶手,避免跌倒/坠床。

四、健康指导

(一)住院期

(1)告知患者手术的目的、手术方式及效果等,积极配合治疗。

(2)告知患者坚持泪道冲洗,保持泪道通畅的重要性,积极配合治疗。

(二)居家期

(1)坚持眼、鼻部用药,教会患者及家属正确用药的方法。

(2)指导用眼卫生,避免脏水入术眼;勿用力擤鼻。

(3)出院后坚持泪道冲洗,1月内每周1次,1月后每月1次,持续2~3个月;皮肤缝线于术后1周左右拆除,同时拔除引流管。如切口部位出现红、肿、痛及出血,应立即就医。

(杨　华)

第三节　结　膜　炎

一、概述

结膜炎是指当机体的防御功能减弱或抵抗力下降时,结膜组织发生急性或慢性炎症的统称,是眼科常见病和多发病,大多数结膜炎都具有传染性和流行性。根据发病的快慢可分为超急性、急性或亚急性、慢性。按致病原因分为细菌性、病毒性、衣原体性、变态反应性等。

二、病情观察与评估

(一)生命体征

监测生命体征,观察患者有无体温、脉搏、呼吸、血压异常。

(二)症状体征

(1)观察患者眼部有无红、肿、热、痛等症状。

(2)观察眼部充血情况,判断充血类型。

(3)观察眼部有无分泌物及分泌物性状。

(4)了解患者有无传染性眼病接触史、有无季节性或反复发作病史。

（三）安全评估

评估患者对疾病的认知程度及心理状态。

三、护理措施

（一）眼部护理

(1)眼部有大量分泌物时,可遵医嘱选用0.9%氯化钠注射液冲洗结膜囊,冲洗时取患侧卧位,避免冲洗液流入健眼,动作宜轻柔。继发角膜炎者按角膜炎护理常规护理。

(2)养成良好卫生习惯,勤洗手,避免随意揉眼。

(3)一人一盆一巾,流水洗手洗脸,患者洗漱用品、毛巾等必须煮沸消毒。

(4)睡眠时患侧卧位,避免分泌物流入健眼。

(5)提供无强光刺激的病室环境,外出时戴遮光眼镜,避免强光刺激。

(6)勿遮盖患眼,以免导致结膜囊内温度升高,造成结膜囊内细菌繁殖,加重感染。

（二）床旁隔离

(1)禁与内眼手术患者同住一室。

(2)滴眼药时严格无菌操作,先滴健眼,后滴患眼。

(3)为患者检查及治疗操作前后严格执行手卫生,预防交叉感染。

四、健康指导

（一）住院期

(1)告知患者结膜分泌物涂片及结膜刮片检查的目的,积极配合检查治疗。

(2)进食高蛋白、高维生素饮食,禁忌辛辣刺激性食物,戒烟酒;免疫性结膜炎患者禁食鱼、虾、蛋等易致敏食物。

(3)讲解床旁隔离治疗的目的及重要性,提高患者依从性。

（二）居家期

(1)指导患者坚持滴眼药,教会正确滴眼药方法。

(2)注意用眼卫生,生活用品专用,勿进入游泳池等公共场所,以免交叉感染;适当参加体育锻炼,增强体质。

(3)出院后1周门诊复查,病情变化及时就诊。

（杨 华）

第四节 角 膜 炎

一、概述

角膜炎是因角膜的防御能力减低,外界或内源性致病因素侵袭角膜组织而引起的炎症。可分为感染性角膜炎和非感染性角膜炎,感染性角膜炎包括细菌性、真菌性、病毒性角膜炎等;非感染性角膜炎包括角膜基质炎、神经麻痹性角膜炎、暴露性角膜炎等。

二、病情观察与评估

(一)生命体征

监测生命体征,观察患者有无体温、脉搏、呼吸、血压异常。

(二)症状体征

(1)观察患者有无视力下降、眼痛、畏光、流泪、异物感、眼睑肿胀、结膜充血水肿等。

(2)了解患者有无角膜干燥症、角膜外伤史、角膜异物剔除史、角膜溃疡、慢性泪囊炎、眼睑内翻倒睫,有无长期佩戴角膜接触镜史。

(三)安全评估

(1)评估患者有无因视力障碍导致跌倒/坠床的危险。

(2)评估患者及家属有无担心疾病预后导致的焦虑、悲观。

三、护理措施

(一)眼部护理

(1)密切观察视力、结膜充血、角膜病灶及分泌物的变化,如突然有热泪溢出、疼痛减轻时,应警惕角膜穿孔,遵医嘱行患眼加压包扎、降眼压等处理。

(2)角膜上皮生长不良者,遵医嘱佩戴治疗性角膜接触镜,促进角膜上皮修复,减轻疼痛及不适。

(3)提供安静舒适病房环境,避免强光刺激,保证充分睡眠,外出时应佩戴有色眼镜或纱布遮盖。

(4)需行角膜移植、羊膜移植、眼球摘除术的患者,做好手术前后的护理。

(二)疼痛护理

(1)安慰患者,指导其采取听音乐、默念数字等分散注意力的方法缓解疼痛。

(2)采用数字分级法(NRS)进行疼痛评分,NRS≥4分时,遵医嘱用药,观察疼痛缓解情况。

(三)床旁隔离

(1)禁与内眼手术患者同住一室。

(2)滴眼药时严格无菌操作。

(4)为患者检查及治疗操作前后严格执行手卫生,预防交叉感染。

(四)用药护理

(1)散瞳剂可防止虹膜后粘连、解除瞳孔括约肌痉挛和睫状肌痉挛,减轻疼痛。

(2)滴散瞳眼药后压迫泪囊区2~3分钟,以防止药物通过鼻泪管吸收引起全身毒副作用。滴药后患者如出现视力模糊,应暂时停止或减少活动,加强巡视或陪护,避免跌倒/坠床的危险。

(3)使用糖皮质激素类药物者严格遵医嘱用药,勿自行停药或减量。

(五)心理护理

加强与患者的沟通,了解患者的心理状况,讲解疾病的预后,帮助其克服焦虑、悲观情绪,积极配合治疗及护理。

(六)角膜穿孔的预防

(1)饮食清淡易消化,保持大便通畅。

(2)勿用力咳嗽及打喷嚏。

(3)滴眼液或涂眼膏勿直接滴在角膜上,动作轻柔,切勿压迫眼球。

(4)遵医嘱使用散瞳剂,防止虹膜后粘连而引起眼压升高。

四、健康指导

(一)住院期

(1)告知患者角膜共焦显微镜、角膜荧光染色、角膜地形图、角膜上皮刮片、细菌培养＋药物敏感试验等各项专科检查的目的及重要性,积极配合检查。

(2)告知患者用眼卫生的重要性。一人一盆一巾,流水洗脸洗手,避免脏水入患眼。

(3)勿揉搓患眼,勿自行取戴治疗性角膜接触镜。

(二)居家期

(1)指导患者养成良好用眼卫生习惯。

(2)保持良好的心理状态,适当参加体育锻炼,增强体质。

(3)出院1周后门诊复查。

(杨 华)

第五节 葡萄膜炎

一、概述

葡萄膜炎是一类发生于葡萄膜、视网膜、视网膜血管以及玻璃体的炎症统称。多发于青壮年,常合并全身性自身免疫性疾病,反复发作,引起继发性青光眼、白内障及视网膜脱离等严重并发症,是严重的致盲性眼病。按其发病部位可分为前葡萄膜炎(虹膜炎、虹膜睫状体炎和前部睫状体炎)、中间葡萄膜炎、后葡萄膜炎和全葡萄膜炎。

二、病情观察与评估

(一)生命体征

监测生命体征,观察患者有无体温异常。

(二)症状体征

(1)观察患者有无视力减退、视物模糊、畏光、流泪、眼痛、眼前黑影等。

(2)了解患者有无自身免疫性疾病、结核病、消化道溃疡、梅毒等病史。

(三)安全评估

(1)评估患者有无因视力下降导致跌倒/坠床的危险。

(2)评估患者及家属有无担心疾病的预后导致的焦虑、悲观。

三、护理措施

(一)用药护理

(1)散瞳剂可预防和拉开虹膜前后粘连,解除瞳孔括约肌和睫状肌的痉挛,缓解症状,防止并发症。滴药后压迫内眦部2~3分钟,以减少药物经泪道进入鼻腔由鼻黏膜吸收引起的全身毒副反应。如出现心跳加快、面色潮红、口渴等药物反应,症状加重时立即停药,通知医师,协助处理。

(2)糖皮质激素具有抗炎、抗过敏作用。用药过程中注意补钾,补钙,使用胃黏膜保护剂;饮食宜低盐、高钾,适当限制水的摄入;长期用药者应遵医嘱逐渐减量,不能自行突然停止用药。

(3)使用免疫抑制剂患者定期复查血常规、肝肾功能等。

(4)非甾体抗炎药抑制炎性介质的产生,达到抗炎的作用。

(二)眼部护理

(1)患眼湿热敷,扩张血管,促进血液循环,减轻炎症反应,缓解疼痛。每天2~3次,每次15分钟。

(2)观察患者视力改善情况及畏光、流泪、眼痛、眼部充血、眼前黑影飘动、遮挡感、闪光感等症状有无减轻。

（3）观察患者有无视力下降、视野缺损、眼压升高等青光眼症状；有无视物模糊、晶体混浊等白内障症状；有无眼前黑影、视物变形、闪光感、视野缺损等视网膜脱离症状。

（三）心理护理

加强与患者沟通，做好心理疏导，消除其焦虑、悲观心理，增强战胜疾病的信心，积极配合治疗。

四、健康指导

（一）住院期

（1）讲解疾病的病因、治疗方法及预后等知识，增强患者依从性，积极配合治疗。

（2）告知患者应生活规律、劳逸结合，适当参加体育锻炼以增强体质，戒烟酒、防感冒，保持心情舒畅、情绪稳定，预防疾病复发。

（二）居家期

（1）本病易反复发作，如有自身免疫性疾病或眼部感染性疾病时应积极治疗。

（2）强调使用糖皮质激素的注意事项，提高药物治疗的依从性。

（3）定期门诊复查，如有病情变化及时就诊。

（徐翠玲）

第六节　翼状胬肉

一、概述

翼状胬肉是一种常见的结膜变性疾病，为睑裂部球结膜与角膜上一种赘生新生物，侵犯角膜后逐渐长大，甚至覆盖瞳孔区，单眼或双眼同时发病，多无自觉症状或仅有轻度不适。胬肉伸展至角膜时，可因牵拉角膜致散光，或因胬肉伸入角膜表面遮盖瞳孔严重影响视力。其发病原因常与紫外线照射、风沙、粉尘的刺激及结膜的慢性炎症密切相关。

二、病情观察与评估

（一）生命体征

监测生命体征，观察患者有无体温、脉搏、呼吸、血压异常。

（二）症状体征

（1）观察翼状胬肉是否遮盖瞳孔，有无影响视力。

（2）了解患者职业、工作环境，有无慢性结膜炎、有无散光等。

（三）安全评估

评估患者有无因视力障碍导致跌倒/坠床的危险。

三、护理措施

（一）术前护理

1.完善检查

协助完善术前检查，遵医嘱用药。

2.访视与评估

了解患者基本信息和手术相关信息，确认术前准备完善情况。

3.患者交接

与手术室工作人员核对患者信息、手术部位标识及患者相关资料,完成交接。

（二）术后护理

(1)遵医嘱安置软性角膜接触镜,以减轻疼痛,促进伤口愈合,密切观察软性角膜接触镜有无移位、脱落。

(2)观察有无畏光、流泪、异物感等症状,一般 2～3 天后可逐渐减轻。

(3)疼痛护理:进行疼痛评估,安慰患者,必要时遵医嘱用药,观察疼痛缓解情况。

四、健康指导

（一）住院期

(1)告知患者勿揉搓、碰撞术眼。

(2)软性角膜接触镜术后 1 周由医师取出。

（二）居家期

(1)告知患者此病发生与紫外线照射、风沙、粉尘的刺激及结膜的慢性炎症密切相关,野外或水上工作时,应戴防护眼镜,预防结膜炎发生,减少翼状胬肉复发的概率。

(2)出院后 1 周门诊复查,取出软性角膜接触镜。

(3)出现异常,立即就医。

（徐翠玲）

第七节 白 内 障

一、概述

白内障是指因年龄、代谢、外伤、药物、辐射、遗传、免疫、中毒等因素导致晶状体透明度降低或颜色改变所致光学质量下降的退行性变,是最常见的致盲性眼病。常分为年龄相关性白内障、先天性白内障、外伤性白内障、代谢性白内障等。白内障的治疗目前以手术治疗为主,手术方式主要采用超声乳化联合人工晶状体植入术、飞秒激光辅助白内障超声乳化联合人工晶体植入术。

二、病情观察与评估

（一）生命体征

监测生命体征,观察患者有无血压异常。

（二）症状体征

(1)观察患者有无视力下降、视物模糊、遮挡、变形、眼痛、眼胀等症状。有无眼部外伤史等。

(2)了解患者晶状体混浊部位及程度。

（三）安全评估

评估患者有无因年龄、视力障碍导致跌倒/坠床的危险。

三、护理措施

（一）术前护理

1.完善检查

协助完善术前常规及专科检查。

2.散瞳

术前充分散瞳,增大术野,有利于晶体、晶体核的吸出及人工晶体的植入,避免虹膜损伤,保证手术成功。前房型人工晶体植入者禁止散瞳。

3.访视与评估

了解患者基本信息和手术相关信息,确认术前准备完善情况。

4.患者交接

与手术室工作人员核对患者信息、手术部位标识及患者相关资料,完成交接。

(二)术后护理

1.眼部护理

(1)观察患者术眼敷料有无渗血、渗液,保持敷料清洁干燥。

(2)术眼有无疼痛,有无恶心、呕吐等伴随症状。

(3)勿揉搓、碰撞术眼,避免突发震动引起伤口疼痛及晶体移位。

(4)术后如出现明显头痛、眼胀、恶心、呕吐时,应警惕高眼压的发生,报告医师给予相应处理。

(5)术眼佩戴治疗性角膜接触镜者,手术 2 小时后至睡前遵医嘱滴用抗生素眼液及人工泪液,每 2 小时 1 次,至少 3 次以上;术眼包扎者,术后 1 天敷料去除后遵医嘱滴眼药。

2.用药护理

(1)散瞳剂:防止术后瞳孔粘连,滴药后会出现视物模糊,应睡前使用,预防跌倒。

(2)激素类:严格遵医嘱用药。

3.预防跌倒/坠床

视力不佳者佩戴老花镜,晚上使用夜灯,将常用的物品置于随手可取之处,保持周围环境无障碍物,指导患者使用厕所、浴室的扶手,避免跌倒/坠床。

四、健康指导

(一)住院期

(1)告知患者视网膜电图(ERG)、眼 B 超、角膜曲率、角膜内皮细胞计数等专科检查的目的,积极配合检查。

(2)告知手术的目的、方法、大致过程及注意事项等,积极配合治疗。

(二)居家期

(1)告知患者术后注意事项,指导用眼卫生,避免脏水入术眼。

(2)未植入人工晶体者 3 个月后验光配镜。

(3)出院后 1 周门诊复查,若出现视力突然下降,眼部分泌物增加等应及时就医。

(徐翠玲)

第八节 青 光 眼

一、概述

青光眼是病理性高眼压导致视神经损害和视野缺损的一种主要致盲性眼病,具有家族遗传性。高眼压、视盘萎缩及凹陷、视野缺损及视力下降是本病的主要特征。根据前房角形态、病因机制及发病年龄等主要因素,将青光眼分为原发性、继发性及先天性。原发性青光眼又分为开角型和闭角型。

二、病情观察与评估

(一)生命体征

监测生命体征,观察患者有无体温、脉搏、呼吸、血压异常。

（二）症状体征

（1）观察患者有无眼压升高、眼部充血、角膜水肿、瞳孔散大、光反射迟钝或消失等症状。

（2）观察患者有无剧烈头痛、眼胀、虹视、雾视、视力下降、视野变小、恶心、呕吐等症状。

（3）了解患者有无前房浅、房角变窄、虹膜节段萎缩、角膜后沉着物、晶体前囊下混浊等症状。

（三）安全评估

（1）评估患者有无因双眼视力障碍导致跌倒/坠床的危险。

（2）评估患者对疾病的认知程度、心理状态，有无焦虑、恐惧等表现。

三、护理措施

（一）术前护理

1.完善检查

协助完善术前常规及专科检查。

2.卧位

卧床休息，抬高床头 15°～30°。

3.疼痛护理

采用 NRS 进行疼痛评估，分析疼痛的原因，安慰患者，遵医嘱予以降眼压对症处理，观察疼痛缓解情况及眼压的动态变化。

4.用药护理

（1）磺胺类降眼压药物：观察患者有无口唇、四肢麻木等低钾表现，遵医嘱同时补钾。该类药物易引起泌尿道结石，应少量多次饮水、服用小苏打等碱化尿液，磺胺过敏者禁用。

（2）缩瞳剂眼药、β 受体阻滞剂眼药：滴药后压迫内眦部 2～3 分钟，防止药物经泪道进入鼻腔由鼻黏膜吸收引起心率减慢、哮喘及呼吸困难等全身毒副反应。有心功能不全、心动过缓、房室传导阻滞、哮喘、慢性阻塞性肺疾病的患者慎用。

（3）20％甘露醇：快速静脉滴注完毕后平卧 1～2 小时，防止引起直立性低血压及脑疝等，观察神志、呼吸及脉搏的变化。长期输入者，监测电解质的变化。

5.心理护理

加强与患者沟通，做好心理疏导，消除其焦虑、恐惧心理，以免不良情绪导致青光眼急性发作，增强战胜疾病的信心，积极配合治疗。

6.访视与评估

了解患者基本信息和手术相关信息，确认术前准备完善情况。

7.患者交接

与手术室工作人员核对患者信息、手术部位标识及患者相关资料，完成交接。

（二）术后护理

1.卧位

卧床休息，抬高床头 15°～30°，减轻颜面水肿，利于房水引流。

2.眼部护理

（1）观察术眼敷料有无松脱、渗血渗液、脓性分泌物；有无头痛、眼痛、恶心呕吐、角膜水肿或角膜刺激症状。

（2）结膜缝线会有术眼异物感，勿揉搓术眼。

（3）观察眼压、视功能的变化。

（4）浅前房患者半卧位休息，加压包扎术眼，促进伤口愈合、前房形成。

3.用药护理

术眼应用散瞳剂防止虹膜粘连，非手术眼禁用散瞳剂。

4.预防青光眼发作

(1)进食清淡、软、易消化饮食,保持大便通畅;戒烟酒,不宜食用浓茶、咖啡及辛辣刺激性食品;不宜暴饮,应少量多次饮水,一次饮水不超过 300 mL。

(2)劳逸结合,保持精神愉快,避免情绪波动;不宜在黑暗环境中久留,衣着宽松,不宜长时间低头弯腰,睡觉时需垫枕,以免影响房水循环导致眼压升高。

(3)原发性青光眼术前禁用散瞳剂。

四、健康指导

(一)住院期

(1)告知患者裂隙灯、房角镜、眼底、眼压、视野、OCT、视觉诱发电位(VEP)、角膜内皮细胞计数等检查的目的、重要性,积极配合检查。

(2)强调预防青光眼发作的措施及重要性。

(3)有青光眼家族史者,告知其直系亲属定期门诊检查,做到早发现、早诊断、早治疗。

(二)居家期

(1)告知患者坚持局部滴药,教会正确滴眼药方法。

(2)出院后 1 周门诊复查。如发生眼胀、红肿、分泌物增多或突然视物不清,应立即就医。青光眼术后需终身随访。

(徐翠玲)

第九节　玻璃体积血

一、概述

玻璃体积血是各种原因造成视网膜、葡萄膜血管或新生血管破裂,血液流出并聚积于玻璃体腔。大量玻璃体积血时,不仅造成视力障碍,还可引起视网膜脱离、青光眼、白内障等并发症。

二、病情观察与评估

(一)生命体征

监测生命体征,观察患者有无血压异常。

(二)症状体征

(1)观察患者视力、眼压情况,眼前有无漂浮物、闪光感等症状。

(2)了解患者有无外伤史、手术史、视网膜血管病变史、高血压、糖尿病、血液病史等。

(三)安全评估

(1)评估患者有无因视力障碍导致跌倒/坠床的危险。

(2)评估患者对疾病的认知程度、心理状态及家庭支持系统。

三、护理措施

(一)术前护理

1.完善检查

协助完善术前常规及专科检查。

2.卧位

半卧位休息,减少活动。

3.用药护理

(1)滴用散瞳剂麻痹睫状肌,保证眼球休息,利于检查,防止术后瞳孔粘连。

(2)滴药后压迫泪囊2～3分钟,以减少药物经泪道进入鼻腔由鼻黏膜吸收引起全身毒副反应。

(3)若出现呼吸加速、神经兴奋症状、全身皮肤潮红等应高度警惕药物中毒,立即停药、吸氧,协助医师处理。

(4)糖尿病、高血压患者坚持治疗,监测血糖、血压变化,观察患者有无并发症。

4.心理护理

加强与患者沟通,了解患者对治疗的预期效果,给予正确的引导。讲解成功案例,增强战胜疾病的信心,积极配合治疗。

5.访视与评估

了解患者基本信息和手术相关信息,确认术前准备完善情况。

6.患者交接

与手术室工作人员核对患者信息、手术部位标识及患者相关资料,完成交接。

(二)术后护理

1.卧位

合并视网膜脱离行玻璃体腔注气/硅油填充者取裂孔处于最高位休息,根据气体吸收及视网膜复位的情况变换体位。

2.眼部护理

(1)勿碰撞揉搓术眼、用力咳嗽、打喷嚏、用力排便,3个月内勿过度用眼、避免剧烈活动,防止再出血及视网膜再脱离。

(2)观察眼压、眼内气体吸收、视网膜复位等情况,若有异常,协助医师处理。

3.预防跌倒/坠床

根据患者视力障碍程度及自理能力,协助患者完成生活护理,落实住院患者跌倒/坠床干预措施,如使用床挡、保持地面干燥、穿防滑鞋、将用物置于易取放处,保持病房和通道畅通等。

四、健康指导

(一)住院期

(1)告知患者眼底、三面镜、眼压、眼底血管造影、OCT、ERG、VEP、眼B超等检查的目的、重要性,积极配合检查。

(2)强调正确体位的重要性,提高患者特殊体位依从性。

(二)居家期

(1)球内注气未吸收者2个月内禁止乘坐飞机或至海拔1 200米以上的地方。硅油填充者3～6个月后取出。

(2)出院后1周门诊复查。如出现视物变形、遮挡感、眼前闪光感等,立即就医。

(徐翠玲)

第十节　视网膜中央动脉阻塞

一、概述

视网膜动脉阻塞是指视网膜中央动脉或其分支阻塞。当动脉阻塞后,该血管供应的视网膜营养中断,引起视网膜功能障碍,是眼科急危症之一,若处理不及时,最终将导致失明。

二、病情观察与评估

(一)生命体征

监测生命体征,密切观察患者血压情况。

(二)症状体征

(1)观察患者视力、瞳孔对光反射、眼底等情况。

(2)了解患者视力下降时间、程度、有无一过性视力丧失。

(3)了解患者有无糖尿病、高血压、心脏病、动脉粥样硬化等病史。

(三)安全评估

(1)评估患者有无因视力下降导致跌倒/坠床的危险。

(2)评估患者及家属心理状况,对疾病的认知程度,对视力恢复的期望值。

三、护理措施

(一)紧急处理

1.给氧治疗

视网膜缺血超过90分钟光感受器将发生不可逆转的死亡,应争分夺秒积极抢救,给予95%氧气及5%二氧化碳的混合气体吸入,增加脉络膜毛细血管的氧含量,改善视网膜的缺氧状态,必要时行高压氧治疗。

2.药物治疗

立即给予硝酸甘油0.5 mg舌下含化或吸入亚硝酸异戊酯等扩血管治疗。

(二)用药护理

(1)口服降眼压药物,观察患者眼压变化,必要时行前房穿刺等降眼压治疗。

(2)遵医嘱使用视神经营养药物等。

(三)眼部护理

反复按摩放松眼球,使视网膜动脉被动扩张,将血管内的栓子冲到周边的分支血管中,解除阻塞,减少视功能的损伤。

(四)预防跌倒/坠床

视力不佳者佩戴老花镜,晚上使用夜灯,将常用的物品置于随手可取之处,保持周围环境无障碍物,指导患者使用厕所、浴室的扶手,避免跌倒/坠床。

(五)心理护理

加强与患者沟通,关心患者,了解患者心理状况,消除其悲观、恐惧心理,增强战胜疾病的信心,积极配合治疗。

四、健康指导

(一)住院期

(1)讲解疾病的病因、诱因、治疗方法及预后。

(2)告知患者视网膜动脉阻塞发病与糖尿病、高血压、动脉粥样硬化等疾病密切相关,积极治疗糖尿病、高血压、动脉粥样硬化等原发病,定期行眼底检查观察视网膜血管情况。

(二)居家期

(1)告知心脏病、高血压者应随身携带速效救心丸、硝酸甘油等扩血管急救药品。突发视力改变时立即服药并就医。

(2)保持良好生活习惯,避免情绪波动过大,避免用冷水洗头等。

(3)定期门诊复查,如有病情变化及时就诊。

(徐翠玲)

第十一节　视网膜中央静脉阻塞

一、概述

视网膜静脉阻塞是指视网膜中央静脉或分支静脉阻塞,以分支静脉阻塞最为常见,是常见的眼底血管病。主要与高血压、动脉粥样硬化、血液高黏度和血流动力学异常有密切关系。其特征为静脉扩张迂曲、视网膜出血、渗出、水肿等。常导致玻璃体积血、牵拉性视网膜脱离、新生血管性青光眼等并发症。本病比视网膜中央动脉阻塞多见。

二、病情观察与评估

(一)生命体征

监测生命体征,密切观察患者血压情况。

(二)症状体征

(1)观察患者视力情况,有无视网膜水肿、渗出、出血等症状。

(2)了解患者有无高血压、动脉粥样硬化等病史;有无血液黏稠度及血流动力学改变等。

(三)安全评估

评估患者有无因视力障碍导致跌倒/坠床的危险。

三、护理措施

(一)用药护理

遵医嘱行溶栓抗凝治疗,观察患者皮肤黏膜有无出血点、有无瘀斑等症状,定期检查凝血酶原时间及纤维蛋白原。

(二)眼部护理

(1)观察患者视力恢复情况,有无玻璃体积血、牵拉性视网膜脱离、新生血管性青光眼等并发症。

(2)有新生血管或大面积毛细血管无灌注区者行全视网膜光凝治疗。

四、健康指导

(一)住院期

(1)告知患者眼底荧光造影、视网膜电图、视野等检查的目的及配合要点。

(2)告知患者积极治疗原发病,监测血糖、血压及血脂情况,饮食清淡易消化、低脂肪、低胆固醇。

(3)合理安排日常生活,戒烟酒,保持良好的睡眠习惯。

(二)居家期

(1)积极治疗原发病,出院后每半年或一年行体格及眼底检查。

(2)出院后1周门诊复查,若出现视力突然下降、部分视野缺损等情况应及时就医。

(徐翠玲)

第十二节　视网膜脱离

一、概述

视网膜脱离是指视网膜神经上皮与色素上皮之间的潜在间隙发生分离,根据发病原因可分为:孔源性视网膜脱离、牵拉性视网膜脱离和渗出性视网膜脱离。高度近视、糖尿病性视网膜病变、高血压性视网膜病变、外伤等是发病的主要因素。早发现、早诊断、早治疗可有效减少视网膜脱离对视功能的损害。

二、病情观察与评估

(一)生命体征

监测生命体征,观察患者有无体温、脉搏、呼吸、血压异常。

(二)症状体征

(1)观察患者视力、眼压、眼底情况,有无视物变形、眼前黑影、遮挡感、闪光感等症状。

(2)了解患者有无高度近视、眼部外伤史、糖尿病、高血压、玻璃体积血等病史。

(三)安全评估

(1)评估患者有无因视力障碍导致跌倒/坠床的危险。

(2)评估患者对疾病的认知程度、心理状态,有无焦虑、抑郁等表现。

三、护理措施

(一)术前护理

1.完善检查

协助完善术前常规及专科检查。

2.体位与活动

(1)协助患者取视网膜裂孔处于最低位休息,减少视网膜下积液。如上方裂孔采取低枕卧位、下方裂孔采取高枕卧位。

(2)减少用眼,避免剧烈活动、突然转头、瞬目、咳嗽、打喷嚏、俯卧、埋头等动作,减少玻璃体对视网膜的牵拉,防止视网膜脱离范围扩大。

3.用药护理

(1)遵医嘱散瞳,麻痹睫状肌,保证眼球休息,利于检查,防止术后瞳孔粘连。

(2)滴药后压迫泪囊区2～3分钟,防止药物经泪道进入鼻腔由鼻黏膜吸收出现口干、视物模糊、皮肤潮红、心悸等毒副反应,若症状加重,立即停药,吸氧,协助医师进行处理。

4.预防跌倒/坠床

根据患者视力障碍程度及自理能力,协助其完成进食、洗漱、如厕等生活护理。将常用的物品置于随手可得之处,保持周围环境无障碍物,晚上使用夜灯,指导患者使用厕所、浴室、通道的扶手,活动及外出时有人全程陪同,避免跌倒/坠床。

5.糖尿病患者监测血糖变化,控制血糖在正常范围。

观察患者有无糖尿病足等并发症。

6.心理护理

加强与患者沟通,了解患者对治疗的期望值,给予正确的引导。讲解成功案例,增强战胜疾病的信心,积极配合治疗。

7.访视与评估

了解患者基本信息和手术相关信息,确认术前准备完善情况。

8.患者交接

与手术室工作人员核对患者信息、手术部位标识及患者相关资料,完成交接。

（二）术后护理

1.体位与休息

协助患者正确卧位,眼内注气或硅油填充患者术后取裂孔处于最高位休息,利用气体向上的浮力及硅油表面张力促进视网膜复位。可采取坐卧交替或按摩颈肩背部等方法以缓解手术后被动体位带来的身体不适。

2.眼部护理

（1）勿过度用眼,减少眼球转动,避免揉搓碰撞术眼、剧烈活动、咳嗽、打喷嚏、头部震动。

（2）观察患者眼压、眼内气体吸收、视网膜复位等情况,若有异常,协助医师处理。

3.饮食护理

（1）饮食清淡、软、易消化、富含维生素及蛋白质,保持大便通畅,避免过度咀嚼、用力排便引起视网膜再脱。

（2）巩膜外垫压术或巩膜环扎术的患者,手术牵拉眼肌可引起恶心、呕吐等不适,应少量多餐进食。

4.疼痛护理

巩膜外垫压术或环扎术患者,因手术范围大、牵拉眼肌,术后疼痛明显,采用 NRS 进行疼痛评分,分析疼痛原因,指导患者采取听音乐、默念数字等分散注意力的方法缓解疼痛。当 NRS≥4 分时,遵医嘱用药,观察疼痛缓解情况。

四、健康指导

（一）住院期

（1）告知患者裂隙灯、眼底、三面镜、眼压、眼底血管造影及 OCT、ERG、VEP、眼 B 超等检查的目的、重要性及配合要点。

（2）告知患者视网膜脱离的治疗原则是尽早封闭裂孔,促进视网膜复位。

（二）居家期

（1）告知患者选择适当交通工具避免剧烈颠簸,3 个月内避免剧烈活动。

（2）球内注气或硅油填充者低头位休息,根据气体吸收及视网膜复位情况,确定更换体位时间。

（3）球内注气者 2 个月内禁止乘坐飞机或到海拔 1 200 米以上的地方;硅油填充者 3～6 个月后取出硅油。

（4）出院后 1 周门诊复查。如出现视力下降、眼前黑影遮挡、闪光感等立即就医。糖尿病性视网膜脱离患者需终身随访。

（徐翠玲）

第十三节　视网膜母细胞瘤

一、概述

视网膜母细胞瘤是由原始神经外胚层组织未成熟的视网膜细胞形成的原发性眼内恶性肿瘤。确切病因不明。多发生在 3 岁以下婴幼儿,可单眼、双眼先后或同时发病,具有家族遗传倾向。根据肿瘤的发展过程,临床上将视网膜母细胞瘤分为眼内期、青光眼期、眼外期、转移期。因本病易发生颅内及远处转移,危及患儿生命,因此应早发现、早诊断、早治疗。

二、病情观察与评估

(一)生命体征
监测生命体征,观察患儿体温、脉搏、呼吸有无异常。

(二)症状体征
(1)了解患儿发病年龄、有无家族史。
(2)了解患儿视网膜母细胞瘤的分期:眼内期、青光眼期、眼外期及转移期。

(三)安全评估
(1)评估患儿有无因年龄、视力障碍导致跌倒/坠床的危险。
(2)评估家属对疾病的认知程度、心理状态,如焦虑、悲观等。

三、护理措施

(一)术前护理
1.完善检查
协助完善术前常规及专科检查。
2.心理护理
向患儿家属讲解疾病的治疗方法和预后,关心患儿、安慰家属,减轻其焦虑、悲观情绪,协助家属做好患儿的心理安抚,积极配合治疗。
3.访视与评估
了解患儿基本信息和手术相关信息,确认术前准备完善情况。
4.患者交接
与手术室工作人员核对患儿信息、手术部位标识及患儿相关资料,完成交接。

(二)术后护理
1.卧位
协助患儿平卧位休息,头偏向健眼一侧,及时清除口鼻分泌物,保持呼吸道通畅,防止窒息。4～6小时后半卧位休息,减轻局部水肿。
2.观察生命体征
低流量吸氧、心电监护,监测并记录患儿生命体征、氧饱和度、尿量等。
3.眼部护理
(1)观察眼部加压包扎松紧度、是否压迫耳郭及鼻孔;观察敷料有无渗血、渗液,如有异常,协助医师处理。
(2)安抚患儿,减少哭闹,勿抓挠术眼,防止敷料脱落;术眼敷料去除后,勿揉搓、碰撞术眼,避免脏水进术眼。
4.预防跌倒/坠床
落实预防跌倒/坠床干预措施,如上床挡、保持地面干燥、防滑、协助患儿床旁活动,保障患儿安全。

四、健康指导

(一)住院期
(1)告知家属 X 线、CT、MRI、眼 B 超等检查的目的及配合要点。
(2)告知家属该病的手术方式为眼球摘除或眶内容物剜除术,以控制肿瘤生长及转移,挽救患儿生命。

（二）居家期

（1）告知需行放射治疗、化学治疗的患儿家属，及时到相关科室继续治疗。

（2）出院后1周门诊复查，病情变化及时就医。

（徐翠玲）

第十四节　视神经炎

一、概述

视神经炎是指阻碍视神经传导，引起视功能一系列改变的视神经病变，如炎性脱髓鞘、感染、自身免疫性疾病等。临床上常分为视神经乳头炎及球后视神经炎。视神经乳头炎是指视神经乳头局限性炎症，多见于儿童及青少年，一般预后较好；球后视神经炎则以慢性多见，一般预后较差。

二、病情观察与评估

（一）生命体征

监测生命体征，观察患者有无体温、脉搏、呼吸、血压异常。

（二）症状体征

（1）观察患者视力、瞳孔对光反射、眼球运动情况。

（2）了解患者VEP、眼底及视野的改变，有无眼球压痛、转动痛、色觉减退等。

（3）了解患者近期有无感冒、疲劳、接触有害物质等情况；有无神经系统及自身免疫性疾病；有无局部及全身感染。

（三）安全评估

（1）评估患者有无因视力障碍导致跌倒/坠床的危险。

（2）评估患者对疾病的认知程度，有无焦虑、急躁等表现。

三、护理措施

（一）用药护理

1.用药原则

遵医嘱给予激素、血管扩张剂、活血化瘀、神经营养支持等治疗。

2.使用糖皮质激素注意事项

（1）结核、消化道溃疡史者禁用；糖尿病、高血压患者慎用。

（2）骨质疏松、低钙、低钾、消化道溃疡是常见的药物不良反应，使用过程中注意补钙、补钾、使用胃黏膜保护剂。饮食宜低盐、高钾、适当限制水的摄入。

（3）长期大剂量使用可引起脂肪重新分布从而出现满月脸、水牛背等症状，停药或减量后可逐渐消退。

（4）长期大剂量使用会使机体抵抗力、免疫力下降，应预防感冒、皮肤及口腔感染。

（5）告知患者监测血糖、血压、电解质、眼压及体重变化的目的及重要性。

（6）长期用药者应遵医嘱逐渐减量，不能自行停止用药。

（二）预防跌倒/坠床

根据患者视力障碍程度及自理能力，协助其完成进食、洗漱、如厕等生活护理。将常用的物品置于随手可得之处，保持周围环境无障碍物，晚上使用夜灯，指导患者使用厕所、浴室、通道的扶手，活动及外出时有人全程陪同，避免跌倒/坠床。

（三）心理护理

加强与患者沟通,关心患者,讲解疾病的病因、诱因、治疗方法及预后等知识,消除其紧张、焦虑心理,以增强战胜疾病的信心,积极配合治疗。

四、健康指导

（一）住院期

(1)告知患者 VEP、眼底荧光血管造影、头部 MRI 等检查的目的及配合要点。

(2)告知患者视神经炎常与炎性脱髓鞘、感染、自身免疫性疾病等有关。一旦出现视力急剧下降、视野变小、眼球或眼眶后疼痛、色觉减退时,应立即就医。

（二）居家期

(1)遵医嘱用药,强调使用糖皮质激素的注意事项。

(2)讲解预防视神经炎复发的方法:生活有规律、劳逸结合、保证充足睡眠;饮食合理搭配,营养丰富,戒烟酒;适当参加体育锻炼,增强体质;保持情绪稳定;防感冒。

(3)出院后 1 周门诊复查。

（徐翠玲）

第十五节　斜　视

一、概述

斜视是指双眼不能同时注视同一目标而发生眼位偏斜,属眼外肌疾病,可分为共同性斜视及非共同性斜视。共同性斜视眼外肌及其神经支配无器质性改变,以眼位偏向一侧、眼球无运动障碍、无复视为主要临床特征;非共同性斜视因眼外肌及其神经支配受损,有眼球运动受限、代偿头位、复视,并伴有眩晕、恶心、步态不稳等全身症状。

二、病情观察与评估

（一）生命体征

监测生命体征,观察患者有无体温、脉搏、呼吸、血压异常。

（二）症状体征

(1)观察患者有无眼球运动受限、代偿头位;有无复视、眩晕、恶心等不适症状。

(2)了解患者斜视的性质及斜视度。

(3)了解患者有无家族史、外伤史、肿瘤病史。

（三）安全评估

(1)评估患者有无因双眼包扎导致跌倒/坠床的危险。

(2)评估患者对疾病的认知程度、心理状态及家庭支持系统。

三、护理措施

（一）术前护理

1.完善检查

协助完善术前常规及专科检查。

2.心理护理

加强与患者的沟通,告知手术目的是纠正眼位、改善外观,使其克服紧张、焦虑情绪,积极配合治疗及护理。协助家属做好儿童心理安抚。

3.访视与评估

了解患者基本信息和手术相关信息,确认术前准备完善情况。

4.患者交接

与手术室工作人员核对患者信息、手术部位标识及患者相关资料,完成交接。

(二)术后护理

1.预防跌倒/坠床

协助双眼包扎的患者完成进食、洗漱、如厕等生活护理。将常用的物品置于随手可取之处,保持周围环境无障碍物,活动及外出时有人全程陪同,避免跌倒/坠床。

2.卧位

因手术牵拉肌肉和麻醉反应可出现恶心呕吐现象,协助患者侧卧或头偏向一侧,利于呕吐物的清除,防止堵塞呼吸道引起窒息。

3.眼球功能训练

弱视患者继续弱视治疗及双眼视功能训练;外斜患者行辐辏功能训练。

四、健康指导

(一)住院期

(1)讲解视力、屈光、眼位及斜视度、眼球运动功能、调节功能(或集合功能)、立体视觉检查的目的、重要性及配合要点。

(2)告知家属眼部加压包扎可能会引起眼部不适,应防止患儿自行拆除敷料,勿碰撞、揉搓术眼。

(二)居家期

(1)告知患者及家属根据术后屈光状态和斜视类型验光配镜。

(2)出院后1周门诊复查,如出现异常立即就医。

(徐翠玲)

第十六节　眼眶骨骨折

一、概述

眼眶骨骨折是指组成眼眶的骨壁连续性中断。眶骨骨折一般分为眶底骨折、眶顶骨折、眶上缘骨折和眶内、外侧壁骨折等。眶骨骨折是常见的颅颌面损伤类型之一,可单独发生,或与其他颌面骨骨折同时发生。其主要临床表现:面部畸形、眶周淤血肿胀、眼球内陷、眶下区麻木、复视、眼球运动障碍等。

二、病情观察与评估

(一)生命体征

监测生命体征,观察患者有无体温、脉搏、呼吸、血压异常。

(二)症状体征

(1)观察患者眼部有无出血、有无鼻出血、有无眩晕、呕吐及脑脊液鼻漏等。

(2)观察患者视力,有无复视、斜视,有无眼球内陷、运动受限,有无上睑下垂等。

（三）安全评估

（1）评估患者有无因视力障碍导致跌倒/坠床的危险。

（2）评估患者及家属对眶骨骨折的认知程度，对术后面型及视力恢复的期望值；有无心理问题，如焦虑、烦躁等表现。

三、护理措施

（一）术前护理

1.完善检查

协助完善术前常规及专科检查。

2.用药护理

给予抗生素预防感染，受伤后 24 小时内注射破伤风抗毒素或破伤风人免疫球蛋白。

3.心理护理

眼眶骨折患者担心术后预后不良，容貌及视力恢复不佳，易产生焦虑、烦躁等心理状况，加强沟通，帮助患者克服紧张、焦虑情绪，积极配合治疗及护理。

4.访视与评估

了解患者基本信息和手术相关信息，确认术前准备完善情况。

5.患者交接

与手术室工作人员核对患者信息、手术部位标识及患者相关资料，完成交接。

（二）术后护理

（1）密切观察患者意识、体温、脉搏、呼吸的情况，记录出入量。

（2）眼部护理

（1）观察敷料有无渗血渗液、松脱、移位，以防出血、伤口水肿；有无术眼疼痛、恶心呕吐；观察鼻腔分泌物的性状等。

（2）术后 24 小时内用冰袋间断冷敷术眼周围以减轻组织充血、水肿、疼痛，冷敷时应避免冻伤。

（3）敷料打开后，观察有无眼睑肿胀、畏光、流泪、结膜充血水肿、有无分泌物；观察视力、眼位、眼球运动、眶压、眼压的变化，若有异常及时报告医师处理。

3.体位与活动

卧床休息，减少头部活动，避免低头弯腰、大声谈笑及用力咳嗽、打喷嚏，勿用力擤鼻、碰撞、揉搓术眼等，以防眶内出血及置入物移位等。

4.用药护理

术后 24 小时内快速滴注 20％甘露醇 250 mL 以降眶压及眼压，输注完毕需平卧 1～2 小时，防止直立性低血压及脑疝等发生，注意观察神志、呼吸及脉搏的变化。

5.疼痛护理

采用 NRS 进行疼痛评分，分析疼痛的原因，指导患者采取听音乐、默念数字等分散注意力的方法缓解疼痛。NRS≥4 分时，遵医嘱用药，观察疼痛缓解情况。

6.饮食

进食清淡、软、易消化、富含维生素及蛋白质的饮食，避免过度咀嚼，保持大便通畅。

7.眼肌康复训练

术后 2 天起指导患者进行眼球运动训练：眼球上下左右转动，早晚各 1 次，每次活动 100～200 次，使眼部肌肉不断收缩舒张，改善局部血液循环，防止粘连，使嵌顿变形的肌肉恢复功能，利于复视消失。

四、健康指导

（一）住院期

讲解视力、眼压、眶压、裂隙灯、眼底、眼位、眼球运动、同视机、复视、眼眶 CT、MRI 检查的目的、重要性及配合要点。

（二）居家期

（1）强调坚持眼肌康复训练的重要性,同时需克服疼痛、头晕等不适;若出现明显的上下睑皮下出血或睁眼困难时,暂停训练并立即就医。

（2）出院后1周门诊复查,如出现眼睑充血、水肿、眼痛、复视等异常情况应立即就医。

（徐翠玲）

第十七节　机械性眼外伤

一、概述

机械性眼外伤是指机械性外力作用于眼球及附属器,造成其结构及功能障碍,是单眼盲的首要原因。根据损伤的性质分为钝器伤、锐器伤和异物伤。

二、病情观察与评估

（一）生命体征

监测生命体征,观察患者有无体温、脉搏、呼吸、血压异常。

（二）症状体征

（1）观察患者眼部有无伤口、伤口部位及大小,伤口的污染程度。

（2）观察患者眼部有无疼痛、疼痛性质及程度。

（3）了解患者致伤的时间、环境、原因、致伤物的性质;伤后处理情况,有无昏迷、全身有无大出血等合并伤。

（4）了解有无眼内容物嵌顿、脱出;有无眼内异物存留、有无眶骨骨折、泪小管断裂、神经损伤;有无前房出血、脉络膜出血、玻璃体积血、视网膜出血等情况。

（三）安全评估

（1）评估患者有无因双眼视力障碍导致跌倒/坠床的危险。

（2）评估患者及家属对眼外伤的认知程度、对疾病预后的期望值,有无焦虑、恐惧等。

三、护理措施

（一）眼部护理

1.眼睑挫伤

眼睑水肿皮下淤血者,48小时内予以冷敷止血,48小时后热敷促进淤血吸收。

2.泪小管断裂

尽早行泪小管吻合术。

3.结膜挫伤

滴抗生素眼药,预防感染。

4.角膜挫伤

滴用促上皮生长类眼液,利于角膜上皮愈合;角膜上皮缺损者涂抗生素眼膏后包扎。

5.视网膜震荡伤与挫伤

早期应用大剂量糖皮质激素减轻视网膜水肿。

6.前房积血

半卧位休息,减少活动,必要时双眼遮盖制动;给予止血、降眼压等处理;如前房积血多、5 天后不吸收或经药物治疗眼压在 5～7 天内不能控制者,行前房穿刺冲洗术。

7.玻璃体积血

卧床休息,减少活动;给予止血、活血化瘀、促进积血吸收等治疗;3 个月后积血不吸收或合并视网膜脱离者,行玻璃体切割及视网膜复位术。

8.眼球穿通伤

(1)术前护理:①给予抗生素及破伤风抗毒素治疗,需清创缝合术者,完善术前准备,禁止结膜囊冲洗。②访视与评估,了解患者基本信息和手术相关信息,确认术前准备完善情况。③患者交接,与手术室工作人员核对患者信息、手术部位标识及患者相关资料,完成交接。

(2)术后护理:①观察患者术眼敷料有无渗血、渗液,有无松脱等情况。②遵医嘱使用抗生素,严格执行无菌操作,防止眼内感染的发生。③进食清淡、易消化,营养丰富的饮食;前房积血者饮食宜温凉。

(二)心理护理

加强与患者及家属沟通,讲解机械性眼外伤的相关知识及预后,消除其焦虑、悲观、恐惧心理,增强战胜疾病的信心。

(三)用药护理

使用糖皮质激素的患者注意补钾补钙,同时使用胃黏膜保护剂,监测血糖、血压、眼压、体重的变化,长期用药者不可自行减量或停药。

四、健康指导

(一)住院期

(1)讲解视力、裂隙灯、眼底、眼压、眼 B 超、CT、MRI 等检查的目的及配合要点。

(2)告知患者勿剧烈活动,勿揉搓碰撞患眼,勿用力挤眼、咳嗽、打喷嚏、用力排便,减少眼球转动,勿低头等,以减少眼部出血,防止眼内容物脱出;眼睑皮下气肿者禁止擤鼻。

(二)居家期

(1)坚持局部用药,教会患者及家属正确滴眼药的方法。

(2)告知眼球摘除未安置眼胎者,2 周后水肿消失即行二期眼胎植入;晶状体摘除未安置人工晶体者,3～6 个月后植入人工晶体;泪小管吻合者 3 个月后拆除内眦部缝线。

(3)出院后 1 周门诊复查,如有病情变化及时就诊。

(徐翠玲)

第十八节 外耳道异物

一、概述

外耳道异物是指体积较小物体或虫类等进入外耳道。异物种类可分为动物性(昆虫)、植物性(谷类、豆类、小果核等)及非生物性(石子、铁屑、玻璃珠等)三类。

二、病情观察与评估

(一)生命体征

监测生命体征,观察患者体温有无异常。

(二)症状体征

(1)观察患儿是否不停抓挠患耳、哭闹不止,有无外耳道肿胀等。

(2)了解异物种类,患者有无耳闷胀感、耳内奇痒、轰鸣声及反射性咳嗽。

(3)观察患者有无疼痛及评估疼痛程度。

(三)安全评估

评估患者有无因年龄幼小导致跌倒/坠床的危险。

三、护理措施

(一)术前护理

1.物品准备

依据异物种类、大小、性状、部位等准备用物。

2.患者准备

(1)异物为石灰,禁止向耳内滴药,以免引起烧伤。

(2)活动性昆虫类异物,先用油类、乙醇等滴入耳内或用浸有乙醚的棉球塞于外耳道数分钟。

(3)被水泡胀的植物类异物,用95%乙醇滴耳使植物脱水。

3.访视与评估

了解患者基本信息和手术相关信息,确认术前准备完善情况。

4.患者交接

与手术室工作人员核对患者信息、手术部位标识及患者相关资料,完成交接。

(二)术后护理

1.伤口护理

观察外耳道有无出血、肿胀。

2.体位与活动

半卧位或健侧卧位休息,以免引起疼痛或疼痛加剧。

3.安全护理

年幼患儿专人看护,床挡保护,避免奔跑打闹,穿防滑鞋,保持地面干燥,预防跌倒/坠床发生。

4.疼痛护理

观察疼痛部位及性质,采用NRS对患者进行疼痛评估,疼痛较轻,可通过听音乐、阅读等方式转移注意力;NRS评分≥4分,遵医嘱予以镇痛剂,观察并记录用药疗效及反应。

四、健康指导

(一)住院期

(1)指导患者保护患耳,洗澡、洗头时棉球堵塞耳道口,避免污水入耳引起感染。

(2)告知患者忌坚硬食物以避免过度咀嚼引起疼痛或疼痛加剧。

(二)居家期

(1)勿将细小物品放置于儿童能触及的地方,教育儿童勿将异物塞入耳内;成人禁用火柴棍等挖耳。

(2)室内消灭蟑螂,尽量不要放置土培植物,野外露宿时戴耳塞等,防止昆虫进入耳内。

(3)告知患者一旦发生外耳道异物,应及时就诊,勿自行挖取,以免加大手术难度或引起鼓膜穿孔。

(徐翠玲)

第十九节　慢性化脓性中耳炎

一、概述

慢性化脓性中耳炎是中耳黏膜、骨膜或深达骨质的慢性化脓性炎症。病变不仅位于鼓室,亦可侵犯鼓窦、乳突、咽鼓管。临床以耳内反复或长期流脓、鼓膜穿孔及听力下降为特点,严重者可引起颅内外并发症。

二、病情观察与评估

（一）生命体征

监测生命体征,观察体温有无异常。

（二）症状体征

(1)观察患者有无耳溢液、耳痛。

(2)观察患者有无眩晕、恶心呕吐,有无听力下降及耳鸣等现象。

（三）安全评估

评估患者有无因眩晕引起的跌倒/坠床危险。

三、护理措施

（一）术前护理

1.完善检查

协助完成术前常规及专科检查(电耳镜、纯音听阈测试、声导抗测试、颞骨 CT 扫描)。

2.患者准备

密切观察病情变化,注意有无发热、头痛、恶心呕吐等颅内并发症现象。疑有颅内并发症者禁用镇痛镇静药物。

3.访视与评估

了解患者基本信息和手术相关信息,确认术前准备完善情况。

4.患者交接

与手术室工作人员核对患者信息、手术部位标识及患者相关资料,完成交接。

（二）术后护理

1.伤口护理

观察耳部敷料有无渗血、渗液,有无眼睑及颜面部水肿。

2.面瘫护理

观察有无口角歪斜、眼睑闭合不全、鼻唇沟变浅等面瘫现象,嘱患者做抬眉、龇牙、闭眼、鼓气动作。

3.体位与活动

平卧位或健侧卧位休息。有眩晕、乏力等不适,宜卧床休息,予床挡保护,待症状减轻后可下床活动。首次活动时,先取半卧位,后床旁活动,再病区活动,预防跌倒/坠床。

4.疼痛护理

采用 NRS 对患者进行疼痛评估,疼痛较轻,可通过听音乐、阅读等方式转移注意力;NRS 评分≥4 分,遵医嘱予以镇痛剂,观察并记录用药疗效及反应。

5.饮食护理

进温凉软食,健侧咀嚼,忌坚硬刺激性食物。

四、健康指导

（一）住院期

（1）告知患者避免术侧受压、过度咀嚼，以减轻伤口疼痛，避免诱发或加重出血。

（2）指导患者减少头部活动，循序渐进，避免低头、弯腰捡东西等动作以免诱发或加重眩晕，导致跌倒。

（二）居家期

（1）保持伤口局部清洁干燥，防止伤口感染。

（2）教会患者正确的耳部滴药和洗耳方法。

（3）告知患者遵医嘱复查，如有伤口红肿疼痛、流脓等及时就诊。

（徐翠玲）

第二十节 慢性鼻炎

一、概述

慢性鼻炎是无明确致病微生物感染、病程持续 12 周以上或炎症反复发作、间歇期内不能恢复正常的鼻腔黏膜和黏膜下层的慢性炎症性疾病。以鼻腔黏膜肿胀、分泌物增多为特征。可分为慢性单纯性鼻炎和慢性肥厚性鼻炎，以后者多见。

二、病情观察与评估

（一）生命体征

监测生命体征，观察有无呼吸异常。

（二）症状体征

（1）观察患者有无黏液性或脓性鼻涕。

（2）观察患者有无头痛、头昏、咽干、咽痛。

（3）了解患者有无持续性或交替性鼻塞；有无耳鸣、耳闭塞感。

（三）安全评估

评估患者有无因长期鼻塞影响正常生活、学习、工作而产生的焦虑情绪。

三、护理措施

（一）非手术治疗

遵医嘱规律用药，鼻腔减充血剂敏感者，注意预防药物性鼻炎发生；鼻腔减充血剂不敏感者，配合医师行下鼻甲硬化剂注射、激光、微波、射频等治疗。

（二）手术治疗

1.术前护理

（1）协助完善常规及专科检查（鼻窦 CT、MRI、鼻阻力检查、鼻声反射检查、嗅功能检测）。

（2）关心患者，讲解疾病相关知识及治疗方法，消除紧张、焦虑情绪。

（3）访视与评估：了解患者基本信息和手术相关信息，确认术前准备完善情况。

（4）患者交接：与手术室工作人员核对患者信息、手术部位标识及患者相关资料，完成交接。

2.术后护理

（1）出血护理：观察鼻腔、口腔分泌物的颜色、性状和量，判断有无活动性出血。渗血较多可局部冷敷以减轻局部充血及肿胀,减少出血并及时通知医师,协助处理。

(2)伤口护理:观察鼻腔填塞物是否在位,如有松动、脱落,通知医师及时处理。保持鼻腔周围皮肤清洁,鼻腔填塞者可予以金霉素眼膏涂抹,避免皮肤破溃;填塞物为膨胀海绵,填塞期间不用滴鼻剂。

(3)体位与活动:半卧位休息,便于吐出口腔分泌物,防止咽下后刺激胃黏膜引起恶心、呕吐、影响食欲,同时便于观察出血量。避免突然改变体位导致直立性低血压。

(4)饮食护理:宜清淡温凉,忌过硬、过热、辛辣刺激性食物。进食前后漱口,保持口腔清洁,预防感染,增进食欲。

四、健康指导

(一)住院期

(1)勿自行取出鼻腔填塞物、勿用力咳嗽和打喷嚏(深呼吸或用舌尖抵住上腭可缓解),以免导致鼻腔出血。

(2)进食清淡温凉软食、减少咀嚼以预防出血;少量多次饮水可缓解由于张口呼吸导致的咽干咽痛现象;保持大便通畅,以免用力解便导致鼻腔出血。

(二)居家期

(1)讲解及时治疗相关疾病的必要性。戒烟酒,劳逸结合,加强体育锻炼,以增加机体抵抗力,预防感冒。

(2)指导从事有害气体、粉尘等职业者,加强防护。

(3)根据病情门诊随访。

(徐翠玲)

第二十一节 急性鼻窦炎

一、概述

急性鼻窦炎是鼻窦黏膜、窦内液体和(或)窦壁骨质的急性卡他性或化脓性炎症,可累及骨质及周围组织、邻近器官,引起严重并发症。鼻腔与鼻窦黏膜互相延续,鼻窦炎时,鼻腔黏膜也会发生不同程度的炎症,所以通常所说的鼻窦炎就是急性鼻窦炎。

二、病情观察与评估

(一)生命体征

监测生命体征,观察体温有无异常。

(二)症状、体征

(1)观察患者有无鼻塞及嗅觉障碍;有无大量黏液性或脓性鼻涕。

(2)观察患者头痛情况:①前组鼻窦炎头痛多在额部和颌面部,后组鼻窦炎头痛多位于颅底或枕部。②急性上颌窦炎头痛上午较轻,午后加重,夜间缓解,多位于患侧面颊、颞部及额窦处。③急性筛窦炎头痛晨起渐重,午后转轻,多位于颞部、鼻根、内眦及眶内。④急性额窦炎头痛晨起渐重,中午最重,下午渐轻,多位于额窦区或眼眶内部。⑤急性蝶窦炎头痛晨起较轻,午后重,多位于枕后、乳突或颅内。

(3)了解患者有无全身症状,如畏寒、发热、全身不适。

(三)安全评估

评估患者有无因头痛、头昏导致跌倒、坠床的危险。

三、护理措施

（一）上颌窦穿刺冲洗护理

（1）注意倾听主诉，观察患者有无头晕不适，发生晕厥，立即停止操作，取平卧位休息，起床动作宜缓，防止跌倒、坠床的发生。

（2）发生气栓，迅速取头低左侧卧位，立即吸氧，通知医师采取急救措施。

（3）操作完毕注意观察患者鼻腔有无渗血，面部有无肿胀、麻木感，如有异常需及时处理。

（4）穿刺后应休息 30～60 分钟，以防发生意外。

（二）疼痛护理

采用 NRS 对患者疼痛情况进行评估，通过听音乐、聊天等转移注意力缓解疼痛。NRS 评分≥4 分，遵医嘱予以镇痛剂，观察患者疼痛有无缓解及有无恶心、呕吐等不良反应。

（三）用药护理

（1）鼻部滴药：先擤尽鼻腔分泌物，取仰卧头低位，颏尖朝上，头略偏向滴药侧，每侧滴入药液 3～4 滴，滴药后轻捏鼻翼数次，使鼻腔黏膜充分接触药液，保持此体位 2～3 分钟；多种药物滴鼻时，两种药物之间需间隔 30 分钟。

（2）遵医嘱全身或局部用药。

（3）体温过高者给予物理降温或使用解热镇痛药物。

（四）饮食护理

予以高营养、高维生素食物，多饮水。

（五）卧位与活动

活动时注意动作轻柔缓慢，勿突然改变体位，以免发生直立性低血压，避免跌倒、坠床发生。

四、健康指导

（一）住院期

（1）告知患者急性鼻窦炎发病原因、主要症状及治疗过程，取得患者配合。

（2）教会患者正确擤鼻。

（二）居家期

（1）合理饮食，多饮水，忌辛辣、刺激性和油腻食物，戒烟酒，可减少刺激、利于分泌物的排出。

（2）加强锻炼，劳逸结合，提高抵抗力；保持环境清洁、通风。

（3）如出现高热不退、头痛加剧、眼球活动受限或眼球突出等症状时立即就诊。

（徐翠玲）

第二十二节 鼻 出 血

一、概述

鼻出血又称鼻衄，是指鼻腔单侧或双侧反复或间歇性出血。多因鼻腔病变引起，也可由全身疾病所引起，偶有因鼻腔邻近病变出血经鼻腔流出者。鼻中隔下方利特尔区血管丰富，表浅，吻合支多，易受外伤及干燥空气刺激，且其下部为软骨，当黏膜受伤或发生肿胀时易发生血管破裂，是临床常见出血部位之一，小儿及青少年出血大多发生于此处，而 40 岁以上的中老年人鼻出血则多发生在鼻腔后部。常用的止血方法有压迫止血、鼻腔填塞、烧灼、冷冻、激光、手术止血。

二、病情观察与评估

（一）生命体征

监测生命体征,观察体温、血压、脉搏及呼吸有无异常。

（二）症状体征

（1）观察患者是否行鼻腔填塞（单或双侧）及填塞的部位（前或后鼻腔）、了解填塞材料（可吸收材料、油纱条、纱球或弗莱氏尿管）。

（2）观察患者有无鼻腔滴血、持续流血、大量鲜血自口鼻涌出等活动性出血现象。

（3）观察患者有无面色苍白、乏力、头昏、口渴、冷汗、血压下降、脉速无力等早期休克征象。

（三）安全评估

（1）评估患者有无因出血引起失血性休克的危险。

（2）评估患者有无因鼻腔大量出血引起窒息的危险。

（3）评估患者有无因虚弱、乏力导致跌倒/坠床的危险。

（4）评估患者及家属有无因出血而紧张、恐惧。

三、护理措施

（一）出血护理

（1）监测生命体征和出血量,建立静脉通道,备好抢救药物、器械、负压吸引器等,及时清除口腔内血液及血凝块,有活动性出血者,协助医师行鼻腔止血。

（2）休克者取中凹位,头偏向一侧,迅速解开领口或脱去高领衫,去除腰带;静脉双通道快速补液,必要时输血,注意保暖。贫血及活动性出血患者严格卧床。

（二）鼻腔填塞护理

1.用物准备

（1）止血用物:油纱条或碘仿纱条、纱球或弗莱氏尿管、纱布、手套,鼻内镜及冷光源。

（2）抢救物品:氧气、负压吸引器、心电监护仪、气管切开包及止血药物等急救药品。

2.填塞中护理

（1）监测生命体征,观察患者面色、意识等。

（2）安慰患者,指导张口呼吸以缓解填塞引起的不适与疼痛。出现虚脱,立即暂停填塞,平卧头偏向一侧、给予吸氧、加快输液速度等。

3.填塞后护理

（1）病情观察:①监测生命体征,高血压患者遵医嘱用药,加强血压监测。②局部冷敷,观察鼻腔有无活动性出血,床旁备头灯、吸引器、鼻腔止血用物,以备再次出血时紧急处理。③观察患者大便颜色、性状,注意有无腹胀、腹痛。

（2）疼痛护理:采用NRS对患者鼻部及头部疼痛情况进行评估,鼻腔填塞期间局部冷敷或通过转移注意力来缓解头部、鼻部胀痛现象。NRS评分≥4分,遵医嘱予以镇痛剂,观察并记录用药疗效及反应。

（3）饮食护理:进食温凉清淡无刺激的流质或半流质饮食,增加饮水量。

（4）口腔护理:进食前后漱口,必要时行口腔护理,保持口腔清洁。

（三）鼻内镜下电凝止血术的护理

对于出血量较大、反复出血、出血点明确者可行鼻内镜下鼻腔电凝止血术。

1.术前护理

（1）访视与评估:了解患者基本信息和手术相关信息,确认术前准备完善情况。

（2）患者交接:与手术室工作人员核对患者信息、手术部位标识及患者相关资料,完成交接。

2.术后护理

(1)保持呼吸道通畅,观察鼻腔有无出血,有无频繁吞咽动作,鼻腔填塞物是否松动、脱落,床旁备负压吸引器、氧气,及时清除口鼻分泌物、血液及血凝块,防止窒息。

(2)监测血氧饱和度,观察年老体弱患者有无嗜睡、反应迟钝等缺氧症状,避免心脑血管意外的发生。

(3)加强巡视,贫血及失血较多者卧床休息,避免突然改变体位引起直立性低血压。常用物品置于易取处,床挡保护,协助生活护理,预防跌倒、坠床发生。

(4)予以清淡温凉流质或半流质饮食,加强营养。贫血患者多进食含铁食物,铁剂应在饭后服用,30分钟内避免饮茶,以免影响吸收。

四、健康指导

(一)住院期

(1)保持情绪稳定,避免血压升高,以免诱发或加重出血。

(2)保持大便通畅,以免诱发或加重出血;多次少量饮水可缓解张口呼吸引起的咽干咽痛等现象。

(3)避免剧烈运动、用力咳嗽、擤鼻、弯腰低头,勿挖鼻,保持鼻腔黏膜完整,以免诱发或加重出血。

(4)吐出口腔分泌物,以免血液吞入胃内刺激胃黏膜引起不适,同时便于观察有无出血情况。

(二)居家期

(1)养成良好饮食习惯,戒烟酒、忌辛辣刺激性食物,高血压患者宜低盐低脂食物。

(2)教会患者正确的鼻腔点药或鼻腔冲洗方法,保持鼻腔清洁湿润。

(3)养成良好的卫生习惯,禁止挖鼻;出院4～6周内,避免用力擤鼻、重体力劳动或剧烈运动,预防鼻腔再次出血。

(4)积极治疗高血压、血液病等全身疾病。

(5)教会患者及家属简易止血方法:冷敷鼻部及前额;用拇指和示指紧捏两侧鼻翼10～15分钟,如无效及时就诊。

(徐翠玲)

第二十三节 急性咽炎

一、概述

急性咽炎是咽黏膜、黏膜下组织和淋巴组织的急性炎症,常为上呼吸道感染的一部分,多由急性鼻炎向下蔓延所致,也有开始即发生于咽部者。炎症可以波及整个咽部,或者仅仅局限于鼻咽、口咽或者喉咽。此病可以为原发性,也可以继发于急性鼻窦炎或者急性扁桃体炎之后。常发病于秋冬及冬春之交。

二、病情观察与评估

(一)生命体征

监测生命体征,观察有无体温异常。

(二)症状体征

(1)观察患者有无咽部疼痛、进食困难、张口受限等症状。

(2)观察有无寒战、高热、头痛、全身不适,口渴、食欲减退及便秘等全身症状。

(三)安全评估

评估有无因反复疼痛或高热导致的焦虑。

三、护理措施

（一）疼痛护理

（1）采用 NRS 进行疼痛评估，NRS 评分≥4 分时，遵医嘱用药，并观察药物的反应及疗效。

（2）卧床休息减轻头部及肌肉酸痛，少讲话、采用听音乐等方法转移注意力，缓解疼痛，利于恢复。

（二）高热护理

（1）卧床休息，减少体力消耗。

（2）鼓励多饮水，给予温水擦浴、冰袋、冰枕等物理降温；必要时遵医嘱药物降温。及时协助患者擦干汗渍、更换衣物，避免受凉。

（三）饮食护理

鼓励患者进食蛋白质、维生素丰富的流质或半流质，进食量少者，根据患者摄入状况，遵医嘱及时补液。

（四）口腔护理

遵医嘱给予漱口液漱口。含漱时头向后仰，张口发"啊"音，使含漱液清洁咽后壁，注意勿将药液咽下。

四、健康指导

（一）住院期

（1）鼓励患者多饮水补充高热引起的体液丢失。

（2）用含漱液漱口保持口腔清洁，利于局部炎症消散，增进食欲。

（二）居家期

（1）指导患者保持居住环境温、湿度适宜，定时开窗通风，保持空气流通。

（2）告知患者加强锻炼，增强机体免疫力，防止上呼吸道感染。戒烟酒，少食辛辣、刺激性食物、避免与有害气体接触，以免诱发本病再次发生。

（3）告知患者咽部肿痛，体温持续超过 38.5 ℃，呼吸困难等情况及时就诊。

（徐翠玲）

第二十四节　慢性扁桃体炎

一、概述

慢性扁桃体炎多由急性扁桃体炎反复发作或因扁桃隐窝引流不畅，窝内细菌、病毒滋生感染而导致扁桃体隐窝及其实质发生慢性炎症病变。也可发生于某些急性传染病之后。链球菌和葡萄球菌为本病的主要致病菌。好发年龄 7～14 岁，成人也可见。

二、病情观察与评估

（一）生命体征

监测生命体征，观察体温有无异常。

（二）症状体征

（1）观察患者是否有疼痛及疼痛程度。有无咽干、咽痛、发痒、咽异物感、刺激性咳嗽等咽部不适症状。

（2）观察有无打鼾、呼吸不畅、共鸣障碍等症状。

（3）观察有无风湿热和急性肾炎等全身性疾病。

（三）安全评估

(1)评估患者有无因打鼾、呼吸不畅导致的窒息危险。

(2)评估有无因年龄幼小导致的跌倒、坠床危险。

三、护理措施

（一）术前护理

1.完善检查

协助完善术前常规及专科检查。

2.患者准备

(1)观察睡眠时呼吸情况,打鼾患者取侧卧位或半卧位休息,防止舌根后坠引起窒息。

(2)局麻患者进行张口压舌训练,有利于术中更好的暴露视野。

(3)术前 3 天漱口液含漱,每天 4～6 次,预防术后感染。

3.访视与评估

了解患者基本信息和手术相关信息,确认术前准备完善情况。

4.患者交接

与手术室工作人员核对患者信息、手术部位标识及患者相关资料,完成交接。

（二）术后护理

1.出血护理

观察口腔分泌物的颜色、性状及量,出血量少者,给予局部冷敷;鲜血大口吐出,立即通知医师,安抚患者,抬高床头,保持气道通畅,建立静脉通道,备扁桃体止血包、吸引器等抢救物品,必要时协助医师手术探查止血。手术当天少说话,避免躁动、咳嗽、打喷嚏,以防出血。

2.体位与活动

协助局麻者取半卧位,全麻者取平卧位,头偏向一侧,全麻术后 6 小时取舒适卧位。

3.饮食护理

术后 6 小时伤口无出血,进温凉无渣流质,3 天后改为半流质。术后第 1 天多说话、多漱口、多饮水进食,可预防伤口粘连、瘢痕挛缩,促进伤口愈合。避免使用吸管吸吮,以免伤口出血。

4.疼痛护理

(1)局部冷敷,观察冷敷部位血运情况,避免低温造成的皮肤损伤。

(2)采用 NRS 对患者进行疼痛评估,NRS 评分≥4 分,遵医嘱予以镇痛剂,观察并记录用药疗效及反应。

5.口腔护理

术后 1 天遵医嘱用 1‰～1.5‰过氧化氢溶液等漱口液漱口,保持口腔清洁。漱口时避免用力过度,以免引起创面破损出血。

6.感染预防

观察患者有无口腔异味重,咽部疼痛加剧,体温持续 38.5 ℃以上,若有则提示伤口感染,遵医嘱用药。

四、健康指导

（一）住院期

(1)指导患者严格遵守饮食要求,以免导致伤口出血。

(2)轻轻吐出口中分泌物,防止刺激胃黏膜引起恶心、呕吐,同时便于观察出血情况。

(3)采用听音乐、观看动画片等方法分散注意力,减轻疼痛。

（二）居家期

(1)告知患者 7～14 天进食软食,2 周后根据伤口情况可改为普食,1 个月内忌刺激、粗糙或过热食物以免引起出血。

（2）注意休息，适当锻炼，预防呼吸道疾病。

（3）术后 1 周白膜开始脱落属正常现象，勿人为去除，以免引起出血。出现发热、咽部疼痛、口吐鲜血等及时就诊。

（4）遵医嘱复查。

（徐翠玲）

第二十五节　闭合性喉外伤

一、概述

闭合性喉外伤是指颈部皮肤及软组织无伤口的外伤。轻者仅有喉黏膜及软组织损伤，重者可发生软骨移位、软骨骨折、声带断裂、环杓关节脱位等甚至危及生命。闭合性喉外伤多为外界暴力直接打击喉部所致，如撞伤、拳击伤、钝器打击伤、自缢、被他人扼伤。

二、病情观察与评估

（一）生命体征

监测生命体征，观察患者有无体温、呼吸、脉搏、血压异常。

（二）症状体征

观察患者有无颈部肿胀变形、喉痛、咳嗽及咯血、声音嘶哑、颈部皮下气肿及呼吸困难的表现。

（三）安全评估

（1）评估患者有无因呼吸道肿胀导致窒息的危险。

（2）评估自伤患者有无再次自伤的危险。

（3）评估有无因喉部疼痛、失声、呼吸困难导致的紧张、恐惧心理。

三、护理措施

（一）非手术治疗

（1）监测生命体征、血氧饱和度，观察有无皮下气肿、喉头水肿，做好急救准备。

（2）半卧位休息，颈部制动，以免牵拉伤口，引起伤口疼痛和出血。

（3）进食流质或软食，不能经口进食者鼻饲流质。

（4）遵医嘱给予抗生素和糖皮质激素治疗，观察局部疼痛及肿胀有无减轻。

（5）安慰患者，采用 NRS 对患者进行疼痛评估，NRS 评分≥4 分，遵医嘱予以镇痛剂，观察并记录用药疗效及反应。

（二）手术治疗

1.完善检查

协助完善术前常规及专科检查。

2.术前护理

（1）监测生命体征，保持呼吸道通畅。观察口腔分泌物的颜色、性状和量，及时吐出或吸出喉部分泌物，避免分泌物咽下刺激胃黏膜引起恶心、呕吐等不适，也便于观察出血情况。出血量多者协助医师止血，做好输血准备。床旁备气管切开包、负压吸引器等急救用物。

（2）休克者取中凹位休息，立即建立静脉通道，快速补充血容量。

（3）访视与评估：了解患者基本信息和手术相关信息，确认术前准备完善情况。

（4）患者交接：与手术室工作人员核对患者信息、手术部位标识及患者相关资料，完成交接。

3.术后护理

（1）保持呼吸道通畅：观察患者皮下气肿有无加重，有无呼吸困难，出现明显的吸气性呼吸困难，给予氧气吸入，必要时立即行气管切开。喉腔内放置喉模患者，上下端丝线妥善固定，不可随意拉扯丝线，以免移位，防止喉狭窄。

（2）体位与活动：高枕位休息，保持头前倾减轻伤口张力；少说话，减少颈部活动，减轻疼痛，避免伤口裂开。喉软骨固定或骨折复位的患者，垫高枕部头偏向一侧，保持头部前倾 $15°\sim30°$，防止喉咽腔裂开造成严重的吞咽困难。

（3）饮食护理：给予流质或软食，吞咽困难者给予鼻饲流质，以保证营养供给。

（4）安全护理：加强对自伤患者的巡视，密切注意其心理动态，给予心理安慰，减轻焦虑。主动与家属沟通，关爱患者，加强陪护，必要时给予保护性约束，防止再次自伤。

四、健康指导

（一）住院期

（1）告知患者可采取手势及文字交流，减少喉部运动，减轻疼痛及喉部水肿。

（2）教会带气管导管出院患者及家属气管切开的自护技能。

（二）居家期

（1）告知自伤患者家属多关爱患者，引导患者保持良好的心态，积极面对人生，防止再次自伤。

（2）遵医嘱复查，放置喉模者 $4\sim8$ 周来院取出，如出现气紧、呼吸困难、呛咳等及时就诊。

（徐翠玲）

第二十六节　龋　病

一、概念

龋病是牙在以细菌为主的多种因素影响下发生慢性进行性破坏的疾病。

二、临床特征

龋病是牙体硬组织即釉质、牙本质和牙骨质在颜色、形态和质地等方面均发生变化。龋病初期牙体硬组织发生脱矿，釉质呈白垩色。继之病变部位有色素沉着，局部呈黄褐色或棕褐色。随着无机成分脱矿、有机成分破坏分解的不断进行，牙体组织疏松软化，发生缺损，形成龋洞。牙因缺乏自身修复能力，一旦形成龋洞，则不可能自行恢复。

三、病因

龋病发生于易感的牙、致龋菌群及牙菌斑、蔗糖等细菌底物及一定的时间等 4 种因素共同作用的基础上。

（一）细菌

口腔中的主要致龋菌是变形链球菌，其次为某些乳杆菌和放线菌属。这些细菌具有利用蔗糖的产酸能力、对牙体表面的附着能力以及耐酸能力等致龋特性。在牙菌斑存在的条件下，细菌作用于牙，致使龋病发生。

（二）食物

蔗糖等糖类食物在口腔中可作为细菌分解产酸的底物。

（三）宿主

影响龋病发病的宿主因素主要包括牙和唾液。

（四）时间

龋病的发病需要一定时间才能完成。

四、临床表现

根据龋病的临床表现,可按其进展速度、解剖部位及病变深度进行分类。

（一）按进展速度分类

1.急性龋

急性龋又称湿性龋,多见于儿童或青年人。龋损呈浅棕色,质地湿软。病变进展较快。

2.猖獗龋

猖獗龋又称放射性龋,常见于颌面及颈部接受放射治疗的患者,多数牙在短期内同时患龋,病程发展很快。Sjögren综合征患者及有严重全身性疾病的患者,由于唾液分泌量减少或未注意口腔卫生,亦可能发生猖獗龋。

3.慢性龋

慢性龋又称干性龋,临床多见。龋损呈黑褐色,质地较干硬。病变进展较慢。

4.静止龋

静止龋是一种特殊的慢性龋表现,在龋病发展过程中,由于病变环境的改变,牙体隐蔽部位外露或开放,原有致病条件发生了变化,龋损不再继续发展而维持原状,如牙邻面龋,由于相邻牙被拔除,龋损表面容易清洁,龋病进程自行停止。又如殆面龋,由于咀嚼作用,可能将龋损部分磨平,菌斑不易堆积而病变停止,成为静止龋。

5.继发龋

龋病治疗后,由于充填物边缘或窝洞周围牙体组织破裂,形成菌斑滞留区;或修复材料与牙体组织不密合,形成微渗漏,都可能产生龋病。称继发龋。继发龋也可因治疗时未除净病变组织发展而成。

（二）按解剖部位分类

1.窝沟龋和平滑面龋

窝沟龋指磨牙、前磨牙咬合面、磨牙颊面沟和上颌前牙舌面的龋损。窝沟龋损呈锥形,底部朝牙本质,尖向釉质表面。有些龋损的釉质表面无明显破坏。具有这类临床特征的龋损又称潜行性龋。

平滑面龋损可分为两个亚类:发生于牙的近、远中面的损害称邻面龋;发生于牙的颊面或舌面,靠近釉牙骨质界处为颈部龋。釉质平滑面龋损害呈三角形。三角形的底边朝釉质表面,尖向牙本质。当龋损到达釉牙本质界时,即沿釉牙本质界向侧方扩展,在正常的釉质下方发生潜掘性破坏。

2.根面龋

在根部牙骨质发生的龋病损害称为根面龋,多发生于老年人牙龈退缩、根面外露的牙。

3.线形釉质龋

线形釉质龋是一种非典型性龋病损害,常见于美洲和亚洲的儿童乳牙列。主要发生于上颌前牙唇面的新生线处,龋病损害呈新月形。

（三）按病变深度分类

根据病变深度可分为浅龋、中龋和深龋。

浅龋分为窝沟龋和平滑面龋。窝沟龋的龋损部位色泽变黑,用探针检查时有粗糙感或能钩住探针尖端。平滑面龋一般呈白垩色、黄褐色或褐色斑点。患者一般无主观症状,对冷、热、酸、甜刺激亦无明显反应。X线片检查有利于发现隐蔽部位的龋损,还可采用荧光显示法、显微放射摄影方法或氩离子激光照射法帮助诊断。

中龋的龋洞已形成,洞内牙本质软化呈黄褐或深褐色。患者对酸甜饮食敏感,过冷过热饮食也能产生酸痛感觉,冷刺激尤为显著,但刺激去除后症状立即消失。颈部牙本质龋的症状较为明显。

深龋的龋洞深大,位于邻面的深龋洞,外观略有色泽改变,洞口较小而病损破坏很深。如食物嵌入洞中,可出现疼痛症状。遇冷、热和化学刺激时,产生的疼痛较为剧烈。

五、治疗

(一)化学疗法

(1)75%氟化钠甘油糊剂、8%氟化亚锡溶液、酸性磷酸氯化钠(APF)溶液、含氟凝胶(如1.5%APF凝胶)及含氟涂料等。前后牙均可使用。在早期釉质龋损处定期用氟化物处理,可使脱矿釉质沉积氟化物,促进再矿化,从而使龋病病变停止。

(2)10%硝酸银和氨硝酸银。硝酸银应用于龋损区,生成的还原银或碘化银可渗入釉质和牙本质中,有凝固有机质、杀灭细菌、堵塞釉质孔隙和牙本质小管的作用,从而封闭病变区,终止龋病过程。一般用于乳牙和后牙,不可用于牙颈部龋。

(二)再矿化疗法

再矿化液含有不同比例的钙、磷和氟。将浸有药液的棉球置于患处,每次放置数分钟,反复3~4次。亦可配制成漱口液,每天含漱。

(三)窝沟封闭

窝沟封闭是窝沟龋的有效预防方法。主要用于窝沟可疑龋。窝沟封闭剂由树脂、稀释剂、引发剂及一些辅助成分,如填料、氟化物、染料等组成。临床操作步骤包括清洁牙面、隔湿、酸蚀、涂布及固化封闭剂。

(四)修复性治疗

根据患牙部位和龋损类型,可选择不同的修复材料进行充填修复。常用的垫底材料有氧化锌丁香油酚黏固剂、聚羧酸锌黏固剂及玻璃离子黏固剂。充填选用适当的修复材料如银汞合金或复合树脂材料等,填入预备好的窝洞,恢复牙的外形和功能。

六、预防

(1)进行口腔保健知识教育,同时也要注重对患者现有口腔健康行为正确程度的了解并加以指导。让大家在理解的基础上,逐渐养成好习惯。

(2)低频率摄入蔗糖,减少口腔pH降低时间,防止脱钙,降低患龋概率。

(3)刷牙行为:学会正确的刷牙方法。要选择合乎口腔卫生要求的保健牙刷,同时选用含氟牙膏,除每天早晚刷牙外,每餐后亦要坚持刷牙,单纯的餐后漱口不能代替刷牙。刷牙时最好采用竖刷的方法,力量适度,时间在3分钟左右,太大力的根刷法容易造成牙齿损伤。

(4)使用牙线:除坚持刷牙外,清洁牙缝亦是非常重要的。因为有时牙缝较宽,牙齿稀松,光靠刷牙,还不足以保持清洁,在有条件的情况下,推荐使用牙线,这样可帮助清洁牙邻面的软垢和牙菌斑,有效地防止根面龋的发生。

(5)使用漱口水:进食后漱口的习惯能很好地控制口腔内牙菌斑的数量和其毒性作用,从而达到防龋的效果。

(6)定期看牙医,定期复查。

(7)合理的饮食行为,每天在饮食中适当选择一些粗糙富含纤维质的食物,使牙面能获得较多的摩擦机会,促进牙面清洁,减少菌斑形成。

(8)使用氟化物,因其具有防龋的作用。

七、护理

口腔门诊对于初诊患者,特别是老年及儿童患者,护理是极为重要的环节,应充分考虑老年人及儿童的特点。

(1)首先应以良好的态度对待,对治疗过程进行必要解释,减轻患者的精神压力,建立良好的医患关系,降低患者恐惧心理。

(2)老年人行动迟缓,可帮助搀扶其至牙椅上,治疗时可使用吸液器或将牙椅调至坐位以便于吐唾液或漱口。老年人身体耐受性差,容易疲劳,治疗中可适当让患者休息片刻,以减轻长时间张口所致的疲劳。

(3)治疗中应控制张口度,可将牙椅调成与地面成 $30°\sim50°$ 角,注意防止吸入或吞入异物。

(4)儿童治疗牙齿有恐惧心理,治疗过程应耐心细致,同时术中可适当转移患者的注意力,可有效地减低患者的紧张心理。

(5)协助医师调拌各种充填材料。

(6)治疗完毕后及时告之患者以解除其紧张心情。预先讲解术后可能出现的一些常见现象及注意事项。

(7)口腔保健指导。建议龋齿患者多吃富含纤维素食物,多行咀嚼以产生较多唾液便于清除食物残渣。

(靳　霞)

第二十七节　牙　龈　病

一、慢性龈缘炎

(一)病因

慢性龈缘炎的始动因子是牙菌斑、牙石、食物嵌塞、不良修复体等,可促使菌斑积聚,引发或加重牙龈的炎症。

(二)临床表现

病损局限于游离龈和龈乳头。牙龈色泽变为深红或暗红色,炎性充血可波及附着龈。龈乳头圆钝肥大,附着龈水肿时,点彩消失,表面光滑发亮。牙龈松软脆弱,缺乏弹性。龈沟可加深达 3 mm 以上,形成假性牙周袋,但上皮附着(龈沟底)仍位于正常的釉牙骨质界处,这是区别牙龈炎和牙周炎的重要指征。牙龈轻触即出血,龈沟液渗出增多,患者常因刷牙或咬硬物时出血而就诊。

(三)诊断

根据上述主要临床表现,结合局部有刺激因素存在即可诊断。

(四)鉴别诊断

1.早期牙周炎

主要的鉴别要点为牙周附着丧失和牙槽骨吸收。牙龈炎时龈沟可加深超过 2 mm,但结合上皮附着的位置仍位于釉牙骨质界处。而患牙周炎时,结合上皮已向根方迁移,形成真性牙周袋,袋底位于釉牙骨质界的根方。X 线片(尤其𬌗翼片)有助于判断早期牙槽骨吸收。牙周炎早期可见牙槽嵴顶高度降低,硬板消失,而牙龈炎的骨高度正常,可疑时摄 X 线片,观察有无早期牙槽嵴顶吸收,以鉴别早期牙周炎。

2.血液病

对于以牙龈出血为主诉且同时也有牙龈炎症表现者,应与某些全身性疾病所引起的牙龈出血鉴别,例如白血病、血小板减少性紫癜、再生障碍性贫血等。血常规有助于鉴别。

3.坏死性溃疡性龈炎

坏死性溃疡性龈炎是以牙龈出血和疼痛为主要症状,但其牙龈边缘有坏死为其特征。

4.艾滋病相关龈炎(HIV-G)

HIV-G 是艾滋病感染者最早出现的相关症状之一。临床可见游离龈缘呈明显的火红色线状充血,附着龈可有点状红斑,刷牙后出血或自发性出血。在去除牙石或牙菌斑后,牙龈充血仍不消退。

(五)治疗原则

通过洁治术彻底清除菌斑和牙石,其他如有食物嵌塞、不良修复体等刺激因素,应予以彻底纠正,可用1%～3%过氧化氢液冲洗龈沟,碘制剂龈沟内上药,必要时可用氯己定抗菌类漱口剂含漱。

(六)预防

(1)龈缘炎能预防,关键是要做到坚持每天彻底清除牙菌斑,口腔医务人员要广泛开展口腔卫生教育,教会患者正确的刷牙方法,合理使用牙签、牙线等。坚持早晚刷牙、饭后漱口,以控制菌斑和牙石的形成。这些对预防牙龈炎的复发也极为重要。

(2)慢性龈缘炎由于病变部位局限于牙龈,在去除局部刺激因素后,炎症消退快,牙龈组织恢复正常。因此,慢性龈缘炎是可逆性病变,预后良好。

(七)护理

(1)治疗后需注意口腔卫生的维护。

(2)教会患者正确的刷牙方法,坚持早晚刷牙、饭后漱口,保持口腔清洁,以巩固疗效。

二、青春期龈炎

(一)病因

青春期少年未养成良好的刷牙习惯,在错𬌗拥挤、口呼吸以及戴各种正畸矫治器的情况下,前牙、替牙部位易发生牙龈的炎症。青春期内分泌特别是性激素的改变,可使牙龈组织对微量局部刺激物产生明显的炎症反应。

(二)临床表现

好发于前牙唇侧的牙间乳头和龈缘。唇侧龈缘明显肿胀,乳头呈球状突起;龈色暗红或鲜红,光亮,质地软,龈袋形成;探诊易出血。患者一般无明显自觉症状,或有刷牙、咬硬物时出血以及口臭等。

(三)诊断

患者的年龄处于青春期,局部有上述刺激因素存在,牙龈炎症反应较重。

(四)治疗原则

洁治术去除菌斑和牙石,或可配合局部药物治疗,如龈袋冲洗及袋内上药,给以含漱剂清洁口腔。病程长且牙龈过度肥大增生者,常需手术切除。

(五)预防

(1)患者平时要少吃或不吃坚硬、粗糙的食物,多吃新鲜蔬菜、水果及富含维生素 B_1、维生素 B_2 和维生素 C 的食品。

(2)经常按摩牙龈,可促进血液循环,减轻症状。

(3)多注意口腔卫生。

(4)定期看牙医,有牙结石或菌斑的要清除。必要时配合药物治疗。

(5)学会正确的刷牙方法,洁牙工具(牙签、牙线)的正确使用。

(6)对于准备接受正畸治疗的青少年,应先治愈原有的牙龈炎,并教会他们正确的控制菌斑的方法。在正畸治疗过程中,定期做牙周检查和预防性的洁治。正畸矫治器的设计和制作应有利于菌斑控制。避免造成对牙周组织的刺激和损伤。

(六)护理

(1)必须教会患者正确刷牙和控制菌斑的方法,养成良好的口腔卫生习惯。

(2)嘱患者完成治疗后应定期复查,以防止复发。

三、妊娠期龈炎

(一)病因

妊娠期妇女不注意维护口腔卫生,致使牙菌斑、牙石在龈缘附近堆积,引起牙龈发炎,妊娠期雌激素升高可加重原有的病变。

(二)临床表现

妊娠前可有龈缘炎,从妊娠 2～3 个月后出现明显症状,分娩后约 2 个月,龈炎可恢复至妊娠前水平。可发生于少数牙或全门牙龈,以前牙区为重。龈缘和龈乳头呈鲜红或发绀。松软、光亮、肿胀、肥大,有龈袋形成,轻探易出血。

妊娠期龈瘤发生于个别牙列不齐或有创伤性殆的牙间乳头区。一般发生于妊娠第 4～6 个月,瘤体常呈扁圆形,向近远中扩延,可有蒂,一般不超过 2 cm。分娩后,妊娠龈瘤能逐渐自行缩小,但必须去除局部刺激物才能消失。

(三)诊断

育龄妇女的牙龈出现鲜红色,高度水肿、肥大,且极易出血等症状者,或有妊娠期龈瘤特征者,应询问月经情况,若已怀孕便可诊断。

(四)治疗原则

去除一切局部刺激因素,如菌斑、牙石、不良修复体等。认真进行维护治疗,严格控制菌斑。牙龈炎症明显、龈袋有溢脓时,可用 12% 过氧化氢液和生理盐水冲洗,加强漱口。

体积较大的妊娠龈瘤,可手术切除。手术时机应选择在妊娠期的 4～6 个月内,以免引起流产或早产。

(五)预防

(1)保持口腔清洁,及时治疗原有的牙龈炎,严格控制菌斑,可大大减少妊娠期牙龈炎的反应。

(2)及时地去除一切局部因素,如牙菌斑、牙石及不良修复体,由于孕妇牙龈易出血,故操作时应特别仔细,动作要轻,尽可能减少出血。

(3)对于病情严重的患者,如牙龈炎红肿、增生肥大、牙龈袋溢脓时,可用 1% 过氧化氢和生理盐水冲洗、局部放药、漱口等方法,避免口服用药。

(4)定期口腔检查,在孕前、孕早期、孕中期和孕晚期都要及时进行口腔检查,以及时获得必要的口腔保健指导,使已有的口腔疾病得到及时的治疗。

(六)护理

(1)帮助孕妇了解妊娠期龈炎的病理性过程及生理上的改变;正确认识和应对妊娠中牙龈出现的各种不适和常见症状,及时到医院就诊。

(2)营养指导:增加营养摄入,保持营养平衡。除了充足的蛋白质外,维生素 A、D、C 和一些无机物如钙、磷摄入也十分重要。怀孕期间增加摄入营养素,不仅可以起到保护母亲的作用,使肌体组织对损伤的修复能力增强,对胎儿牙齿的发育也很有帮助。

(3)健康教育:对患者给予细致的口腔卫生指导,在这里特别要提到刷牙的重要性。重视怀孕期口腔卫生,掌握口腔保健的方法,坚持每天两次有效刷牙。

(4)帮助孕妇树立起信心,解除对妊娠期龈炎的焦虑、恐惧心理。

(5)复诊随访计划的实施,做好定期口腔检查和适时的口腔治疗。孕期里口腔疾病会发展较快,定期检查能保证早发现、早治疗,使病灶限于小范围。对于较严重的口腔疾病,应选择妊娠中期(4～6 个月)相对安全的时间治疗。

四、急性坏死性溃疡性龈炎(ANUG)

(一)病因

1.微生物的作用

在 ANUG 病损处常能找到梭形杆菌和螺旋体,并发现中间普氏菌也是此病的优势菌。ANUG 是一种由多种微生物引起的机会性感染,在局部抵抗力降低的组织和宿主中,这些微生物造成 ANUG 病损。

2.慢性龈炎或牙周炎

存在的慢性龈炎或牙周炎是本病发生的重要条件。深牙周袋内或冠周炎的牙龈适合螺旋体和厌氧菌的繁殖,当存在某些局部组织的创伤或全身因素时,细菌大量繁殖,并侵入牙龈组织,发生 ANUG。

3.烟的影响

绝大多数急性坏死性溃疡性龈炎的患者有大量吸烟史。吸烟可能使牙龈小血管收缩,影响牙龈局部的血流。据报道,吸烟者白细胞的趋化功能和吞噬功能均有减弱,IgG 水平低于非吸烟者,唾液中 IgA 水平亦有下降,还有报道吸烟的牙周炎患者其龈沟液中的 TNF-α 和 PGE4 水平均高于非吸烟的患者。这些因素都会加重牙龈的病变。

4.自身因素

自身因素与本病的发生密切相关。患者常有精神紧张、睡眠不足、过度疲劳、工作繁忙等情况,或受到精神刺激。在上述各种因素的影响下,通过增强皮质激素的分泌和自主神经系统的影响而改变牙龈的血液循环、使免疫力下降等,局部组织抵抗力降低而引发本病。精神压力又可能使患者疏忽口腔卫生、吸烟增多等。

5.免疫功能

机体免疫功能降低的某些因素如营养不良的儿童,特别是维生素 C 缺乏,某些全身性消耗性疾病如恶性肿瘤、急性传染病、血液病、严重的消化功能紊乱等易诱发本病。艾滋病患者也常有类似本病的损害,须引起高度重视。

(二)临床表现

(1)好发人群:常发生于青壮年,以男性吸烟者多见。在不发达国家或贫困地区亦可发生于极度营养不良或患麻疹、黑热病等急性传染病的儿童。

(2)病程:本病起病急,病程较短,常为数天至 1~2 周。

(3)以龈乳头和龈缘的坏死为其特征性损害:①初起时龈乳头充血水肿,在个别牙龈乳头的顶端发生坏死性溃疡,上覆有灰白色污秽的坏死物,去除坏死物后可见牙龈乳头的颊、舌侧尚存,而中央凹下如火山口状。早期轻型患者应仔细检查龈乳头的中央,以免漏诊。龈乳头被破坏后与龈缘成一直线,如刀切状。②病变迅速沿牙龈边缘向邻牙扩展,使龈缘如虫蚀状,坏死区出现灰褐色假膜,易于擦去,去除坏死组织后,其下为出血创面。③病损以下前牙多见。病损一般不波及附着龈。

(4)患处牙龈极易出血:患者常诉晨起时枕头上有血迹,口中有血腥味,甚至有自发性出血。

(5)疼痛明显:急性坏死性溃疡性龈炎的患者常诉有明显疼痛感,或有牙齿撑开感或胀痛感。

(6)有典型的腐败性口臭:由于组织的坏死,患者常有特殊的腐败性恶臭。

(7)全身症状:重症患者可有低热、疲乏等全身症状,部分患者下颌下淋巴结可肿大,有压痛。

(8)坏死物涂片检查:可见大量梭形杆菌和螺旋体。

(9)急性期如未能及时治疗且患者抵抗力低时,坏死还可波及与牙龈病损相对应的唇、颊侧黏膜,而成为坏死性龈口炎。在机体抵抗力极度低下者还可合并感染产气荚膜杆菌,使面颊部组织迅速坏死,甚至穿孔,称为"走马牙疳"。此时患者有全身中毒症状甚至导致死亡。

(10)若在急性期治疗不彻底或反复发作可转为慢性坏死性龈炎。其主要临床表现为牙龈乳头严重破坏,甚至消失,乳头处的龈高度低于龈缘高度,呈反波浪状,牙龈乳头处颊舌侧牙龈分离,甚至可从牙面翻开,其下的牙面上有牙石和软垢,牙龈一般无坏死物。

(三)诊断

(1)起病急、病程短、自发性出血、疼痛。

(2)牙龈边缘及龈乳头顶端出现坏死,受累黏膜形成不规则形状的坏死性深溃疡,上覆灰黄或灰黑色假膜。

(3)具有典型的腐败性口臭,唾液增多并黏稠。

(4)坏死区涂片可见到大量梭状杆菌和螺旋体。这有助于确诊。

(5)实验室检查:①外周血白细胞总数和中性粒细胞数显著增多。②涂片检查可见大量梭状杆菌和螺旋体。③组织病理改变为非特异性炎症改变,上皮破坏,有大量纤维素性渗出,坏死上皮细胞、多形核白细胞及多种细菌和纤维蛋白形成假膜。固有层有大量炎症细胞浸润。基层水肿变性,结缔组织毛细血管扩张。

(6)其他辅助检查:必要时做胸片、B超等检查,注意除外其他感染性疾病。

(四)鉴别诊断

(1)慢性龈炎:病程长,为慢性过程,无自发痛。一般无自发性出血,牙龈无坏死,无特殊的腐败性口臭。

(2)疱疹性龈(口)炎:为单纯疱疹病毒感染所致,好发于6岁以下儿童。起病急,开始有1～2天发热的前驱期。牙龈充血水肿波及全部牙龈而不局限于龈缘和龈乳头。典型的病变表现为牙龈和口腔黏膜发生成簇状小水疱,溃破后形成多个小溃疡或溃疡互相融合。假膜不易擦去,无组织坏死,无腐败性口臭。病损可波及唇和口周皮肤。

(3)急性白血病:该病的牙龈组织中有大量不成熟的血细胞浸润,使牙龈有较大范围的明显肿胀、疼痛,并伴有坏死。有自发性出血和口臭,全身有贫血和衰竭表现。血常规检查白细胞计数明显升高并有幼稚血细胞,这是该病诊断的重要依据。当梭形杆菌和螺旋体大量繁殖时,可在白血病的基础上伴发坏死性龈炎。

(4)艾滋病:患者由于细胞免疫和体液免疫功能低下,常由各种细菌引起机会性感染,可合并坏死性龈炎,并可发生坏死性牙周炎,坏死病损可延及深层牙周组织,引起牙槽骨吸收、牙周袋形成和牙齿松动。坏死性牙周炎大多见于艾滋病患者。

(五)治疗

(1)去除局部坏死组织:急性期应首先轻轻去除牙龈乳头及龈缘的坏死组织,并初步去除大块的龈上牙石。

(2)局部使用氧化剂:1%～3%过氧化氢溶液局部擦拭、冲洗和反复含漱,有助于去除残余的坏死组织。当过氧化氢遇到组织和坏死物中的过氧化氢酶时,能释放出大量的新生态氧,能杀灭或抑制厌氧菌。必要时,在清洁后的局部可涂布或贴敷抗厌氧菌的制剂。

(3)全身药物治疗:全身给予维生素C、蛋白质等支持疗法。重症患者可口服甲硝唑或替硝唑等抗厌氧菌药物2～3天,有助于疾病的控制。

(4)及时进行口腔卫生指导:立即更换牙刷,保持口腔清洁,指导患者建立良好的口腔卫生习惯,以防复发。

(5)对全身性因素进行矫正和治疗。

(6)急性期过后的治疗。急性期过后,对原已存在的慢性牙龈炎或牙周炎应及时治疗,通过洁治和刮治术去除菌斑、牙石等一切局部刺激因素,对外形异常的牙龈组织。可通过牙龈成形术等进行矫正,以利于局部菌斑控制和防止复发。

(六)预防

(1)合理喂养,增强体质。

(2)养成口腔卫生的好习惯,对于体弱儿、久患儿,特别在牙齿萌出期间,更要加强口腔护理。

(3)及时更换新的牙刷、牙具等,以有效防止本病发生。

(4)遗留牙龈残损等须进一步口腔治疗。

(5)积极治疗全身系统疾病。

(七)护理

(1)健康教育。对患者给予细致的口腔卫生指导,掌握口腔保健的方法。

(2)帮助患者树立起信心,解除焦虑、恐惧心理。

（3）制订随访计划,定期检查能保证早发现、早治疗。

（4）合理喂养,增强体质,有效防止本病发生。

五、增生性龈炎

（一）病因

（1）青少年时期由于组织生长旺盛,对菌斑、牙石、食物嵌塞、邻面龋、咬合异常、不良修复体、正畸装置等局部刺激易发生增殖性反应。

（2）口腔卫生习惯不良,口呼吸、内分泌改变等诸因素,使牙龈对局部刺激的敏感性增加,因而易患本病。

（二）临床表现

（1）早期表现以上、下前牙唇侧牙龈的炎症性肿胀为主,牙龈呈深红或暗红色,松软光亮,探之易出血。龈缘肥厚,龈乳头呈球状增生,甚至盖过部分牙面。

（2）使龈沟深度超过 3 mm,形成龈袋或假性牙周袋。

（3）按压龈袋表面,可见溢脓。自觉症状较轻,有牙龈出血、口臭或局部胀、痒感觉。

（4）病程较长者,牙龈的炎症程度减轻,龈乳头和龈缘呈坚韧的实质性肥大,质地较硬而有弹性。

（三）诊断

根据发病年龄、部位以及牙龈形态及色泽、质地的变化,有龈袋形成,可作出诊断。

（四）治疗原则

去除局部刺激因素,施行洁治术。口呼吸患者应针对原因进行治疗。龈袋内可用 3%过氧化氢液冲洗,放碘制剂。牙龈纤维增生的部分,可施行牙龈成形术,以恢复生理外形。

（五）预防

注意口腔卫生,掌握正确的刷牙方法,纠正不良的习惯。

（六）护理

口腔卫生宣教、指导。

六、药物性牙龈增生

（一）病因

（1）长期服用抗癫痫药苯妥英钠,可使原来已有炎症的牙龈发生纤维性增生。服药者有 40%～50%发生牙龈增生,年轻人多于老年人。但对药物引起牙龈增生的真正机理尚不十分清楚。一般认为增生的程度与口腔卫生状况和原有的炎症程度有明显关系。人类和动物实验证明:如果没有明显的刺激物和牙龈炎症,药物性牙龈增生可大大减轻或避免发生。但增生也可发生于无局部刺激物的牙龈。

（2）环孢素和硝苯地平也可引起药物性牙龈增生。环孢素为免疫抑制剂,常用于器官移植或某些自身免疫病患者。据报道,服此药者有 30%～50%发生牙龈纤维增生。与硝苯地平联合应用时,牙龈增生的发生率为 51%。硝苯地平为钙通道阻滞剂,对高血压、冠心病患者具有扩张周围血管和冠状动脉的作用。

（3）局部刺激因素虽不是药物性牙龈增生的原发因素,但菌斑、牙石、食物嵌塞等引起的龈炎能加速病情的发展。

（二）临床表现

（1）苯妥英钠所致的牙龈增生一般开始于服药后 1～6 个月。

（2）增生起始于唇颊侧或舌腭侧龈乳头和边缘龈,呈小球状突起于牙龈表面。

（3）增生的乳头继续增大相连,覆盖部分牙面,严重时波及附着龈。龈乳头可呈球状、结节状或桑葚状。

（4）增生的牙龈组织质地坚韧,略有弹性,呈淡粉红色,一般不易出血。

（5）局部无自觉症状,无疼痛。

(6)严重增生的牙龈可影响口唇闭合而致口呼吸,菌斑堆积,合并牙龈炎症。

(7)药物性牙龈增生常发生于全口牙龈,但以前牙区较重,增生的牙龈常将上前牙区牙挤压移位。

(8)牙龈增生只发生于有牙区,拔牙后,增生的牙龈组织可自行消退。

（三）诊断

(1)应仔细询问全身病史。

(2)根据牙龈实质性增生的特点以及长期服用上述药物史可作诊断。

（四）鉴别诊断

1.遗传性牙龈纤维瘤病

此病无长期服药史但可有家族史,牙龈增生范围广泛,程度重。

2.增生性龈炎

一般炎症较明显,好发于前牙的唇侧,增生程度较轻,覆盖牙冠一般不超过1/3,有明显的局部刺激因素,无长期服药史。

（五）治疗

(1)停药或更换其他药物是最根本的治疗,但患者的全身病情往往不允许,因此可在内科医师的协助下,采取药物交替使用等方法,以减轻不良反应。

(2)去除局部刺激因素做洁治术以消除菌斑、牙石。用3%过氧化氢液冲洗龈袋,在袋内放入药膜或碘制剂,并给以抗菌含漱剂。

(3)在全身病情稳定时,可进行手术切除并修整牙龈外形。但术后若停药和不保持口腔卫生,仍易复发。

（六）预防

对于需长期服用苯妥英钠、环孢素等药物者,应在开始用药前先检查口腔,消除一切可引起龈炎的刺激因素,并教会患者控制菌斑保持口腔卫生的方法,积极治疗原有的龈炎,将能减少本病的发生。

（七）护理

(1)口腔卫生宣教、指导。

(2)服药期间要认真刷牙、注意口腔卫生、半年清洁一次牙齿。

(3)制订随访计划,定期检查能保证早发现、早治疗。

七、牙龈瘤

（一）病因

(1)菌斑、牙石、食物嵌塞或不良修复体等的刺激而引起局部长期的慢性炎症,致使牙龈结缔组织形成反应性增生物。

(2)妇女怀孕期间内分泌改变容易发生牙龈瘤,分娩后则缩小或停止生长。

（二）临床表现

女性患者较多,青年及中年为常见。多发生于唇、颊侧的牙龈乳头处,为单个牙。肿块呈圆或椭圆形,一般直径由几毫米至2 cm。肿块可有蒂如息肉状,一般生长较慢。

较大的肿块可被咬破感染。还可发生牙槽骨壁的破坏,X线片可见骨质吸收、牙周膜间隙增宽现象。牙可能松动、移位。

（三）诊断

根据上述临床表现诊断并不困难,病检有助于确诊牙龈瘤的类型。

（四）治疗

彻底的手术切除。将肿块连同骨膜完全切除,并凿去基底部位的牙槽骨,刮除相应部位的牙周膜组织,以防止复发。

（五）预防

（1）要养成良好的口腔卫生习惯。

（2）发现病情早去医院治疗牙龈炎、牙周炎等口腔疾病,就能有效地预防牙龈瘤的发生。

（3）女性妊娠期要注意保持口腔卫生,通常在妊娠期过后,牙龈瘤就缩小或停止生长。

（六）护理

（1）口腔卫生宣教、指导。

（2）术后保护伤口,不要食硬物,24小时内不要刷牙、漱口。不要吃辛辣、刺激性食物。

（3）漱口水含漱,防止感染。

（4）牙龈症状明显的孕妇,应及时到医院请医师治疗,而不要随意服用药物,以免对胎儿造成不良影响。

八、急性龈乳头炎

（一）病因

牙龈乳头受到机械或化学的刺激,是引起急性龈乳头炎的直接原因。

（1）食物嵌塞造成牙龈乳头的压迫及食物发酵产物的刺激可引起龈乳头的急性炎症。

（2）不适当地使用牙签或其他器具剔牙,过硬、过锐食物刺伤,邻面龋尖锐边缘的刺激也可引起急性龈乳头炎。

（3）充填体的悬突、不良修复体的边缘、义齿的卡环尖以及不良的松牙固定等均可刺激龈乳头,造成龈乳头的急性炎症。

（二）临床表现

（1）局部牙龈乳头发红肿胀,探触和吸吮时易出血,有自发性的胀痛和明显的探触痛。

（2）女性患者常因在月经期而疼痛感加重。

（3）有时疼痛可表现为明显的自发痛和中等度的冷热刺激痛,易与牙髓炎混淆。

（4）如与食物嵌塞有关,常表现为进食后疼痛更明显。

（5）检查可见龈乳头鲜红肿胀,探触痛明显,易出血,有时局部可查到刺激物,牙可有轻度叩痛,这是因为龈乳头下方的牙周膜也有炎症和水肿。

（三）诊断

根据局部牙龈乳头的红肿、易出血、探触痛的表现及局部刺激因素的存在可诊断。

（四）鉴别诊断

牙髓炎:牙髓炎常表现为阵发性放射痛、夜间痛,常存在邻面深龋等引起牙髓炎的病原因素,牙髓温度检测可引起疼痛等。

（五）治疗

（1）除去邻面的牙石、菌斑、食物残渣以及其他刺激因素。

（2）用1%～3%过氧化氢溶液冲洗牙间隙,然后敷以碘制剂、抗生素等。

（3）急性炎症消退后,充填邻面龋和修改不良修复体等。

（六）预防

（1）要养成良好的口腔卫生习惯及饮食习惯。

（2）发现病情早去医院治疗。

（3）充填及修复时要认真仔细。

（4）正确使用牙线。

（七）护理

（1）口腔卫生宣教、指导,向患者解释口腔保健的重要性。

（2）指导患者掌握正确刷牙及使用牙线的方法。

（靳　霞）

第二十八节　牙　周　病

　　牙周疾病是最常见的口腔疾病之一。牙周疾病的主要类型为炎症,包括牙龈疾病和牙周病。牙龈疾病指发生于牙龈组织而不侵犯其他牙周组织的一组疾病,如妊娠期龈炎、青春期龈炎、增生性龈炎、遗传性牙龈纤维瘤病、坏死性龈炎、牙间乳头炎、急性多发性龈脓肿、牙龈浆细胞增多症、化脓性肉芽肿、牙龈萎缩等。在几乎所有的牙龈疾病中均有慢性炎症存在,此外也可伴有增生、变性、萎缩、坏死等病理变化,其中以牙龈炎为最主要。

　　牙周病是侵犯3种牙周组织的慢性破坏性疾病,多数病例由长期存在的牙龈炎发展而来,且常侵犯同一个体的大多数牙齿。由于病程缓慢,早期症状不造成明显痛苦,患者常不及时就医,使牙周支持组织的破坏逐渐加重,最终导致牙齿的丧失。牙周炎主要表现为:①牙周袋的形成及牙龈脓症;②牙槽骨的吸收;③牙齿的松动和移位;④咬合创伤。牙周病造成的组织破坏是不可逆的,经彻底治疗后,能使病变停止进展或少许修复,但难以全部恢复正常,是一种不可逆的病变。

一、病因

　　牙周疾病的病因很复杂,一方面,细菌和牙菌斑在牙周组织的炎症发展中起到重要的作用;另一方面,机体的防御功能、免疫状态、内分泌功能等也影响牙周组织的抵抗力和修复功能。

　　菌斑细菌是牙周疾病的始动因子大量的研究证明,菌斑细菌是绝大多数牙龈病和牙周病最重要的病因,是牙周破坏的必要成分。各种类型的牙周疾病均伴有一定程度的细菌感染和炎症过程。细菌的致病能力取决于菌斑细菌产生毒性因子的能力,包括内、外毒素和细菌代谢的毒性产物,有些细菌还能产生一些使微生物不受宿主防御机制影响的因子。虽然少量菌斑可由机体的防御机能所控制,在细菌侵袭和宿主防御之间维持动态平衡,仍可保持牙周组织的健康,但当正常菌群间失去制约,或者在牙周微生物与宿主之间的质和量方面失去平衡,就会转变成生态失调,牙周疾病实质上就是一种口腔的菌群失调症。

　　(一)局部刺激因素

　　局部刺激因素对牙周疾病的发生发展具有促进作用。

　　1.牙结石的作用

　　牙结石是堆积在牙面上的菌斑和其他沉积物矿化而成。牙结石的存在,易于在其表面形成菌斑,使粗糙表面的机械刺激作用与菌斑细菌的损害作用相促进,影响牙周组织的健康,并使清除菌斑的工作更困难。

　　2.食物嵌塞的影响

　　各种原因引起的食物嵌塞都将对牙周组织的健康产生影响,引起牙龈的炎症,甚至使深层牙周组织受到损伤。同时,牙间隙中滞留的食物又为菌斑细菌的滋生提供了土壤,进一步加快了牙周疾病的发展。

　　3.不良修复体的刺激作用

　　不良修复体,诸如邻面充填物的悬突、人工冠、套的不密合边缘、活动义齿的不适卡环等,既可刺激牙龈组织,又易于形成菌斑,从而对牙周组织的健康造成慢性危害。

　　4.咬合创伤的影响力因素

　　咬合创伤的影响力因素是影响牙周疾病进展的又一重要因素。正常的力有利于牙周组织的健康,但若力与牙周组织支持力不平衡则发生咬创伤,此时,不论是由于力过大或是由于牙周组织受损而支持力变小,都将使牙周组织受到新的损伤。如果患牙周炎的牙齿未经治疗而长期力异常,则创伤可加速牙周组织的破坏。

　　5.吸烟

　　吸烟的危害。已经有大量研究报道显示,吸烟与牙周疾病的严重性极其相关。吸烟者易于形成牙结石,牙菌斑的形成速度也较不吸烟者快,并且吸烟人群牙周病的患病率明显高于不吸烟人群。这些都提示我们,吸烟不仅影响心肺健康,而且也是牙周健康的大敌。

(二)全身因素

全身因素对牙周健康也有影响。目前认为特定形式的牙周疾病的独特临床症状、病理变化不仅是一定的微生物的作用,而且和机体免疫应答反应、内分泌紊乱、体内激素水平的不平衡等有关,机体的全身因素对牙周疾病的发生和发展也起着一定的作用。

二、牙周疾病的预防与保健

与龋病一样,牙周疾病也是人类口腔的常见病和多发病。在儿童和青少年中,龈炎的患病率在70%~90%;我国成年人牙周病患病率在75%以上,几乎每个人在一生中都会受到牙周疾病的侵袭,若不及时治疗,可导致牙齿松动脱落,甚至全口牙齿丧失;也可能成为感染病灶,导致或加剧某些全身疾病;而牙周炎病变又具有不可逆性。因而,开展牙周疾病的预防保健工作,预防其发生和发展,保证牙周组织的健康至为重要。

(一)牙周疾病三级预防

1.一级预防

以口腔健康教育和指导为主,以清除菌斑和其他有害刺激为目的,建立良好的口腔卫生习惯,掌握正常的刷牙方法,提高宿主的抗病能力。其宗旨在于在牙周组织受到侵害之前防止致病因素的侵袭,或在致病因素已侵袭牙周组织但尚未引起牙周病损之前将其去除,即减少人群中牙周疾病新病例的发生。

2.二级预防

以早期发现早期治疗为宗旨,目的在于减轻已发生的牙周疾病的严重程度,控制其发展。主要包括:①对局限于牙龈的病变及时采用专业性洁治,去除菌斑和牙石,控制其发展。②采用X线检查法定期追踪观察牙槽骨情况,并根据情况采取适当的治疗。③去除牙周疾病发展的刺激因素,如去除不良修复体、治疗食物嵌塞、充填邻面龋等。二级预防的效果是在一级预防的基础上取得的,其长期效果与患者是否能长期坚持各种预防措施有关。

3.三级预防

三级预防属于治疗范畴。旨在用各种药物和牙周手术方法最大限度地治愈牙周组织病损,防止功能障碍,恢复失牙,重建功能,并通过随访、精神疗法和口腔健康的维护,维持其疗效,预防复发。

(二)保健措施

常用的牙周疾病预防保健措施用机械或药物的方法控制菌斑,保持口腔卫生,定期检查、洁治是预防牙周疾病的主要方面。

1.常用的口腔卫生措施

(1)刷牙:刷牙不仅能清洁牙齿,而且可以去除牙菌斑、按摩牙龈,增强牙龈组织的健康和防御能力。牙菌斑形成很快,在初形成的4小时内即可开始钙化。菌斑沉积时间越长,毒性越强。因此,要及时给以清刷,每天至少要早晚各刷牙1次,每次刷3分钟,最好饭后马上刷。

(2)牙线、牙签和其他牙间清洁器:①牙线,刷牙留下的10%的牙垢,用牙线可去除其中的90%。牙线使用得当,可以用于口内各个牙间隙,并可深入龈乳头根方2~3 mm。但使用不当,可能损伤牙龈,应加以注意。②牙签,在牙龈乳头萎缩,特别是牙周手术后牙间隙增大的情况下,可用牙签来清洁暴露的牙面,剔除牙间隙中的食物残屑。③牙间清洁器,为单束毛刷或锥形橡皮头,具有各种不同的形态,用于清除难以自洁的牙面和牙间隙中的牙菌斑。

2.控制菌斑的常用药物

一般常用的为酚类化合物、季铵化合物、氯己定、血根碱、抗生素、甲硝唑和氟化物等。

(1)氯己定:常以葡萄糖酸氯己定的形式使用。可用于漱口和局部涂搽,还可用于局部冲洗,能较好地抑制龈上菌斑和控制龈炎。

（2）抗生素：局部和全身应用抗生素能不同程度地控制菌斑、消除炎症。可用于牙周疾病的治疗以及辅助牙周疾病的预防，如螺旋霉素等。需要指出的是，使用抗生素作为控制菌斑、预防牙周疾病的方法是不太适宜的，长期应用可导致菌群失调。

（3）甲硝唑：此药对革兰氏阴性厌氧菌和螺旋体效果较好，与螺旋霉素合并使用效果更佳，但不宜长期服用。

3.消除局部刺激因素

（1）用点磨、正畸和修复方法调整、重建协调的尖窝关系和正常的咬合关系，消除咬合创伤。

（2）去除不良修复体，重新修复，消除充填物悬突，以去除局部刺激因素。

（3）磨改牙尖，重建面溢出沟，矫治食物嵌塞，保持口腔卫生。提高机体抗病能力：合理营养，平衡饮食，及时治疗内分泌及全身疾病，以提高机体的抗病能力。

综上所述，消除牙周疾病的始动因子——菌斑微生物及其毒性物质，控制其他局部因素对牙周组织的影响，提高宿主的抗病能力，降低牙周组织对疾病的易感性，是牙周疾病预防的目的，保护牙周组织的健康状态，是预防保健的宗旨。

三、牙周病护理

（一）牙周病检查

1.用物准备

检查盘 1 套（口镜、探针、镊子、胸巾、口杯）、牙周探针、咬合纸、红蜡片、牙线、菌斑显示液、牙周检查记录表、棉卷、酒精灯、吸唾管。

2.常规护理配合

（1）协助医师进行术前检查，如血常规、健康状况等检查。

（2）接待患者，调整椅位和光源，保持视野清晰。

（3）向患者进行健康教育，说明治疗目的、意义和方法，注意事项，争取患者合作。

（4）患者用 0.1％氯己定含漱，1％碘酊消毒术区。

（5）准备用物。

（6）准确传递器械和用物。

（7）及时吸唾液和更换棉卷。

（8）认真记录各项数据。

（9）预约复诊。

（10）清理消毒用物。

（二）洁治术的护理

1.手用器械洁治术的护理

（1）用物准备：检查盘 1 套、低速手机、打磨器（杯状刷、橡皮轮）、打磨膏或脱敏糊剂。器械：牙周探针、镰形洁治器 4 支（大弯镰、前牙镰形、后牙镰形 1 对）、锄形洁治器 1 对。药物：0.1％氯己定、1％碘酊、3％过氧化氢、碘甘油、肾上腺素。

（2）护理配合：术后涂打磨膏打磨牙齿，备药液冲洗牙周袋和上药。

（3）注意事项：①术后有牙本质过敏的患者，建议用温热水漱口，用脱敏糊剂局部涂擦或进行脱敏治疗。②如有龈乳头区渗血者，可酌情用小棉球蘸肾上腺素液压迫止血或用塞治剂止血。③讲解正确刷牙方法，保持口腔卫生，培养良好卫生习惯，早晚刷牙，饭后漱口，有效地控制菌斑。④定期检查及洁治。

2.超声洁治术的护理

（1）用物准备：超声波洁治器、手柄、工作头（宽头、窄头）；检查盘 1 套、牙周探针、蒸馏水、打磨器（橡皮杯或轮）、打磨膏或脱敏糊剂、低速手机、吸唾管；0.1％氯己定、1％碘酊、3％过氧化氢、碘甘油、肾上腺素。

（2）护理配合：常规护理；用蒸馏水冲洗洁牙器管道，放出洁牙机管道中残留的水；接通电源，选好工作头,调节功率和水并使水呈雾状;及时吸唾液;术后涂打磨膏打磨,备药液冲洗上药;清理消毒用物:手柄高压灭菌或用1%戊二醛消毒后再用碘伏消毒,工作头用1%戊二醛浸泡消毒。

(3)注意事项:①急性传染病(如开放性肺结核和乙型肝炎患者)和机体抵抗力低下者不做此治疗。②戴有心脏起搏器者禁用。③工作头不宜在牙面停顿过久,以免造成损伤或局部过热。④术后有牙本质过敏者,建议用温热水漱口,脱敏糊剂局部涂擦或进行脱敏治疗。⑤定期检查及洁治。

(三)用器械刮治术和根面平整术的护理

1.用物准备。

(1)器械:检查盘1套、吸唾管、棉卷。牙周探针、匙形刮治器(前后牙各1对);龈下锄形刮除器(近远中、颊舌侧各1对);根面锉(近远中、颊舌侧各1对);格拉斯(Gracey)匙形刮治器(5-6号、7-8号、11-12号、13-14号各1支)。

(2)药物:0.1%氯己定、1%碘酊、3%过氧化氢、碘甘油、肾上腺素、塞治剂。

2.护理配合

常规护理。术后备药液冲洗上药。

3.注意事项

(1)术后如有少许出血,可用冰水口含或用干净棉卷压迫出血部位,如出血多应及时到医院就诊。

(2)对牙本质过敏患者,建议用温热水漱口,脱敏糊剂局部涂擦或进行脱敏治疗。

(3)保持口腔卫生,运用正确刷牙方法,使用牙线或牙签帮助清除食物残渣,术后几天内刷牙动作要轻,特别是塞治部位,应防止塞治剂脱落。定期检查。

(四)牙周袋冲洗和上药护理

1.用物准备

检查盘1套、一次性冲洗空针、棉卷、吸唾管、0.1%氯己定、3%过氧化氢、换药盐水、碘化钾、碘甘油、碘酚、牙康。

2.护理配合

(1)常规护理。

(2)根据需要按顺序传递冲洗药液,及时吸唾液。

(3)上药时可将药放在检查盘里、注射器内或探针上,根据医师需要而定。

3.注意事项

(1)碘氧冲洗液的配制:将适量碘化钾溶于2~3 mL 3%过氧化氢中,冲洗时应避免黄色气泡污染患者衣物。

(2)用碘酚时应先备75%酒精小棉球,以防外溢时使用。

(五)牙周塞治术的护理

1.用物准备

消毒干燥玻板、调拌刀、镊子、75%酒精棉球、棉卷、吸唾管。塞治剂:粉剂氧化锌、松香油等组成,液剂丁香油或麝香草酚。

2.护理配合

(1)塞治剂的调拌:取适量塞治粉置于玻板的远端,液体置于近端,用调拌刀将粉逐量逐次加入液体中,旋转加折叠调和均匀,直至成面团状。

(2)塞治方法:将调好的塞治剂调成条状,并蘸附少许粉剂,用探针一次或分数次送入口内创面,递湿润棉签或棉球给医师加压并成形。

(3)及时吸唾液,保持创面干燥。

3.注意事项

(1)掌握好调拌时间,需根据季节、气温和湿度不同而具体把握。如夏天温度高、湿度大则凝固快;冬天温度低、湿度小、空气干燥,而凝固慢。

(2)调拌质量直接影响塞治效果,如调拌不均匀,调拌速度太快或太慢,塞治剂粗糙,黏性差,易脱落。因此应充分调拌均匀(旋转加折叠),才能达到不粘玻板、不稀、不湿成面团状的效果。

(3)塞治剂的硬软度根据手术类别而定,压迫止血用,如牙龈切除术可稍硬。保护创口,止痛、消炎用如翻瓣术可稍软。

(4)塞治剂的粉剂应密闭保存,避免受潮变质。

(六)咬合调整的护理

1.用物准备

检查盘 1 套、低速手机、金刚砂针、砂石针(轮形、柱形、刀边形)、橡皮轮、咬合纸、红蜡片、酒精灯、棉卷、牙线。

2.护理配合

(1)常规护理。

(2)向患者讲解示范正中𬌗位和非正中𬌗位的咬合方法。

(3)调磨后换橡皮轮抛光牙面。

3.注意事项

(1)有牙本质过敏的患者,建议用温热水漱口,脱敏糊剂局部涂擦,或进行脱敏治疗。

(2)健康教育。

(七)松牙固定术的护理

1.用物准备

钢丝、钢丝剪、脉镊、日月钳、长鼻钳、推压器、玻璃离子黏固剂、光固化树脂、光固化灯,检查盘 1 套、吸唾管、棉卷。

2.护理配合

(1)常规护理外备好单股或双股不锈钢丝。

(2)术中协助医师穿、推压和剪钢丝。

(3)需用玻璃离子黏固体和树脂覆盖者,见光固化树脂的护理。

3.注意事项

(1)拴丝后的牙齿应特别注意保持清洁,用软毛牙刷沿弓丝方向轻轻刷,并用漱口液漱口,控制菌斑。

(2)术后几天进食软食,并按时复诊。

(八)牙周外科手术的护理

1.牙周脓肿治疗的护理

(1)用物准备:检查盘 1 套、手术刀、刀片(11 号、15 号)、组织剪、洁治器械、引流条、生理盐水、0.1%氯己定、碘甘油、碘酚、牙康、调𬌗用物、1%碘酊、1%丁卡因。

(2)护理配合。

急性牙周脓肿的护理:①常规护理。②脓肿初期脓液尚未形成前,清除牙石冲洗牙周袋,并上药(见洁治术的护理)。③脓液形成,出现波动感时,用1%丁卡因表面麻醉,1%碘酊消毒术区,用探针刺入脓腔引流或用尖刀片切开引流。备生理盐水或 0.1%氯己定冲洗脓腔或放置引流条。④及时吸唾液,增添棉卷并保持视野清晰。⑤术后备调𬌗用物,调整咬合(见调𬌗的护理)。⑥按时复诊,2 天后取引流条。⑦口腔卫生教育,术后几天内用温盐水或 0.1%氯己定等含漱,保持口腔清洁卫生。

慢性牙周脓肿的护理:①做洁治术,清除牙石。②择期手术,采用翻瓣术或牙龈切除术。

2.牙龈切除术的护理

(1)手术刀切龈术的护理。

用物准备:检查盘 1 套、吸唾管、一次性注射和冲洗空针,消毒手套,2%利多卡因或 2%普鲁卡因、肾上腺素、塞治剂、生理盐水。手术包:弯盘、大治疗巾、棉卷、小棉球、镊子、探针、棉签、器械袋、有孔治疗巾。器械:牙周探针(钝头有刻度)、斧形切龈刀、牙龈乳头刀、柳叶刀、牙周袋记号镊、肉芽刮匙、镰形洁治器、锄形洁治器、弯头组织剪、手术刀、刀片(11 号、15 号)。

护理配合:①常规护理。②麻醉,1%碘酊消毒,2%利多卡因局麻。③消毒,先请患者用 0.1%氯己定含漱,口周皮肤用 70%～75%乙醇或 1%氯己定涂擦消毒,从术区中心向四周涂擦消毒,可反复 2～3 次,消毒范围应较实际手术所需面积大;术者戴好口罩、帽子,洗手并消毒手及手臂。④铺巾,打开手术包、戴无菌手套、铺盖有孔治疗巾。⑤暴露手术视野,协助医师牵拉患者口角、颊部或舌。⑥准确传递手术器械,及时吸取唾液和积血,用小棉球清除术区积血,保持视野清晰。⑦牙龈切除后,备生理盐水冲洗术区。切下组织如需活检,用 10%福尔马林液浸泡,填好检验单,送病理科检验。⑧调拌塞治剂,隔湿上塞治剂。⑨清洗患者面部和口周血污,用盐水漱口。

注意事项:①术中密切观察患者反应,如有虚脱者,立即放平椅位,使头部低平,并注射高渗葡萄糖液,拇指压人中穴或让患者嗅闻氨水。②嘱患者保持口腔清洁卫生,非手术区 24 小时后可刷牙,而塞治部位不刷牙,以免脱落,可用盐水或漱口液漱口,并进食软食,5～7 天后复诊。

(2)电刀切龈术的护理。①用物准备:高频电刀切龈器、工作头(菱形、针形、环形、圆球形、柱形)、手柄、检查盘 1 套、吸唾管、棉卷、2%利多卡因、1%碘酊、肾上腺素、塞治剂。②护理配合:除使用电刀切龈外余同牙龈切除术。术中选好电刀工作头,接通电源,调好功率。功率的大小,以切除组织时刚好无烟焦状为宜。

3.翻瓣术的护理

(1)用物准备:检查盘 1 套、吸唾管、一次性注射空针、消毒手套、2%利多卡因或 2%普鲁卡因、1%碘酊、0.1%氯己定、肾上腺素、塞治剂。手术包:大治疗巾、有孔治疗巾、弯盘、棉卷、小棉球、镊子、探针、棉签、器械袋。器械:手术刀、刀片(11 号、15 号)、双头骨膜分离器、龈组织瓣牵引器、龈下匙形刮治器、小骨锉、刮匙、骨凿、骨钻、弯组织剪、持针器、线剪、缝针、缝线。

(2)护理配合:①常规护理。②麻醉:0.1%碘酊消毒,2%利多卡因阻滞或浸润麻醉。③消毒铺巾,暴露手术视野,同切龈术。④协助缝合,用生理盐水将缝线浸润,缝合时协助压线、剪线。⑤调拌塞治剂,见塞治术护理。⑥清洗患者面部和口周血污,用生理盐水漱口。⑦口腔卫生教育。

(3)注意事项:①术中密切观察患者反应,必要时测量脉搏和血压,如出血较多,应及时供给止血药物,如有虚脱者,立即放平椅位,使头低平,注射高渗葡萄糖液,指压人中穴或嗅闻氨水。②保持口腔清洁卫生,非手术区 24 小时后可刷牙;塞治部位和术区,术后 1 周内不宜刷牙,可用盐水或漱口液漱口;进食时避免用患侧咀嚼,以及不进食过烫或过硬食物,以软食为主。③如伤口有出血或感染,及时复诊,1 周后拆线,换塞治剂。

(九)洁治器、刮治器的琢磨

1.磨石种类

(1)手用磨石:①粗磨石,又称水石,需滴水使用,它磨刀速度快,对有缺口的刃缘效果好。②细磨石,又称油石,需滴油使用,其表面平整光滑,细而质硬。

(2)机用磨石:为圆柱形,需装在手机上使用。

2.选择磨石的原则

根据器械刀面的角度和磨损程度,选择不同形状、不同种类的磨石。

3.磨石的保养

(1)擦净磨石表面油污和金属细粒。

(2)用汽油、氨水或煤油擦洗磨石。

(3)高压灭菌。

(4)消毒后,表面涂一层薄油保存备用。

4.琢磨原则

(1)按器械刃面本来角度,建立与磨石之间的角度,琢磨整个刃面,而非建立一个新的刃缘。

(2)抓牢器械和磨石,不可倾斜磨石,琢磨时用力适当。

（3）磨石在使用时都应先润滑,滴水或滴油以减少阻碍和产生过度的热。

（4）器械钝时应马上琢磨,如在治疗中,需选择消毒磨石。

（5）使用机用磨石琢磨,转速应慢,以免刃缘过度磨耗。

（6）琢磨 Gracey 刮治器时,因其只有一个工作刃,故仅磨工作侧的刃缘。

5.琢磨方法

（1）手石侧向琢磨法:适用于镰形洁治器和匙形洁治器,因其刃面与侧面的交角为 70°,故侧向琢磨时器械侧面与磨石的交角保持在 110°,左手执持器械,右手执手石,支点靠在桌边,按好角度后手石上下移动。

（2）平面琢磨法:适用于锄形器,右手用提笔法握持器械,刃面与磨石保持 45°角琢磨,拉时加压,推时放松。

（3）机用磨石琢磨法:左手执持器械,找好支点,右手执手机,在刃面上砂石轮慢速旋转在到达顶尖区时砂石向上滚过,以免将尖端磨成平坦。

6.检查器械是否锐利

（1）将刀刃对准阳光或灯光,观看是否成一条直线。

（2）用拇指试刃口是否锋利。

（3）用刀刃放塑料棒或术者指甲上呈 80°～85°,轻压有切入感,锋利。

（靳　霞）

第二十九节　牙髓病和根尖周病

一、急性牙髓炎

（一）病因

（1）慢性牙髓炎急性发作的表现,龋源性者尤为显著。

（2）牙髓受到急性的物理损伤、化学刺激以及感染等情况下,如手术切割牙体组织等导致的过度产热、充填材料的化学刺激等。

（3）免疫因素。进入牙髓抗原物质可诱发机体的特异性免疫反应,导致牙髓损伤。

（二）临床表现

（1）剧烈疼痛,疼痛性质具有下列特点:①自发性阵发性痛。②夜间痛。③温度刺激加剧疼痛。④疼痛不能自行定位。

（2）患牙可查及极近髓腔的深龋或其他牙体硬组织疾病,或见牙冠有充填体存在,或有深牙周袋。检查时可能见到较深的龋洞,用探诊探查时牙齿疼痛明显。或可能发现畸形中央尖、畸形舌侧窝等可能导致牙髓炎的情况。

（3）探诊常可引起剧烈疼痛,有时可探及微小穿髓孔。

（4）温度测验时,患牙的反应极其敏感,刺激去除后,疼痛症状要持续一段时间。进行牙髓活力电测验时,患牙在早期炎症阶段,其反应性增强;晚期炎症则表现为迟钝。

（5）处于晚期炎症的患牙,可出现垂直方向的轻度叩痛。牙齿的 X 线片可以帮助确定较难发现的邻面龋、继发龋及牙周病等引起的牙髓炎。

（三）诊断

典型的疼痛症状。可见有引起牙髓病变的牙体损害或其他病因。牙髓活力测验、温度测验及叩诊反应可帮助定位患牙。

（四）治疗

（1）开髓减压，做根管治疗。

（2）药物止痛，樟脑酚小棉球放入龋洞内。

（3）中药辅助治疗。

（4）针刺止痛，针刺双侧合谷穴或同侧平安穴（在对耳屏与口角连线的中点），也可取得良好止痛效果。

（五）预防

（1）保持口腔卫生清洁。

（2）良好的饮食习惯。

（3）手术切割牙体组织时要正确操作，并选择合适的充填材料。

（六）护理

1.心理护理

患者如有焦虑不安，护士可在一旁进行心理护理，以解决患者不安的情绪，消除恐惧感。

2.术前护理

（1）个人防护：标准防护，操作前洗手戴手套，戴防护面罩。

（2）患者准备：安置患者上椅位，给患者围胸巾，打开漱口水，递纸巾，戴防护镜，与患者沟通，做去髓术的健康指导，调整最佳的治疗椅位角度。

（3）常规准备：整理操作台，准备椅位，戴一次性防护套（头枕、扶手、照明灯把手、三用气枪、操作台），口腔检查常规器械，安装手机（快、慢各一）吸唾管，查对药品和材料名称；有无污染、过期。

（4）物品准备：合适的车针，扩大针，拔髓针，根管冲洗液（3％H_2O_2，0.9％NS），测量尺，根管测长仪，干棉条，酒精棉球，0.1％碘酊棉球，麻药，侧压针，调拌刀，玻板，打火机，酒精灯。纸捻，根充糊剂，主、副牙胶尖，水门汀充填器，挖匙，窝洞充填材料，银汞合金或复合树脂。

3.术中护理

（1）局部麻醉：首先要询问患者有无麻药过敏史，是否进食，有无高血压、心脏病史，查对麻药有无过期，确认牙位后，递0.1％碘酊棉球给医师，及时吸唾，调节光源，递局麻药进行局部麻醉。

（2）开髓拔髓：安装合适的车针，吸唾，协助暴露术区，递拔髓针，递3％H_2O_2冲洗根管，及时吸唾。

（3）根管预备及消毒：传递较细的扩大针，扩大疏通根管，备测长仪和尺子，测量根管长度，标记扩大针测量后的长度，逐号递给医师，每更换一次扩大针，递3％H_2O_2及0.9％NS交替冲洗，直至根管预备完成。如果对根管长度不确定可插牙胶尖试尖，拍牙片，看根管预备长度是否合适。

（4）根管充填：吸唾及吸干术区，递隔湿棉条，传递纸捻干燥根管。选择与主锉相同型号的牙胶尖，标出工作长度，试尖，用烧热的挖匙一端烫掉多余牙胶，嘱患者拍术中牙片。遵医嘱备好根充糊剂，备糊剂输送器并蘸糊剂递与医师（重复数次），递侧压针和足够的副尖直至充填严密，递烧热的挖匙一端烫掉多余牙胶，垂直加压器加压，清理根管口。嘱患者拍术后牙片。

（5）充填窝洞：及时吸唾，协助暴露术区，再次清理干燥窝洞，遵医嘱递调拌基底材料。根据医嘱或患者的要求选择合适的充填材料（银汞合金或复合树脂），充填完毕后递合适的抛光钻进行调和抛光。

4.术后护理

（1）患者护理：取下护目镜，解开胸巾，协助患者整理面容，嘱患者漱口。

（2）整理用物：及时清理玻板、调拌刀和用过的器械，撤防护套，冲洗痰盂，弃去一次性用物，桌椅归位。

（3）健康教育：交代术后注意事项，多加休息，遵医嘱口服抗生素，禁咬过硬食物，冠保护等。保持口腔卫生，如有不适及时就诊。牙椅清洁消毒。留患者联系方式，进行日后随访记录。

5.健康指导

（1）根据病情向患者介绍牙髓炎的不同治疗方法及步骤，治疗时间、预后及并发症、治疗费用等，及时修正患者的过高要求。

（2）向患者说明根管充填后可能出现不同程度的不适，属正常现象。如无名显肿痛，轻度不适会在治疗 2～3 天后消失,如出现较明显的肿胀或疼痛,应及时就医复诊,在医师的指导下服用抗生素或止痛药。

(3)银汞合金充填的患者 2 小时内禁饮食,24 小时内禁饮热水,避免用患侧咀嚼食物,禁咬硬物;复合树脂充填的患者避免进食过冷过热的刺激性食物,少食用含色素类食物或饮料,如红酒、酱油、咖啡等,进食后要漱口,注意口腔卫生。

(4)去髓术后牙体组织变脆,大面积充填者,为防止牙体崩裂,嘱患者及时行冠修复。

(5)若不宜立即充填者,应备上根管消毒药物和失活剂,调拌氧化锌丁香油水门汀暂封,遵医嘱按不同治疗方法预约复诊时间,开放引流者 2～3 天复诊,根管消炎者 5～6 天复诊,根管失活按时复诊。

二、慢性牙髓炎

(一)病因

1.细菌因素

牙髓由细菌感染所致。

2.物理因素

(1)急性牙外伤和慢性创伤可造成根尖部血管的挫伤或断裂,使牙髓血供受阻,引起牙髓退变、发炎或坏死。

(2)过高的温度刺激或温度骤然改变,会引起牙髓充血,甚至转化为牙髓炎。

(3)用牙钻备洞而无降温措施时,所产生的热会导致可复性牙髓炎或不可复性牙髓炎。

(4)用银汞合金材料充填深洞未垫底时,外界温度刺激可导致牙髓变性,甚至坏死。对修复体进行抛光时所产生的热也可能刺激牙髓,导致牙髓损伤。

3.化学因素

(1)充填材料具有一定的毒性,导致充填后发生牙髓炎症反应。

(2)用酚处理深洞后,会导致严重的牙髓病变。

4.免疫因素

进入牙髓和根尖周的抗原物质可诱发机体的特异性免疫反应,导致牙髓和根尖周的损伤。

5.慢性牙髓炎

急性牙髓炎迁延不愈,转化为慢性牙髓炎。

(二)临床表现

(1)一般不发生剧烈的自发性疼痛,有时可出现阵发性隐痛或钝痛。

(2)病程较长。

(3)患者可诉有长期的冷、热刺激痛病史。

(4)患牙常表现有咬合不适或轻度的叩痛。

(5)患者一般多可定位患牙。

(6)查及深龋洞、冠部充填体或其他近髓的牙体硬组织疾病。

(7)探诊洞内患牙感觉较为迟钝。

(8)患牙对温度测验和电测验表现为迟钝或敏感。

(三)诊断

(1)可以定位患牙,有长期冷、热刺激痛病史和(或)自发痛史。

(2)可查到引起牙髓炎的牙体硬组织疾病或其他病因。

(3)患牙对温度测验的异常表现。

(4)叩诊反应。

(四)治疗

根管治疗。

（五）预防

（1）保持口腔卫生清洁。

（2）良好的饮食习惯。

（3）切割牙体组织时要正确操作，并选择合适的充填材料。

（4）有龋齿及时治疗。

（六）护理

同急性牙髓炎。

三、残髓炎

（一）病因与临床表现

1.病因

根管治疗后残留少量根髓发炎。

2.临床表现

（1）临床症状与慢性牙髓炎的疼痛特点相似，常表现为自发性钝痛、放射性痛、温度刺激痛。

（2）患牙多有咬合不适感。

（3）患牙牙冠有做过牙髓治疗的充填体。

（4）测验反应可为迟缓性痛或稍有感觉。

（5）轻度疼痛（＋）或不适感（±）。

（6）患牙充填物，探查根管深部时有感觉或疼痛。

（二）诊断

（1）有牙髓治疗史。

（2）有牙髓炎症状表现。

（3）强温度刺激患牙有迟缓性痛以及叩诊疼痛。

（4）探查根管有疼痛感觉。

（三）治疗

重新根管治疗术。

（四）预防

根管治疗应认真仔细，不要余留残髓。

（五）护理

（1）心理护理：患者如有焦虑不安，护士可在一旁进行心理护理，以解决患者不安的情绪，消除恐惧感。

（2）常规准备口腔检查器械。

（3）根据病情向患者介绍治疗方法及步骤，治疗时间、预后及并发症、治疗费用等，及时修正患者的过高要求。

（4）向患者说明根管充填后如出现较明显的肿胀或疼痛，应及时就医复诊，在医师的指导下服用抗生素或止痛药。

四、逆行性牙髓炎

（一）病因

感染来源于患牙牙周病所致的深牙周袋。袋内的细菌及毒素通过根尖孔或侧、副根管逆行进入牙髓，引起根部牙髓的慢性炎症。

（二）临床表现

（1）患牙可表现为典型的急性牙髓炎症状，也可呈现为慢性牙髓炎的表现。患牙均有长时间的牙周炎病史，可诉有口臭、牙松动，咬合无力或咬合疼痛等症状。

（2）患牙有深达根尖区的牙周袋或较为严重的根分叉病变,牙龈水肿、充血,牙周袋溢脓,牙可有不同程度的松动。无引发牙髓炎的深龋或其他牙体硬组织疾病。

（3）对多根患牙牙冠的不同部位进行温度测验,其反应可为激发痛、迟钝或无反应。

（4）患牙对叩诊的反应为轻度疼痛（＋）～中度疼痛（＋＋）。

（5）X线片显示患牙有广泛的牙周组织破坏或根分叉病变。

（三）诊断

（1）患者有长期的牙周炎病史。

（2）近期出现牙髓炎症状。

（3）患牙未查及引起牙髓病变的牙体硬组织疾病。

（4）患牙有严重的牙周炎表现。

（四）治疗

根管治疗＋牙周治疗。

（五）预防

（1）保持口腔卫生清洁。

（2）及时治疗牙周病。

（六）护理

（1）护士应热情接待,尽早熟悉情况,消除紧张、恐惧的心理。

（2）协助医师耐心细致地对其讲解所患疾病的诊断,治疗方案,预后等以及各种并发症的预防措施。使患者对自己所患的疾病能够做到"心知肚明。"

（3）向患者说明根管充填后若出现较明显的肿胀或疼痛,应及时就医复诊,在医师的指导下服用抗生素或止痛药。

（4）指导患者建立良好的口腔卫生和保健,养成良好的饮食习惯。

（5）按时复查。

五、牙髓坏死

（一）病因

（1）由各型牙髓炎发展而来。

（2）可因创伤、温度、化学刺激等因素引起。

（二）临床表现

（1）患牙一般无自觉症状。

（2）牙冠可存在深龋洞或其他牙体硬组织疾病,或是有充填体、深牙周袋等。

（3）牙冠变色。呈暗黄色或灰色,失去光泽。

（4）牙髓活力测验无反应。

（5）X线片显示患牙根尖周影像无明显异常。

（三）诊断

（1）无自觉症状。

（2）牙冠变色、牙髓活力测验结果和X线片的表现。

（四）治疗

根管治疗术。

（五）预防

（1）良好的口腔卫生习惯,主要包括合理饮食、正确的刷牙方法、辅助使用牙线、牙缝刷和漱口水等。

（2）进行口腔检查,以便问题早发现早处理。

（3）有龋齿应及时充填龋洞,其他牙病应尽早进行治疗,防止牙髓病的发生。

（六）护理

同慢性牙髓炎。

六、牙髓钙化

（一）病因

目前,关于牙髓钙化有两种观点:一些学者认为牙髓钙化是牙髓病理性矿化,髓石的形成和根髓弥散性钙化属于牙髓变性的一种类型。牙髓钙化可能是在某些因素影响下发生的一种营养障碍性矿化,当细胞发生变性时,细胞膜内的转运系统不能正常维持,细胞膜对钙离子的通透性增加,钙磷酸盐首先沉积于细胞线粒体内,然后以变性的细胞、血栓或胶原纤维为核引发牙髓组织的钙化。也有学者认为牙髓钙化时常缺乏明显的组织变性,因此不属于营养障碍性矿化。另一种观点认为髓石和根髓弥散性钙化不应属于牙髓变性,而可能是牙髓细胞的一种主动性修复结果。一般认为髓石是由于某些刺激,致牙髓细胞变性、坏死,成为钙化中心,周围层层沉积钙盐而形成。

1.遗传因素

研究发现多种与遗传相关的疾病和综合征常伴随有牙髓病理性矿化。一些学者报道髓腔广泛矿化以及牙根膨大的岁患者,其子女及兄弟也具有相同症状。另有学者报道末端黏合症患者除了表现指(趾)关节、颧弓、全身骨骼发育畸形外,口腔病损表现为髓石的形成,此病可遗传给子代。

2.生理因素

Ninomiya 等将髓石脱矿后制成不同的切片,并用Ⅰ型胶原蛋白以及非胶原蛋白,即骨桥蛋白、骨连接蛋白、骨钙素的特异抗体进行免疫组化染色。研究发现Ⅰ型胶原蛋白均匀分布于髓石,提示它是髓石中一种主要的基质成分;骨桥蛋白位于髓石的周围,呈现强染色;未检测到骨连接蛋白和骨钙素的存在。由于骨桥蛋白在许多病理性矿化组织中普遍存在,因此认为牙髓细胞产生的骨桥蛋白和髓石基质的矿化密切相关。

3.物理因素

一些学者认为牙髓病理性矿化可能与慢性磨损、外力撞击、正畸矫治力等物理因素有关。研究使用片段弓矫治器和橡皮圈牵引牙齿萌出的过程对牙髓的影响,结果表明在矫治期内未出现牙髓炎以及修复性牙本质形成;但少量病例有广泛的髓石形成（17.5%）,以及出现成牙本质细胞吸入牙本质小管现象（22.5%）。

4.化学因素

对比出生后持续应用氟化物防龋儿童与未应用氟化物防龋儿童无龋磨牙的牙髓状况,发现应用氟化物防龋组儿童的磨牙髓腔中有纤维牙本质样矿化组织形成,并髓室底部沿着牙本质壁向髓腔发展,取代退化的牙髓组织;并且有根分歧与牙槽骨发生粘连。

5.感染因素

纳米细菌是在人与牛的血清中发现并命名的新菌种。纳米细菌独特的生物学特性以及它在肾结石、胆结石、牙髓结石,牙周结石等病理性矿化疾病中的高检出率,显示纳米细菌与病理性矿化作用关系密切。通过乙酸双氧铀染色,发现在纳米细菌的菌体周围有一层黏蛋白基质,认为磷灰石晶体的生长可能是通过菌体表面的这层黏蛋白介导的矿化作用。纳米细菌感染成纤维细胞后,能诱导细胞内外产生针状矿化晶体,形成钙化球,其结构与许多病理性钙化组织中的钙化物结构相似。

（二）临床表现

（1）髓石一般不引起临床症状,个别情况出现与体位有关的自发痛。

（2）患牙对牙髓活力测验的反应可异常,表现为迟钝或敏感。

（3）X线片显示髓腔内有阻射的钙化物(髓石),或呈弥漫性阻射影像而致原髓腔处的透射区消失。

（三）诊断要点

（1）X线检查结果可作为重要的诊断依据。

（2）有外伤或氢氧化钙治疗史可作为参考。

（四）治疗

临床上常采用根管治疗术、根尖周手术及牙拔除术，其中后两种方法对机体创伤较大。

（五）预防

（1）良好的口腔卫生习惯。

（2）进行口腔检查，以便问题早发现早处理。

（3）有龋齿应及时充填龋洞，其他牙病应尽早进行治疗，防止牙髓病的发生。

（六）护理

同慢性牙髓炎。

七、急性根尖周炎

（一）病因

（1）感染：最常见的感染来自牙髓病，其次是牙周病通过根尖孔、侧副根管及牙本质小管而继发，血源性感染比较少见。

（2）创伤：牙齿遭受外力，如打击、碰撞、跌倒等，可致牙体硬组织、牙周组织及尖周组织损伤；咬硬物、如咬到饭内的砂子、咬核桃、咬瓶盖子等，创伤性咬合均可导致尖周损害。

（3）肿瘤：波及尖周损害的肿瘤有淋巴癌、肺癌及乳腺癌转移、颌骨肉瘤、骨髓瘤和造釉细胞瘤。

（4）牙源性因素：牙髓及根管封药过量，根管器械穿出根尖，正畸用力不当、快速分离牙齿、拔牙不慎伤邻牙等均能引起尖周损伤。

（二）临床表现

（1）患牙有咬合痛，自发性、持续性钝痛。患者因疼痛而不愿咀嚼，影响进食。患者能够指明患牙。

（2）患牙可见龋坏、充填体或其他牙体硬组织疾病，有时可查到深牙周袋。

（3）牙冠变色：牙髓活力测验无反应，但乳牙或年轻恒牙对活力测验可有反应，甚至出现疼痛。

（4）叩诊疼痛（＋）～（＋＋）～（＋＋＋），扣压患牙根尖部有不适或疼痛感。

（5）患牙可有Ⅰ度松动，甚至松动Ⅱ～Ⅲ度。

（6）严重的病例可在相应的颌面部出现蜂窝织炎，牙龈红肿，移行沟变平，有明显的压痛，扣诊深部有波动感。相应的下颌下淋巴结或颏下淋巴结可有肿大及压痛。影响睡眠和进食，可伴体温升高、乏力等全身症状。

（三）诊断

（1）患牙典型的咬合疼痛症状。

（2）对叩诊和扣诊的反应。

（3）对牙髓活力测验的反应。

（4）患者有牙髓病史或外伤史以及牙髓治疗史等。

（5）主要依据患牙所表现出来的典型的临床症状及体征，由疼痛及红肿的程度来分辨患牙所处的炎症阶段。

（四）治疗

（1）开髓引流。

（2）脓肿切开引流。

（3）局麻下调改过高牙尖，预防创伤殆。

（4）根管治疗。

（五）预防

（1）注意口腔卫生保健，积极预防龋病，防止补过的牙齿再次发生龋病。

（2）急性炎症期间，应选择营养丰富、质软而易于消化的食物，如米粥、面条、牛奶、鱼汤、蔬菜等。

（3）发现龋齿、牙髓炎及根尖周炎的症状出现,应及早到医院诊治。

（4）根尖周炎的复诊次数较多,患者应按医嘱按时复诊,配合医师使治疗顺利进行,以求得彻底治愈。治疗前可口服抗生素或磺胺药。

（5）不用补过的牙咬过硬的食物,2小时内不予进食,24小时内不要用患牙侧咀嚼食物。必要时可用冠套保护患牙。

（6）加强锻炼,提高身体的抵抗力。

（7）避免牙齿受伤,保持口腔卫生,养成早晚刷牙的良好习惯。

（六）护理

（1）按医嘱给予抗生素、镇痛剂、维生素等药物治疗。

（2）嘱患者注意适当休息,发热患者多饮水,进食流质及半流质食物,注意口腔卫生。

（3）为达到根治目的,嘱患者急性炎症消退后,继续进行相应的治疗,如根管治疗或牙髓塑化治疗。

（4）健康指导:让患者了解根尖周炎的发病原因和治疗过程,告知患者开髓减压及脓肿切开后继续根管治疗或牙髓塑化治疗的重要性。

八、慢性根尖周炎

（一）病因

1.感染

最常见的感染来自牙髓病,其次是牙周病通过根尖孔、侧副根管及牙本质小管而继发,血源性感染比较少见。现代认为,尖周病感染的主要致病菌是以厌氧菌为主体的混合感染,产黑色素类杆菌是急性尖周炎的主要病源菌。细菌内毒素是慢性尖周炎的致炎因子,更是尖周肉芽肿的主要致病因素。

2.创伤

牙齿遭受外力,如打击、碰撞、跌倒等,可致牙体硬组织、牙周组织及尖周组织损伤。咬硬物如咬到饭内的砂子、咬核桃、咬瓶盖子等,创伤性咬合均可导致尖周损害。

3.肿瘤波及尖周

损害的肿瘤有鳞癌、肺癌及乳腺癌转移、颌骨肉瘤、骨髓瘤和造釉细胞瘤。

4.牙源性因素

牙髓及根管封药过量,根管器械穿出根尖,正畸用力不当、快速分离牙齿、拔牙不慎伤邻牙等均能引起尖周损伤。

（二）临床表现

（1）一般无明显的自觉症状,有的患牙咀嚼时有不适感。患牙有牙髓病史、反复肿痛史或牙髓治疗史。

（2）患牙可查及深龋洞或充填体,以及其他牙体硬组织疾病。

（3）牙冠变色,探诊及牙髓活力测验无反应。

（4）叩诊反应无明显异常或仅有不适感,一般不松动。

（5）有窦型慢性根尖周炎者,可查及位于患牙根尖部的唇、颊侧牙龈表面的窦管开口。

（6）根尖周囊肿可由豌豆大到鸡蛋大。较大的囊肿,可在患牙根尖部的牙龈处呈半球状隆起,有乒乓感,富有弹性,并可造成邻牙移位或使邻牙牙根吸收。

（7）X线表现。①根尖周肉芽肿的患牙根尖部有圆形的透射影像,边界清晰,周围骨质正常或稍显致密。透影区范围较小,直径一般不超过1 cm。②慢性根尖周脓肿的透影区边界不清楚,形状也不规则,周围骨质较疏松而呈云雾状。③根尖周囊肿可见较大的圆形透影区,边界清楚,并有一圈由致密骨组成的阻射白线围绕。④根尖周致密性骨炎表现为根尖部局限性的骨质致密阻射影像。

（三）诊断

（1）患牙X线片上根尖区骨质破坏的影像为确诊的依据。

（2）患牙牙髓活力测验结果、病史及患牙牙冠情况也可作为辅助诊断指标。

（四）治疗

（1）根管治疗。

（2）根尖切除术。

（3）根尖周囊肿刮治术。

（五）护理

1.治疗前准备

准备器械、妥善安置患者。护理人员备齐器械,协助患者躺在牙科椅上,根据牙位调整椅位并将光源对准患牙。

2.心理护理

术前心理护理的核心是让患者了解治疗的基本过程和通过治疗要达到的目的、最终效果,使其了解治疗过程和治理中可能出现的问题,治疗中应充分体现人文关怀,调动患者的心理因素,主动配合治疗。告诫患者牙髓已坏死钻牙时并不疼痛,医师在治疗时要求患者头、舌固定不动,口张至最大,有需求举手示意。

3.治疗中护理宣教

护理人员要向患者讲明在开髓治疗、瘘管搔刮症状消退后,一定要定期复诊。慢性根尖周炎治疗时需一个较常的周期,有时甚或需要1～2个月的复诊过程,患者往往在症状减轻之后,不按医嘱复诊。要特别告诫患者不定期复诊的危害,让患者知道只有将根管充填后,治疗才能终止,以保持治疗的连续性,达到最佳的治疗效果,并向患者说明此类严重根尖周炎治疗如果失败,只能拔除患牙。

（靳　霞）

第三十节　口腔颌面部炎症

一、口腔颌面部解剖生理特点与炎症的关系

口腔颌面部位于发际和眉弓与颈部之间,是人体最注目的部位。并有眼、耳、鼻、唇和口腔等重要器官,与呼吸、咀嚼、吞咽、语言以及表情等生理功能有密切关系。

口腔和鼻腔形成与外界相通的开放性孔道,容易受各种致病因素的侵袭,尤其是口腔、鼻腔及上颌窦等腔隙,其湿度、温度适于细菌生长繁殖,易引起感染发生。牙体、牙周组织具有特殊的结构,又与颌骨直接相连,其感染极易波及颅内及其周围组织。另外,在上下颌骨周围包绕的咀嚼肌、表情肌,在骨和肌肉之间充满疏松结缔组织,构成疏松结缔组织间隙,这些间隙互相连通,是炎症储脓的地方,脓液扩散的通道。

口腔颌面部淋巴极为丰富,构成颌面部重要的防御系统。当炎症或患恶性肿瘤时可引起相应的淋巴结肿大并可触及。在急性炎症期伴有明显压痛。因此,淋巴结对肿瘤的诊断、肿瘤的转移、口腔颌面部炎症、治疗及预后有十分重要的临床意义。

口腔颌面部血液循环特别丰富。对感染的抵抗力很强。但颜面的静脉缺少瓣膜或瓣膜关闭不全,直接或间接与海绵窦相通,走行于面部肌肉中的静脉,当肌肉收缩时,可使血液逆行。特别在两口角至鼻根连线所形成的三角区内发生炎症,可循面部静脉向颅内扩散,蔓延至海绵窦,形成严重的海绵窦血栓性静脉炎,因此常称此三角为"面部危险三角区"。

颜面部皮肤的毛囊、皮脂腺、汗腺是某些细菌寄生的部位,当机体抵抗力低下时,局部轻微的损伤亦可诱发感染。

上述口腔颌面部的解剖生理特点,虽有容易发生炎症和扩散的不利因素,但因口腔颌面部各器官的位置表浅,易被早期发现,及时治疗。此外血循环有利于抗感染,损伤后再生修复能力也较身体其他部位强。

二、口腔颌面部炎症病因及感染途径

口腔颌面部的炎症可分为化脓性炎症、腐败坏死性炎症和特异性炎症3种。化脓性炎症的致病菌以葡萄球菌和链球菌为主,如冠周炎、齿槽脓肿、颜面疖肿、颈淋巴结炎等。腐败坏死性炎症以厌氧菌为主,如梭形杆菌引起急性坏死性龈炎,奋森螺旋体引起坏疽性口炎。特异性炎症如结核性淋巴结炎、颌面部放线菌病、梅毒性炎症等。感染途径有牙源性、腺源性、血源性和损伤性。

三、口腔颌面部炎症的防治原则

(一)预防

(1)加强体育锻炼和营养,提高机体的抗病能力。

(2)注意口腔卫生,早期防治龋齿、牙周病。

(3)预防上呼吸道感染,以减少腺源性感染。

(4)预防传染病及全身感染性疾病,以防血源性感染。

(5)加强劳动保护,防止损伤。

(6)及时正确处理损伤创口。

(7)炎症发生后要早诊断、及时正确治疗,以防炎症扩散。

(二)治疗

应采取综合治疗原则。一方面通过局部和全身治疗控制炎症、消除病因,如局部消炎、切开引流、去除死骨、拔除病灶牙、应用抗生素等。另一方面应增强患者的抗感染能力和组织修复能力,如全身支持疗法、增加营养及维生素、输液、输血、纠正电解质紊乱,治疗中毒性休克及有关颅内并发症等。

四、临床护理

(一)术前护理

1.注意休息

颌面部感染多数发病急,特别是发生于肌肉深层的腐败坏死性感染,临床表现更为严重。当感染波及口底及颈上部软组织时,可直接压迫舌根及会厌部,造成声音嘶哑、呼吸困难或呼吸道梗阻。因此颌面部间隙感染较轻者应注意休息,严重感染的患者需绝对卧床休息,严密观察呼吸情况,备好气管切开包、氧气、吸痰器等。认真进行入院评估,进监护室观察。

2.严密观察病情变化

全身出现中毒症状是急性间隙感染常见的临床表现,多继发于败血症、脓毒血症等。因此应严密观察体温、血压变化,体温超过39℃时,应迅速行物理降温,有休克表现的患者应立即抬高下肢并注意保暖,改善微循环,增加回心血量。本病严重时可并发海绵窦血栓静脉炎及颅内感染,故应严密观察患者的神志及瞳孔变化,根据血氧饱和度的数值给氧气吸入,调节氧流量。

3.注意用药反应

间隙感染的治疗,应根据药物敏感试验结果,进行大剂量全身抗感染治疗。在应用青霉素族的药物时,在过敏试验阴性后,根据病情决定注射方法和用量。在用药期间应严密观察药物疗效及有无不良反应,警惕此类药物的毒性反应及迟发变态反应。在应用大环内酯类抗生素时,常出现胃肠道反应,可在注射前口服甲氧氯普胺(胃复安)5~10 mg或10 mg肌内注射或静脉滴注,以减轻或消除不良反应。

4.局部护理

局部护理的目的是促使感染的吸收、消散或减轻局部症状,阻止感染扩散。应保持局部休息,减少说话及咀嚼等局部活动,进软食或流质饮食,保持口腔清洁,根据感染菌种配制漱口液,重患者应行口腔护理。

局部治疗的常用药物有膏散外敷,配合局部理疗等,起到消炎止痛或局限脓肿的作用。一旦脓肿形成,应及早切开引流。

5.其他护理

间隙感染的患者,由于发热,毒性反应,患者消耗很大,又因面部肿痛、畸形,心理上易产生恐惧和紧张,情绪焦躁,影响食欲。应对患者进行健康教育,主动介绍病因、治疗方法,以及积极有效地治疗、预后是良好的,以稳定其情绪。同时说明饮食对提高机体抗病能力的重要性,鼓励患者多食高蛋白、高热量、富含维生素的食物。用食品料理机将食物加工成流质饮食,张口吞咽困难的患者,可鼻饲,也可全营养要素鼻饲饮食。同时可由静脉补充水分、电解质及营养。

6.切开引流

脓肿一旦形成或深部腐败坏死感染的患者,应及时行脓肿切开引流术或脓腔穿刺抽脓,并同时注入抗生素。术前应向患者解释手术方法及手术部位,说明手术的治疗作用,解除患者及家属的顾虑,以便主动配合。

(二)术后护理

(1)切开引流术后,应观察体位和局部引流情况,如体温不降或下降后又回升,局部肿痛有扩展趋势,可能为引流不畅之故,应与医师联系进一步扩创引流。

(2)观察引流液的颜色、量及气味,以便为临床诊断及用药提供依据。一般链球菌感染者脓液稀薄,带有血色,无臭味。厌氧菌感染者脓液呈黄绿色、黏稠,有粪样特殊臭味。葡萄球菌感染者脓液黏稠,呈白色或金黄色,无臭味。

(3)视创口分泌物多少随时更换敷料,根据细菌种类及其药物敏感试验配制药液湿敷。如厌氧菌感染可用5%的甲硝唑溶液冲洗脓腔并局部湿敷;铜绿假单胞杆菌感染可用聚维酮碘溶液或1%冰醋酸溶液湿敷。

(三)并发症的护理

1.中毒性休克

除有一般脓毒血症表现外,患者可出现烦躁不安,血压突然下降,少尿或无尿,四肢发凉等,严重时可发生昏迷,发现上述情况应立即通知医师并采取保护措施,取侧卧位,保持呼吸道通畅,注意四肢保暖,遵医嘱补足血容量,观察用药反应。

2.海绵窦血栓静脉炎及颅内感染

临床表现有严重的脓毒血症,如头痛呈持续进行性加重,呕吐、表情淡漠等。在应用脱水剂时,应按要求迅速滴入,起到降低颅压,预防脑疝发生的作用。

五、康复期护理

当全身中毒症状消失,感染已彻底控制后,患者机体尚未完全康复,应注意观察受累脏器特别是心脏及肾脏功能恢复状况。患者出院时应指导其增加饮食,补充营养,适当休息,加强体育锻炼,增强体质。同时要劝告患者重视龋病和牙周病的治疗,加强口腔保健,以防再发。

(靳　霞)

第三十一节　口腔颌面部损伤

一、口腔颌面部损伤的特点

(1)口腔颌面部血运丰富,组织的再生修复能力及抗感染能力强,伤口易于愈合。初期清创术可延至伤后24～48小时或更长些的时间内进行。但由于口腔颌面部血运丰富,损伤后易出血,易发生组织水肿,特别是发生在口底、舌根及咽旁等处的损伤,可影响呼吸道通畅,甚至发生窒息。

(2)颌面部腔、窦多,在口腔、鼻腔及鼻旁窦内常有病原菌存在,如创口与腔、窦相通,容易引起感染。

(3)颌面骨组织有特殊结构上颌骨呈拱形,与多数邻骨相接,能抵抗较大的外力,一旦发生骨折,易波及颅脑。下颌骨是面部最大、位置最突出的骨,虽然结构坚实,但受外伤的机会较多,特别是髁状突颈、下颌角、颏孔区及正中联合等薄弱的区域,常易发生骨折,骨折断端移位则引起咬合关系错乱。

(4)颌骨紧连于颅底部,严重的颌面部损伤常伴颅脑损伤,如脑震荡,脑挫伤,颅内血肿和颅骨骨折等。颅底骨折时,可有脑脊液由鼻孔或外耳道漏出,有时合并视觉器官的损伤。

(5)颌面部有腮腺、神经等重要的组织,损伤后可引起涎瘘、面瘫,如损伤三叉神经,还可造成一定部位的感觉丧失或异常。

(6)颌面部的唇、颊、鼻、睑等个别器官的开放性损伤,创口愈合后可发生瘢痕挛缩畸形,影响功能和面容。

(7)口腔颌面部是呼吸道的起端,损伤后组织水肿、移位、舌后坠、血块及分泌物易堵塞呼吸道,易引起窒息。

(8)口腔是消化道的起端,损伤后影响咀嚼、吞咽及语言等生理功能。

二、口腔颌面部损伤的急救与护理

(一)窒息的急救与护理

对阻塞性窒息的患者,应尽快用吸引器或大型号注射器吸出咽部的血块、分泌物等;无吸引器时,应尽快用手掏出阻塞物。然后在舌尖后 2 cm 处正中穿一粗丝线将舌牵出口外固定,以防舌后坠,置患者于头侧位。对喉头水肿造成的窒息,立即给予地塞米松 5~10 mg 加入 10~20 mL 输血盐水中静脉推注。对狭窄性窒息,可插入通气道或用 15 号粗针头由环甲膜刺入气管内,或立即行气管切开术。对吸入性窒息,应立即行气管切开术,吸出分泌物及异物,对阀门性窒息,应将下垂的黏膜瓣复位缝合或剪除,必要时作气管切开。窒息解除后,立即给予氧气吸入。

(二)出血的急救与护理

毛细血管和小静脉出血,用组织复位缝合、加压包扎止血。对开放性伤口,可用纱布填塞,绷带加压包扎。如出血较多,又缺乏急救应急措施,可压迫颌外动脉或颞浅动脉。出血明显的血管,可将其近心端结扎。有时因血管断端回缩,找不到近心端,其他止血方法又无效,可结扎同侧颈外动脉止血。对局部伤口出血,可用吸收性明胶海绵、云南白药、马勃、血余炭置于伤口内,填塞黄碘纱条加压包扎止血。全身性止血药物可用酚磺乙胺(止血敏)、卡络柳钠(安络血)、维生素 K_3 或氨甲环酸(止血环酸)肌内或静脉注射止血。出血过多者可给输血。

(三)休克的急救与护理

应立即给予输血、补液、镇静、止痛,以纠正休克。同时密切观察血压、脉搏、心率、神志及瞳孔的变化,并给予相应的护理。

(四)合并颅脑损伤的急救与护理

颅脑损伤时,有的伴脑脊液漏出,耳瘘说明颅中窝骨折,鼻瘘说明有颅前窝骨折,应禁止填塞耳及鼻,禁用吗啡止痛,及时请有关科室会诊进行处治。

三、口腔颌面部损伤患者的膳食管理

对有贯通伤、颌骨骨折、张口受限、咬合错乱、颌面固定、不能咀嚼的患者,对其饮食应行专门护理。

(1)每天进食量要严格计算,防止蛋白质不足影响伤口愈合。蛋白质 1 g/(kg·d),热量 711~879 kJ/(kg·d)脂肪应进易消化的乳溶性脂肪,如瘦肉、鸡蛋、蔬菜、水果等,可用食品加工机粉碎后以流质给予。禁用硬食、纤维较粗不易消化的食物。

(2)对不能咀嚼、开口受限、牙间结扎的患者,口内有伤口时,可用鼻饲法进高蛋白、高热量、富含维生素的流质饮食,或加用静脉补充营养,也可用口咽管灌注流质饮食。用鼻饲管者应防止脱管、堵管,进食时随时以温水冲净。

（3）对有牙间、颌间结扎，颌间牵引复位的患者，每天要检查其咬合情况、结扎丝、橡皮圈情况。防止松脱、移位，刺伤软组织及断脱。如发现异常应及时通知医师进行调整处理。

四、颌骨骨折的护理

（一）疾病概要

颌骨骨折指上颌骨或下颌骨骨折或下上下颌骨同时骨折。造成骨折的原因多为工伤，交通事故，暴力打击等意外事故所致。是目前临床较多见的损伤。颌骨骨折临床表现为骨折线附近的软组织肿胀、疼痛点较固定、颌周组织常有出血瘀斑、牙及牙龈损伤、骨折断端移位、咬合关系错乱、张口受限、流涎及呼吸、咀嚼、吞咽功能障碍等。上颌骨骨折，骨折片易后移堵塞呼吸道。下颌骨骨折可出现下唇麻木或感觉异常。治疗原则应首先抢救窒息、出血性休克、颅脑及内脏损伤等，然后待病情稳定再拍摄 X 线片，根据骨折情况进行骨折复位治疗。复位的方法很多，常用的有手法复位、牵引复位及切开复位内固定等。因上颌骨血运供给丰富，损伤后出血多，但愈合快，应及早复位固定。

（二）临床护理

1. 术前护理

（1）稳定患者情绪，向患者介绍手术过程和效果，解除怕痛的思想顾虑，使其树立信心主动配合手术。准确进行入院评估，按 PIO 方式及时记录。

（2）清洁口腔：用复方硼酸溶解含漱用或用温盐水冲洗。根据手术要求准备各类金属小夹板及螺钉、牙弓夹板及不锈钢丝橡皮圈等用物。

（3）切开复位时手术区常规备皮、合血、做青霉素、普鲁卡因皮肤试验。青霉素皮试阴性的患者，根据医嘱于术前准确用抗生素。

（4）按时术前用药，成人常用苯巴比妥钠 0.1，阿托品 0.5 mg 术前 30 分钟肌内注射，并于注射前嘱患者排空大小便。

2. 术后护理

（1）术后回病房监护室专人护理，局麻手术可取平卧位或半卧位，以减轻局部肿胀。行全麻术的患者，参考舌癌术后护理。保持呼吸道通畅，及时吸出口、鼻腔分泌物，舌后坠的患者可通过改变体位或将舌牵出口外固定。观察体温、脉搏、呼吸、血氧饱和度、血压、神志及瞳孔的变化，并记录。

（2）继续应用抗生素，遵医嘱给镇痛剂，合并颅脑损伤或胸部损伤的患者忌用吗啡，以防抑制呼吸。

（3）加强口腔护理：临床常用的有擦拭法、加压冲洗法和含漱法。常用的有 2％复方硼酸溶液、生理盐水，1％过氧化氢等。进行口腔护理时要注意检查口腔黏膜是否有炎症或溃疡、口内固定装置是否有压痛、松脱、移位等，发现异常应通知医师处理。结扎钢丝断端应弯入牙间隙中。炎症或溃疡局部可涂抹金霉素甘油等。上颌骨骨折 3～4 周可拆除口内固定装置，下颌骨骨折一般 4～6 周拆除。

（4）饮食护理：给鼻饲流质饮食或口咽灌注流质饮食。由于颌骨骨折患者手术置入的固定装置需要较长时间才能拆除，不能正常进食。可食用营养要素膳、匀浆饭或用豆浆机将普通饭加工成流质饮食，保证患者机体对饮食营养的需求，以利于骨折愈合。

（5）并发症的护理：颌骨骨折患者手术后常见的并发症有脑脊液漏。一旦出现脑脊液漏时，应禁止冲洗或堵塞耳道及鼻腔，嘱患者不要用力咳嗽或擤鼻涕，以免引起逆行颅内感染。对神志清醒，血压正常的患者，可取头高半卧位，保持引流通畅，局部清洁，并根据医嘱给可通过血-脑屏障的抗生素如氯霉素、磺胺嘧啶等预防颅内感染。

（三）康复期护理

患者准备出院时，应嘱其调节一个愉快的心境，树立信心，尽快康复。养成口腔卫生的习惯，掌握口腔护理的方法，并帮助其制订饮食计划。具体指导患者练习张口方法及进食应注意的问题，以足够的耐心逐渐恢复咀嚼功能。

（靳　霞）

第三十二节 口腔颌面部肿瘤

一、口腔颌面部肿瘤的致病因素

（一）外来因素

（1）物理因素：热辐射、紫外线、创伤、X 线及其他放射性元素、长期慢性不良刺激等都可成为致癌因素。

（2）化学因素：人体长期接触某些化学物质的刺激可导致肿瘤的发生。如吸烟、饮酒与口腔癌的发生有关，煤焦油可引起面部皮肤癌，苯、砷等超过一定浓度也可致癌。

（3）生物因素：某些病毒与肿瘤的发生有关。如 EB 病毒与恶性淋巴瘤特别是 Burkitt 淋巴瘤有关，人乳头瘤病毒（HPV）不仅能引发良性肿瘤，而且与口腔癌的发生也有关。

（4）不良刺激：义齿锐利边缘、残根、残冠、牙齿锐利、牙尖等对软组织摩擦，压迫和创伤。反复咬颊、咬舌都可成为引起口腔癌的原因。此外，环境因素、饮食习惯等也与肿瘤的发生有关。

（二）内在因素

（1）神经精神因素：神经系统长期受刺激，可导致大脑皮质功能失调，引起组织细胞分裂失去控制而发生异常生长，导致肿瘤形成。精神神经过度紧张，心理平衡遭到破坏，造成人体功能失调，为肿瘤的发生发展创造了有利条件。

（2）内分泌因素：内分泌功能紊乱易发生口腔癌。

（3）遗传因素：肿瘤本身并不遗传，遗传的是发生肿瘤的个体素质，具有这种身体素质的人，在致病因素持续刺激下，正常细胞易发生基因突变而成为癌细胞。

（4）机体免疫状态，机体的免疫功能低下易发生肿瘤。胸腺与机体免疫有重要关系，随着年龄的增长，胸腺逐渐萎缩，肿瘤的发生率也随之增高。艾滋病病毒所致的免疫抑制也使某些肿瘤的发生率增高。此外，年龄、民族也与肿瘤的发生密切相关。

二、口腔颌面部肿瘤的预防

现在对癌症的治疗皆为癌后治疗，如能在癌症发生之前，发现组织细胞形态有所改变或某种癌症的生化标志物的变化，进行积极治疗，把癌变过程阻断在癌前阶段，这样的治疗一定能取得良好的效果。因此对肿瘤的治疗必须贯彻"预防为主"的方针。口腔颌面部肿瘤的预防应包括以下几方面。

（一）消除或减少致癌因素

（1）消除慢性刺激因素，如及时处理残根、残冠、错位牙、锐利牙尖、不良修复体等。

（2）注意口腔卫生，不吃过烫和刺激性食物，戒除吸烟和喝酒的习惯。

（3）采取户外曝晒或与有害工业物质、化学物质接触工作的防护措施，使致癌因素减少到最低水平或达到完全消除。

（4）避免精神过度紧张和抑郁。

（二）及时处理癌前病变

癌前病变是指机体组织的某些病变本身尚不是癌，但长期的不良刺激可促其转变为癌。因此，早期诊断、及时处理，是避免发生恶性肿瘤的有效措施。

口腔颌面部常见的癌前病变有黏膜白斑、红斑、扁平苔藓、黑色素斑痣、乳头状瘤、慢性溃疡、皲裂、瘘管及角化不良等。

（三）加强防癌宣传

使群众了解癌瘤对人类的危害性及一些防癌常识，如了解癌前病变的表现及早期症状，若有怀疑应及时检查,早发现、早治疗,预后是良好的。要戒烟酒并注意口腔卫生及膳食结构。开展体育锻炼,增强体质,对防止肿瘤的发生有一定意义。

（四）开展防癌普查

在高危人群中进行普查,可早期发现部分肿瘤患者。设立肿瘤专科门诊,对有明显遗传因素肿瘤患者子女实行监护随访。定期对职工进行查体等,发现问题及时处理。

三、口腔颌面部肿瘤的治疗原则

（一）良性肿瘤

一般以手术切除为主。对临界瘤,应在肿瘤边缘以外 0.5 cm 正常组织内切除,并将切除组织做冷冻切片检查,若为恶性,则应扩大切除范围。良性肿瘤切除后也应送病理检查,若证实有恶变,应按恶性肿瘤进一步处理。

（二）恶性肿瘤

应根据肿瘤的组织来源、分化程度、生长部位、生长速度、临床分期及患者机体状况等全面研究后,再选择最佳治疗方案进行治疗,还应考虑到术后外形恢复和功能重建。

1.组织来源

肿瘤的组织来源不同,治疗方法也不同。间叶组织造血系统来源的肿瘤对放射和化学药物都具有高度的敏感性,且常为多发性并有广泛转移,故宜采用放射、化学药物和中草药治疗为主的综合疗法。骨肉瘤、纤维肉瘤、恶性黑色素瘤,神经系统的肿瘤等对放射线不敏感,应以手术治疗为主。手术前后可给予化学药物作为辅助治疗。对放射线中度敏感的鳞状细胞癌和基底细胞癌,则应结合患者的全身情况、肿瘤生长部位和侵犯范围,确定采用手术、放射、化学药物或综合治疗。

2.细胞分化程度

一般细胞分化程度较高的肿瘤对放射线不敏感,故常采用手术治疗,而分化程度较低或未分化的肿瘤对放射线较敏感,应采用放射与化学药物治疗。

3.生长速度

当肿瘤生长较快、广泛浸润时,手术前应考虑先进行术前放射或化学药物治疗。目前多采用术前诱导化疗,术后再行放疗或补充化疗,因术前放射常影响术后刀口愈合,增加术后并发症。

4.生长部位

肿瘤的生长部位与治疗效果也有一定关系。如唇癌、手术切除较容易,且整复效果也好,因此多采用手术切除。而口咽部的肿瘤,手术治疗比较困难,术前又常给患者带来严重功能障碍,因此应首先考虑能否用放疗或化疗,必要时再考虑手术治疗。颌骨肿瘤一般以手术治疗为主。

5.临床分期

可作为选择治疗方案的参考。一般早期患者应用各种疗法均可获得较好的疗效,而晚期患者则多采用综合治疗。临床分期还可作为预后估计和参考,据统计经外科手术治疗的口腔颌面部肿瘤一期患者3年、5年生存率明显高于四期患者。但在根据临床分期选择治疗方案和估计预后时,更要注重患者全身状况。

6.患者的机体状况

在肿瘤的治疗过程中,要处理好局部和整体的关系。对局部肿瘤进行放疗、化疗或手术治疗时,要同时注意全身治疗,增强体质,充分发挥患者的主观能动性,才能获得较好的治疗效果。

四、口腔颌面部肿瘤患者的心理特征

（一）惧怕心理

患恶性肿瘤,往往视为不治之症,晚期患者更是如此。因此应多安慰,开导患者,消除惧怕心理,积极配合治疗。

(二)怕术后畸形毁容心理

口腔颌面部肿瘤直接影响颜面外形和功能,特别是恶性肿瘤,手术治疗时行广泛切除或根治性切除,造成畸形或毁容,术前应向患者解释清楚,讲清利害关系,术中尽可能立即进行外形的修复和功能重建,尽可能达到既根治肿瘤,又恢复外形及功能的目的,提高患者的生存质量。

(三)怕复发心理

良恶性肿瘤治疗后都有复发的可能,恶性肿瘤还可能向全身扩散转移,患者怕复发、怕转移。因此治疗时应尽量行根治措施,消除患者怕复发的顾虑,而按时复查监护患者更为重要。既防止患者治疗后一劳永逸的心理,又防止患者惧怕复发、心惊胆战、影响情绪及生活,应定期复查,长期随访,使患者长期在医护人员的监护之下,发现问题及时处理。

(四)失去生活信心

恶性肿瘤患者,思虑万千,良性肿瘤患者,又怕恶变,癌症又被视为不治之症,因而失去生存信心和生活志趣,甚至拒绝治疗,寻死。医护人员应鼓励患者增强生存信心,调动患者对治疗的信心和抗癌的积极性,嘱患者与医护人员合作,与癌症抗争,取得最佳效果。同时做好患者家属工作,从各方面照顾、关心、体贴患者,消除不正常的心理状态。

五、口腔颌面部肿瘤的分类护理

(一)腮腺混合瘤患者的护理

1.疾病概要

腮腺混合瘤,亦称多形性腺瘤,为临界瘤。混合瘤是涎腺肿瘤中最常见的一种,腮腺是好发部位。任何年龄均可发生,以 30~50 岁多见,男女发病无明显差异。腮腺肿瘤约 80% 发生于腮腺浅叶,常以耳垂为中心生长,生长缓慢,无任何自觉症状,常系无意中发现。触诊界限清楚、活动,呈球形或椭圆形,表面光滑或呈结节状,中等硬度。发生在腮腺内或腮腺深部的肿瘤常在比较大,甚至发生功能障碍后才被发现。因此病程长短不一,短者数天或数周,长者数年或 10~20 年。如果存在多年的肿瘤在近期内生长加速或出现疼痛、瘤体不活动,有功能障碍征象,应考虑有恶性变可能。诊断主要根据临床表现和病史分析,结合 B 型超声检查进行判断。如果疑与腮腺深叶肿瘤和颞下咽旁区肿瘤不易区别时,可作 CT 或 MRI 检查,进一步明确诊断。治疗以外科手术切除为唯一有效的治疗手段。由于此肿瘤包膜常不完整,行切除术时原则上应从包膜外的正常组织 0.5 cm 以外处切除。肿瘤位于腮腺浅叶,常行肿瘤及腮腺浅叶切除术。位于深叶,应行肿瘤及全腮腺切除术。术前应先用 1% 亚甲蓝从腮腺导管注入,术中可见腺体呈淡蓝色,神经呈银白色,以便保护面神经。总之,首次手术术式是否正确和彻底是治愈的关键。

2.临床护理

(1)术前护理。①口腔颌面部肿瘤多为中年人,对预后及术后面部是否会发生神经损伤和影响美观极为担心,应在以患者为中心的思想指导下,关心爱护患者,引导其对手术后可能出现的问题,有一定的心理准备。介绍手术过程及手术切口的部位,使患者相信医护人员会尽最大努力使手术瘢痕隐蔽,尽量保护面神经不受损伤,使患者振奋精神主动配合手术。②术前一天备皮,备皮区在患侧耳周 5 cm 处剃去毛发及胡须,洗澡更衣,成人术前 6 小时禁食水,幼儿术前 4 小时禁食水。根据医嘱合血,作青霉素、普鲁卡因皮试,阴性后最好术前 2 小时即开始应用抗生素,对预防术后感染有很好的作用。③备好术中用物及 1% 亚甲蓝注射液,并向患者说明在腮腺导管内注射亚甲蓝的作用和可导致术后的前几次尿液呈蓝色,对身体无损害不必紧张。

(2)术后护理。①术后回病房监护室,颌面部肿瘤手术常采用局部或局麻加强化全身麻醉。应观察与记录生命体征的变化,根据血氧饱和度的参数,调节给氧流量,使血氧饱和度保持在 98% 以上。保持呼吸道通畅,因腮腺肿瘤切除术后,局部敷料包扎较紧,口腔分泌物及痰液不易吐出,故应随时协助吸出,以防发生窒息。②敷料加压包扎是预防术区出现积液、涎瘘及感染的重要措施,但包扎过紧,会影响局部血液循环,因此应注意观察敷料是否有松动、脱落或过紧、过松应重新包扎。如患者出现呼吸困难、头胀痛,可能与包扎过紧有关,应协同医师及时适当放松绷带。敷料包扎松紧度要适宜,部位恰当,也可配合使用双层四头宽弹力绷带达到加压包扎的目的。③手术2小时后,可根据患者情况给饮少量开水,如无呛咳,可进流质或半流质饮食,禁食酸性及刺激性食物,每次进餐前30分钟应口服阿托品0.3～0.6 mg,预防涎液分泌过多,致局部潴留积液,影响伤口愈合。④保持口腔清洁:患者术后因局部包扎较紧,伤口有疼痛感,张口受限,口腔自洁能力下降,腮腺分泌涎液减少,腮腺导管与口腔相通,因此保持口腔清洁对预防伤口逆行感染,增加食欲有很重要的作用。还要鼓励患者自行刷牙或漱口液含漱。不能自理的患者每次进餐后协助口腔护理。

(3)并发症的护理。腮腺混合瘤手术后主要并发症为面神经损伤,表现面部麻痹。故应了解术中情况,如果手术未损伤面神经,只因机械性刺激,而引起的暂时性麻醉,可用维生素B_1、维生素B_{12}或神经细胞复活剂等药物治疗,也可配合物理疗法,逐渐恢复。但要注意保护眼睛,可用红霉素眼膏及其他保护眼角膜药物涂敷,戴眼罩以防暴露性角膜炎、结膜炎等。其次是观察术区是否有积液,如果皮肤拆线后仍有明显积液,可在无菌操作下抽吸,并继续加压包扎,口服阿托品。

3.康复护理

腮腺混合瘤患者术后一般拆线1周后复查,视检查结果再决定是否停止治疗。在此期间嘱患者勿进酸辣等刺激性强的食物,应进高蛋白、多维生素易消化软食,减少腺液分泌。向患者详细讲解伤口痊愈后,进行放疗对预防腮腺混合瘤的复发具有良好的作用,取得患者的合作。有的患者手术后数周,出现味觉出汗综合征,亦称耳颞神经综合征或Frey综合征。其表现为在耳前下区皮肤,当咀嚼食物或刺激唾液分泌时,可见出汗伴有该区发红现象。一般认为手术切断的副交感分泌神经支与皮肤汗腺、浅表血管的交感神经错位、再生连接所致。有少数患者心理不能忍受,可行放射治疗或行手术治疗。大部分患者影响不大,可疏导他们的紧张情绪,不需特殊处理。

(二)舌癌患者的护理

1.疾病概要

舌癌是口腔颌面部常见的恶性肿瘤。男性多于女性,患者年龄多为50岁以上。舌癌多发生于舌缘,其次为舌尖、舌背及舌根等处,为溃疡型或浸润型。多数为鳞状细胞癌,舌根部可见腺癌或淋巴上皮癌及未分化癌。舌癌一般恶性程度较高,常早期发生颈部淋巴结转移,也可发生远处转移,一般多转移至肺部。由于舌癌生长快、浸润性较强。常累及舌肌,以至舌运动受限,使语言、进食及吞咽发生困难。肿瘤逐渐浸润邻近组织,可蔓延至口底及颌骨,向后发展可以浸润舌腭弓及扁桃体,如有继发感染或舌根部癌肿常发生剧烈疼痛,疼痛可反射至耳颞部及整个同侧头面部。

治疗原则应以综合治疗为主,常行舌颌颈联合根治术,如在舌根部或已浸润至口底,术中可先行预防性气管切开术,为了修复残舌,最大限度地重建舌功能,常行带血管带蒂肌皮瓣移植术。术后进入康复期,再根据癌肿的性质及浸润范围行放疗或化学疗法,以巩固手术疗效。

2.临床护理

(1)术前护理。①心理护理:舌癌以老年人多见,除具有一般癌肿患者的恐惧心理外,还有因延误诊断、口臭而产生的悲观情绪,不愿与他人交往,而且担心舌切除后能否影响讲话、进饮食、面部畸形无法见人等。严重影响着患者的情绪。因此应按护理程序,认真地进行入院评估,针对患者存在的心理、生理与社会等方面的问题,采取相应的护理措施,主动热情地接近患者,并以同种患者术后成功的例子适当进行介绍。最大限度地解除患者顾虑,使其能面对现实,并积极配合治疗,争取好的预后。并劝告患者增加营养,使其懂得饮食营养对承担手术的重要性,以较好的心态和体质接受治疗。②协助医师进行体格检查:因多数患者年龄较大,要特别注意了解心、肺、肝、肾功能、颌骨及胸部X线片、颌骨及肺部情况。制订护理计划。③口腔护理:术前根据需要行牙周洁治,及时治疗口腔及鼻腔的炎症。一般患者有明显口臭,可用1%过氧化氢溶液或2%复方硼酸溶液每天3～4次含漱。④抗感染治疗:如癌肿体积较大,周围有继发感染,遵医嘱可于术前在用化疗药物使瘤体局限的同时,应用有效抗生素,如青霉素族类和5%甲硝唑静脉滴注。⑤术前1天备皮,常规剃除面颈部、耳周5 cm处及供皮区毛发,注意保护皮肤,并洗澡更衣。常规做青霉素、普鲁卡因皮试,皮试阴性后于术前2小时内应用抗生素,以预防术后感染。术前6小时禁食水,保证术前夜间充足睡眠。⑥术前排空大小便,含漱口液清洁口腔,按医嘱于术前30分钟肌内注射阿托品0.5 mg,苯巴比妥钠0.1 g或其他术前用药。

(2)术后护理。

患者术后回监护室:了解手术过程,与麻醉师交接患者情况。患者行舌颌颈联合根治、胸大肌肌皮瓣移植行舌再造术的患者执行全麻护理常规,患者取去枕平卧位头偏向患侧,待患者神志清醒,生命体征恢复正常时,体位可改为110°~120°角半卧位,头向患侧略低,并向患者说明,这种体位可放松颈部组织,避免移植皮瓣血管受压,有利于静脉回流及皮瓣血供。供皮区给胸腹带包扎,并用沙袋加压,减少伤口渗液,预防局部积液。取得其主动配合。

气管切开护理:保持呼吸道通畅,及时吸出气管内分泌物,气管切开套管口用双层生理盐水湿纱布覆盖。套管内管每天煮沸消毒1~2次或用3%过氧化氢溶液浸泡清洗消毒。套管底纱应及时更换并保持清洁干燥。用生理盐水150~200 mL加庆大霉素8万U或阿米卡里200 mg,糜蛋白酶5 mg,每30分钟滴入气管4~5滴,同时再配制上述溶液行超声雾化吸入,每天2~3次稀释痰液,预防肺部感染。一般术后5天可试堵管24~48小时,如无呼吸困难,可协助医师拔除气管套管。

口腔护理:因手术创面主要在口腔内,又有移植皮瓣,所以术后口腔护理很重要。可根据口内pH选用适宜的溶液进行口腔护理,常用的有生理盐水或2%复方硼酸溶液。为了避免移植皮瓣遇冷刺激发生痉挛,应将溶液加温至38 ℃左右,用擦拭和冲洗法相结合进行口腔护理,并同时观察移植皮瓣的情况。因带蒂皮瓣转入口内后,其近心端与舌根部相缝合不易观察,可观察远端舌尖部。观察时主要注意缝合伤口有无渗血,如渗血较多且呈暗红色,可能有肌皮瓣静脉回流受阻情况;如皮瓣皮色苍白,局部温度低于正常,应想到为动脉供血不足的可能。正常皮瓣为淡红色,温度保持在37 ℃左右。局部应用抗生素时,应先清洁口腔,然后用喉头喷雾器进行口腔喷雾,喷雾溶液的配制同气管切开滴入液,每天2次。也可于术后3天送检口腔分泌物细菌培养加药敏,以便选择有效抗生素配制喷雾溶液。

饮食护理:患者术后因口内有伤口及移植皮瓣,因此不能由口腔进食。但为了满足机体需要,应采用鼻饲流质饮食或术前在胃镜引导下行胃造瘘液质饮食。置鼻饲管时为了减轻患者痛苦,可在鼻腔内滴入适量1%丁卡因黏膜麻醉后,再按常规置入鼻饲管,深度到达食管25~30 cm即可,避免胃部刺激。因食物未经咀嚼,消化液分泌减少影响消化吸收,可给多酶片、甲氧氯普胺等药物,研碎后注入鼻饲管促进消化及胃肠蠕动。饮食类可以将富含高蛋白、高维生素、高热量及水果等经食品料理机加工制成流质,经胃管注入。同时可由静脉补充血浆蛋白,氨基酸等。还应根据血生化及血常规检查结果给予补充电解质和成分输血,保证患者所需营养,促进刀口愈合及皮瓣成活,手术10天后,待皮瓣移植成功,刀口Ⅰ期愈合,可拔除鼻饲管,再经口进食流质或半流质饮食。

观察扩张血管及抗血栓形成药物的药效及毒不良反应。如发现刀口渗血不止,超过正常量,应通知医师调整用药量,在及时补充全血的同时警惕DIC的发生,并继续抗感染治疗。

(3)并发症的观察与护理。①胸大肌肌皮瓣移植术后,移植皮瓣易发生静脉回流受阻或动脉供血不足。静脉回流受阻常发生在术后2~3天,轻者可继续观察,暂不做特殊处理,如皮瓣明显发绀、肿胀,已出现水疱,应查找原因,如敷料包扎过紧或体位不当,可通知医师在皮瓣表面切开小口引流,以减轻皮瓣淤血或肿胀。动脉供血不足,按医嘱补充血容量,加用扩张血管药,并采取保温、止痛等措施给予纠正。②患者由于舌体及颌部手术,唇部功能暂时降低,致使不自主流涎,涎液容易污染颌部敷料及伤口。应告诉患者这是暂时现象,指导其练习吞咽动作,唇部暂时置入无菌纱布并及时更换,待拔除鼻饲管恢复正常吞咽功能后,流涎现象会逐渐减轻。③行颈淋巴结清扫术过程有发生胸导管损伤的可能,多因胸导管行走位置不规则所致。虽发生率只有1%~2%,但应注意观察。因为严重的乳糜瘘可引起水、电解质紊乱、营养和免疫功能障碍。故应观察负压引流液的颜色及量。如引流量呈乳白色,且量逐渐增多,24小时可多达200 mL以上,应及时报告医师进行处理。如乳糜液出现在术后早期,且引流量不多,可因加压包扎使瘘管自然封闭,同时暂时禁食,并卧床休息,减少乳糜的流量。如引流量较多,上述措施不能奏效、应及行手术治疗。必要时给静脉滴注血浆以补充流失的乳糜液或根据血蛋白及清蛋白含量,由静脉补充清蛋白。

3.康复护理

患者经过手术创伤,一般身体较弱,应指导患者适当进行健身活动、补充营养、增强体质。患者由于面部形成瘢痕或畸形,有心理压力应告慰患者手术后的瘢痕或畸形,随着时间推移能逐渐减轻。要保持心情舒畅乐观情绪,才有利于康复。嘱患者定期复查,以便根据病理结果进行放射治疗或化学治疗或采取联合治疗方法巩固手术效果,达到治愈的目的。舌再造术成功后的患者语言功能受到影响,可指导患者术后1个月左右,进行病理性语言训练,提高舌癌术后患者的生存质量,与患者建立联系卡,便于咨询及康复期指导。

(靳 霞)

第三十三节 口腔颌面部发育畸形

一、唇裂患者的护理

(一)疾病概要

唇裂是口腔颌面部最常见的先天畸形。口腔颌面部的发育开始于胚胎发育的第3周,这时整个胚胎长约3 mm,其头端即出现由前脑形成的圆形突起称为额鼻突;在前脑以下的腹侧面,则有鳃弓出现。鳃弓共有6对,其中第一对鳃弓称下颌突,在胚胎发育第3周以后,下颌突亦从两侧向前及中央方向生长,并在中缝处开始连接而形成下颌弓。在下颌弓两侧的上缘,出现两个突起向前伸长而形成上颌突。胎儿在发育过程中,受到某种因素的影响,两个下颌突未能在第5周时正常融合,则可产生下唇正中裂,下颌裂。上颌突在第7~8周时未能在一侧与球状突融合,则可在上唇一侧形成单侧唇裂,如在两侧发生,就形成双侧唇裂。

唇裂常与腭裂伴发,在我国新生儿的发生率约为1∶1 000,根据唇裂的程度可分为完全性唇裂和不完全性唇裂。

发病因素可能与遗传和环境因素有关,唇裂临床采用外科手术修复治疗,以达到恢复上唇正常形态和功能的目的。唇裂修复时间一般掌握在出生后3~6个月,也有人主张一出生即行修复术。双侧唇裂可推迟到1岁后进行。

(二)临床护理

1.术前护理

(1)唇裂修复术多为婴幼儿,患儿入院后应进行全面评估,评估内容包括发育营养状况,是否伴有其他脏器发育畸形、畸形程度、饮食习惯、家庭状况及健康状况等。应协助医师常规检查患儿肝脏功能,乙型肝炎表面抗原、血常规、出凝血时间及心肺功能等,如各项主要指标均属正常,可考虑手术。如全身健康条件不允许,可延迟手术。

(2)入院后应改变患儿喂养习惯,禁止用奶嘴或吸吮母乳,改为汤匙或滴管喂养,以适应术后不能作吸吮动作,以减少上唇伤口运动、减轻张力,避免污染伤口,造成手术失败的可能。

(3)细致观察患者局部皮肤黏膜是否有炎症、外伤、溃疡及疖肿等,如有异常应先清除病灶,缓行手术。另外,双侧唇裂患儿常伴有双侧腭裂,前颌骨与两侧上颌骨完全分离,向上前方翘出。这种情况应在术前采用生理性推压法,如弹力绷带加压达到后推的目的。加压时注意患儿的耐受力及局部血运。生理性推压法显效时间较长,故应在住院前在门诊医师指导下进行。

(4)唇裂修复手术婴幼儿多采用全身麻醉,故应准确测量患儿体重,以便计算麻醉用药,成人多采用局部麻醉。术前2~3天给0.25%氯霉素滴鼻或用盐水棉签擦拭鼻孔。术前1天做普鲁卡因、青霉素皮试。

成人应在术前 3 天行牙周洁治术,含漱剂漱口,术前 1 天剪去鼻毛、剃胡须,保持口腔、面部清洁。根据医嘱用抗生素,术前 6 小时禁饮食。婴幼儿可在术前 4 小时进食葡萄糖水 100～150 mL,并应尽量安排在上午手术。

(5)遵医嘱术前用药,成人常用阿托品和苯巴比妥钠,婴幼儿常根据公斤体重给复方氯丙嗪和阿托品或东莨菪碱,于术前 30 分钟肌内注射,如患儿因饥饿哭闹,可于术前 2 小时预先肌内注射复方氯丙嗪。患儿应平卧去手术室,以免出现直立性虚脱。

2.术后护理

(1)患儿应在复苏室进行监护复苏,专人护理,取头低仰卧位,头偏向一侧,以便涎液流出,防止口腔分泌物及呕吐物吸入气管而发生窒息。保持呼吸道通畅,及时吸出口腔内或气管插管内分泌物,若双侧鼻孔内均有带管纱卷填塞,应严密观察纱卷管是否畅通,如果因分泌物堵塞出现呼吸困难,应先将下唇向下牵拉,呈半口状或将预置的舌拉线牵出,并立即报告医师处理,以防造成窒息,给予氧气吸入。

(2)患儿完全清醒后,如有气管插管,应由麻醉师或病房医师拔除,严格拔管指征,拔管前一定检查常规皮质激素医嘱是否已执行,以免拔管后喉头水肿或痉挛引起窒息。

(3)唇裂术后当天术区可用碘仿纱条加压包扎,以防伤口渗血。术后第 1 天,常用唇弓固定,可减轻伤口张力,促进愈合。固定唇弓可用氧化锌胶布,最好用无创伤胶带,如 3 m 透明胶带或伤口免缝黏合胶带。唇弓固定松紧要适度,注意局部皮肤是否有过敏。

(4)伤口可采用暴露方法,但要保持创面清洁干燥。常用 4% 硼酸酒精或 75% 酒精等轻擦伤口,每天 2～3 次,用 0.25% 氯霉素眼药水滴鼻每天 3 次。遵医嘱应用抗生素预防感染。视张力程度伤口可在术后 5～7 天 1 次或间隔拆线;用唇弓的患儿一般在 10～15 天后拆除唇弓,鼻翼固定缝线 10 天后拆除。

(5)饮食护理是否得当对手术的成败有很重要的作用。全麻患儿清醒后 2～4 小时可用汤匙或滴管给予少量温开水,如患儿清醒后哭闹不止也可提前给予少量温开水,无呛咳和呕吐时,可给流质饮食,新鲜果汁等,计算入量,保证机体需要。食欲差的患儿可配合服用消化不良液、多酶片等,以促进食欲,进食方法可用滴管或汤匙,成人可用注射器或吊筒连接硅胶管避开伤口注入口腔,减少唇部活动,减轻张力避免瘢痕增生。

3.并发症的护理

(1)呼吸道阻塞:一般易发生于全麻未完全清醒或拔除气管插管的患者。前者多因在手术中呼吸道管理不善所致。必须彻底及时吸出呼吸道分泌物及消化道呕吐物才能解除阻塞。后者由于气管插管对气管的压迫和手术损伤引起咽喉水肿痉挛,或因双侧鼻孔纱卷胶管堵塞所致。因此,拔管前一定要常规应用适量皮质激素,检查鼻孔内纱卷胶管是否通畅,防止窒息发生。

(2)伤口复裂:术中处理不当、感染、营养不良、外伤等因素均可造成伤口复裂,应采取预防措施。术中应注意伤口张力,必要时采取减张措施,以免因张力过大影响愈合。术后适当应用抗生素,并加强伤口局部的清洁处理,预防刀口感染。加强饮食护理,注意进食方法,供给充足营养。应给高蛋白、多维生素清淡流质饮食,7 天后可进半流质,14 天后进普通软饭。若饮食不能满足机体需要,可静脉补充液体或血浆等。加强护理,鼓励患儿不要大声哭闹、碰撞、坠床、必要时可将患儿双臂适当加以约束,以防用手抓弄及污染伤口。保持病室内空气新鲜、清洁,空气培养细菌数不得超过 250 CFU/m³。调节室内温度、湿度适宜,预防上呼吸道感染。

(三)康复护理

告诉家长患儿在康复阶段应补充营养,教会喂养方法,30 天内勿食质硬或油炸食物。保护伤口、避免碰撞,以防复裂。向患儿家长说明如发生复裂,需半年后再行修补。3 个月后复诊,如鼻唇部仍有缺陷,可考虑 12 岁以后再行二期修复手术。患儿出院时应为其制订唇裂序列治疗计划,包括喂养、交往能力、听力功能、牙列发育、发音以及语言发育、腭裂修复时间等。取得患儿家长配合与支持。并建立档案,与患者保持联系、定期巡诊指导。

二、腭裂患者的护理

(一)疾病概要

腭裂与唇裂常伴发,也是颌面部最常见的先天性畸形,腭裂的形成与唇裂相似,为胚突融合不全或完全不融合所致,一般在胚胎发育12周之内,如一侧的外侧腭突未能与对侧的外侧腭突及前方的内侧腭突和上方的鼻中隔相融合,则可发生单侧的完全腭裂;两侧的外侧腭突彼此未融合且与内侧腭突均未融合者,则可形成双侧完全性腭裂。发病因素可能与营养、遗传、感染、损伤、内分泌、药物等因素有关。

腭裂造成口鼻相通,使吸吮、进食、发育等皆受一定的影响。又因鼻腔失去对尘土、冷空气的滤过加温作用,因此较易发生上呼吸道感染。腭裂必须采用外科手术进行修复,达到重建腭部的解剖形态,封闭裂隙,恢复腭部的生理功能,为正常的语言和吞咽等生理功能创造条件。

腭裂修复时间大都认为在3岁至学龄前较为合适。近年来,有更多的人主张可在2岁左右患儿中进行修复手术。决定手术时应根据患儿的全身情况,考虑麻醉、手术方式、语音效果以及上颌骨发育等因素综合衡量确定,同时还要征得家长的同意。

(二)临床护理

1.术前护理

对患者进行全面评估、收集、记录、整理、建立完善的评估档案。

(1)腭裂修复术操作较复杂,创伤较大,失血较多,术后并发症亦较严重。因此,对患儿应进行全面评估,收集资料,制订护理实施计划等,建立完善的评估档案,术前协助医师进行严格的体格检查,如送检、肝功、乙型肝炎表面抗原、血常规及心、肺功能等。并测试听力、智力、发育等情况,便于制订序列治疗护理计划。

(2)腭裂患儿常伴有语言障碍及进食困难,家长往往有负疚感,对患儿比较宠爱、娇惯,因此,患儿依赖性强且较任性。又由于常受到别人歧视,家属及幼儿心灵上均有自卑感,因此,应设法鼓励患儿及家长树立信心,耐心讲解手术过程及手术方式。告诉家长患儿术后要保持安静,不能哭闹,只能吃冷或温的流质,以防切口复裂,取得患儿及家长的配合。讲解术后经过系统语言训练,可以达到或接近正常发音,进行正常的语言交流等。

(3)腭裂患儿因鼻腔对空气的加温过滤作用差,因此,要求病室空气新鲜、整洁,温度不应低于20 ℃,相对湿度应保持在50%以上。患儿及陪护人员应洗澡更衣、剪指甲,保持卫生。

(4)细致观察口腔及鼻腔咽部是否有炎症存在,如有上呼吸道感染、发热、局部皮肤黏膜异常,应首先清除病灶,再行修复。

(5)为预防感染,术前应清洁口腔。成人术前3天行牙周洁治术,儿童术前3天用复方硼酸溶液漱口,每天3次,如不能自理漱口的患儿,可行口腔护理;氯霉素眼药水滴鼻或用其棉签擦拭鼻腔,成人剪鼻毛。术前1天或当天遵医嘱给予适当抗生素,备血,根据需要制备好腭护板或腭护膜。儿童一般选择气管内插管全麻术,术前6小时禁食、4小时禁水。

2.术后护理

(1)严密观察喉头水肿及伤口有无出血,患儿全麻术后血氧饱和度常低于正常,故应常规吸氧,并观察心率、呼吸变化。因咽部疼痛不敢吞咽,口腔内常有分泌物,应随时吸出,吸引时要将吸痰管放在下颌龈颊沟间,避免吸出填塞的碘仿纱条。

(2)幼儿的肌力弱,在昏睡时可发生舌后坠,妨碍呼吸。又因气管插管压迫刺激手术创伤,可造成喉头水肿、痉挛、严重者可发生窒息,因此应常规准备舌钳及气管切开包。

(3)全麻清醒后4小时,可给少量温开水,如无呛咳和呕吐可给温流质饮食,如牛奶、豆奶、米汤等。术后2周内给流质饮食,第3~4周给半流质饮食,第5周可给普通饮食,流质饮食期间应供给足够的热量、蛋白质、维生素、微量元素及水分。食欲差的患儿,可适当服用助消化药,并常规由静脉输入抗生素、补充水分及电解质,必要时可输全血或血浆等,以保证营养供给,促进刀口愈合。

(4)保持口腔及局部伤口清洁,预防感染。每次进食毕均应饮用温开水或行口腔护理,并用生理盐水或其他黏膜消毒剂轻涂伤口。同时观察松弛切口内碘仿纱条是否脱出。用腭护板或腭护膜的患者,应观察是否合适,有无脱落等。

(5)腭裂修复术后常伴咽部肿痛,造成吞咽困难,可用 100～150 mL 生理盐水内加庆大霉素 80 万 U、糜蛋白酶 5 mg、地塞米松 5 mg,行超声雾化吸入。每天 2 次。也可用上述溶液行喉头喷雾,消炎、止痛。

(6)为争取手术成功,应向患儿或其家长耐心说明、手术后 1 个月内不要大声哭叫,不能用手抓摸伤口,避免受凉,预防感冒咳嗽。因为这些动作均能引起腭肌收缩、张力增大、影响伤口愈合,甚至复裂。一般情况在术后 10～12 天,即可分次取出松弛切口内碘仿纱条,在取出后 2 小时内禁饮食。

3.并发症的护理

(1)呼吸道阻塞:呼吸道阻塞的原因基本同唇裂修复术,但腭裂手术创伤更大,而且还有的采用腭裂修复加咽腔环扎成形术,因此术后患儿常在睡眠中发生憋气或鼾声,这是由于咽腔缩小后不适应所致。因此可采取改变患儿体位,适时唤醒等措施逐渐适应,同时应向其家长说明这些现象是本手术经常出现的情况,随着时间的推移会逐渐缓解,如憋气严重,半年以上不能缓解者。可行咽腔环扎松解术。

(2)出血也是该手术的并发症,发现出血应通知医师查找原因,并进行局部止血或药物止血。术后较晚期出血,应及时止血并行抗感染症处理。

(3)创口复裂或穿孔是腭裂手术的并发症之一,腭部小穿孔,常可随创口愈合而自行缩小闭合,复裂或较大穿孔,可于半年至 1 年后再行二期修复术。

(三)康复护理

腭裂经外科手术进行修复后,只能为重建腭部解剖形态,封闭裂隙,恢复腭部的生理功能创造条件,其正常语音,吞咽功能的恢复还要进行治疗和训练。

1.语音治疗

腭裂患儿语音治疗的目的是预防、治疗及协助治疗发育异常,建立与年龄相当的正确的语音产生形成。语言治疗的成功取决于对发音错误的正确诊断,并且是建立在正常发音解剖结构基础之上。因此在治疗前应详细检查患儿发音器官是否正常,腭咽闭合是否完善,语音习惯形成的原因、有无心理障碍,明确患儿病理语音的类型及形成原因,从而确定有效的治疗方法。

语音治疗一般在术后 2 个月即可开始训练,训练应该循序渐进,逐步建立唇、舌、腭、咽、下颌的协调运动,建立和巩固正确的语音条件反射。为提高患儿语音治疗的兴趣,可以采取集体教学与个别辅导相结合的方式。训练首先是增强腭咽闭合的功能,其次是增强节制呼气的功能,然后才练习发音。

(1)增强腭咽闭合的功能:①以拇指由前向后按摩腭部,使其加长、变软和更灵活。②作干呕、打呵欠和高声发“啊”音,使软腭抬高,腭垂与咽后壁接触。③使唇、舌、下颌作开、闭、回旋和摇摆,训练其协调动作。④深吸气紧闭唇,将肺内空气送入口腔,在口腔内气压达到最大时开启口唇,用力将气喷出,训练增加口腔内的压力。

(2)增强节制呼气的功能:在腭咽肌肉收缩力增强,口腔压力接近正常时,使患儿持续而有节制的呼气,可作吹蜡烛,吹气球,吹口琴,吹管状乐器等。

(3)学读拼音文字:这种练习最困难、最重要,要循序渐进,不可急躁,可从学发元音开始,再发辅音。

(4)在正确掌握拼音文字的发音后,学习常用单字拼音。

(5)尝试读句和谈话:先慢读,要求字字清晰准确,然后加快速度。也可以先练唱歌、朗诵、大声读书读报,再练习谈话。

2.正畸治疗

腭裂患儿正畸治疗的目的是预防牙列畸形,阻止组织移位,矫治已经移位的组织,以及使腭裂裂隙变窄和促进发育不足的组织正常发育等。正畸治疗可分手术前,手术后到乳恒牙交替期以及恒牙期 3 个阶段。

(1)手术前正畸治疗:临床实践证明,早期接受正畸治疗不但可以恢复吸吮功能,便于喂养。而且,前牙槽突的裂隙明显缩小,可为手术修复创造有利条件;同时牙弓排列较有规则,有利于改善咬合关系。对于前颌前唇前突的患儿,可采用简单压迫法,选宽1.0 cm的松紧带,自前唇向颈后,两缝端以挂钩固定,橡皮筋的弹力适度,以前唇皮肤、红唇不苍白缺血和红唇不淤血变紫为宜,弹力压迫10~20天,前突即可得到矫正,即行手术。为了矫治牙槽嵴裂并促使腭裂裂隙变小,婴幼儿可使用简单腭托,利用裂隙倒凹固定,可收到封闭硬腭裂隙或促进裂隙变小的效果,为手术提供便利条件。对于伴有牙弓狭窄的腭裂患儿,可采用带扩弓弹簧的腭托。

(2)手术后到乳恒牙交替期治疗:此期仍应继续戴用矫治器,保持牙弓宽度。并定期随访,按照个体发育情况择期更换,必要时配合上牙弓扩大,预防错𬌗形成或改善错𬌗的严重程度。

(3)恒牙期矫治:一般在14岁以后进行,根据患儿的错合类型和严重程度进行设计,可选用固定矫治器或活动矫治器。矫正时间较长,待牙列排齐,咬合关系稳定后,最好在牙槽嵴裂隙部位进行植骨,以保持牙弓的稳定性,缺牙区应作永久性修复。

3.耳科治疗

腭裂患儿存在听力障碍,对腭裂患儿进行听力检查,发现中耳病的性质、程度、病因并及时进行治疗,对于腭裂患儿的语言功能的改善和智力发育具有重要意义。

腭裂患儿应定期进行中耳功能检查,若发现中耳疾病,可采用保守治疗,即用0.5%~1%氯麻液滴鼻每天3~4次,并同时配合服用抗炎药物,这样能减轻咽鼓管咽口炎性水肿,减轻对咽鼓管的阻塞程度。另外,还可采用鼻咽纤维镜向咽鼓管注射药物,γ-糜蛋白酶400 U,地塞米松5 mg,加氯麻液稀释至4 mL,药物注射后再注入空气3 mL,使药液全部进入咽鼓管及鼓室内,嘱患儿保持侧卧位10~15分钟,后下床活动,反复做吞咽动作,促使药液从鼓室排出,从而使咽鼓管炎症消退,恢复引流功能,以利鼓室积液的排出。同时还可改善咽鼓管的高度负压状态,使其向低度负压成正压转变。此外,对于腭裂患儿应避免使用庆大霉素、链霉素等耳毒性药物,以免进一步加重中耳疾病。

4.心理治疗

腭裂患儿一出生就面临着喂养困难和手术治疗等问题,随着生长发育逐渐出现发音障碍、牙𬌗畸形、面容缺陷等,这就易使患者产生强烈的自卑心理。此外,手术治疗的痛苦使其对医护人员恐惧、疏远,长期综合治疗形成的精神压抑,疗效不佳或治疗失败,造成的失望、信心不足等均可造成心理变态,并可造成一些严重的心理社会学问题。使患儿及其家人的生活质量受到严重的影响。因此,唇腭裂患儿的心理适应性、功能独立性及生活质量等一些问题应受到高度重视。患儿一出生即应开始对其父母进行支持性的精神心理咨询,以帮助他们克服失望、内疚与愤怒等不良情绪。在制订治疗方案时,应尽量争取患儿父母的积极配合。父母与医护的合作程度往往会成为决定治疗成败的关键。另外,在治疗过程中,医护人员应具有高度责任心、同情心、细心、耐心,能及时针对患儿的各种心理精神状态给予安排、关怀、启发、诱导、鼓励,以调动患儿的积极性坚持配合治疗至成年。

(靳　霞)

第三十四节　口　腔　种　植

一、概述

口腔种植学是口腔医学领域内的一门新兴学科。现代口腔种植的基础理论和临床实践涉及口腔医学、基础医学、生物力学、化学和材料学等许多学科和领域,是现代科学技术和口腔医学相互渗透、融合的结晶。

(一)口腔种植学发展史

据文献报道,5 000年前在中国和埃及已经有人工牙植入口腔颌骨内修复失牙的方法,人们在出土的人类颌骨化石中发现镶有黄金或宝石雕成牙体形状的植入物,它是牙种植体的原始雏形。牙种植的发展从 20 世纪 30 年代开始到 50 年代初期,钴铬合金、钛金属、铂金等一批强度高、耐腐蚀、易加工的金属材料的问世,种植义齿的实验研究和临床应用发展迅速。

现代口腔种植学是以 1966 年瑞典 Branemark 教授首创将钛材料的牙种植体应用于临床为标志的。Branemark 教授经过长期的临床随访证实,钛种植体成功率可达 80% 以上。同时其基础实验研究也取得突破,提出"负载的种植体表面与周围发育良好的骨组织之间在结构和功能上的直接结合"的骨结合理论,并于 1982 年在多伦多大学的"临床口腔医学骨结合"国际学术会议上得到公认。自此,种植的基本理论和操作技术得到了统一,对种植体的研究进一步发展,出现了一系列新的产品。可以说,口腔种植学的历史是口腔种植外科技术、修复技术、口腔工艺技术和种植体维护技术的进步以及相关学科的发展相互融合的历史,至今已形成了成熟的临床技术,口腔种植的基础和临床研究进入了一个快速发展时期。

我国的口腔种植技术起步较晚,但发展迅速。20 世纪 80 年代以来,国内中华口腔医学会的学术会议,开设了种植分会场,组成区域性的口腔种植协作组,从基础理论、种植材料和临床应用等不同角度对口腔种植进行全面研究。1995 年在珠海召开了全国首次种植义齿研讨会,成立全国口腔种植协作组。2002年成立中华口腔医学会口腔种植专业委员会。

(二)口腔种植体分类

1.种植体分类

牙种植体是中间修复体,是义齿的支持装置,种类较多。可按其形状、植入部位、在义齿修复中的作用及不同种植材料来分类,但临床上常用的有黏膜内种植体、骨膜下种植体、根管内种植体、骨内种植体四类。其中骨内种植体为目前临床应用最为广泛也是种植效果最为良好的一类种植体,其分类如下。

(1)按形态结构分类:可分为螺旋形种植体、柱状种植体、叶片状种植体、锚状种植体、穿下颌骨种植体、下颌支支架种植体等。

(2)按种植体结构分类:可分为一段式种植体和两段式种植体两种。

2.种植体的组成

牙种植体在结构上可分为体部、颈部及基桩三部分。

(1)体部:是种植义齿植入组织内,获得支持、固位、稳定的部分。

(2)颈部:是种植体穿牙槽嵴顶黏骨膜处的较窄部分,它将种植体体部与基桩相连。

(3)基桩:是种植体露在黏膜外的部分,它将上部结构与种植体体部相接,为上部结构提供固位、支持和稳定。

3.种植材料

(1)种植材料性能的要求。①材料对口腔组织有较好的耐受性,不引起支持骨的吸收。②材料与骨组织应有较好的生物力学适应性。③对体液有抗腐蚀性,能长期保持所需的物理与机械性能。④必须无毒,有良好的生物相容性。

(2)种植材料的种类。①金属材料:金属合金材料,如钴铬、钛及其合金等。②陶瓷材料:如氧化锆、氧化铝、羟基磷灰石和玻璃陶瓷等。③复合材料:利用涂层技术,将生物活性材料复合于金属材料表面。④其他材料:碳素材料和高分子聚合体种植材料。

(三)种植义齿的适应证和禁忌证

1.适应证

患者是否可以进行种植手术,应根据全身和局部状况而定。

(1)上、下颌个别牙缺失,不宜以邻牙为基牙做修复者。

(2)对义齿要求较高,既不习惯戴用可摘局部义齿,又不愿磨邻牙做固定义齿,其咬合关系尚正常。

(3)多数牙缺失的肯氏(Kennedy)第三、四类患者。

(4)游离端缺失的肯氏(Kennedy)第一、二类患者。

(5)全口牙列缺失的患者,牙槽嵴严重吸收者、颌骨缺损者,常规全口义齿常难于获得足够的支持、固位及稳定者。

(6)颌骨缺损后不宜采用常规方法修复者,可采用种植方法增加修复体的固位力。

(7)对正畸治疗需种植支抗的患者。

2.禁忌证

(1)身体状况较差或因严重系统性疾病不能接受手术者。

(2)冠状动脉硬化性心脏病、风湿性心脏病、先天性心脏病等心血管疾病。

(3)血友病、贫血、再生障碍性贫血、白血病等血液疾病。

(4)甲状腺功能亢进症、糖尿病、类风湿关节炎等内分泌疾病。

(5)对钛金属过敏者、精神紧张不能与医师合作或精神障碍者。

(6)扁平苔藓、复发性口炎、口腔白斑等口腔黏膜疾病。

(7)牙周变性、牙周萎缩的患者,其颌骨的质与量均不理想,因而不宜作种植义齿修复。

(8)骨质疏松,骨极度吸收后的剩余骨不足以支持种植体者。

(9)颌骨肿瘤、囊肿、血管瘤、骨髓炎、鼻窦炎等,将严重影响种植手术的成功,不宜进行种植义齿修复。

(10)缺失牙的近远中距离太短,颌间距过小的患者也不适于选择种植义齿修复。

(11)其他有严重错𬌗、紧咬𬌗、夜磨牙症、偏侧咀嚼等不良咬合习惯的患者也不适于选择种植义齿修复。

(四)种植义齿的分类

种植义齿可分为局部种植义齿和全颌种植义齿。

1.局部种植义齿

根据义齿的支持形式可分为种植甲冠、种植联冠、天然牙与种植体联合联冠、种植固定桥。

2.全颌种植义齿

根据其连接方式不同可分为:全颌固定式种植义齿和全颌覆盖式种植义齿。

(五)种植外科的基本器械

种植外科的器械包括常规手术器械、种植外科动力系统、特殊手术器械和种植体植入工具等。现以纯钛两段式螺旋形牙种植体为例,按种植手术分期予以介绍。

1.第一期种植体植入术器械

(1)种植机:目前种植机主要由主机、马达和机头三部分组成,可保证高低两种输出功率,高速 2 000 r/min,低速 20 r/min。

(2)钛质种植工具:包括种植体钛钳、钛镊、连接器、方向指示器、长度测量尺等。主要用于抓取、连接种植体、测量种植窝的长度、标明种植窝方向等与种植体接触的操作。

(3)钻头:包括球钻、一号裂钻、定向钻、二号裂钻、肩台钻、丝锥。

(4)其他器械:均由不锈钢制成,包括种植体旋入扳手、旋入器、种植体固定扳手、各种大小的螺丝扳手等。

2.第二期种植体基桩连接术器械

此期手术是将种植体基桩连接在以实现骨结合的牙种植体上,所用工具包括:牙龈环切刀、骨旋刀、小骨膜剥离器、小骨凿、牙龈厚度测量尺以及各种螺丝扳手等种植体显露及连接基桩等器械。

二、种植义齿修复患者的护理

(一)种植义齿患者的手术期护理

为确保种植体实现骨结合,种植手术过程应做到:避免污染,种植窝的直径和方向精确,种植窝制备过程产热少、创伤小,种植体植入后初期稳定性良好等。牙种植手术的方法很多,目前临床上多采用骨内种植,下面以两段式骨内种植体为例介绍种植义齿患者的手术期护理。

1.护理评估

(1)健康史:了解患者全身状况,评估有无种植手术的禁忌证。

(2)身体状况:评估缺失牙部位的情况及有无口腔黏膜疾病等。

(3)辅助检查:通过 X 线检查,了解牙槽骨的密度、骨量、邻近结构的解剖情况以及相邻牙的情况。

(4)社会-心理因素:患者因不了解牙种植手术的方法和步骤,对手术往往存在紧张、恐惧心理和过高的期望值。其次应评估患者经济情况,有无足够承受能力。

2.护理诊断

(1)焦虑、恐惧:与害怕手术疼痛、担心手术失败有关。

(2)知识缺乏:与不了解口腔种植有关内容有关。

(3)期望值过高:与对种植修复知识及种植效果不了解有关。

3.护理目标

(1)患者焦虑、恐惧心理的减轻或消除。

(2)患者了解口腔种植的相关知识及治疗方案。

(3)患者能正确认识种植牙的效果。

4.一期种植手术的护理

(1)术前护理如下。

心理护理:在安排患者就诊时,以关心、理解、和蔼的态度接待患者,使患者感受到医务人员的关心,减轻焦虑及恐惧心理。向患者讲清手术的步骤、手术时间和术中需要配合的事项,告知患者有问题可举手示意,并做好患者的解释工作,取得患者的信任,使其积极配合手术。

患者准备。①制取研究模型:检查患者缺失牙的部位、咬合关系、张口度,并制取研究模型,上𬌗架。②摄 X 片:确定患者的骨密度、骨量以及上颌窦、下颌管、颏孔、鼻底等结构的位置。③常规检查:血常规、凝血酶原时间、血糖、乙型肝炎标志物等。④制作外科模板:通过分析上、下颌咬合关系,准确制作植入种植体时导向用的外科模板。⑤预约手术时间:以上准备全部完成、各项条件符合种植手术要求后,与患者预约手术时间。

环境及用物准备。①手术室的准备:手术室感染控制与监测是提高医护质量的重要环节,应按常规进行空气消毒。②种植体的准备:根据患者植牙区的情况,确定种植体的数量、类型、直径及长度。③用物准备。一般用物准备:手术衣、治疗巾、手套、注射器、敷料盒等。手术包准备:与种植体配套的外科器械、孔巾、巾钳、检查盘、牙用镊子、探针、骨膜分离器、组织剪、拉钩、刀柄、小止血钳、组织镊、传力器、不锈钢长度尺、骨锤、骨锉、小量杯(2 个)、纱布、棉签、持针器、线剪、缝针、缝线、咬骨钳、口镜、吸引器头、外科模板。种植机的准备:将种植机各部分进行分类消毒,微型电动马达及手机头高温高压消毒;75%酒精注入冷却水道消毒。手术前用生理盐水将冷却水道内残余的酒精冲洗干净,再注入生理盐水,供手术冷却种植窝使用。术前将消毒好的种植机各部分按要求连接好,接通电源,检查机头运转及喷水情况。药物准备:询问药物过敏史,正确选择局麻药物、1∶5 000 氯己定液、75%酒精、1%碘酊、生理盐水等。

(2)术中护理。①常规安排患者,调节椅位及光源。②将 X 线片及种植体模板图片放置于观片灯上,以利于医师术中随时观察,便于操作。③让患者用 1∶5 000 氯己定液含漱 3 次,每次 1 分钟,然后用 75%酒精或氯己定液消毒口周及颌面皮肤。④打开手术包,将口镜、吸唾管、定位模板用无菌生理盐水浸洗后放于包内无菌区。⑤戴无菌手套,协助铺巾,摆好器械,安装好种植机、接好冷却水道,检查其工作情况。⑥递送 1%碘酊和麻醉注射器,供医师消毒口内种植区黏膜和注射麻药。⑦在术中及时传递手术器械,及时吸引,协助清晰手术野。⑧用生理盐水冲洗制备完成种植窝后,协助医师将种植体放入备好的种植窝,将之推压就位,或者用骨锤轻击传力器,直至种植体完全就位。⑨手术完毕后,擦净患者口周血迹,清理用物。

(3)术后护理如下。①立即引导患者摄 X 线片,了解种植体在牙槽骨内的位置。②嘱患者按医嘱服用少量类固醇激素缓解伤口水肿,服用抗生素预防创口感染,漱口剂漱口,保持口腔卫生。③嘱患者术后当天禁吃过硬、过烫食物,避免剧烈运动;术后1～2天可以局部冷敷,以减轻水肿。④嘱患者术后1、3、7天复诊,以了解术后反应及创口愈合情况,7～10天拆线。⑤登记患者姓名、性别、年龄、联系地址、种植体位置、种植体类型、X线片记录号,以便术后对患者进行随访,并与患者约定术后3～6个月为二期手术时间。

5.二期手术的护理

(1)术前护理。①患者准备:检查口腔黏膜愈合的情况,并嘱患者摄X线片,以确定种植体位置及与周围骨结合的情况。②用物及器械准备。一般用物准备:同一期手术。特殊器械准备:另备牙龈成形基台、环形切刀、种植体修复螺丝刀等。

(2)术中护理。①嘱患者用1∶5 000氯己定液漱口,方法同一期种植手术的护理相关部分。②协助医师用一期手术中使用的定位模板确定种植体的位置,递环形切刀给医师将已愈合的牙龈去除,或采用翻瓣的方法暴露种植体顶部。根据牙龈的厚度选择配套的牙龈成形基台,协助医师用螺丝刀将其固定于种植体上,待7～10天后再行修复。

6.健康指导

(1)术前向患者介绍牙种植手术的步骤、治疗时间、预后、并发症、治疗费用,注意及时修正患者的过高要求。

(2)种植术后遵医嘱用药,保持口腔卫生,保护种植区组织。

(二)种植义齿患者的修复期护理

种植义齿修复期应根据患者需种植牙的数目和部位确定修复类型,各种类型种植义齿修复的护理配合基本相同,操作步骤和护理配合如下。

1.护理评估

(1)身体状况:评估患者种植体植入部位的伤口愈合情况,口腔卫生状况。

(2)辅助检查:摄X线片、曲面断层片了解种植体与牙槽骨的结合情况。

(3)社会-心理因素:了解患者对种植义齿的修复及修复类型的认知情况,是否了解修复的步骤及是否存在恐惧心理;评估患者对种植义齿修复效果的期望程度。

2.护理诊断

同种植义齿患者手术期护理。

3.护理目标

(1)患者的焦虑、担忧心理的减轻或消除。

(2)患者了解种植义齿修复的相关知识及修复设计方案。

(3)患者了解种植义齿修复后能达到的基本功能。

4.护理措施

(1)术前护理:同种植义齿患者的手术期护理。

(2)术中护理。

用物准备:特制的开孔托盘、硅橡胶印模材料、人工牙龈材料、取模桩、种植体代型、转移杆、种植螺丝刀、扭矩手机、扭力扳手、基台、咬合纸、牙线、各类砂石针、金刚砂车针、抛光橡皮轮、绒轮、抛光粉、粘固剂、蜡片、雕刻刀、酒精灯、火柴等。

安装基桩的护理:①医师将取模桩与配套的中央螺丝固定于种植体上后,护士准备相应的开孔托盘,调和硅橡胶印模材料,取模。②待印模材料凝固后,卸下暴露在托盘开孔部位的固定取模桩的中央螺丝,取下完整的印模,此时取模桩已固定在印模内。然后用卸下的螺丝将种植体代型与印模上的取模桩固定在一起(应防止取模桩转动),灌注模型。③模型凝固后,卸下取模桩,将已经选好的基桩固定在模型上,通过平行研磨仪对基桩进行研磨,使所有基桩均获得共同就位道,然后送技工室进行义齿制作。

种植义齿试戴与粘固的护理:①向患者详细介绍义齿修复试戴过程及其注意事项,调整患者椅位、灯光,密切配合医师操作。②医师在为患者试戴义齿时应调整修复体牙尖高度,使正中咬合多点接触,侧向咬合无接触。递镜子给患者,仔细倾听患者的意见,在患者满意后准备粘固。③消毒吹干义齿,协助医师隔湿,消毒吹干基牙和基桩,调拌适宜的粘固剂,协助医师完成义齿粘固。待粘固剂凝固后,清除多余的粘固剂,然后紧咬纱团 5～8 分钟,以利修复体粘固。

注意事项:灌注基桩模型与一般义齿模型不同之处如下。①应在种植体代型周围的印模材料上涂布人工牙龈材料分离剂。②待分离剂干后,在围绕种植体代型的印模材料处用特定的注射器灌注人工牙龈材料。③为防止形成气泡应在石膏振荡器上灌注模型,必要时可用探针沿种植体代型周围轻轻搅动,以利气泡排出。

(3)术后护理:治疗结束后,分类处理器械及一次性用物。

5.健康指导

患者戴用义齿后,应向患者详细讲解种植义齿使用的注意事项,包括口腔卫生健康教育。

(1)牙种植体对粭力特别是水平向力有相对较低的耐受能力,故应正确使用种植牙,避免咀嚼过硬食物、去除偏侧咀嚼等不良习惯,防止种植义齿受力过大而影响其使用寿命。

(2)指导患者进行有效的口腔清洁,特别是种植基桩周围的清洁。应使用特制的牙间隙软刷清除食物残渣、软垢,以免造成种植体周围软组织感染或炎症,造成种植体周围骨组织吸收。

(3)嘱患者 2～3 个月复诊检查一次,1 年后半年复查一次,发现问题应及时复诊处理。

(靳 霞)

第三十五节 口腔科手术的护理配合

一、颌骨骨折的手术配合

(一)目的

以手术的方法修复骨折的颌骨。

(二)适应证

适用于所有类型颌骨骨折患者。

(三)麻醉

全麻。

(四)体位

仰卧位。

(五)物品准备

下颌骨切器械、腮腺敷料、手术衣、无菌手套、冲洗桶、冲洗球、1 号线、15 号刀片、6×14(圆针 2 个、角针 2 个)、吸引器盘、吸引器头、5 mL 注射器、20 mL 注射器、电刀、0.5%氯已定棉球、油膏、5 号口内注射用长针头、无菌眼贴、开口器套、庆大盐水(0.9%生理盐水 500 mL+庆大霉素 80 000 U)、1∶100 000 止血水(0.1%肾上腺素 1 mg+0.9%生理盐水 100 mL)。

(六)手术过程及护理

(1)置患者于仰卧位。

(2)冲洗口腔:递油膏、拉钩、大镊子,冲洗口腔,顺序为:3%过氧化氢、0.5%氯已定、冲洗盐水。

(3)注射止血水:递深拉钩、光源拉钩,递止血水注射于所需部位。

(4)显露骨折部位:递 15 号手术刀、电刀切开黏膜;递剥离子分离骨膜及软组织,显露骨折部位,去肉芽用剥离器,对好骨折线。

(5)颌间固定:递钢丝、持针器作颌间结扎。

(6)骨折复位:对好骨折线后,如需用大巾钳固定,则递手机、裂钻、水、钻眼、大巾钳固定骨断端。

(7)钛板固定:递钛板和蚊式钳,递弯扳钳弯制钛板,递电钻、水、钻眼,递钛钉固定钛板。

(8)拆除颌间固定:待钛板固定好后,递持针器、钢丝剪拆除钢丝。

(9)冲洗口腔:生理盐水冲洗口腔。

(10)缝合伤口:递 1 号线缝合骨膜,递 4-0 可吸收线缝黏膜。

(11)消毒、包扎:递 0.5％氯己定棉球消毒,纱布卷加压包扎。

(12)清理手术器械及物品,消毒灭菌备用。

二、颊颌颈联合根治术的手术配合

(一)目的

通过手术的方法根治口腔癌等恶性肿瘤。

(二)适应证

舌、牙龈癌等口底癌,且伴有颈部或颌下区淋巴结肿大者。

(三)麻醉

全麻。

(四)体位

仰卧位,头偏向健侧,肩部垫小枕。

(五)物品准备

口腔癌器械、口腔癌敷料、0.2％碘伏棉球、0.5％氯己定棉球、油纱、吸引器、手套、电刀、双极电凝、灯罩、开口器套、冲洗球、负压管球、冲洗桶、盆、剥离子、骨凿、小剪刀、20 mL 注射器、10 号刀片、11 号刀片、7×17(圆针 2 个、角针 2 个)、大圆针、1 号线、4 号线、7 号线、3-0 线、骨蜡、油膏。

(六)手术过程及护理

(1)仰卧位,头偏向健侧,肩下垫小枕,头后仰。

(2)递角针 1 号线,缝合手术单,递亚甲蓝定点、画线。

(3)切皮前递大盐纱及 2 块干纱布,递 10 号刀片切皮,递电刀切开皮下组织,递止血钳止血,用电刀切开颈阔肌深面翻颈瓣,显露胸锁乳突肌下缘,离断胸锁乳突肌胸骨头、锁骨头。

(4)显露颈鞘,递蚊式钳分离颈内静脉,递 7 号、4 号、1 号线缝扎,切断颈内静脉下端。

(5)游离手术下界,依次清扫颈部颈后三角、颈深下、颈深中淋巴结群,于胸锁乳突肌乳突下方电刀切断胸锁乳突肌上端,显露并清扫颈深上淋巴结缔组织。

(6)清扫颌下及颏下淋巴结,钳带 1 号线结扎颌外动脉远心端及面前静脉,4 号线及 1 号线结扎近心端,切除颌下腺及颌下三角淋巴结缔组织。

(7)冲洗,用无菌蒸馏水 1 000 mL 冲洗创面,电刀、双极电凝或结扎止血,递盐水纱布覆盖创口。

(8)口腔内消毒:3％过氧化氢 500 mL、0.9％生理盐水 1 000 mL、0.5％氯己定 500 mL 冲洗。

(9)递舌钳将舌拉出或用大圆针 7 号线穿过舌前部暂时结扎作为牵引。

(10)递 11 号刀片在安全边界范围内切除舌癌原发灶,递止血钳止血。

(11)切除与原发灶对应的下颌骨牙槽突部分,递电刀切开骨膜,递剥离子剥离显露下颌骨,递拔牙钳拔除位于截骨线处的牙齿。递线锯导板保护创面,递线锯、线锯手柄锯断下颌骨,递骨蜡止血。

(12)递咬骨钳咬掉未去掉的牙槽突部分,递骨锉或磨头修整骨面。

(13)将舌及部分颌骨与口底组织连同颈清扫组织作大块切除,切取安全缘。

(14)蒸馏水彻底冲洗创面,止血。

(15)关闭口腔,间断缝合口腔黏膜和黏膜下组织,闭锁口腔。

(16)颈部创面放负压引流管,递圆针 1 号线缝合颈阔肌和皮下组织,再递角针 1 号线缝合固定负压引流管,缝皮前递 0.2％碘伏棉球消毒创口。

(17)缝皮后,再次消毒,剪去术野周围的固定线,创口覆盖自粘无菌敷料。

(18)清理手术器械及物品,消毒灭菌备用。

三、根治性颈淋巴清扫术的手术配合

(一)目的

将头颈部淋巴引流相关的淋巴管及淋巴结一并切除。

(二)适应证

头颈部恶性肿瘤,癌细胞已经转移到颈淋巴结或防止转移到颈淋巴结,且单个淋巴结>3 cm 或多个淋巴结肿大者。例如舌癌、口底癌、牙龈癌、颊癌等。

(三)麻醉

全麻。

(四)体位

仰卧位,头偏向健侧,垫肩,头向后仰。

(五)物品准备

口腔癌器械、口腔癌敷料包、电刀、吸引器、纱布、冲洗桶、冲洗球、10 号刀片、7×17(圆针 2 个、角针 2 个)、5×12 圆针、1 号线、4 号线、7 号线、3-0 丝线、单包组织剪刀、直角钳、灯罩、电刀清洁片。

(六)手术过程及护理

(1)配合助手铺单,颈清侧垫小三角枕。

(2)7×17 角针 1 号线缝合固定术野手术单。

(3)亚甲蓝画线。

(4)递术者和助手 1 人 1 块干纱布,递 10 号刀片,切开皮肤。

(5)电刀切开皮下组织和颈阔肌层,递助手双齿钩牵拉皮下组织,递盐水纱布。

(6)掀起皮瓣,递 7×17 角针 1 号线,缝在敷料上,做牵拉线,充分暴露术野。

(7)递术者蚊式钳分离组织。

(8)在颈阔肌深面翻起皮瓣分离前界至颈中线,后至斜方肌前缘,上至下颌角,下至锁骨上缘。

(9)剪断颈外静脉近心端,切断胸锁乳突肌并将断端缝扎,翻起胸锁乳突肌。颈动脉鞘的显露以及处理,递蚊式钳分离颈动脉鞘周围组织,递剪刀剪开颈动脉鞘,递蚊式钳分离出颈内静脉,递直角钳穿过颈内静脉,递双 7 号线结扎,再递 4 号线结扎近心端,递组织剪刀,剪断颈内静脉,递 5×12 圆针 1 号线缝扎颈内静脉下端。注意保护颈总动脉、迷走神经。

(10)游离手术下界,切断肩胛舌骨肌下端,掀起已切断的组织,继续向上分离至颌下区下方。

(11)清扫颌下三角,在下颌骨下缘切开深筋膜,保留面神经的下颌缘支,暴露面动脉和面前静脉并断之,切除颌下腺及颌下淋巴组织。

(12)取下整块颈清扫组织,在乳突下方 2 cm 处断胸锁乳突肌上端,切除腮腺下极并严密缝合腮腺断端,游离颈内静脉远心端,切断后结扎,将整块颈清扫组织取下。

(13)蒸馏水或生理盐水冲洗颈部创面,电刀或双极电凝止血,递盐水纱布擦拭。

(14)放置负压引流管,注意保护负压管的穿刺针头,避免扎伤医师手,同时避免扎伤患者颈部血管。

(15)关创缝合之前认真清点纱布。

(16)7×17 圆针 1 号线缝合肌层和皮下,碘伏棉球消毒,7×17 角针 1 号线或 3-0 线缝皮,碘伏棉球再次消毒皮肤,递角针 1 号线缝合固定负压引流管。

(17)检查负压球,看是否有堵塞、漏气情况,及时更换,连接负压引流管。

(18)递自粘无菌敷料覆盖创口或涂油膏暴露创口。

(19)清理手术器械及物品,消毒灭菌备用。

四、腮腺肿物切除术的手术配合

（一）目的

以手术的方法切除腮腺的良性肿瘤或恶性肿瘤，达到治愈的目的。

（二）适应证

腮腺区肿物。

（三）麻醉

全麻。

（四）体位

仰卧位，头偏向健侧。

（五）物品准备

腮腺器械、腮腺敷料、手术衣、无菌手套、1号线、3-0线、6-0线、10号刀片、6×14（圆针2个、角针2个）、吸引器盘、吸引器头、20 mL注射器、电刀、0.5%氯己定棉球、油纱、腮腺剪刀、持针器、引流条（负压引流管）。

（六）手术过程及护理

（1）置患者于仰卧位，头偏向健侧，缝合固定敷料。

（2）画线：递亚甲蓝、牙签（或针头）画线，递2块干纱布。

（3）翻瓣：递10号手术刀片切皮，递弯钳或蚊式钳牵拉组织，电刀翻好皮瓣。

（4）解剖面神经：递蚊式钳、腮腺剪刀等解剖面神经。

（5）切除腮腺与肿瘤：递蚊式钳分离腮腺浅叶，同肿瘤一并切除。

（6）缝合伤口：递生理盐水冲洗、止血；递圆针1号线缝合颈阔肌层；递引流条（或引流管）；递3-0及6-0美容线缝皮下及皮肤，缝合皮肤前用0.5%氯己定棉球消毒，固定引流条或负压引流管。

（7）消毒及包扎：缝合完毕后，用0.5%氯己定消毒皮肤，递油纱、干纱布覆盖创口，再用绷带或弹力帽加压包扎。

（8）清理手术器械及物品，消毒灭菌备用。

五、唇裂修复术的手术配合

（一）目的

恢复唇裂患者接近正常的外形和功能。

（二）适应证

先天性完全或不完全唇裂，出生3个月后健康状况良好者。

（三）麻醉

全麻。

（四）体位

仰卧位，肩部垫小枕。

（五）物品准备

唇裂器械、唇裂敷料、15号刀片、11号刀片、3-0线、1号线、5-0可吸收线、4×10（圆针2个、角针2个）、20 mL注射器、5 mL注射器、双极电凝、吸引器、灯罩、0.5%氯己定棉球、碘仿、油纱、手套、小剪刀、鼻管、小持针器、1∶200 000止血水（0.1%肾上腺素1 mg＋0.9%生理盐水200 mL）。

（六）手术过程及护理

（1）仰卧位，肩部垫小枕。

（2）配合术者铺无菌巾，递巾钳。

（3）递术者0.5%氯己定棉球，消毒鼻孔及口腔。

(4)亚甲蓝定点画线,递测量尺。

(5)高压注射器注射止血水,咽部填1小块纱布条防止血液吸入引起窒息。

(6)递15号刀,切开皮肤,再递11号刀,切开唇组织,递止血钳止血,钳带3-0线结扎唇动脉。

(7)递小剪刀,解剖肌层。

(8)递盐水纱布,擦干术区,暴露清晰术野。

(9)递5-0可吸收线,缝唇肌层组织,顺序由内向外,依次顺序为黏膜、肌肉、皮肤(6-0线)。

(10)唇红处理:递术者小剪刀、小镊子剪去多余部分唇红黏膜,或递11号刀片在唇红处做"Z"成形缝合。

(11)术后处理:0.5%氯己定消毒术区,碘仿油纱鼻管支撑鼻孔,纱布卷放置鼻翼两侧,在唇红上覆盖油纱,加压。

(12)清理手术器械及物品,消毒灭菌备用。

六、腭裂修复术的手术配合

(一)目的

恢复硬腭的形态和功能。

(二)适应证

(1)先天性腭裂,1岁以上全身状况良好者。

(2)腭裂手术失败的患者,经过半年后局部条件及血运良好者。

(三)麻醉

全麻。

(四)体位

仰卧位,肩部垫小枕。

(五)物品准备

腭裂器械、腭裂敷料、硬腭剥离子、戴维氏开口器、多功能开口器(3岁以下)、灯罩、油膏、0.5%氯己定棉球、碘仿、油纱、手套、11号刀片、12号刀片、3-0线、1号线、4-0可吸收线、5×12圆针、20 mL注射器、5 mL注射器、双极电凝、吸引器、止血纱条、1∶100 000止血水(0.1%肾上腺素1 mg+0.9%生理盐水100 mL;50 mL做止血水,余下50 mL做止血纱条)。

(六)手术过程及护理

(1)仰卧位,肩部垫小枕,调整手术床。

(2)配合术者铺敷料,递巾钳。

(3)连接吸引器、双极电凝、灯罩。

(4)上开口器,口唇部涂油膏。

(5)冲洗口腔:3%过氧化氢500 mL、0.9%生理盐水1 000 mL、0.5%氯己定500 mL(儿童只用氯己定冲洗)。

(6)局部用高压注射器注射止血水。

(7)递11号刀片,切开口腔黏膜,递助手盐水纱布,吸血,使术野清晰。

(8)递硬腭剥离子,剥离黏骨膜瓣,使其与骨面分离。

(9)手持大镊子,递止血纱条,塞入创口,压迫止血。

(10)递剥离子截断翼突钩,再递止血纱条止血。

(11)递12号刀片切开裂隙缘,递神经剥离子剥离腭部鼻腔黏膜。

(12)递术者组织剪刀,剪断附着在硬腭后缘的腭腱膜,形成1个松弛切口与软腭相连的双蒂组织瓣。

(13)同样方式在对侧形成双蒂组织瓣。

(14)缝合,递腭裂针1号线、大镊子缝鼻腔黏膜、肌层,3-0线缝悬雍垂,4-0可吸收线缝口腔黏膜。

(15)生理盐水冲洗口腔。

(16)取出止血纱条,递碘仿油纱条,一侧1条填塞2侧松弛切口。

(17)核对止血纱条数量、针数。

(18)清理手术器械及物品,消毒灭菌备用。

七、牙槽突裂骨移植术的手术配合

(一)目的

恢复颌骨的连续性,骨性关闭口鼻腔瘘口并减少黏膜退缩,改善牙槽嵴的高度和外形。

(二)适应证

凡患先天性唇腭裂的患者有牙槽突裂者,均适宜植骨修复。

(三)麻醉

全麻(口腔插管)。

(四)体位

1.受区

垫肩仰卧位。

2.供区

垫起被取骨侧的髂骨底部,使身体左右方向的平面与手术台成30°角左右,暴露手术侧髂骨,以便手术操作。

(五)物品准备

1.敷料

腮腺敷料、唇裂敷料。

2.器械

(1)受区:腭裂器械、剥离子、小拉钩、磨牙开口器、油膏、11号刀片、15号刀片、1号线、5×12圆针、5 mL注射器、冲洗球、1∶100 000止血水、纱条、双极电凝、吸引器、吸引器头、氯己定棉球。

(2)供区:骨科器械、10号刀片、电刀、剥离子、刮匙、1号线、6×14(圆针2个、角针2个)、油纱、引流条、碘伏棉球、骨凿、20 mL注射器。

(六)手术过程及护理

手术分2组同时进行。

1.受区

(1)冲洗口腔:3%过氧化氢→80 000 U庆大霉素盐水→0.5%氯己定;递拉钩,冲洗完毕涂油膏(防止口角牵拉过度)。

(2)局部注射止血水,递高压注射器针头注射1∶100 000止血水,等待10分钟。

(3)切开:递11号尖刀切开牙槽裂隙;递小剪刀(或15号刀片)剪开(或分离)部分组织附着。

(4)翻瓣:递腭裂剥离子向上分离尽可能延伸到牙槽突裂深面,显露整个裂隙区,递小剪刀修剪过多的黏膜边缘。

(5)缝合:递4-0可吸收线严密缝合裂隙两侧黏膜衬里组织使之成为一个整体形成鼻底,可吸收线缝合封闭口鼻瘘的鼻腔侧及腭侧黏膜。

(6)递庆大盐水冲洗骨床,准备电凝止血。

(7)递剥离子、镊子植入移植松质骨;填塞压紧,剥离子压实适当予以超填。

(8)递4-0可吸收线对位缝合唇颊黏骨膜滑行瓣将植骨区完全覆盖,应尽量在无张力下缝合。

(9)递4-0可吸收线关闭牙槽突裂的口腔侧裂隙,在牙槽突顶端与腭侧黏骨膜瓣缝合。

2.供区

(1)切开:递10号刀片切开皮肤,再递电刀切开皮下组织、肌肉、骨膜直至骨面。

(2)剥离:递骨膜剥离子剥离髂嵴内外骨膜。

(3)显露术区:开窗取骨,递骨锤和骨凿凿开髂骨显露松质骨。

(4)递刮匙刮出松质骨至装有庆大盐水(40 000 U+50 mL 盐水)的纱布里,以备受区用。

(5)冲洗:递庆大盐水冲洗。

(6)缝合:6×14 圆针 1 号线缝骨膜。

(7)引流:递胶皮引导膜 1 枚,一侧植入体内,另一侧暴露在外。

(8)缝合:肌层 1 号线,皮下 1 号线。

(9)消毒:0.2%碘伏棉球消毒。

(10)缝合:3-0 丝线缝合皮肤。

(11)包扎:递油纱和纱布加压包扎。

(12)清理手术器械及物品,消毒灭菌备用。

八、皮肤软组织扩张术的手术配合

(一)目的

皮肤软组织扩张术是在皮肤软组织深面埋置扩张器并使之扩张,从而增加皮肤面积,用以进行皮肤组织修复和器官再造。

(二)适应证

秃发、烧伤、创伤、感染、肿瘤切除后及原发性部分秃发(面积不超过一半);瘢痕、组织缺损、器官再造,如耳再造、鼻再造、乳房再造等;供区组织的预扩张,如皮片移植的供皮区、轴形皮瓣以及游离皮瓣供瓣区。

(三)麻醉

全麻或局麻。

(四)体位

仰卧位(特殊情况根据不同手术部位而改变)。

(五)物品准备

腮腺器械包、腮腺敷料包、扁桃体剥离子、骨膜剥离子、尺、7 号长针头、组织剪刀、剥离子、整形镊、20 mL 注射器、4.5 号针头、胶皮膜引流条、双极电凝,另备止血水(1:100 000 或 1:200 000)。

(六)手术过程及护理

1.扩张器的准备

(1)扩张器的选择:根据修复区域和供区的大小和形状选择适当规格和形状的扩张器。

(2)扩张器的检查:扩张器在使用前须严格检查,了解扩张器有无破损,仔细观察扩张器外观有无划痕或孔眼,有无开胶或缝隙。根据扩张器大小用 4.5 号针头向注射壶内注射空气,拔出针头后将扩张器浸入水中,反复挤压检查是否有气泡出现。

2.扩张器的植入

(1)画线定点:递扩张器、尺、亚甲蓝画线,将扩张器置于预埋置部位表面,循扩张器边缘画出扩张器埋置的范围和注射壶的位置。

(2)注射止血水:用 20 mL 注射器长针头抽止血水 20 mL 递给术者。

(3)切开、分离:递刀片、电刀切开皮肤至需要剥离的平面,递组织剪刀、剥离子、骨膜剥离子,用组织剪刀、剥离子沿剥离层次逐渐向外周分离,一般剥离腔隙的范围应比扩张囊周边大 0.5~1 cm。

(4)止血:递双极电凝止血。

(5)扩张器植入:递扩张器,置入前应再次检查扩张器有无破损,用生理盐水冲洗,取 20 mL 注射器,4.5 号针头向扩张器内注入适量庆大盐水,以利于展平。从扇形台上移去所有锐性器械,将扩张器展平,将边缘部分向下方作适当折叠,扩张囊的底面向下,用手指或钝性剥离器送入埋置腔隙,并在腔隙内展开直至充满腔隙边缘。

（6）放置引流条:递胶皮膜引流条,置于扩张器深面,远端放置到剥离腔隙的最底部。在导管和注射壶外置时本身有引流作用,可不另置引流。

（7）缝合:递针、线,在切口边缘处将浅层组织与深部组织分层缝合固定,以防止扩张器移位到切口处并减少切口张力。固定引流管。用 20 mL 注射器、4.5 号针头向注射壶内注入庆大盐水（一般为扩张器容量 10%～20%）。

（8）包扎:用 0.5% 氯己定棉球消毒创面,清除血迹,用油纱覆盖后置纱布包扎,最后用胶布固定。

（9）清理手术器械及物品,消毒灭菌备用。

九、颞下颌关节成形术的手术配合

（一）目的
通过外科手术使颞下颌关节恢复正常形态及功能。

（二）适应证
适用于病变局限于关节窝与髁状突之间的关节强直者。

（三）麻醉
全麻。

（四）体位
仰卧位。

（五）物品准备
口癌器械（骨科器械即可）、蚊式钳补充、神经剥离子、眼睑拉钩、深拉钩、小咬骨钳、小剪刀、MED 摆动锯、锯片、磨头、1 号线、4 号线、3-0 线、11 号刀片、15 号刀片、6×14 角针,1:100 000 止血水。

（六）手术过程及护理
（1）置患者于仰卧位,头偏向健侧,行耳屏前至颞部发际内弧形切口。

（2）冲洗口腔,画线,固定麻醉插管,6×14 角针、1 号线,术区局部注射 1:100 000 止血水、5 mL 注射器、5 号口内注射用长针头。

（3）15 号刀片切开→蚊式钳→刀片→电刀翻瓣。

（4）递 3-0 线结扎小血管。

（5）翻瓣后递 6×14 圆针、1 号线,缝于手术单上牵拉固定,撤掉蚊式钳。

（6）递小的深拉钩→蚊式钳→剥离子。

（7）显露关节囊后,用 11 号刀片切开→剥离子。

（8）切掉关节处骨痂,MED 锯片矢状锯,用神经剥离子保护→骨凿、骨锤→放明胶海绵止血→小咬骨钳→骨蜡→磨头。

（9）冲洗,放置橡皮筋引流条或小负压引流管。

（10）缝合,5-0 可吸收线缝合皮下→6-0 美容线缝皮,3-0 线缝头皮。

（11）包扎:递油纱→2～3 个棉球加压→纱布→绷带。

（12）清理手术器械及物品,消毒灭菌备用。

十、正颌外科的手术配合

（一）目的
通过外科手术的方法治疗患者的牙颌面畸形。

（二）适应证
上、下颌不对称畸形者。

（三）麻醉
全麻。

（四）体位

仰卧位，肩部垫小枕。

（五）物品准备

下颌骨切器械、腮腺敷料、无菌手术衣、手套、1 号线、4-0 可吸收线、15 号刀片、6×14（圆针 2 个、角针 2 个）、20 mL 注射器、5 mL 注射器、电刀、吸引器、盆、冲洗桶、冲洗球、氯己定棉球、止血水（1∶100 000）、止血纱条、明胶海绵、速即纱止血纱布、胶皮开口器、裂钻、磨头、正颌器械、深拉钩、进口骨凿、钢丝、眼睑拉钩、脑压板、光源拉钩、钻、往复锯、钛板、钛钉。

（六）手术过程及护理

（1）置患者于仰卧位。

（2）常规冲洗口腔，涂油膏保护口周黏膜。

（3）深拉钩牵拉口角，于上颌前庭沟黏膜处注射止血水。

（4）15 号刀片及电刀切开黏膜达骨膜，剥离子分离软组织附着，止血纱条止血。

（5）裂钻做上颌截骨标记定点，脑压板；单刃刻度板凿；递往复锯将上述各点连接。

（6）递鼻中隔凿、骨锤离断鼻中隔附着。

（7）依次递平板凿、弯凿，至上颌骨松动，递上颌骨钳将上颌骨截骨线以下骨块下降。

（8）上中间颌板，钢丝结扎，微型 L 形钛板、5 mm 钛钉、直 4 孔间距钛板固定。

（9）直尺：测量鼻翼宽度。

（10）冲洗，1 号线缝合骨膜，4-0 可吸收线缝合黏膜。

（11）上开口器，一侧下颌升支前缘注射止血水。

（12）15 号刀片、电刀切开黏膜，升支前缘拉钩，剥离子分离，暴露术野。

（13）换细吸引器头，递往复锯做水平、矢状和垂直截骨，平板凿、弯凿、骨刀做骨劈开。

（14）同法完成对侧截骨及骨劈开。

（15）上终末颌板，钢丝结扎。

（16）小型（mini）4 孔间距直钛板、6 mm 钛钉固定。

（17）拆钢丝。

（18）冲洗，6×14 圆针 1 号线缝合骨膜，4-0 可吸收线缝合黏膜。

（19）清理手术器械及物品，消毒灭菌备用。

十一、前臂皮瓣游离移植术的手术配合

（一）目的

修复组织缺损，关闭创面，重建舌外形及功能。

（二）适应证

舌及口底大面积缺损者。

（三）麻醉

全麻。

（四）体位

仰卧位，垫肩，头偏向受区。供区手臂外展，平放于另一手术台。

（五）物品准备

腮腺敷料包、腮腺器械包、显微外科器械、显微镜、无菌显微镜罩、棉片、大纱布、驱血带、尺、牵开器、小剪刀、10 号刀片、6×14（圆针 2 个、角针 2 个）、7×17（圆针 2 个、角针 2 个）、1 号线、4 号线、3-0 丝线、9-0 血管吻合线、电刀、双极电凝、吸引器、5 mL 注射器、20 mL 注射器、引流条、油纱、无菌棉球。

（六）手术过程及护理

手术一般分 2 组同时进行。

1.受区准备

递血管钳及组织剪刀处理舌体组织创面,递电刀彻底止血,再递蚊式钳及电刀子口底至患侧下颌下打通隧道,形成足够通过皮瓣的空间。

2.受区血管准备

递蚊式钳及小剪刀制备供吻合的受区血管,通常选择邻近的甲状腺上动脉或颌外动脉近心端,颈外静脉或面总静脉分支,将血管游离足够长度后备用。

3.皮瓣预备

(1)画线:递画线笔、亚甲蓝和尺,根据舌缺损的大小和形状,在前臂以桡动脉和头静脉为中心设计皮瓣。

(2)上驱血带驱血:递大纱布包裹于上臂,再递驱血带绕上臂缠绕驱血,计时。

(3)取瓣:递10号刀片切开皮肤、皮下组织,以双极电凝止血,递蚊式钳分离血管,显露头静脉。递牵开器,暴露术区,显露桡动脉及头静脉。递蚊式钳阻断动静脉,递小剪刀离断动静脉,递1号线结扎血管。递蚊式钳由远心向近心游离血管蒂,切断桡动脉到前臂肌肉的分支,递1号线结扎,达到足够的血管蒂长度后,放开驱血带,观察皮瓣的血运是否正常,递小剪刀和蚊式钳离断桡动静脉及头静脉近心端,递1号线和4号线双重结扎断端。递双极电凝,彻底止血。皮瓣用温盐水纱布包裹放于弯盘中备用。

(4)腹部取皮:对供区遗留的创面,以移植腹部全厚皮片修复。递亚甲蓝和尺于腹部画线,设计皮片大小。递10号刀片切开皮瓣,用刀切取全厚皮片,止血冲洗,清点纱布,放置引流条,用7×17圆针1号线缝合皮下组织,再递7×17角针1号线缝合皮肤。递无菌敷料覆盖创区。

(5)关闭供区创面:递组织剪修整全厚皮片,冲洗供区创口,放置引流条,清点纱布。递6×14圆针1号线缝合供区创面。一般移植皮片的部位,用1号线或3-0丝线缝合。如需打包,则需给以长线。递油纱覆盖于创面,用棉花铺平,加压包扎。然后巡回护士调整手臂位置,将展开的手臂收回身体侧方。

4.皮瓣移植

(1)用大弯盘配制冲洗液(乳酸钠林格注射液200 mL+肝素12 500 U/支+2%利多卡因注射液20 mL),另备2%利多卡因原液5 mL。巡回护士遵医嘱静脉点滴40%低分子右旋糖酐。

(2)清点棉片、显微器械、血管夹、冲洗针头及9-0无损伤缝线。

(3)递显微镊及显微剪刀在显微镜下修整备用血管,递显微扩张镊适当扩张血管壁,以冲洗液冲洗血管壁周围,递血管夹夹住待吻合血管,递显微镊和9-0无损伤线,依次将头静脉和(或)桡静脉与受区静脉(颈外静脉,面总静脉分支)吻合,将桡动脉与受区动脉(甲状腺上动脉,颌外动脉近心端)吻合,检查血管通畅后,冲洗液冲洗,递利多卡因原液滴于吻合血管上,防止血管痉挛。

(4)收回显微器械、血管夹、棉片,撤显微镜。

(5)冲洗创口,放置引流条,清点纱布,递开口器,递7×17圆针1号线缝合皮瓣修补舌部缺损,关闭口内创口及颈部创口。颈部创口缝合后以无菌敷料覆盖。

5.清理手术器械

清理手术器械及物品,消毒灭菌备用。

十二、腓骨复合组织瓣修复下颌骨缺损的手术配合

(一)目的

修复下颌骨缺损,恢复其解剖结构上的完整性和连续性,恢复颌骨的功能和外形。

(二)适应证

下颌骨缺损需要修复的患者。

(三)麻醉

全麻。

（四）体位

仰卧位，垫肩，头偏向健侧。供区腿屈曲，腿下垫枕头。

（五）物品准备

口腔敷料包、骨科器械包、显微外科器械、直角钳、电钻、电锯、钛板、钛钉、剥离子、深拉钩、钢丝、弯扳钳、无菌显微镜罩、棉片、大盐水纱布、驱血带、止血带、尺、牵开器、小剪刀、10 号刀片、22 号刀片、7×17 圆针 2 个、1 号线、4 号线、9-0 血管吻合线、电刀、双极电凝、吸引器、5 mL 注射器、20 mL 注射器、无菌敷料。

（六）手术过程

1.各类下颌骨节段性切除术

（1）口腔冲洗、颌间固定：递拉钩、3％过氧化氢、生理盐水、0.5％氯己定溶液进行口腔冲洗。递止血钳、钢丝进行颌间固定。

（2）画线：递画线笔，根据切除下颌骨的需要设计切口。

（3）切口翻瓣：递 10 号刀片切开皮肤、皮下组织，再递电刀及蚊式钳翻瓣。显露颌外动脉和面前静脉，递 1 号线结扎血管断端。

（4）显露下颌骨：递剥离子剥离骨膜。

（5）截骨并摘除下颌骨：递剥离子分离舌侧骨膜，递线锯导板、线锯及手柄，锯开下颌骨。递持骨器把持断端下颌骨，递剥离子分离髁状突颈部的关节囊，递电刀或组织剪刀切开翼外肌附着，摘除需要切除下颌骨的部分。

（6）冲洗创口，递电刀彻底止血。

2.切取带血管蒂的腓骨肌皮瓣

（1）画线：递画线笔，于小腿外侧标示出腓骨头、腓骨体、外踝和腓总神经位置，设计皮瓣。

（2）上驱血带驱血：递大盐水纱布包裹于大腿，再递驱血带绕大腿缠绕驱血，计时。

（3）取瓣：递 22 号刀片切开皮肤、皮下组织。递电刀及蚊式钳止血，分离肌肉组织。递深拉钩拉开肌肉组织分离至深筋膜。递牵开器，暴露术区，递蚊氏钳分离腓动静脉，递骨膜剥离子显露腓骨截骨处。递尺量取所需腓骨的长度，递直角钳、线锯导板及线锯手柄截断腓骨。递蚊式钳游离血管蒂的长度，达到足够的长度后，放开驱血带，观察皮瓣的血运是否正常，如正常递蚊式钳及小剪刀离断腓动静脉。递 4 号线、1 号线双重结扎血管断端。递双极电凝，彻底止血。腓骨肌皮瓣用温盐水纱布包裹放于弯盘中备用。

（4）关闭供区创面：冲洗供区创口，放置负压引流管，清点纱布、器械。递 1 如吸收线缝合肌肉断端，缝合肌肉组织。递 7×17 圆针、1 号线、4 号线缝合供区创面。递碘伏棉球消毒，递无菌敷料覆盖创区。

3.修整、植入腓骨

递成形钛板及工具，按下颌骨形态弯制钛板形态。递电锯根据切除的下颌骨的形态和长度，将腓骨分段。按钛板形态折叠腓骨，递钛钉固定钛板与腓骨。将固定好的腓骨植入口内，作为髁状突的一端植入颞下颌关节窝，另一端与下颌骨断端固定。

4.吻合血管，缝合创口

（1）用大弯盘配制冲洗液（乳酸钠林格注射液 200 mL＋肝素 12 500 U/支＋2％利多卡因注射液 20 mL），另备 2％利多卡因 5 mL，同时巡回护士遵医嘱静脉滴注 40％低分子右旋糖酐。

（2）清点棉片、显微器械、血管夹、冲洗针头及 9-0 无损伤缝线。

（3）递显微镊及显微剪刀在显微镜下修整备用血管，递显微扩张镊扩张血管壁，以冲洗液冲洗血管壁周围，递血管夹央住待吻合血管，递显微镊和 9-0 无损伤线，依次将腓静脉与受区静脉（面前静脉、面总静脉）吻合，将腓动脉与受区动脉（甲状腺上动脉、颌外动脉近心端）吻合，检查血管通畅后，冲洗液冲洗，递利多卡因原液滴于吻合血管上，防止血管痉挛。

（4）收回显微器械、血管夹、棉片，撤显微镜。

（5）冲洗创口，放置负压引流管，清点纱布、器械，递 7×17 圆针 1 号线缝合皮瓣，修补舌颊侧缺损，关闭口内创口及口外创口。口外创口缝合后以无菌敷料覆盖。

5.清理手术器械

清理手术器械及物品,消毒灭菌备用。

十三、口腔、面颊部软组织缺损胸大肌皮瓣转移修复术的手术配合

(一)适应证

口底、舌及面颊部大面积深层组织、皮肤、黏膜缺损的修复。

(二)麻醉

全麻。

(三)体位

仰卧位,垫肩,头偏向健侧。

(四)物品准备

口癌敷料包、骨科器械包、尺、爪钩、剥离子、大盐水纱布、7×17(圆针 2 个、角针 2 个)、10 号刀片、1 号线、4 号线、7 号线、电刀、吸引器。

(五)手术过程及护理

1.受区准备

完整切除或扩大切除病变组织,并记录需要修复部位的面积。湿盐水纱布覆盖创面备用。

2.供区准备

(1)设计画线:递亚甲蓝、尺、干纱布根据受区缺损面积设计切口。

(2)翻瓣:递 10 号刀片切开皮肤,递小爪钩牵拉皮肤,电刀由皮瓣设计的远端内侧向外翻开,直至胸大肌内侧筋膜,用 1 号线或 4 号线结扎血管断端,在骨膜上用蚊式钳分离并翻起组织瓣,向蒂的方向游离。组织瓣用盐水纱布包裹,递组织剪刀分离胸肩峰动静脉,以免电刀损伤。递拉钩充分暴露术区,使术者充分观察胸肩峰动静脉搏动。递组织剪刀、骨膜剥离子延长肌皮瓣蒂部长度,扩大应用范围。

3.皮瓣转移

蒂部由锁骨上通过时,术后蒂部容易受压,若锁骨部位显得臃肿,可以用电刀、剥离子在锁骨表面做一骨槽;如由锁骨下隧道通过则不需要。递 4 号线、角针缝合肌皮瓣,以便牵拉通过隧道。递蚊式钳和组织剪刀分离蒂部上端和缺损区之间的皮肤,形成隧道。牵拉 4 号线通过隧道,拉至缺损区并覆盖创面。

4.缝合

供区、受区分 2 组同时进行。

(1)供区用电刀或组织剪刀松弛切口减少张力,冲洗创口,清点纱布、器械,电刀止血。放置负压引流管 1 枚,以作引流。7×17 圆针 7 号线间断缝合肌层,4 号线缝合皮下,7×17 角针 1 号线缝皮,无菌敷料覆盖创口。

(2)受区冲洗完毕电刀止血,放置负压引流管 1 枚,用 1 号线全程缝合,无菌敷料覆盖创口。

5.清理手术器械

清理手术器械及物品,消毒灭菌备用。

（靳　霞）

第六章

老年病科护理

第一节 老年肺炎

一、基本概念

肺炎指终末气道由病原微生物(细菌、病毒)、免疫损伤、理化因素、过敏及药物等多种原因所致的肺泡和肺间质的炎症。

老年人因机体老化、呼吸系统解剖和功能的改变,导致全身和呼吸道局部的防御和免疫功能降低而发病。随着年龄增长,一方面,老年人呼吸功能减退,吞咽与声门动作常不协调,在吞咽时易将常存菌、分泌物或者食物等误吸入肺而导致吸入性肺炎,加之气管、支气管黏液纤毛功能下降,咳嗽反射差等导致排痰功能降低,从而易使细菌进入下呼吸道产生肺炎。另一方面,老年人免疫功能减退,从而对致病菌的防御功能大为减弱,细菌易在肺内繁殖、生长后引起肺部感染,导致严重肺炎。同时,社区获得性肺炎(CAP)、医院获得性肺炎(HAP)、病毒性肺炎(VP)、呼吸机相关性肺炎(VAP)等较为常见。

二、流行病学资料

近年来,随着社会的发展,人口老龄化使得老年人肺炎的发病率和病死率均呈上升趋势。老年人肺炎是指由多种病原体引起老年人肺实质的炎症,病因可以是感染性,也可以是非感染性的,但以前者多见,其中又以细菌性肺炎常见。自从抗生素问世以来,细菌性肺炎的发病率和病死率明显减低,但老年人肺炎的发病率和病死率并未降低。据统计,我国每年患肺炎病例数达 250 万例,死亡 12.5 万例,其中老年人占 70%。因此,本病是老年人的常见疾病,也是老年人死亡的重要原因。降低老年人肺炎的发病率和病死率是老年临床医学的重要课题。

三、临床表现与并发症

(一)症状

(1)起病隐匿,临床症状不典型:老年人肺炎起病常较隐匿,临床症状不典型。常无明显高热、咳嗽、咳痰、胸痛等典型肺炎症状。病情进展快,有较高发病率和死亡率。有文献报道老年肺炎,存活者只有 28%,非存活者仅 13%病程中有发热表现。

(2)多以低热为主:老年人肺炎多以低热为主,较常见的症状为呼吸频率增加,呼吸急促或呼吸困难。全身中毒症状也常见并可早期出现,首发症状多以消化道症状突出,表现为腹痛、食欲缺乏、恶心呕吐等,或心率增快、心律失常等心血管症状,或精神萎靡、乏力、谵妄、意识模糊等神经精神症状,重者血压下降、昏迷。

（3）高龄者常以典型的老年病五联征（尿失禁、精神恍惚、不想活动、跌倒、丧失生活能力等）之一或多项而表现之。

（二）体征

老年人肺炎极少出现典型肺炎的语颤增强、支气管呼吸音等肺实质体征。国内576例老年肺炎资料，有肺炎实变体征者仅13.8%～22.5%，血白细胞计数正常或低于正常者达38.7%。可出现脉速、呼吸快、呼吸音减弱、肺底部可闻及湿啰音，但易于与并存的慢性支气管炎、心衰等相混淆。

（三）并发症

老年人肺炎病情变化快，并发症多。起病不久即可出现脱水、缺氧、休克、严重败血症或脓毒症、脑膜炎、心律失常、电解质紊乱和酸碱失衡等并发症。

四、治疗原则

（一）一般治疗

老年性肺炎一旦确诊，应卧床休息，减少探视人员，保持室内空气新鲜，温、湿度适宜。

（二）药物治疗

1.抗生素治疗

老年人肺炎抗生素使用原则为早期、足量，针对致病菌使用，重者联合用药。开始时可进行经验性治疗，待致病菌明确后则可有针对性地选药或参考药敏结果选择抗生素。对老年患者，特别是有肝、肾基础疾病者，均需相应地调整用药剂量。如痰培养发现肺部真菌感染，可停用抗生素，给予抗真菌治疗。

2.抗生素的合理应用

老年人用药后，血药浓度较青年人高，半衰期延长，易发生毒副作用，故用药量应小，为成人用药量的50%～70%，并根据肾功能情况选择用药，慎用氨基糖苷类。

一般体温下降，症状消退后7～14天停用。特殊情况，军团菌肺炎用药时间为3～4周，急性期用药48～72小时，无效者考虑换药。

治疗中严密观察不良反应，老年人易发生菌群失调、假膜性肠炎、二重感染等，应及时防治。

（三）辅助治疗

1.营养支持

老年人的营养供给不能单纯依靠饮食，必要时应给予肠外营养支持，如鼻饲高热量流食及清蛋白等液体的输注。

2.补液治疗

老年人肺炎常伴有水电解质紊乱、痰液黏稠等症状，在心功能正常的情况下，每天液体保持在2 000～2 500 mL为宜。

3.体位排痰

应定时协助患者翻身，改变体位。同时予患者拍背，指导患者有效的咳嗽、咳痰。

五、护理干预

（一）一般护理

1.环境方面

保持病房内空气清新，病房内温湿度适宜。限制老年患者活动，减少探视人员，避免交叉感染，避免因交谈过多而引起患者劳累，保证患者充足的休息和睡眠时间，减少耗氧量。

2.饮食方面

若有发热症状，予患者高热量、高蛋白、高维生素、易消化等营养丰富的流食或半流食，以补充疾病对患者的营养消耗。对不能经口进食的患者，积极与患者及家属沟通，予留置胃管，鼻饲高热量流食，从而保证患者机体需要量。

3.体位方面

协助患者取舒适体位,病情允许者予半卧位,以增加肺部通气,减少因肺部淤积的分泌物导致的并发症。

(二)保持呼吸道通畅

鼓励和指导患者积极有效的排痰。嘱患者取半坐卧位,先深吸气后屏住,后借助胸腹肌的力量在呼吸时咳嗽,使肺底部的分泌物在震荡下产生痰液运动而将痰液咳出。同时加强翻身叩背,防止痰液坠积,以利于痰液排出。给患者叩背排痰时,将手空心握拳,适度拍打,由下至上,由外侧至中央,振动患者背部,防止痰液坠积,同时也可使附着在肺泡壁周围及支气管壁上的痰液松动脱落,有利于痰液排出。必要时,应用超声雾化、稀释化痰药物等促进排痰。

(三)体温的监测

高热虽然不是老年人肺炎的典型症状,但一旦出现,会导致水电解质紊乱、意识障碍和心力衰竭等严重问题,所以需要时刻关注老年患者的体温变化。关注老年患者的生命体征,包括血压、心率、神志、面色等方面。首选物理降温,避免体温过高。同时鼓励患者多饮水,必要时予静脉补液治疗,维持水电解质平衡及充足的营养支持。输液时严格控制速度和量,避免因输液速度过快和输液量过高引起的心力衰竭及肺水肿的发生。

(四)吸氧

老年肺炎患者随着病变范围的增大,易导致通气/血流比失调,有的患者会出现一些慢性呼吸系统疾病和心脑血管疾病等。据统计,约50%的老年患者伴有低氧血症,应及时予患者吸氧。对单纯缺氧的患者,可适当加大氧流量。而对于合并肺气肿、肺心病等基础疾病,出现Ⅱ型呼吸衰竭者,应给予持续低流量(1~2 L/min)吸氧。

(五)用药护理

(1)在应用抗生素前,应正确留取痰培养、痰涂片、痰病理等各种标本,查明病原菌,送检血标本。

(2)按药物说明,做好药物敏感试验,告知患者出现药物不良反应时的症状及做好急救措施。

(3)遵医嘱按时应用抗生素,做到现配现用,合理安排给药时间。

(4)用药期间,观察消炎药物的疗效及不良反应,注意输液速度及药物之间的相互作用。

(六)心理护理

影响老年患者治疗效果的因素有很多,如体质较弱、住院时间长、治疗见效慢、易反复、出现较多并发症、家庭经济条件差等,这些都会导致患者抵触治疗和护理。甚至会有患者拒绝治疗,导致疾病恢复时间增加。所以要积极与患者及家属进行沟通交流,及时、耐心、真诚地对他们的疑虑进行解答,反复交代病情的演变过程及采取的有效诊疗措施,取得他们的信任与理解,积极配合医师的治疗,增强康复信心。

(七)并发症的护理

老年人肺炎的病情变化快,并发症多,因此要密切观察患者生命体征、神志及全身状况的改变,发现异常及时通知医师,及时处理。

六、延续护理

(一)成立延续护理管理小组

包括患者的主治医师,责任护士等,保证小组成员对延续性护理的积极性,并对小组成员进行规范化的培训。

(二)确定延续护理的方式

(1)建立出院患者随访资料档案,准确、详细记录延续护理患者相关信息,根据患者的临床资料确定延续护理方案。

(2)随访时间安排:由小组成员通过电话、QQ、微信、短信等回访方式,在患者出院满2周后进行第1

次回访,之后每一个月回访 1 次,半年后每 3 个月回访一次。

（三）延续护理的主要内容

1.症状管理与识别

询问患者基本身体状况,有无胸痛、发热、咳嗽、咳痰等典型的肺炎症状;有无消化道症状及神志状态的改变;有无脱水、缺氧等并发症的发生。进行详细记录,并告知患者出现上述症状时的应对方法,根据患者的症状、体征,叮嘱患者必要时来医院就诊。

2.用药指导

告知患者及家属不同药物的名称、用量、用法、作用及药物的不良反应。嘱咐患者按时、按量服药。嘱咐家属密切观察患者的病情变化,有问题时及时向小组成员反馈。

3.饮食指导

指导患者正确饮食,要多喝水、多吃蔬菜水果、食物以清淡易消化的为主,切忌吸烟、饮酒。

4.咳嗽咳痰指导

教会患者有效咳嗽、咳痰的方法,掌握叩背排痰的技巧,及时有效的清除痰液。

5.呼吸康复训练指导

（1）暗示呼吸法:患者用一手放在上腹部或胸部,呼气下腹部下陷,该手也随之下沉,并稍加压力以增加腹压,使横膈上抬。吸气时上腹部抗此所加的压力,将腹部徐徐隆起。每次历时 3 分钟,如此反复就可促进膈肌收缩,增加活动范围。

（2）下胸带呼吸法:患者可用宽布带交叉缠于下胸部,呼气时收缩布带以挤压季肋部,吸气时对抗此部的压力,扩张下胸部和上腹部,同时慢慢放松布带。

6.病情自我监测

指导患者学会呼吸及脉搏的计算方法,若出现脉搏加快、呼吸急促、呼吸困难等不适症状,应及时就医。

7.发放健康教育卡片

制作老年人肺炎相关的健康教育卡片,发放给患者,并嘱咐家属监督其严格执行。

8.心理指导

小组成员对待患者应热情,并多与患者沟通,认真倾听患者的需求。采用心理疏导、心理支持、情绪转移等心理护理方法,及时消除患者的不良情绪;并通过患者家属及朋友了解患者的心理状态,及时进行心理疏导,让患者保持积极、乐观的心态。

七、居家护理

（一）预防呼吸道感染

在寒冷的冬春季,减少外出,预防感冒。出门戴好口罩、帽子、围巾,做好保暖工作。雾霾天尽量少开窗,少出门,出门戴专业防护口罩。少去人多,空气污浊的公共场所。对呼吸道感染,做到早预防,早诊断,早治疗。

（二）保持适宜的生活环境

天气好时,经常开窗通风,每天通风 2～3 次,每次以 15～30 分钟为宜。室内温湿度适宜,温度控制在 18～20 ℃,相对湿度控制在 55％～60％。避免过堂风,避免受凉。

（三）良好的心理调适

老年人肺炎具有治疗慢、易反复的特点,易产生紧张、焦虑等负面情绪,鼓励家属陪伴照顾,帮助患者进行呼吸功能锻炼,消除不良情绪,保持乐观心态,嘱患者积极配合治疗。

（四）药物控制

叮嘱患者按时、按量服用药物,每天定时做雾化等祛痰治疗,家属在雾化后协助患者拍背、咳痰。

（五）养成良好的生活习惯

戒烟、戒酒，对于可下床活动的患者，每天有一定的运动量，以能耐受为宜。

（六）协助翻身、拍背

对于长期卧床的患者，家属应定时协助患者翻身、拍背，帮助患者有效的咳嗽咳痰。

（七）老年人吸入性肺炎的预防及护理

吸入性肺炎主要是指口鼻咽部的分泌物和胃、食管的反流物误吸入下呼吸道，达肺泡及终末呼吸道，而引发的肺部炎性病变。老年人由于呼吸系统的老化，呼吸道防御功能的减退，同时常患有慢性疾病，所以老年人是发生吸入性肺炎的高危人群，预防老年人吸入性肺炎的发生变得尤为重要。

1.加强口腔护理

口咽部细菌聚集是导致吸入性肺炎的原因之一，所以，保持口腔的清洁、抑制细菌滋生尤为重要。另外，及时清除口腔内食物残渣和口腔内分泌物，有助于提高咳嗽反射敏感性。

2.选择正确的营养方式

对经口进食者饮水易呛咳时，鼓励患者食用黏稠的食物，并养成良好的进食习惯，如吃饭时坐起，下巴内收，缓慢而仔细的咀嚼。对长期卧床并留置胃管的患者，饭后 2 小时内保持半卧位，床头抬高 30°。

3.鼻饲饮食护理

对于留置胃管出院的患者，每个月来医院换一次胃管。饭前 1 小时予患者拍背，协助患者有效咳嗽咳痰。饭前检查胃管是否在胃内，予回抽胃液，可抽出清亮胃液可进食。若无胃液，可把胃管前端打开放置在放有清水的小碗里，若无气泡则可鼻饲食物。鼻饲前，对于长期卧床的患者，床头抬高 30°～45°。拔除胃管前，嘱患者进行吞咽动作的锻炼，可以让患者少量进食黏稠食物或进行空吞咽训练，若吞咽较顺利，则 4～5 周可拔除胃管。若不顺利，则胃管可再留置一段时间。

（任恒杰）

第二节　帕金森病

一、疾病概念

帕金森病又称震颤麻痹，是一种常见的中老年人脑部组织进行性变性疾病。本病起病隐匿，且缓慢进展，不能自行缓解。主要是由于脑内黑质-纹状体环路的多巴胺能神经元严重退变，导致基底节神经环路的平衡失调。退变的黑质神经元中出现嗜伊红包涵体，称为 Lewy 小体。患者的临床特征是震颤、肌强直、运动缓慢。多数病例于发病后尚能继续工作，到疾病晚期，由于全身僵硬而不能起床，最后死于肺炎、骨折等各种并发症。

二、流行病学资料

帕金森病的分布有种族差异，白种人患病率最高，为 1‰～3‰，黄种人和黑种人依次降低，分别为 0.4‰～0.8‰和 0.3‰～0.6‰。该病是一种与年龄相关的疾病，50 岁以前少见，随着年龄的增加，发病率和患病率均急剧增加，65 岁以上老年人患病率约 1.7%，70 岁以上则高达 5%～8%。它已成为中老年人继肿瘤和心脑血管疾病的"第三杀手"。在男女比例上，男性患病率多于女性，并有家族遗传，家族性帕金森约占 15%。在帕金森从发病到死亡大致 15 年的病程进展中，前 5 年称为蜜月期，5～12 年为运动并发症期，而最后的 3 年则是进入疾病的认知障碍期，最终死亡。

三、临床表现

帕金森多于 60 岁以后发病，偶有 20 岁以上发病。初发症状以震颤最多（60%～70%），其次为姿势障碍(12%),肌强直(10%)和运动迟缓(10%)。

（一）运动症状

症状常自一侧上肢开始,逐渐波及同侧下肢、对侧上肢和下肢,常呈"N"字形进展(65%～70%),有的病例症状先从一侧下肢开始(25%～30%)。

1.静止性震颤

常为首发症状,约75%患者首先出现该症状。随意运动时减轻或停止,紧张或激动时加剧,入睡后消失。多始于一侧上肢远端,典型的表现是拇指与屈曲的示指间呈"搓丸样"震颤。令患者一侧肢体运动如握拳或松拳,可使另一侧肢体震颤更明显,有助于发现早期轻微震颤。

2.肌强直

当关节做被动运动时,各方面增高的肌张力始终保持一致,使检查者感到有均匀的阻力,类似弯曲软铅管的感觉,故称"铅管样强直";合并静止性震颤的患者中,检查者可感到在均匀的阻力中出现断续停顿,如同转动齿轮,称为"齿轮样强直"。僵直可累及四肢、躯干、颈部和头面部肌肉,使患者出现特殊的屈曲体姿,表现为头部前倾,躯干俯屈,肘关节屈曲,腕关节伸直,前臂内收,髋及膝关节略为弯曲。

3.运动迟缓

随意运动启动障碍,动作缓慢、笨拙。病变早期,上肢精细动作变慢,运动范围变窄,突出表现为写字歪歪扭扭,越写越小,呈现"小字征";解或扣纽扣、系鞋带等手指精细动作缓慢,逐渐发展成全面性随意运动减少、迟钝,晚期因合并肌张力增高,导致起床、翻身均有困难。体检可见面容呆板、双眼凝视、瞬目减少,形成"面具脸";口、咽、腭肌运动徐缓时,语速变慢,语音低调。

4.姿势障碍

疾病早期表现为走路时患侧上肢摆臂幅度减小或消失,下肢拖曳。病情发展后,步伐逐渐变小变慢,启功、转弯时步态障碍尤其明显,自坐位、卧位起立时困难。有时行走中全身僵住,不能动弹,称为"冻结"现象。有时一旦迈步,即以极小的步伐向前冲去,越走越快,不能及时停住或拐弯困难,称为"慌张步态"。

（二）非运动症状

也是常见的临床征象,而且有的可先于运动症状发生。

1.感觉障碍

很多早期帕金森患者嗅觉减退或缺乏,中、晚期患者常有肢体麻木、疼痛,有些患者可伴有不安腿综合征。

2.自主神经功能障碍

临床比较常见,患者可出现便秘、脂溢性皮炎、多汗、尿急尿频、排尿不畅等症状,吞咽活动减少可导致流涎,超过一半的患者存在性功能障碍。

3.精神障碍

近半数帕金森患者伴有抑郁,并常伴有焦虑。15%～30%的患者在晚期可发生认知功能障碍甚至痴呆,以及幻觉症状,其中视幻觉多见。

四、治疗原则

一般认为,在帕金森病不同的病情进展阶段,治疗目标有所不同。年轻的、早期患者以保持或恢复工作能力为目标,中晚期患者以保持或恢复生活自理能力为目标,晚期患者以减轻痛苦、延长生命为目标。对帕金森的运动和非运动症状应采取综合治疗,包括药物、手术、康复、心理治疗和中医治疗。药物治疗是首选,是整个治疗过程中的主要治疗方式。手术治疗是药物治疗的有效补充手段。目前的治疗手段只能改善症状,不能有效阻止病情的进展,更无法治愈。

（一）药物治疗

目前抗帕金森病的药物都是治疗症状,多数药物在应用初期就有不良反应,以消化道症状（恶心、呕吐等）最常见。所以应用每一种抗帕金森的药物都要从很小剂量开始,缓慢加量,在无药物不良反应或可耐受范围内,达到最佳效果时,便以该剂量维持治疗。

1.保护性治疗

帕金森患者一旦被诊断就应及早给予保护性治疗。目前临床上作为保护剂的药物主要是单胺氧化酶B型抑制剂和维生素 E。

2.症状性治疗

疾病早期若病情未影响患者的生活和工作能力,应鼓励患者坚持工作,参与社会活动。若有影响,则应予以症状性治疗。常用药物有抗胆碱能药、金刚烷胺、复方左旋多巴、多巴胺受体激动剂等。

(二)手术及干细胞治疗

早期药物治疗显效,而长期药物治疗疗效明显减退,同时出现异动症者可考虑手术治疗。手术方法有脑深部电刺激术和神经核毁损术手术仅是改善症状,不能根治疾病。干细胞治疗帕金森病在我国目前处于临床试验中,有效率较低。

(三)中医、康复及心理治疗

中药或针灸,康复及心理治疗作为辅助手段对改善症状也可起到一定作用。

五、护理干预

(一)安全护理

患者负责运动的锥体外系发生功能障碍,运动的随意肌失去协调和控制,产生震颤、关节僵硬、动作迟缓等运动障碍,使患者容易发生跌倒等意外伤害。

1.安全设施

在病房楼道、门把附近等增设扶手或座椅;配备牢固且高度适中的坐厕,便于患者坐下或站起;在厕所、浴室增设可供扶持之物;让患者配备助行设备;将呼叫器及患者生活用品放在患者伸手可及之处;病床加用防护栏,以防坠床。

2.定时巡视

主动了解患者的需要,指导和鼓励患者自我照顾的前提下,适当协助患者洗漱、进食、沐浴、如厕等。

(二)饮食护理

患者常因手、头不自主震颤,进食时动作慢,吞咽困难,以致不能足够摄取日常所需热量,约70%的患者有体重减轻的现象。应少食多餐,增加饮食中热量、蛋白质的含量。多吃富含酪氨酸和硒的食物,如瓜子、杏仁、黑芝麻、鱼虾、蘑菇等,能促进多巴胺合成,降低帕金森病综合征的危险。进食时安排愉快的气氛,多数患者喜欢单独进食。进食时保持坐位或半坐位,集中注意力。给予患者充分的时间进食,若进食中食物冷却,给予温热再继续进食。吞咽困难严重者,可适当应用增稠剂,调制食物的形态。必要时鼻饲喂养。

(三)保持大小便通畅

由于药物不良反应、运动缺乏、胃肠道中唾液量减少(因吞咽能力丧失,唾液由口角流出)、肛门括约肌无力等,大多数患者有便秘现象;由于吞咽障碍致水分摄取不足,贮存在膀胱的尿液不足200~300 mL,则不会有排尿的冲动感,加上排尿括约肌无力,很多患者有尿潴留。饮食中增加纤维质与液体的摄取。多食新鲜蔬菜和水果。排便与排尿时教导患者吸气后屏气,利用增加腹压的方法解便与排尿。依患者的习惯,进食后半小时试着坐在马桶上排便。按摩腹部,鼓励多作腹部运动,必要时予以缓泻剂。

(四)运动功能护理

运动锻炼的目的是防止和推迟关节僵直和肢体挛缩。

1.步态练习

护士应训练患者原地站立,高抬腿踏步。行走时身体直立,双眼平视,上下肢体保持协调,动作合拍。转弯时不要碎步移动,否则会失去平衡。迈步时足尖先抬起,脚跟先着地,加大步伐。如是小碎步步态时,可穿鞋底摩擦力大的鞋,如橡胶底鞋。如是前冲步态时,不应穿有跟或坡跟的鞋,手杖可帮助患者限制前冲步态，维持平衡。如是步行时突然僵住不能动时，可告诉患者先向后退一步，再往前走，这样会比直接向前容易。

2.面部训练

鼓腮、噘嘴、龇牙、伸舌、吹气等训练，可改善面部表情和吞咽困难现象，协调发音，保持呼吸平稳顺畅。

3.基本动作及运动功能训练

协助患者坐下、起立、卧床、起床、床上翻身等，同时注意关节训练，如颈前屈、后伸、左右侧屈、左右回旋、肩内旋内收、外旋外展，站立时双手向上举、伸指、伸肘，下蹲时手握拳屈肘，上臂内收等被动及主动活动，要循序渐进，动静结合。

（五）心理护理

抑郁在帕金森患者中常见。患者对疾病会产生较大的心理压力，为自己躯体的康复、功能的恢复、病后给家庭造成的负担和社会生活能力等问题而担忧。护士应配合家属密切注意其思想动向，及时解除心中郁闷，与患者交流，分散注意力，并针对不同年龄、职业文化水平和心理需求，因人施教。护士应细心解释患者的病因，发病过程、转归，让患者了解病情，并让患者明白该如何康复。尊重患者，称呼患者不要用床号代替，鼓励患者维持过去的兴趣和爱好，帮助培养和寻找新的简单易做的嗜好。向患者传递社会信息，帮助患者与其他患者交流，激励战胜疾病的信心。

（六）用药护理

需严格按医嘱服药，同时要观察药物的疗效和不良反应。督促患者按时、按量服药，亲视患者服药，防止漏服。

（1）左旋多巴在肠道内与食物蛋白发生竞争性抑制，两者同时服用会降低药物疗效，因此服用左旋多巴类药物应在餐前半小时，以便药物能更好地吸收，减少胃肠道反应。服药期间要密切观察患者有无幻觉、幻听、失明、谵妄等精神症状，以及有无尿潴留、便秘等情况，及时发现及时汇报医师停药或减量，重点交班，加强巡视，保证患者的安全。

（2）抗胆碱能药物阻滞了副交感神经，因此会有肠鸣音的减弱、排尿困难、口干、汗液分泌减少等，有闭角型青光眼或前列腺肥大者禁用。

（七）脑深部电刺激术

术后护理脑深部电刺激术是治疗帕金森的首选外科治疗方法，能够全面有效地控制患者的临床症状，且神经生理损伤、并发症少、还能明显减少术后药物用量及不良反应，但由于手术费用昂贵或适应证的限制，许多患者不能得到手术治疗。术后最重要的是给予患者病情观察，包括神志、瞳孔、生命体征、颅内压，以发现颅内压增高或术后脑出血等异常情况。同时需要预防感染，注意局部切口有无出血及分泌物，并监测体温和血常规。观察有无偏盲、视野变窄及感知觉异常。对于肢体障碍严重影响患者卧床翻身时，需给予患者定时翻身、皮肤护理，预防压疮的发生。

（八）预防并发症

注意保持病室的整洁、通风，温度适度。天气变化时，嘱患者增减衣服，以免受凉、感冒，加重病情。对于晚期的卧床患者，要按时翻身，做好皮肤护理，防止尿便浸渍和压疮的发生。被动活动肢体，加强肌肉、关节按摩，对防止和延缓骨关节的并发症有意义。坠积性肺炎、泌尿系感染是最常见的并发症，因此要做好口腔护理，注意饮食安全，经常帮助患者变换体位，拍背排痰等预防肺部感染；鼓励患者多饮水，以稀释尿液，预防尿路感染，一旦发现尿液浑浊，应立即行膀胱冲洗。

六、延续护理

帕金森病是一种长期、慢性、进展性疾病，帕金森患者的护理应在出院以后得以延续，全程干预的效果尤其明显。长时间、多方位通过生理-心理-社会支持系统的照护，才能提升患者对疾病的正确认知，使患者信心重建，减轻或消除焦虑、恐惧、自卑甚至悲观等负面情绪，积极主动地参与康复训练，提高治疗护理的依从性，延缓疾病进展，增强其生活自理能力，从而提高其生活质量。

延续护理管理小组成员包括患者的主治医师、责任护士、药剂师等,保证小组成员对延续护理的积极性,并进行规范化培训。

对于帕金森患者,出院前 3 天建立患者家庭护理档案,根据患者的临床资料以及对家庭护理的需求情况,制订延续护理方案。出院后定期家庭访视或电话回访,出院 1 个月、6 个月提供平台让患者互相交流,邀约患者及家属参加,对功能锻炼、用药指导、心理护理、饮食指导、如何提高生活质量等方面的问题进行答疑解惑。

七、居家护理

(一)分期护理

疾病早期,患者具有独立生活的能力,其居家护理主要在于指导和帮助解决生活中的困难;晚期卧床的居家患者,正确良好的护理是保证患者生活质量的前提。

(二)环境

帕金森病有自主神经障碍,体温调节困难,因此对温度变化比较敏感,容易出现忽冷忽热的感觉。在居家护理过程中,要注意观察患者的每个细节,尽量给帕金森患者提供温度及湿度能够调节的单人房间,并注意居室的温度、湿度、通风及采光等情况,根据季节、气候、天气等情况增减衣服,决定室外活动的方式、强度。

(三)生活中的指导和帮助

本病早期,患者运动功能无障碍,能坚持一定的劳动,应指导患者尽量参与各种形式的活动。随着病情的发展,患者运动功能发生一定程度的障碍,生活自理能力显著降低。此时注意患者活动中的安全问题,走路时持拐杖助行。若患者如厕下蹲及起立困难时,可置高凳坐位排便。无法进食者,需有人照料喂食。一些生活细节动作如穿脱衣服,扣纽扣,解腰带、鞋带有困难者,均需给予帮助。

(四)加强肢体功能锻炼

早期主动进行肢体功能锻炼,四肢各关节做最大范围的屈伸、旋转等活动,以预防肢体挛缩、关节僵直的发生。晚期患者作被动肢体活动和肌肉、关节的按摩,以促进肢体的血液循环。

(五)注意膳食和营养

膳食中注意满足糖、蛋白质的供应,以植物油为主,少进动物脂肪。蛋白质摄入量限制在每天每千克体质量 0.8 g 以下,全天总量 40~50 g。在限制范围内多选用乳、蛋、肉、豆制品等优质蛋白质。多吃新鲜蔬菜和水果,能够提供多种维生素,并能促进肠蠕动,防治大便干结。患者出汗多,应注意补充水分。食物应细软、易消化,便于咀嚼和吞咽,按半流质或软食供给。饮食宜清淡、少盐;禁烟酒及刺激性食品。

(六)药物的日内变动

对于长期服药的患者,药物发挥作用时与失去作用时,功能的波动很大。帕金森患者在一天的药物剂量不变的情况下,可以调整用药时间。如果在日间中心情愉快地进午餐,可以将服药时间进行调整,使药物在午间发挥作用,也可以与医师商谈服药方法。让药物在本人最想快乐的时间段和最想自立的时间段发挥作用。

(七)适当给患者私人空间

帕金森患者常常出现肌强直。因此,比普通人容易疲劳。疲劳出现更强的肌强直,旁边有人在时动不了,无人在时行走自如。被人看着的紧张感,破坏了动作的进行。所以要适当给患者私人空间。

(八)充分理解帕金森患者

理解患者是由于表情肌僵硬导致表情呆板;理解患者可以向前直行,但向左右转向困难;理解患者自理功能水平有很大的变动,刚才还能做到的事情突然做不到,相反,一直步行困难的患者突然能够行走;理解帕金森患者容易撒娇、依赖心理;理解其明明自己能够处理还要他人协助,只要有人在身边就要求协助,没有人在身边时自己也能够移动等。理解患者,加强心理护理,这是良好护理的前提。

（九）用技巧帮助患者行走

能够上下楼梯,平行地行走却突然停步,但是又能顺利越过障碍物的人很多,因为帕金森患者擅长越过障碍物。可以从卧室到厕所,从起居室到屋门口,用彩色胶带在家中的走廊上按楼梯的宽度粘上,做成"模拟楼梯",利用这种帕金森道路,半数以上的人可以恢复行走。起步困难时,行走时如果停下脚步,照护者可以把自己的脚当作障碍物放在患者的脚前,患者有越过障碍物的思想准备,向前迈步能够顺利行走。另外,为了行走速度变慢,一边说着"一、二、三"一边迈步;在鞋底钉上鞋掌,按一定节奏发出"铛铛"声音调整步伐。

（十）家居及生活用品的调整

1.家居的调整

使用高功率灯泡从而提高居室亮度。将灯具改装成触摸启动模式,转换工具可以在五金店买到。调整家具摆放位置从而为起居室留出足够的通道空间。过低、过软的座椅会使得坐下和站立不那么方便,可以通过在常用的沙发或座椅上设置较硬的坐垫来增加高度。将常规的旋转式门把手换成杠杆式的门把手,这样患者就可以用手、手臂或者肘部来开门。弃置那些会导致绊倒或跌倒的小块地毯。床垫旁设置低矮的护栏。卧床紧贴墙壁,这样上床下床更加方便。选用后背较为挺直、坐垫坚实平整、带有扶手的座椅。可以在浴室中安装自动式水龙头,仅需简单的触摸就可开启或关闭,这样也比较省力。如果需要坐着淋浴,可以使用坚固的室内室外均可使用的树脂材料的座椅,这样可以降低洗澡时滑倒的风险。淋浴房外的地板上放置一块塑胶底的淋浴垫,防止滑倒。轻便的浴帘比厚重的玻璃门使用起来方便。在淋浴房/浴缸的墙上装上扶手,可以更容易进出。为安全起见,将热水器温度设定在 39 ℃以下。

2.生活用品的调整

选用穿脱便利的衣服,例如带有松紧带的裤子或开领式针织衫。选用带有撕拉式搭链的鞋子,这样穿鞋拖鞋更加方便。在关门之后,还可以把鞋子挂在门把手上,避免弯腰取鞋。保留备用钥匙以防丢失或遗忘原配钥匙。按键较大的手机使用更加方便。如果端大水杯有困难,用吸管可以让喝水更方便。粗大把手的叉子或汤匙使进餐更容易。用一个可以存放一周药片的药盒来装需要服用的药,每周一把一周需要服用的药片装到药盒里。带有厚重把柄的厨具更易于握紧。如果觉得夜里翻身不太舒服,可以使用缎子床单,这种床单更加平滑,翻身也更加容易。

（十一）交流方法

病情进展,而药物又无效时,患者一句话也说不出来。需要重新决定交流的方法,例如,能用喉咙呻吟发出声音的人,一声定为"是",两声定为"不是"。由照护者进行提问。

（十二）发现问题时迅速处理

随着帕金森病的进展,会出现步行困难,坐在轮椅上需全部协助,交流困难等。很多情况下这些问题同时发生,预示帕金森患者陷入了较大的危机,甚至出现"自我封闭综合征",出现这种状态后可以说离卧床不起和痴呆已经不远了。步行困难时,请立刻安排轮椅,坐轮椅可以扩大生活空间,可以积极地利用日间服务;不能用语言交流时,创造与人交流的机会,尽可能多些外出。如能预防自我封闭综合征的话,有再次恢复功能的可能性,为紧急事情发生做准备。

（任恒杰）

第三节 老年性聋

一、疾病概念

老年性聋是指因听觉系统老化引起的耳聋;或者指老年人中出现的、而非由其他原因引起的耳聋。其病理改变主要在耳蜗及耳蜗后。典型临床表现为逐渐加重的双侧感音神经性聋,以高频损害为主,逐渐累及中低频,多伴高调耳鸣及言语识别力下降。

二、流行病学资料

根据听力学的研究,男性约从 45 岁以后开始出现听力衰退,女性稍晚,随着人类寿命的延长,社会逐渐步向老龄化,老年性聋的发病率也逐步增加。我国老年听力残疾现残率达到 11%,其中老年性聋占 67%,是老年听力残疾中最主要的致残因素。

三、临床表现与并发症

(一)双侧听力进行性下降

可以先为一侧,而后发展为两侧。以高频听力下降为主,对高频声响不敏感,病情逐渐发展后期,对中、低频的声响亦感到困难。需排除爆震史、耳硬化症、突发性聋、中毒性聋等其他原因造成的听力损失。

(二)言语识别能力下降

患者能听到声音但分辨不清言语,中、重度老年性聋言语识别率与纯音听力改变不同步的下降。

(三)声音定向能力下降

患者分辨不出声音来源的方向,这与老年人感觉器官敏感性降低、反应迟钝有关,双耳听力严重不对称者声音定向能力更差。

(四)重振现象

即随着声音强度逐渐增加,老年性聋患者感到响度增加患耳快于正常耳,从而对增强的声响程度难以忍受,表现为小声说话听不到,但大声说话又觉得太吵闹。

(五)耳鸣

患者可以伴有不同程度的耳鸣,多为持续性的高调耳鸣。开始为间歇性,仅于夜深人静时出现,以后逐渐加重,可持续终日。对于不少老年性聋患者来说,耳鸣严重困扰患者的生活,超过听力下降的影响。

(六)眩晕

伴随老年性聋的出现,眩晕是常见的并发症。50% 的老年性聋患者有头晕、眼花的症状,其中有 1/3 表现为真正的眩晕,即随着头和身体的位置改变而出现眩晕的症状。

四、治疗原则

(一)预防听觉器官老化

属于自然规律,主要与机体所受内、外因素的影响以及它们之间的相互作用有关,内部因素主要是遗传和年龄,外部环境因素包括药物、噪声、烟酒等因素。目前并无逆转听觉衰老过程的方法,临床上对于老年性聋也缺乏特异性的治愈手段,因此,做到早预防、早诊断很重要。

1.社区方面

加强听力保健知识和干预措施的科普宣传,鼓励社区医师及居委会定期组织老年人接受听力筛查,认识听力障碍的危害并及时发现而进行干预,使老年人在出现听力障碍后仍然能得到及时的诊疗干预而不致孤立于社会之外。

2.生活方面

降低环境噪声,节制脂肪摄入,多食用含纤维素的蔬菜、水果、鱼类、牛羊肉,忌酒戒烟,积极治疗体内潜在病灶(龋齿、慢性鼻窦炎、扁桃体炎等),劳逸结合,坚持参与体育锻炼与集体活动,避免情绪紧张和激动,避免耳部的外伤和感染,忌用耳毒性药物等。

(二)药物治疗

老年性聋的发病机制仍未完全阐明。有细胞和分子水平的研究指出,老年性聋可能由内耳毛细胞和螺旋神经细胞的缺失造成,而与活性氧相关的线粒体功能障碍在内耳老化过程中起到重要作用。然而,老年性聋的致聋原因很多,发病机制和病理改变复杂,迄今尚无一个简单有效且适用于任何情况的药物或疗法。

1.西药方面

目前多在排除或治疗原发疾病的同时,尽早选用可扩张内耳血管的药物、降低血液黏稠度和溶解小血栓的药物、B族维生素药物、能量制剂,必要时还可以应用抗细菌、抗病毒及类固醇激素类药物。

2.中药方面

黄芪、葛根、黄柏、骨碎补、丹参、山萸肉、炙甘草、熟地等中药对改善听力也有一定的临床价值。药物治疗无效者可配用用具进行听力的重建或补偿。

(三)听力重建

在医师与麻醉师充分评估的基础上,老年性聋患者可选择使用人工耳蜗、振动声桥等进行听力的重建。听力重建辅助装置在国内外有广泛的应用,并且在临床上有较高的满意度评价。只要在手术耐受评估、麻醉、术前准备等充分的情况下,老年人的听力重建植入手术是相当安全的,通常认为 60 岁左右的老年性聋患者是较适合的候选人群,因为他们还拥有较好的言语能力,耐受性好,手术并发症发生率较低。术后的听觉言语训练也非常重要,它可以帮助老年人利用现有听力,及各种非语言信息进行有效的交流沟通。遵循医师的康复训练方法和疗程,有利于增强老年人听力重建术后的康复效果。

(四)听力补偿

听力补偿辅助装置就是通常我们所说的助听器。助听器是一种可以将声音进行不同程度的放大,帮助耳聋患者听取声音的装置。当老年性聋患者不能通过手术、药物等方法有效改善听力时,可以根据医师的建议选择和使用助听器来改善交流。助听器根据机制不同可分为气导助听器和骨导助听器。气导助听器是目前最为广泛使用的助听器,是对老年性聋患者听力康复最有效的手段以及改善听觉交流障碍的主要途径。

五、护理干预

(一)健康指导

帮助老年人早期、正确佩戴助听器,国外的应用经验告诉我们,80％以上的老年性聋患者通过使用助听器可以获得比较满意的听力补偿效果,辅以适当的康复训练指导,完全可以达到改善生活质量的目的。具有听力损失的老年人非常普遍,请不要有心理负担,佩戴助听器所带来的收益远大于其所产生的困扰。在价格方面,请重视对于助听器的保养、维修和使用,提高它的性价比,以充分利用助听器提高生活质量。

目前,市面上的助听器大致可分为盒式助听器、耳背式助听器和耳内式助听器 3 种。医师会评估老年人的听力损失的类型、程度选择助听器的线路和功率,选择合适的类型,从而使所选择助听器的电声特性能对老年人达到较好的听力补偿。在满足这个关键条件后,老年人可以根据自己的经济能力、工作性质、审美观念等方面的需求,选择合适的助听器。

1.盒式助听器

优点是价格便宜,可配置多种功能调节开关,提供较好的声学效果,覆盖的耳聋类型较广。缺点是体积较大,外观上受影响。

2.耳背式助听器

优点是大小适中,性能优良,具备多种规格,机壳可制成各种肤色,伏于耳后易于隐蔽。缺点是价格稍贵,需要专业多次调试,多次试戴。

3.耳内式助听器

优点是可根据个人耳朵的形状去定制,佩戴舒适,易于取戴和隐蔽,且可以正常的方式来接听电话。缺点是价格最贵。

(二)心理干预

帮助老年人重建家庭沟通途径临床实践中,老年性聋的患者不仅双侧听力下降,导致言语交流困难,而且言语分辨能力下降使老年人感到虽能听见谈话声,但听不明白话语的意思,不能正常交谈。这严重影响了老年人的社会活动和心理活动,成为影响其生活质量的主要因素之一。

另一方面,老年人所获得的社会支持严重不足。一部分空巢老年人,退休后与同事、朋友联系少,多数时候大门紧锁,邻里的关注也减少。同时近年来出现大量随迁老年人,因为离开原籍后医保受限,而听力障碍主要影响生活质量,少有危及生命,所以老年人倾向于选择拖延、等待,而错过最佳治疗时期。此外,对于需要手术的老年人,还涉及需要家属的决策、照料和陪护,更增加了诊疗的顺从性。最终老年性聋患者未能及时就诊、未能选择最佳治疗方案甚至放弃干预,以致最后交流和社会-心理方面的障碍明显突出。

老年性聋的患者的心理问题主要有以下几种。

1.孤独失落

主要表现为无所事事、情绪低沉、常常卧床等。

2.多疑敏感

主要表现为不信任别人,用药时怀疑药量不足、过多或者被换药,怨恨他人尤其是亲人无意中对自己的淡漠从而使脾气变得暴躁、喜怒无常、易焦虑、猜疑等。

3.自卑消极

主要表现为害怕与他人交流,不愿麻烦他人,甚至有一定的抑郁倾向,容易放弃治疗。

在治疗过程中,应选择工作经验丰富,有相关心理知识,善于交流的护士对老年听力障碍患者举办心理评估。通过交谈询问老年人、家属或同事,查阅病历,对患者有较全面的了解,了解患者的真实想法,掌握患者真正的心理需求,根据患者不同心理状态和病情发展制订心理干预方案,缓解患者不良情绪,促进病情恢复。并且应取得家属的配合,为家属讲解包括心理疏导、与老年人的相处技巧,如何早期发现病情变化的内容,在日常生活中注意多关心患者,重新建立患者与家属间的交流途径,提供情感支持使其保持乐观的心态。

六、延续护理

(一)确定延续护理服务的团队和方式

1.复查

听力重建术后两周患者应前往医院由医师进行复查,1~3个月由医师和技师为患者开启并调试机器,随后每半个月至一个月随诊。

2.访视

听力补偿的患者可由医师、技师或是有资质的护士1~3个月内上门进行访视,指导患者因地制宜地进行助听器的适应性训练,最终能适应自己的生活。

(二)确定延续护理服务的内容

1.听力重建术后康复的相关指导

术后伤口的愈合情况,有无溢液、红肿、疼痛等症状发生,有无耳鸣、头痛、面瘫等并发症的发生。

2.听力补偿的注意事项和相关指导

(1)助听器的适应性训练:助听器是一种听觉补偿的辅助装置,如同戴眼镜、义齿一样,佩戴者对它要有一个适应的过程,助听器的适应性训练非常重要。刚开始使用助听器时,音量调节钮开小,然后渐渐增大;每天戴助听器的时间从短到长,根据适应能力逐渐延长时间;初戴时要选择安静的室内,听取一些含义简单的声音,再听取自己说话的声音,然后是一两个人面对面进行交谈,逐渐过渡到听取电视机、收音机发出的声音,然后再到鸟语花香的自然环境,最后才能到嘈杂的社交场合和公共场合中去听取更为复杂的声音。这个过程的长短因人而异,一般在3个月左右。老年人佩戴助听器失败的最主要原因是急于求成,没有耐心,想一步到位,结果适得其反。实际上只要过了适应期,绝大多数老年人都能坚持佩戴,并能从中得到莫大助益。

(2)合理的预期:需要强调的是,助听器并不能完全补偿听力损失。老年性聋的言语分辨能力下降极为明显,即能听到声音但分辨不清说的是什么,与神经传导功能的老化有关。即使最理想的助听器,也难以彻底解决言语分辨率差的问题,也不能在不好的听力环境下取得良好的助听效果,故在选配助听器时请抱有一个合理的期望值,才能更好地度过适应期,建立使用的信心,听觉康复才有可能得以实现。

七、居家护理

(一)环境避免噪声

减少进一步听力损伤因素,目的是保护残余听力,延缓听觉系统的老化。长期处于噪声环境易使老年人烦躁不安、失眠,以致血压升高、心脏排出血量减少,影响内耳的供血。极强噪声如爆炸声、放炮声更会直接损伤内耳器官。尽量减少用耳机收听音乐、广播的时间,佩戴助听器时音量应调控适当。

(二)饮食

建议老年人在饮食中增加豆制品、蛋类及蔬菜、水果等,适当补充维生素类(如维生素 E 和维生素 D_3)及微量元素(如锌、钙、磷)等。同时应戒烟限酒,避免高脂肪、高胆固醇的食品。

(三)疾病管理

1.控制慢性病

高血糖、高血压、高血脂会损害微血管和神经,损伤发生在内耳则易引起听力下降,眩晕等症状,因此请老年人注重慢性病的控制,定期监测,将血糖、血压、血脂维持在正常水平。

2.避免耳毒性药物

提醒老年人尽量避免应用氨基糖苷类耳毒性药物,如庆大霉素、链霉素等,以防引起耳中毒而损害听力。

(四)心理护理/社会支持系统

1.自我调节

老年人要保护好残余听力,首先应保持心情愉悦。老年人若长期处于焦虑、紧张、抑郁的状态,容易引起血压不稳,影响内耳的供血,久而久之听力必然下降。因此老年人应尽量使自己保持轻松愉快的心境,平时可根据自己体力情况参加一些体育锻炼或者文娱活动。

2.家庭支持

重点强调家属或照顾者在老年性聋患者的心理康复过程中的重要性。

(1)注意沟通技巧:家属或照顾者在与老年人交谈时,尽量减慢语速,忌高声喊叫。老年听力障碍患者的突出特点之一,就是在高频范围内听力测试值偏低,也就是说相对于高频来说,在低频范围内的声音的接受程度较高。所以,在与老年人在家中进行交流时一定要注意自己的语速和语调,应该使用温柔的、低沉的语调和较慢的语速,对重要的信息尤其要放慢说话速度,降低语调,避免使用较高的声音与老年人交流,这样能够达到较好效果,也利于保证老年听力障碍患者在家中能和家属正常交流。

(2)给予心理支持:满足老年人对家人依恋是最好的方法。主动接触,平日多去看望照顾,关心老年人,交流时注意技巧,老年人由于认知能力下降,对传达的信息不能一次性领会,要有耐心,不拘泥于语言沟通,建立多种非语言沟通的渠道,并且注重非语言交流,沟通时,始终面带微笑,以温和、鼓励的态度面对老年人,为老年人创造轻松、愉快、舒适的氛围,通过抚背、握手等动作给老年人支持,消除老年人的顾虑,使老年人获得安全感。再引导老年人开发自己的兴趣爱好,建立与宠物、邻里、老友、社区的交流通道,如养花、书法、艺术欣赏等,同时帮助老年人增加更多了解外部世界的通道,如报纸、杂志、电视、电话、手机、电脑等。劝导老年人积极配合治疗,树立信心,进行正规的听力学及医学、语言的评估和诊断,选择最佳的治疗方案,坚持适当的康复训练,进而改善老年人的听力,提高交流能力,最终提高老年人的生活质量。

(五)辅助装置的使用

主要目的是在居家环境中创造有利于交流的环境和方式。下面介绍几种通过视觉、触觉等代偿听觉功能的装置,以期帮助老年人更好的生活。老年人也可以与家属一起动手,制作适应自己的居家生活的器具,但一定请在保证安全的前提下使用。

1.耳鸣掩蔽器

耳鸣是老年性聋的一种发病率高又很难治疗的症状。长期的临床实践中发现掩蔽疗法是耳鸣治疗中最有效的方法之一,对于70%显著耳鸣的患者有效,其主要机制是,采用任何一种纯音强度超过耳鸣阈值的声音(一般为白噪声),均能抑制耳鸣,耳鸣频率范围附近的窄带音均被掩蔽,患耳经长期掩蔽治疗后,能有效耐受耳鸣和降低耳鸣的阈值,以此来抑制耳鸣。

2.多功能手表

对于老年性聋的患者而言,独自一人在马路上行走是很不安全,也是家属最常担心的一点。尤其是视线之外的车辆出现时,即使车辆鸣笛,也无法对老年人起到相应的警示作用。现在有设计师设计出了一款专门用于保护听力障碍患者安全的手表。这款手表由一个手表和两个指环组成。可以对周围的声音进行探测并通过指环的振动反馈给佩戴者。

3.信号警示设备

通过闪光、振动的方式为老年人警示周围环境声音,包括电话铃、闹钟、门铃、婴儿哭声、火灾报警或强烈的室内噪声等,并具有无线接收功能。该系统由闪光灯、振动器和灯光仪表主机组成,用来警示不同的声音。如闪光振动报警壶,烧水时,当壶水接近沸腾(1分钟左右),接收器便发出报警如闪光、振动等,提示老年人。

(任恒杰)

第四节　老年糖尿病

一、疾病概念

糖尿病(diabetes mellitus,DM)是指由于机体的胰岛素分泌不足或胰岛素作用障碍,而引起的一组以慢性高血糖为共同特征的代谢异常综合征。胰岛素分泌不足或胰岛素作用障碍会引起碳水化合物、蛋白质、脂肪、水和电解质等代谢紊乱。糖尿病可分为1型糖尿病、2型糖尿病、妊娠糖尿病及特殊类型糖尿病。

老年糖尿病既包括60岁以后才发病的老年人,也包括60岁以前发病并延续至60岁以后的糖尿病患者。老年糖尿病绝大多数为2型糖尿病,也就是非胰岛素依赖型糖尿病。

二、流行病学资料

糖尿病的发病率随年龄增加而上升,我国2008年流行病学调查显示,65岁及以上城乡老年人糖尿病患病率为38.8%,65岁及以上农村老年人糖尿病的患病率为12.1%。远远高于45岁以下人群糖尿病的患病率。在我国全面进入老龄化社会的同时,糖尿病将成为威胁老年人的主要健康问题。

三、临床表现与并发症

(一)临床表现

老年糖尿病会伴随多种并发症的症状,而且老年患者的智力和记忆力会慢慢减退,老年糖尿病常常表现为无症状或者不典型症状。

1.起病隐匿且症状不典型

老年糖尿病患者中,仅少数有多饮、多食、多尿及体重减轻的"三多一少"症状,大多数患者是在查体或是在治疗其他疾病时发现有糖尿病。

2.皮肤瘙痒

由于高血糖及神经末梢神经病变导致皮肤干燥和感觉异常,患者常有口干、皮肤瘙痒的症状。女性患者可因尿糖刺激局部皮肤,出现外阴瘙痒。

3.其他症状

四肢酸麻、腰痛、便秘等。

(二)并发症

1.急性并发症

糖尿病急性并发症又称糖尿病急症,糖尿病急症包括糖尿病酮症酸中毒(diabetic ketoacidosis,DKA)、高渗性非酮症糖尿病昏迷、乳酸性酸中毒及低血糖。

(1)糖尿病酮症酸中毒:感染、胰岛素治疗不适当减量或中断、饮食不当、创伤、麻醉、手术、严重刺激引起应激状态等是 DKA 常见诱因。发生 DKA 时,多数患者会感到疲乏、四肢无力、极度口渴、多饮多尿,随后出现食欲减退、恶心、呕吐,常伴头痛、嗜睡、烦躁、呼吸深快有烂苹果味(丙酮味)。随着病情进一步发展,出现严重失水、尿量减少、皮肤弹性差、眼球下陷、脉细数、血压下降。晚期各种反射迟钝,甚至消失、昏迷。

(2)高渗性非酮症糖尿病昏迷:简称高渗性昏迷,多见于 50～70 岁的老年人,男女发病率相似。常见诱因有感染、急性胃肠炎、胰腺炎、脑卒中、严重肾疾病、血液或腹膜透析、静脉内高营养、不合理限制水分,以及某些药物如糖皮质激素、免疫抑制剂、噻嗪类利尿药物等的应用等。少数因病程早期漏诊而输入葡萄糖液,或因口渴而大量饮用含糖饮料等诱发。起病时常有多尿、多饮,但多食不明显,或反而食欲减退,失水随病程进展逐渐加重,出现神经-精神症状,表现为失水、幻觉、定向力障碍、偏盲、偏瘫等,最后陷入昏迷。

(3)乳酸性酸中毒:此类患者起病急,多有过量服用双胍类药物后病情加重,合并心、肺、肝等疾病的高龄糖尿病患者更易发生乳酸性酸中毒。糖尿病患者出现各种原因休克,又出现代谢性酸中毒,而酮体无明显增高者,可伴有血糖正常或升高,但其血乳酸>5 mmol/L,血 pH<7.35,HCO$_3^-$<10 mmol/L,阴离子间隙>18 mmol/L,提示存在乳酸性酸中毒。其临床表现特异性不强。症状轻者可仅有恶心、腹痛、食欲下降、头昏、嗜睡、呼吸稍深快。病情较重或严重患者可有恶心、呕吐、头痛、头昏、全身酸软、口唇发绀、低血压、低体温、脉弱、心率快、脱水、呼吸深大、意识障碍、四肢反射减弱、瞳孔扩大、深度昏迷或休克。

(4)低血糖:患者曾有进食过少的情况,或过量注射胰岛素或过量服用降血糖药史。临床表现为乏力、心慌、出汗、意识混乱、行为异常、颤动、无力等,严重者可出现意识障碍、昏迷等。部分老年糖尿病患者发生低血糖时没有明显的症状,未被察觉的反复的低血糖会引起大脑供氧不足,从而导致老年糖尿病患者记忆力及行动力的退步。

2.慢性并发症

(1)大血管病变:老年糖尿病患者发生动脉粥样硬化的发病率比非糖尿病患者群高。大、中动脉粥样硬化主要侵犯主动脉、冠状动脉、大脑动脉、肾动脉和肢体动脉等,从而引起冠心病、缺血缺氧性脑血管病、肾动脉硬化、肢体动脉硬化等。肢体外周动脉粥样硬化常以下肢动脉病变为主,表现为下肢疼痛、感觉异常和间歇性跛行,严重供血不足可致肢体坏疽。

(2)微血管病变:病变主要表现在视网膜、肾、神经、心肌组织。尤以糖尿病肾病和视网膜病变最为重要。

(3)神经病变:以周围神经病变最常见,通常为对称性,下肢较上肢严重,病情进展缓慢。患者常先出现肢端感觉异常,如袜子或手套状分布,伴麻木、烧灼、针刺感或踏棉垫感,有时伴痛觉过敏。随后有肢体疼痛,呈隐痛、刺痛,夜间及寒冷季节加重。后期累及运动神经,可有肌力减弱以致肌萎缩和瘫痪。自主神经损害也较常见,并可较早出现,临床表现为瞳孔改变、排汗异常、胃排空延迟、腹泻或便秘等胃肠功能紊乱,以及尿潴留、尿失禁、阳痿等。

(4)糖尿病足:趾间或足部皮肤瘙痒而搔抓至皮肤破溃、水疱破裂、烫伤、碰撞伤、修脚损伤及新鞋磨破伤等是糖尿病足的常见诱因。主要临床表现为足部溃疡与坏疽,糖尿病足是糖尿病患者致残的主要原因之一。自觉症状有:冷感、酸麻、疼痛、间歇性跛行。由于神经营养不良和外伤的共同作用,可引起营养不良性关节炎,好发于足部和下肢各关节,受累关节会出现骨质破坏和畸形。

(5)感染:疖、痈等皮肤化脓性感染多见,可致败血症或脓毒血症。足癣、甲癣、体癣等皮肤真菌感染也较常见,女性患者常并发真菌性阴道炎。肾盂肾炎和膀胱炎为泌尿系最常见感染,尤其多见于女性,常反复发作,可转为慢性肾盂肾炎。

四、治疗原则

老年糖尿病的治疗强调早期、长期、综合治疗及治疗方法个体化原则。其治疗目标应该根据老年糖尿病患者的具体情况确定。对于病程短,存活期长且无糖尿病相关并发症的患者,应该在严密监测血糖的前提下,尽可能将血糖控制在理想水平;反之,对于病程长,有并发症的老年糖尿病患者,应该通过改善生活方式及纠正代谢紊乱,使血糖水平控制在安全范围内,防止急性并发症的再次发生,减低慢性并发症的风险和程度,从而提高患者的生活质量。

(一)健康教育

健康教育是老年糖尿病的治疗手段之一,良好的健康教育能充分调动患者的主观能动性,使其积极配合治疗,有利于疾病控制达标,从而很好地防止或减轻各种并发症的发生和发展,提高生活质量。

1.增加对疾病的认识

利用讲解、录像、发放宣传资料等方式,加强患者及家属对疾病的认识,提高对治疗的依从性。

2.掌握自我监测的方法

指导患者学习并掌握监测血糖、血压、体重指数的方法,了解老年糖尿病的控制目标。老年糖尿病患者血糖控制目标为空腹血糖≤7.0 mmol/L,餐后 2 小时血糖≤10.0 mmol/L;糖化血红蛋白(HbA1c)应≤7.5%,对于身体条件良好的老年糖尿病患者可适当提高其控制目标,反之应放宽血糖控制目标。

3.提高自我护理能力

老年糖尿病是慢性疾病,自我护理能力的提高对疾病的控制起着关键的作用。

(1)向患者讲解降糖药物的名称、剂量、用药时间和方法。教会其自我观察疗效和药物的不良反应。教会患者及家属正确注射胰岛素的方法。

(2)强调饮食治疗和运动治疗的必要性和方法,生活规律,戒烟戒酒,注意个人卫生。

(3)学会自我心理调节,避免情绪及精神压力,指导患者正确处理疾病所致的生活压力,强调糖尿病的可控性,减轻患者及家属的心理负担。

(4)教会患者及家属识别糖尿病急性并发症,并能够及时采取措施。

(5)指导患者预防糖尿病足。

4.指导患者定期复诊

一般每 3 个月复查糖化血红蛋白(HbA1c),如原有血脂异常,每 1～2 个月监测一次,如原无异常,每6～12 个月监测 1 次即可。每年全身检查 1 次,以及时防治慢性并发症。

(二)饮食治疗

饮食治疗是所有糖尿病治疗的基础,是糖尿病病程任何阶段预防和控制糖尿病必不可少的措施。老年糖尿病患者饮食治疗的目的在于维持适宜的体重,纠正已发生的代谢紊乱,使血糖、血脂达到或接近正常水平。

(三)运动疗法

适当的运动有利于减轻体重,提高胰岛素的敏感性,改善血糖和血脂代谢紊乱,还可以减轻患者的压力和紧张情绪,使人心情舒畅。运动治疗的原则是适量、经常性和个体化。

(四)药物治疗

1.口服药物治疗

糖尿病的医学营养治疗和运动治疗是控制 2 型糖尿病高血糖的基本措施。在饮食和运动不能使血糖控制达标时,应及时采用包括口服降糖药治疗在内的药物治疗。

根据作用效果的不同,口服降糖药可分为主要以促胰岛素分泌为主要作用的药物[磺胺类、格列奈类、二肽基肽酶-4(DDP-4)抑制剂]和通过其他机制降低血糖的药物[双胍类、噻唑烷二酮类(TZDs)、α 糖苷酶抑制剂]。磺胺类和格列奈类直接刺激胰岛 β 细胞分泌胰岛素;DDP-4 抑制剂通过减少体内胰高血糖素样肽-1(GLP-1)的分解,从而增加 GLP-1 的浓度并进而促进 β 细胞分泌胰岛素。双胍类的主要药理作用是减少肝脏葡萄糖的输出;TZDs 的主要药理作用为改善胰岛素抵抗;α 糖苷酶抑制剂的主要药理作用为延缓碳水化合物在肠道内的吸收。

(1)双胍类:目前临床上使用的双胍类药物主要是盐酸二甲双胍。二甲双胍可以使血糖下降,并可减轻体重。二甲双胍还可减少肥胖的 2 型糖尿病患者心血管事件和死亡率。单独使用二甲双胍不会导致低血糖,但二甲双胍与胰岛素或胰岛素促泌剂联合使用时可增加低血糖发生的风险。二甲双胍的主要不良反应是胃肠道反应,从小剂量开始并逐渐加量是减少其不良反应的有效方法。双胍类药物禁用于肾功能严重不全、肝功能不全、严重感染、缺氧或接受大手术的糖尿病患者,在造影检查使用碘化造影剂时,应暂时停用二甲双胍。

(2)磺胺类药物:目前我国上市的磺胺类药物主要为格列苯脲、格列苯脲、格列齐特、格列吡嗪和格列喹酮。磺胺类药物的使用与糖尿病微血管病变和大血管病变发生的风险下降有关,但若使用不当可导致低血糖,特别是在老年糖尿病患者和肝、肾功能不全者宜选择格列喹酮。此外,磺胺类药物还可导致体重增加。

(3)TZDs:目前在我国上市的 TZDs 主要有罗格列酮和吡格列酮。TZDs 单独使用时不导致低血糖,但与胰岛素或胰岛素促泌剂联合使用时可增加低血糖发生的风险。体重增加和水肿是 TZDs 常见的不良反应,这些不良反应在与胰岛素联合使用时表现更加明显。TZDs 的使用与骨折和心力衰竭风险增加相关。

(4)格列奈类:我国上市的有瑞格列奈、那格列奈和米格列奈。瑞格列奈与二甲双胍联合治疗较单用瑞格列奈可更显著地降低血糖,但低血糖的风险显著增加。

(5)α 糖苷酶抑制剂:国内上市的 α 糖苷酶抑制剂有阿卡波糖、伏格列波糖和米格列醇。α 糖苷酶抑制剂可降低血糖,并能使体重下降。α 糖苷酶抑制剂常见的不良反应为胃肠道反应如腹胀、排气增多等。从小剂量开始,逐渐加量是减少不良反应的有效方法。单独服用本类药物通常不会发生低血糖,并可减少餐前反应性低血糖的风险。使用 α 糖苷酶抑制剂的患者若出现低血糖时,需使用葡萄糖或蜂蜜,而使用蔗糖或淀粉类食物纠正低血糖的效果差。

(6)DDP-4 抑制剂:目前在我国上市的 DDP-4 抑制剂有西格列汀、沙格列汀、维格列汀、利格列汀和阿格列汀。单独使用 DDP-4 抑制剂对体重的作用为中性或增加。沙格列汀、阿格列汀不增加心血管病变、胰腺炎及胰腺癌发生的风险。

2.GLP-1 受体激动剂

GLP-1 受体激动剂通过激动 GLP-1 受体而发挥降低血糖的作用。GLP-1 受体激动剂以葡萄糖浓度依赖的方式增强胰岛素分泌、抑制胰高血糖素分泌,并能延缓胃排空,通过中枢性的食欲抑制来减少进食量。目前国内上市的 GLP-1 受体激动剂有艾塞那肽和利拉鲁肽,其可有效降低血糖,并有显著降低体重和改善甘油三酯、血压和体重的作用。单独使用 GLP-1 受体激动剂不明显增加低血糖发生的风险。GLP-1 受体激动剂常见不良反应为胃肠道症状(如恶心、呕吐等),主要见于初始治疗时,不良反应可随治疗时间延长逐渐减轻。

3.胰岛素

胰岛素治疗是控制高血糖的重要手段,1 型糖尿病患者需依赖胰岛素维持生命,也必须使用胰岛素控制高血糖并降低糖尿病并发症的发生风险。2 型糖尿病患者虽不需要胰岛素来维持生命,但当口服降糖药效果不佳或存在口服药使用禁忌时,仍需使用胰岛素,以控制高血糖并减少糖尿病并发症的发生危险。

糖尿病患者可根据个人需要和经济状况选择胰岛素注射装置(胰岛素注射笔、胰岛素注射器或胰岛素泵)。胰岛素注射装置的合理选择和正确的胰岛素注射技术是保证胰岛素治疗效果的重要环节。接受胰岛素治疗的患者应接受与胰岛素注射相关的教育以掌握正确的胰岛素注射技术。

（五）糖尿病相关并发症的治疗原则

1.糖尿病酮症酸中毒

发生糖尿病酮症酸中毒时，要立即采取急救措施。其治疗原则为及时充分补液、胰岛素治疗、纠正电解质及酸碱平衡失调及防止诱因和处理并发症。

2.高渗性非酮症糖尿病昏迷

严重失水时，应积极补液。补液的同时应给予小剂量胰岛素治疗。及时根据尿量补钾。积极消除诱因和治疗各种并发症。病情稳定后根据患者血糖、尿糖及进食情况给予皮下注射胰岛素，然后转为常规治疗。

3.乳酸性酸中毒

予以吸氧，保持呼吸通畅，记录出入量。补充生理盐水。给予小剂量短效胰岛素静脉滴注。纠正酸中毒，及时补充碱性液体。消除病因。

4.低血糖

发生低血糖时应及时口服或静脉使用葡萄糖制剂，低血糖昏迷的老年糖尿病患者，应严密观察生命体征，保持呼吸道通畅。

5.糖尿病足

首先要严格控制血糖、血压、血脂。加强自我预防及自我观察。其次，对于出现溃疡的糖尿病足，要根据溃疡的大小、深度、渗出量及是否并发感染决定溃疡换药的次数和用药。缺血性足坏死的患者，若血管阻塞不是非常严重或没有手术指征者，应先采取保守治疗，静脉滴注扩血管药和改善血液循环的药物；对于有严重血管病变者，应尽可能行血管重建手术。坏疽患者在休息时有广泛疼痛及广泛的病变不能通过手术改变者，才考虑截肢。

6.其他并发症

老年糖尿病患者合并其他并发症者，应在控制血糖的基础上，积极进行相关治疗。

五、护理干预

老年糖尿病患者的护理干预主要从糖尿病的健康教育、饮食疗法、运动疗法、药物治疗以及自我监测进行。通过对老年糖尿病患者的护理干预，部分患者可能在短期内不需要应用药物治疗，或者在合理的生活方式的基础上，更加科学地使用药物治疗。

（一）饮食干预

老年人随着年龄的增加，肌肉会逐渐减少，同时伴有脂肪的增加。如果没有适度的能量及蛋白质营养支持，容易发生少肌症。《中国糖尿病医学营养指南》指出，维持一定体重对老年患者的重要性，而不再强调老年超重者过度减重饮食，以避免少肌症发生。合理的饮食能够使人体达到并维持最好的代谢状态，使血糖尽可能接近正常，降低糖尿病并发症的风险。

1.饮食原则

强调在控制总热量摄入的基础上，合理均衡各种营养物质，养成良好的进餐习惯，具体来说应把握以下原则。

（1）合理控制总热量，老年人总能量摄入应为 30 kcal/(kg·d)。

（2）平衡膳食，选择多样化、营养合理的食物。

（3）主食减少单糖和双糖类食物的摄入。

（4）限制脂肪的摄入量，适当选择优质蛋白质。

（5）增加膳食纤维、维生素、矿物质的摄入。

（6）少食多餐，定时定量进餐。

2.多种营养素搭配

(1)碳水化合物:碳水化合物在老年糖尿病患者营养支持中起重要作用,应占总能量摄入的45%～60%,碳水化合物不仅能保证能量供给的需求,也可以降低在药物治疗中发生低血糖的风险。日常生活中有些食物会使血糖迅速升高,这些食物多为软的、烂的、稠的、黏的、易吸收的食物,如粥类、面食类、油炸食物、各种煲汤等。还有一些影响血糖较少的食物,这些食物多为干的、硬的、含热量较低不易吸收的食物。此类食物糖尿病患者可根据病情适当选择,如米饭、馒头、大饼、窝头、带叶子的青菜、黄瓜、苦瓜、冬瓜、苹果、梨、桃、橘子、柚子、木瓜等。膳食纤维是一种不能直接被人体吸收的碳水化合物,有降低血糖和改善糖耐量的功效,并有降血脂、降血压、降胆固醇的作用,能减轻饥饿感、防止便秘、促进有毒物质的排泄等。美国糖尿病协会建议糖尿病患者的膳食纤维摄入量为 14 g/(kal·d)。由于膳食纤维可以增加饱腹感,延缓胃排空,对于有自主神经病变累及胃肠功能的老年糖尿病患者不建议过多食用,以避免低血糖的发生及影响营养物质和药物的吸收。建议富含膳食纤维的主食摄入不超过每天总主食摄入的1/3。

(2)蛋白质:蛋白质的摄入量应为 1.0～1.3 g/(kg·d),蛋白质是生命和机体的物质基础,蛋白质的主要食物来源为蛋、鱼、虾、瘦肉等动物食品及大豆等豆类食品。动物蛋白质常称为优质蛋白质,含有丰富的必需氨基酸,而植物蛋白质所含必需氨基酸较少,因此,应注意食物品种的多样化,最好荤素搭配,才能使各种食物蛋白质的氨基酸在体内相互补充。对有并发症的糖尿病患者,如有消化吸收不良,结核病等疾病时,蛋白质的供给量应适当提高可按每天 1.2～1.5 g/(kg·d)计算。尿毒症、肝性脑病等并发症要合理限制蛋白质的摄入量。

(3)脂肪:脂肪来源有动物性脂肪(如猪油和肉、蛋、乳类食品中所含的脂肪)和植物性脂肪(如豆油、菜籽油、花生油、芝麻油等)。老年糖尿病患者大多伴随有脂代谢紊乱,应减少花生、瓜子、核桃等坚果的摄入。糖尿病患者还应限制饮食中胆固醇的摄入,如心、肝、肺、肾、脑等动物内脏和蛋黄等。

(4)维生素和矿物质元素:维生素与糖尿病关系密切,尤其是维生素 B_1、维生素 C、维生素 B_{12} 和维生素 A 等,B 族维生素在粗粮、干豆、蛋类、绿叶蔬菜含量较多,维生素 C 在新鲜蔬菜、水果含量较多,应注意补充。钠盐限制在 6 g/d,如并发高血压者钠盐应低于 3 g/d。适当增加钾、镁、铬、锌、钙等元素的补充,钙质在牛奶、豆制品、海产品中含量较多;锌与胰岛素活性有关,常见于粗粮、豆制品、海产品、红肉中;铬参与葡萄糖耐量因子的组成,在菌菇类、牛肉、粗粮中含量较多。

3.平衡膳食

平衡膳食是老年糖尿病饮食的基础,并且通过多种食物的组合,可使食物多样化,营养具有多样性。

2016 年 5 月 13 天国家卫生计生委发布的新的中国居民膳食指南,该膳食指南对旧版的指南进行改进,更能满足中国居民的饮食需求。膳食指南中,谷物占的比例最大,是提供热量的基础;蔬菜、水果、肉蛋鱼虾类居中;豆类、奶制品、油脂类最少。

(二)运动干预

1.评估

老年糖尿病患者运动前,应由医师及护士对其进行运动安全性评估,以免运动时心肌缺血等意外的发生。

2.方式

老年糖尿病患者一般在餐后 1 小时运动最佳(从第一口饭算起),每次坚持 30～60 分钟,时间不宜过长。消瘦者运动 20～30 分钟,肥胖者运动 30～60 分钟,70 岁以上的患者运动 20～30 分钟。老年糖尿病患者的运动要循序渐进,持之以恒。运动以强度小,节奏慢,运动后心跳不快、呼吸平缓的有氧运动为主,如慢跑、快走、健身操等。

对于心肺功能不佳的老年糖尿病患者可选择一些简单的抗阻运动,如推举运动、直立提拉等。抗阻力运动主要以四肢骨骼肌参与为主,它可以增加肌肉合成,或延缓肌肉衰减的速度。抗阻力运动带来的有益效应会持续 48～72 小时,因此每周进行约 3 次抗阻运动可以基本满足老年糖尿病患者的需求。

3.注意事项

当血糖过低或过高时,不适宜进行运动;运动时应选择宽松吸汗的棉制衣服,大小适中的鞋子和宽口的棉袜;选择环境好且安全的运动场地;天气不好时要选择在室内运动。其次,运动时应随身携带急救卡及糖块、饼干等,以备意外和低血糖时能够及时处理;运动之前需要热身5～10分钟;天气炎热时,应及时补充水分,但不能一次性饮水过多;天气寒冷要注意保暖。运动后应立即更换衣物,以防感冒。

(三)糖尿病自我监测

糖尿病患者的自我监测包括代谢指标的监测如血糖监测、糖化血红蛋白监测、尿糖监测、血脂监测等。还包括并发症的监测如尿微量蛋白监测、眼底监测、膀胱功能监测、足部监测,其他如血压、体重的监测等。

1.血糖监测

老年糖尿病患者血糖控制目标为空腹血糖≤7.0 mmol/L,餐后2小时血糖≤10.0 mmol/L。血糖监测方案在不同老年人中的频率是不同的,具体可参照表6-1。

表6-1 血糖监测在不同老年糖尿病患者中的推荐

血糖控制	治疗	治疗方法	监测频率
达标	胰岛素注射	每天注射1次	≥1天2次
		每天1次胰岛素＋口服药	≥2次1天
		每天多次注射	≥1天4次
	胰岛素泵		≥1天4次
	口服药物		≥1天2次
	非药物治疗		每周≥1次血糖谱
未达标	胰岛素注射	每天1次注射	≥1天1次,同时每周1次血糖谱
		每天1次胰岛素＋口服药	≥1天1次,同时每周1次血糖谱
		每天多次注射	≥1天4次
	胰岛素泵		≥1天4次
	口服药物		≥1天1次,同时每周1次血糖谱
	非药物治疗		每周≥1次血糖谱

注:1.血糖未达标或频发低血糖者应监测更多次,包括餐前、餐后血糖,必要时监测夜间2～3点时的血糖(有利于防止夜间低血糖和判断早晨空腹高血糖产生的原因)。2.血糖谱指三餐前及三餐后2小时及睡前血糖,一天7次

2.糖化血红蛋白(HbA1c)监测

糖化血红蛋白是血液中红细胞内的血红蛋白与血糖结合的产物。血糖和血红蛋白结合生成糖化血红蛋白是不可逆反应,它能够反映最近三个月内血糖的平均水平,因此糖化血红蛋白应每三个月复查一次。老年糖尿病患者糖化血红蛋白水平应≤7.5%。糖化血红蛋白与平均血糖关系对照表见表6-2,糖化血红蛋白与血糖控制效果之间的关系可参考表6-3。

表6-2 糖化血红蛋白与平均血糖关系对照表

HbA1c(%)	平均血糖(mmol/L)
6	7.0
7	8.6
8	10.2
11.8	10
13.4	14.9
12	16.5

表 6-3　糖化血红蛋白与血糖控制效果之间的关系

HbAlc(%)	血糖控制效果
4～6	血糖正常
6～7	比较理想
7～8	一般
8～9	控制不理想,需调整治疗方案
>9	很差,易发生慢性并发症及痛症酸中毒等急性并发症

3.尿糖监测

尿糖检查不会带来痛苦,所以检查尿糖是最简单的方法。很多情况下尿糖不能很好地反映血糖水平,当血糖水平超过肾糖阈(血糖 8.9～10.0 mmol/L)时,尿糖会是阳性,但对于老年糖尿病患者,特别是伴有动脉硬化的老年糖尿病患者,其肾糖阈会更高。所以尿糖仅可作为一个评估血糖水平的参考值来看。

4.血脂监测

如原有血脂异常,每 1～2 个月监测一次,如原无异常,每 6～12 个月监测 1 次即可。

5.血压监测

老年糖尿病患者应定时监测血压情况。有条件的患者应每天监测血压变化。测量血压时,应遵循:定时间、定体位、定部位、定血压计的"四定"原则。

6.糖尿病并发症的监测

血糖控制不佳的老年糖尿病患者应至少每半年住院检查一次糖尿病慢性并发症,血糖控制尚可的老年糖尿病患者应每年住院检查一次糖尿病慢性并发症,从而能够及时发现异常,采取相应措施。

(四)并发症护理

1.酮症酸中毒

(1)遵医嘱进行补液治疗。

(2)静脉使用胰岛素治疗的患者,护士应每小时予监测血糖,当静脉使用胰岛素的老年糖尿病患者血糖接近或低于 13.9 mmol/L 时,应及时报告医师,调整胰岛素用量。

(3)关注患者电解质情况,及时纠正电解质紊乱及酸碱平衡失调。

2.高渗性非酮症糖尿病昏迷

(1)遵医嘱及时给予补液补钾。补液的同时应给予小剂量胰岛素治疗。

(2)积极消除诱因和治疗各种并发症。

(3)对症支持,如给予呼吸支持,营养支持等。

3.乳酸性酸中毒

(1)吸氧,保持呼吸通畅。

(2)补充生理盐水,准确记录出入量。

(3)给予小剂量短效胰岛素静脉滴注。

(4)遵医嘱及时补充碱性液体。

4.低血糖

(1)及时给予口服葡萄糖或静脉输入葡萄糖。静脉使用高渗性葡萄糖时,应注意防止外渗。

(2)低血糖昏迷的老年糖尿病患者,应严密观察生命体征。

5.糖尿病足

(1)积极控制糖尿病及高血压、高血脂等疾病。

(2)避免各种诱因,如烫伤、脚外伤、挤压及足癣感染,保持局部干燥清洁,早期治疗脚的胼胝、鸡眼等。对轻微的外伤也应及时治疗,预防感染,一旦发生感染,应采取有效的抗菌药物治疗。

(3)每天检查足和下肢、足趾间和足底。

（4）洗脚时注意水温，脚干后涂润滑剂，避免皮肤裂开。

（5）趾甲前端应剪平、锉平，防止其向肉内生长。

（6）穿着整洁、干燥的袜子，袜子上不要有破洞或补丁。穿合适的鞋，不要紧束足部、小腿及脚踝。

六、延续护理

老年糖尿病是一种慢性综合性的疾病，医院治疗只是缓解当前的病情，长期的治疗与护理需要在生活中进行。老年糖尿病患者对知识的接收能力有所下降，故而遵医行为及自我管理的能力也较差。延续护理是为老年糖尿病患者提供的一种延伸式的健康教育形式，健康指导从医院走到家庭，能够为患者及家庭成员提供康复知识，培养患者养成良好的生活习惯，指导用药和自我病情的监测，从而更好地预防和控制疾病。

（一）成立老年糖尿病延续护理小组

老年糖尿病延续护理小组成员应该包括主治医师、糖尿病专科护士、药剂师、营养师、老年糖尿病患者等。医师主要负责糖尿病患者病情的监测，与药剂师共同制订安全的用药方案，并教会老年糖尿病患者自我监测及药物的使用方法，督促他们定时随访。糖尿病护士和营养师应根据老年糖尿病患者的饮食习惯及身体成分，为他们制订合理的饮食计划，教会患者及家属无糖、低盐、低脂饮食的方法及注意事项，确保老年糖尿病患者能够合理地控制饮食。此外，还应教会老年糖尿病患者科学的运动的方法，对于身体条件尚可的老年糖尿病患者，应鼓励他们进行适当的有氧运动，对于卧床的老年糖尿病患者应教会他们进行主动或被动的抗阻力运动。

（二）针对不同老年糖尿病患者的自身情况确定延续护理的方式

通过宣教、集体授课、发放宣传资料及自我监测工具等方式，向老年糖尿病患者讲解相关知识；通过实践操作教会他们监测血压、血糖，注射胰岛素等必要的操作。在患者出院前应评估老年糖尿病患者对疾病知识的了解情况和运用能力。准确记录患者的相关信息，建立随访资料，制订随访方案，针对个体差异，确定随访的方法和内容。通过建立公众账号、网络交流群、电话回访、家庭访谈等方式，对老年糖尿病患者定时进行回访，及时解答他们的疑问。

（三）延续护理的主要内容

老年糖尿病患者需要掌握的糖尿病相关知识很多，合理控制血糖是提高生活质量、减少糖尿病相关并发症的主要手段。为了控制血糖，老年糖尿病患者对用药、饮食、运动、自我检测等方面有所掌握。

1.药物指导

药剂师应根据患者的治疗方案，向患者详细解释所用药物的相关机制、使用方法、不良反应等，嘱患者及家属观察药物治疗效果及反应。讲解降糖药物治疗的必要性，注意对不良反应的观察。护士应在患者出院前督促患者养成良好的用药习惯。

2.饮食指导

营养科医师应根据患者的情况，为患者制订详细的饮食计划，嘱患者少食多餐，无糖、低盐、低脂饮食，合理控制体重。

3.运动指导

针对患者的情况，制订适宜的运动方案。根据运动的方案，向患者展示锻炼的方法，确保老年糖尿病患者能够很好地掌握相关要点和注意事项。

4.自我监测指导

告知患者及家属血糖监测的方法和监测频率，教会患者自我监测血压，督促其定时门诊复查。

5.识别并发症

向患者及家属解释糖尿病并发症的特征性症状和体征，教会他们自我急救的方法，指导他们在出现异常情况时及时寻求帮助。

6.心理指导

热情对待老年糖尿病患者,倾听患者主诉,多与其进行沟通与宣教,告之糖尿病并不可怕,但亦不可掉以轻心,只有坚持控制血糖,才能获得更好的生活质量。同时,提倡家属支持老年糖尿病患者,增强老年糖尿病患者对治疗的信心。

七、居家护理

(一)改变不良饮食习惯

改变偏食、喜好甜食的习惯,不过度饮酒,避免饮浓茶。进餐时不宜吃过饱,不适宜在餐后立刻进食水果。不可贪食高脂、高油类食物,如动物内脏或干果等。老年人应少食多餐,适当补充营养素,在血糖控制情况尚可的情况下,适当进食水果等。

(二)选择正确的运动方式

一些老年糖尿病患者为了快速降低血糖,而进行剧烈的运动,这样很容易引起低血糖,导致危险事件的发生。同样,有一些老年糖尿病患者因为自身的基础疾病,选择以静养的方式生活,这样也不被提倡。如上文所说,运动应循序渐进,在保障安全的前提下进行运动。家属应该逐渐帮助老年人进行一定量的抗阻力锻炼,从而在控制好血糖的同时预防少肌症的发生。

(三)按时、准确用药

药物对糖尿病的治疗不可或缺,老年糖尿病患者在家中应按时、准确的用药。出现不适时应监测血糖,适当调整用药剂量。

(四)心理支持

家庭和社会的支持对老年糖尿病患者至关重要,应鼓励家庭成员主动参与到糖尿病控制当中去,让老年糖尿病患者了解糖尿病的可控性。

(任恒杰)

第五节　老年瘙痒症

一、基本概念

瘙痒是许多皮肤病的主要症状之一,可以伴或不伴明显的皮肤改变。1660 年德国内科医师 Samuel Hafenreffer 给瘙痒下了一个定义:瘙痒是一种引起搔抓欲望的皮肤感觉。

老年人因皮脂腺功能退化、表皮和真皮萎缩、Th2 免疫应答增强以及伴发其他系统疾病等原因,更易出现瘙痒症状,因此,临床上把发生于老年人(＞65 岁个体)的,无原发皮肤损害,又无明确瘙痒性系统性疾病的瘙痒统称为老年瘙痒症。

按照最新的瘙痒分类,老年瘙痒症可分为以下几个主要类型。

(一)皮肤病引起的瘙痒

皮肤病引起的瘙痒指湿疹、皮肤干燥症、脂溢性皮炎、神经性皮炎、荨麻疹、药疹、疥疮、瘢痕疙瘩、皮肤T 细胞淋巴瘤等皮肤病引起的瘙痒。

(二)药物引起的瘙痒

药物引起的瘙痒指阿司匹林、阿片类药物、多黏菌素 B 等药物直接诱导炎症介质释放而引起,或如青霉素、磺胺、红霉素、氯丙嗪、雌激素等药物直接引起的瘙痒。

(三)尿毒症性瘙痒

尿毒症性瘙痒指慢性肾衰竭患者出现慢性全身性或局限性瘙痒,又称肾性瘙痒。

（四）胆汁淤积性瘙痒

胆汁淤积性瘙痒指严重的肝脏疾病如原发性胆汁肝硬化、风阻性胆总管结石、胆管癌等引起的瘙痒。

（五）恶性肿瘤相关性瘙痒

恶性肿瘤相关性瘙痒指如皮肤 T 细胞淋巴瘤、霍奇金病、非霍奇金病、慢性淋巴细胞性白血病等患者出现的瘙痒，且顽固瘙痒患者提示预后不良。

（六）精神性瘙痒

精神性瘙痒指因精神因素，如精神紧张、情绪激动、抑郁焦虑、条件反射等引起或加重的瘙痒。

（七）不明原因的瘙痒

不明原因的瘙痒指有些老年人经询问病史、体检、实验室检查及影像学检查均不能找到原因的慢性瘙痒，称为不明原因的瘙痒（pruritus undetermined origin，PUO）。

二、流行病学资料

关于老年人瘙痒的研究很少，研究的病例数和目的各异，尚无全面的流行病学调查，目前只有少数小样本或有显著选择偏倚人群的研究。

国外研究显示，65 岁以上老年住院患者中，瘙痒占住院病因的 11.5%，占住院病因排名第 3 位。我国相关研究显示，65 岁以上老年住院患者中瘙痒性皮肤病占 63.9%，其中女性（12%）比男性（11.2%）更为多见；根据季节性变化，老年性瘙痒发病率冬季为 12.8%，秋季为 12.7%；全身皮肤瘙痒的患者中，25.7% 合并系统性疾病，其中糖尿病最常见，占 11.4%，其他常见并发症有脑血管意外、短暂性脑缺血、肾炎、贫血及甲状腺功能低下等。

老年瘙痒症是老年人最常见的瘙痒性疾病，发病率显著高于年轻人，占 40.7%。长期反复瘙痒会影响老年人的生活质量，可导致睡眠障碍和注意力下降。

三、临床表现与并发症

老年瘙痒症表现为皮肤干燥、瘙痒，瘙痒呈阵发性加重，疾病发生随年龄、季节而不同，常影响睡眠而导致情绪烦躁不安，给患者及其家庭带来极大痛苦和精神压力。临床上一般将老年瘙痒症分为全身性瘙痒症和局限性瘙痒症。主要表现如下。

（一）全身性瘙痒症

瘙痒一开始可局限于一处，后逐渐扩展至全身。患者瘙痒可为阵发性，也可为持续性，通常夜间显著。饮酒、情绪变化、接触物质、甚至某些暗示都可引起瘙痒发作或加重。瘙痒程度不同，部分老年患者自觉直至抓破流血方可缓解症状。查体时常会看到皮肤增厚、抓痕、血痂、色素沉着、湿疹样变化和苔藓化，并可出现继发感染而形成毛囊炎、脓疱疮、淋巴管炎等。瘙痒可严重影响睡眠、饮食，故会出现头晕、精神抑郁及食欲缺乏等神经衰弱表现。

（二）局限性瘙痒症

临床上根据瘙痒部位不同分为肛门瘙痒、阴囊瘙痒、女阴瘙痒、头部瘙痒、小腿瘙痒等。表现为皮肤粗糙肥厚、抓痕、血痂。

四、治疗原则

老年瘙痒症的病因繁多而复杂，常伴发严重的系统性疾病，所以目前仍缺乏有关瘙痒治疗的标准方案。对于老年瘙痒一定要全面分析，特别是无原发皮肤损伤的慢性患者，应积极排查肝肾疾病、肿瘤等慢性病。老年人因皮肤老化、干燥、神经系统退行性变、药物耐受等原因，对止痒药物敏感性较低，故常需多种方案联合治疗，且疗程较长。瘙痒治疗方案必须依据年龄、原发疾病、服用药物、过敏史、瘙痒严重程度和对生活质量的影响程度而定，分为一般治疗、局部治疗、系统治疗、光疗和中医治疗。

（一）一般治疗原则和指南

（1）病因学治疗：病理因素如某系统疾病、药物等引起的老年性皮肤瘙痒症应给予相应的病因学治疗，如避免接触变应原、停止应用可疑药物等。

（2）缓解瘙痒：非病理因素引起的老年瘙痒症，镇静止痒和润泽皮肤是基本治疗原则，建议患者采取一般的缓解瘙痒的措施。

（3）联合治疗：如果瘙痒仍存在，则应实施联合或连续、分步骤的对症治疗。

（二）局部治疗

老年人皮肤干燥，表皮和真皮均有不同程度退化，皮肤神经末梢更加敏感，可加重各种类型的瘙痒，因此，外用保湿剂是必需的基础用药。在止痒药物的选择上，应避免刺激性和易致敏的药物，如薄荷脑、辣椒素等。常用局部治疗药物有如下几种。

1.各种止痒剂

炉甘石洗剂、5%多塞平霜、医学类皮肤保湿及修复剂、皮质类固醇软膏或霜剂外涂可缓解瘙痒，其中0.025%辣椒素霜对长期血透患者瘙痒症有较好的疗效，且无严重不良反应。除此之外，糠浴、硫黄浴或淀粉浴都有止痒效果。

2.抗组胺药

5%多塞平对于治疗过敏性、接触性及微生物性皮炎有效。应用最大面积是皮肤总面积的10%，每天总剂量不得超过 3 g，止痒效果 15 分钟起效。

3.糖皮质激素

糖皮质激素有促进出汗、增加皮肤毛细血管血流、促进风团消退等作用。适用于各种湿疹、接触性皮炎、药疹、虫咬皮炎、局限性神经性皮炎、局限性瘙痒症、局限性银屑病等。短期使用糖皮质激素有效，长期使用可出现皮肤萎缩。常见不良反应有皮肤变薄萎缩、毛细血管扩张、皮肤干燥、皮肤机械性变脆、感染和感染扩散等。

4.钙调磷酸酶抑制剂

对于过敏性皮炎是强有力的止痒剂。

5.内源性大麻素

如大麻素或 N-软脂酰乙醇胺，能活化皮肤中大麻受体，研究显示可用于治疗过敏性皮炎、慢性肾衰竭、结节性痒疹和肛门的瘙痒。

6.麻醉药

局麻药物利多卡因和丙胺卡因的混合物在 30～60 分钟内能渗透入皮肤，从而发挥止痒作用，增强其疗效。

（三）系统治疗

老年瘙痒一般较为顽固且原因复杂，单纯外用药物往往不能控制症状，因此系统治疗非常必要。常用药物如下。

1.抗组胺药

抗组胺药是使用最广泛的止痒剂，能和组胺竞争平滑肌、血管内皮细胞及神经组织等处组胺受体，是组胺依赖性瘙痒的首选疗法，如荨麻疹、血管性水肿、过敏性休克等。不良反应有口干、心动过速、视力模糊等。第一代抗组胺药 H_1 受体阻滞剂如多塞平、酮替芬、去氯羟嗪和氯苯那敏等，对老年瘙痒更为适合。

2.免疫抑制剂

环孢素 A 可有效治疗以 T 细胞浸润为主的疾病，如扁平苔藓、药物、AD 及部分自身免疫性疾病引起的瘙痒。沙利度胺可治疗各种难治性瘙痒，如结节性痒疹、光化性痒疹、扁平苔藓、移植物抗宿主病、肾源性瘙痒、硬皮病。

3.阿片受体阻滞剂/激动剂

μ-受体激动剂参与瘙痒的中枢调节，可治疗各类顽固性瘙痒，如尿毒症瘙痒、胆汁淤积性瘙痒、结节性痒疹和阿片类诱导的瘙痒;也可激活其他阿片受体,即 K-受体,可以减轻瘙痒。

4.抗抑郁药

三环类抗抑郁药盐酸多塞平同时具有抗组胺及抗毒蕈碱型乙酰胆碱受体的效果,低剂量的盐酸多塞平对于肾源性瘙痒、AD、各种非炎症性皮肤病性瘙痒及 HIV 介导的瘙痒均有效,亦可减轻真性红细胞增多症、癌旁瘙痒、胆汁淤积性瘙痒和结节性痒疹的瘙痒,抗抑郁药通常建议作为二线或三线止痒疗法。

5.抗癫痫药

加巴喷丁止痒作用基于调节钙通道、抑制谷氨酸合成及释放和抑制中枢神经系统 GABA 能通路,可用于治疗老年瘙痒、结节性痒疹、肱桡瘙痒、疱疹后瘙痒、胆汁淤积、烧伤后瘙痒、吗啡诱导的瘙痒、皮肤 T 细胞淋巴瘤、特发性瘙痒、肝源性及肾源性瘙痒。

6.非特异性止痒剂

常用药有普鲁卡因、10%葡萄糖酸钙、5%溴化钙或 10%硫代硫酸钠。

7.糖皮质激素

剂量为 1.0~1.5 mg/kg,症状缓解后逐渐减量,适用于严重瘙痒或瘙痒急性发作期。

8.性激素

男性用丙酸睾酮 25 mg 肌内注射,或口服甲睾酮 5 mg;女性用黄体酮 10 mg,肌内注射,或口服己烯雌酚 0.5 mg。生殖系统肿瘤或肝肾功能不全者应忌用或慎用。

9.5-脂氧合酶抑制剂

齐留通、咪唑斯汀抑制白三烯 B4 的合成,明显减轻皮肤瘙痒。

10.考来烯胺

对于胆汁淤积性瘙痒有效,最佳剂量 12 g,然而长期使用会导致脂溶性维生素缺乏、恶心、胃胀气和便秘。

11.其他

有报道称自体输血疗法可缓解老年瘙痒。此外,常规药物治疗联合心理干预明显优于单纯的药物治疗,可显著改善患者生活质量。

(四)紫外线

UV 光疗通过免疫调节、免疫抑制、抗炎作用及抑制炎症介质(如 IL-1、TNF-α,或释放抗炎神经肽),可有效辅助治疗多种慢性瘙痒,如炎症性皮肤病、CTCL(PUVA)、日光性荨麻疹、AD、结节性痒疹(PUVA)、水源性瘙痒、霍奇金氏淋巴瘤、肾源性瘙痒(UVB)、HIV 感染、妊娠期毛囊炎。窄谱 UVB 照射可以抑制真皮肥大细胞脱颗粒释放组胺,从而减轻瘙痒症状。对老年性瘙痒建议采用光疗法。国外已用 NB-UVB 成功治疗数例老年瘙痒症的患者。

五、护理干预

(一)对症护理

减少皮肤机械性的损伤,老年人的皮肤变脆、变薄,当受到外力或锐器的刮拉时易造成损伤,且损伤后愈合较慢易造成感染。护士应指导老年人在日常生活中勤洗手、勤剪指甲,保持皮肤完整性,预防皮肤抓破感染,尽量避免搔抓,瘙痒难忍时用指腹按摩代替抓痒。要加强人员陪护巡查,对于患者的不适症应做到及时发现与处理。同时,老年人一般伴有高血压、心脏病、糖尿病等,在选择治疗药物,特别是在联合用药时,要坚持科学、合理的原则,护士应密切观察患者,防止出现各种并发症。

(二)皮肤护理

防止皮肤过分干燥是护理老年性皮肤瘙痒症的重要环节。合理沐浴,注意四忌:忌太勤、忌水过烫、忌搓揉过频、忌肥皂碱性太强。夜间瘙痒严重者可在睡前用温水淋浴,每次沐浴 10~20 分钟,水温 30~40 ℃,室温 22~24 ℃,沐浴后可用甘油水或润肤油脂。以保持皮肤湿润。内衣要宽松,最好选择本色的纯棉、麻、丝织物,布质要柔软,光滑,吸湿性强,以防摩擦皮肤,避免穿化纤、混纺织品内衣。鉴于皮肤温热时痒感往往加重,而皮肤凉快有助于消除瘙痒。因此要适当增减衣着和被褥。居室温度适宜,必要时使用空调,冬天室内空气干燥可适当加湿。另外,指导患者加强皮肤耐寒锻炼,可进行冷水浴。坚持冷水洗脸、冷水擦身,用冰块或冰袋敷皮肤瘙痒处,夏天尽量减少太阳照射及处在高温环境,以减轻瘙痒强迫感和减少诱发因素。指导患者勤洗手、及时修剪指甲,勿搔抓、摩擦皮肤,避免皮肤抓破而引起感染。皮肤瘙痒时搔抓不仅会使皮肤破损,还会继发皮炎、湿疹,而且搔抓可使局部的感觉因反复刺激而更加兴奋、敏感,使瘙痒进一步加重,越痒越抓,形成恶性循环。可选择含有薄荷、冰片的止痒药膏来止痒,同时可多用护肤霜。

（三）饮食护理

1.补充维生素及微量元素

注意增加膳食中部分维生素（如维生素 A、维生素 B$_6$）及锰的含量,以减轻和避免皮肤瘙痒的发生。富含维生素 A 的食物有动物肝脏、香蕉、胡萝卜、油菜、花菜等;富含维生素 B$_6$ 的食物有麦麸、马铃薯、豌豆、牛肝、肾、香蕉等;富含维生素 B 的食物有黄豆、酵母、香菇等;富含锰的食物有大豆、红薯、菜花、大白菜、萝卜、西红柿、橘子、杏、瘦肉等。

2.忌辛辣

少吃辛辣刺激性食物,如烟、酒、辣椒、胡椒、大蒜、葱、芥末、生姜、咖啡等;避免食用鱼、虾、蟹等海产品,以免加重皮肤瘙痒。多食养血润燥食物,如芝麻、花生等,因气血充足才能营养肌肤,减少皮肤瘙痒的发生。

3.补充水分

应养成定时、定量喝水的习惯,每天不少于 1 500 mL,及时为身体补充水分,保持皮肤滋润,多食粗纤维食物,保持大便通畅,以减轻瘙痒。冬季多食富含维生素 A 的食物。

4.特殊饮食

尿毒症皮肤瘙痒患者应选择低盐优质低蛋白饮食,蛋白质每天限制在 20～40 g,减少植物蛋白的摄入,限制米、面摄入量,禁食豆类及豆类制品、坚果类等植物蛋白含量高的食物,限制磷的摄入量,一般每天不超过 10 mg/kg;避免过多食用奶制品、动物内脏、花生、杏仁、巧克力和葡萄干、海产品、豆类等高磷食物。

（四）药物熏蒸或沐浴的护理

在施行中医外治法过程中,应严格掌握禁忌证,尤其是利用中药熏蒸、全身药浴等方法时,对有严重心肺疾病的患者应禁用,高血压、糖尿病、有出血倾向、体质虚弱者慎用。治疗前,护士应详细向患者介绍目的、方法、注意事项及浴室信息指示灯的使用方法,使患者充分了解治疗的全过程及注意事项,根据患者体质、病情调节药浴水温、时间,保持室温在 20～25 ℃;治疗中加强巡视,注意观察患者有无不适症状,以防意外(年老体弱者,浴温不宜过高,一般为 30～35 ℃,入浴时应有专人协助),并对暴露部位做好保暖工作;治疗后避免吹风受凉,夏季让其自然晾干,秋冬季用柔软干毛巾擦拭,注意观察患者的药物疗效及不良反应等,并及时补充水分。

（五）心理学干预

瘙痒引起了搔抓,搔抓又反过来刺激了炎性因子的合成和释放,进一步促进炎症反应和瘙痒,严重的瘙痒使人烦躁、焦虑,增加了心理患病的概率。由于瘙痒具有很强可主观性,不可避免的有心理成分,从而建立了首先定位于心因起源的皮肤病诊断。因此,首先治疗患者的皮肤病,然后根据其心理特点给予心理支持治疗。

现代心理学认为,心理或精神因素,如焦虑、抑郁、精神严重变态等,均可引起皮肤瘙痒,并随情绪好坏加重或减轻。国外研究显示有瘙痒性皮肤病的患者社会心理障碍患病率高。国内研究显示,病程越长对患者的心理影响越明显,女性焦虑心理患病率明显高于男性。这可能与女性敏感、多疑、依赖、年老无助等性情有关,这也提示临床上对老年女性皮肤瘙痒症患者更要注重心理干预。

护士要多与患者沟通,建立良好的护患关系,及时了解患者的思想动态、情绪变化,同时给予开导劝解。也可让患者多参加娱乐活动,如下棋、听音乐、聊天、看电视等,以减少对瘙痒的关注,不看刺激性强的影视节目,并养成早起、早睡的良好生活习惯。同时应积极采用心理分析、生物反馈疗法、催眠疗法、音乐疗法等心理治疗方法,帮助患者消除顾虑,减轻精神压力,保持良好心态,从而减轻患者瘙痒的程度。

六、延续护理

(一)成立延续护理管理小组

包括患者的主治医师、责任护士、药剂师等,保证小组成员对延续护理的积极性,并进行规范化培训。

(二)确定延续护理的方式

1.系统出院指导

出院前1周对老年瘙痒症康复出院患者发放出院患者指导卡,卡上注明老年瘙痒症的健康教育内容,护士应针对老年人的特点,采用多样的方法如图文宣教、图文相册等形式,组织患者举办讲座,并请取得良好效果的患者现身说法。在生活方面,教育老年人合理休息,劳逸结合,保证睡眠,避免过度焦虑和运动。

2.家庭随访

科室建立出院患者延续护理登记本,内容包括:姓名、性别、年龄、入院诊断、出院诊断、入院日期、出院日期、家庭地址、电话号码、E-mail地址、最希望联系方式、联系时间段、皮肤瘙痒重点问题、患者对医疗护理工作满意度以及患者出院后情况反馈栏等。情况反馈栏包括:出院患者精神、睡眠、皮肤瘙痒恢复情况、饮食、大小便、活动情况、是否按时用药、对随访质量的满意度及患者意见、相关医学知识普及,特殊要求(包括邮寄账单、购药、联系兄弟科室住院等)。根据患者的临床资料确定延续护理方案,由小组成员在出院后3个月之内时采用电话回访、微信、QQ、上门访视等多种访视实施,通过各种形式全面了解并指导老年患者皮肤瘙痒改善情况、用药情况和治疗依从性,适时调整护理计划。

3.举办培训班

提高老年瘙痒症患者的自护能力。培训前根据患者各自的需求进行登记,在了解患者需求的基础上,举办各种皮肤病、各种相关专科疾病如糖尿病等专题讲座。

4.建立患者俱乐部

患者俱乐部是由皮肤科专科医务人员组织的患者互助小组,由医护人员、患者、家属、社会志愿者共同参与,在相关医护人员的组织下,组织患者定期活动,对老年瘙痒症疾病的诊治、康复、自我护理组织小组讨论,或开展知识竞赛,同时进行经验交流,使患者可以相互支持,共同分享成功或分担苦恼,体会到社会的关心和支持,对疾病的恢复具有积极的作用。

(三)延续护理的主要内容

1.药物指导

告知患者及家属不同止痒药物的名称、机制、使用方法、不良反应等,嘱咐家属认真观察患者病情,及时全面发现可能诱发瘙痒的躯体不适,及时反馈给小组成员,注意观察药物的不良反应。

2.饮食指导

避免睡前摄入大量辛辣、不易消化的食物,睡前不饮用咖啡、浓茶及刺激性饮料。

3.症状管理与识别

加强患者及家属对于老年瘙痒症的知识宣教,使其正确识别瘙痒症状并采用正确的措施进行缓解。做到"六忌"。

(1)忌摩擦:因患者不断搔抓摩擦而使皮损浸润、肥厚、苔藓样变,形成愈抓愈痒、愈痒愈抓的恶性循环。

(2)忌热水烫:热水烫皮肤促使病情恶化,特别是一些急性湿疹、皮炎,烫后皮肤毛细血管扩张,红肿、糜烂及渗出等更为严重。

(3)忌肥皂洗:应尽量避免使用肥皂等碱性洗涤剂,以免加剧瘙痒。

(4)忌搽化妆品:各种化妆品中都含有香精、色素、防腐剂等成分,这些成分中又有重金属铅、汞、铁以及甲醛,会刺激皮肤,增加刺痒感。

(5)忌饮食不适宜:食用海鲜、鱼、虾、羊肉、春笋、浓茶、咖啡、酒类及辛辣刺激性食物等可使病情反复或加重,常吃新鲜绿色蔬菜、水果、肉皮等富含维生素 C、维生素 E 以及人体必需氨基酸的食物,以促进血液循环,改善表皮细胞代谢功能,减轻皮肤刺激程度。

(6)忌乱搽药物:根据病因和皮肤损害性质进行有针对性的治疗,不宜自行乱搽药。

4.居家环境

告知家属或患者家中存在的可诱发老年人瘙痒的环境因素,适当提供改善措施,如保持老年人卧室的整洁、安静、舒适,被褥清洁干燥,经常通风换气。

5.心理指导

小组人员对待患者应热情,多与患者沟通,并认真倾听,采用疏导、心理支持、情绪转移等心理护理方法,最大程度消除其不良情绪;小组成员帮助患者家属、朋友了解患者心理状态,积极参与患者的心理疏导,充分发挥家庭-社会支持系统的作用,消除影响患者瘙痒发作的心理因素。

七、居家护理

(一)病情指导

(1)积极治疗原发病,身体不适及时就医。

(2)避免各种诱发因素局部皮肤病变、全身性疾病和心理因素。

(二)用药指导

用药方法、周期要严格遵循医师建议,不可随意增加或自行停止用药,按时到医院复查。

(三)饮食指导

1.注重增加膳食中的维生素

如维生素 A、B 族维生素及锰的含量,以减轻和避免皮肤瘙痒的发生。冬季多食富含维生素 A 的食物。富含维生素 A 的食物有动物肝脏、香蕉、胡萝卜、油菜、花菜等;富含维生素 B_6 的食物有麦麸、马铃薯、豌豆、牛肝、肾、香蕉等;富含 B 族维生素的食物有黄豆、酵母、香菇等;富含锰的食物有大豆、红薯、菜花、大白菜、萝卜、番茄、橘子、杏、瘦肉等。多食养血润燥物,如芝麻、花生等,因气血充足才能营养肌肤,减少皮肤瘙痒的发生。少食甜食,少吃辛辣刺激性食物,如烟、酒、辣椒、胡椒、大蒜、葱、芥末、生姜、咖啡等;避免食用鱼、虾、蟹等海产品,以免加重皮肤瘙痒。

2.应养成定时定量喝水的习惯

每天不少于 1 500 mL,及时为身体补充水分,保持皮肤滋润,粗纤维食物,保持大便通畅,以减轻瘙痒。

3.低蛋白饮食

尿毒症皮肤瘙痒患者应选择低盐、优质低蛋白饮食,蛋白质每天限制在 20～40 g,减少植物蛋白的摄入,限制米、面摄入量,禁食豆类及豆类制品、坚果类等植物蛋白含量高的食物,限制磷的摄入量,一般每天不超过 10 mg/kg;避免过多食用奶制品、动物内脏、花生、杏仁、巧克力和葡萄干、海产品、豆类等高磷食物;勿饮用酒类、浓茶、咖啡等,勿食用辛辣、油腻之品;避免过冷或过热食物的刺激。

(四)改变不良生活方式指导

老年人保持生活规律,心情愉快,避免发怒和急躁,保持充足的睡眠,避免过度疲劳;注意居室环境明亮、卫生、简洁、通风良好,温度、湿度适宜;控制血糖是减轻糖尿病患者皮肤瘙痒的关键,对糖尿病患者要进行有关糖尿病知识的教育,指导定期监测血糖的变化情况,根据血糖值调整降糖药物,加强饮食的调理,坚持运动及心理疏导,可改善机体的代谢,降低血糖,从而减轻皮肤瘙痒症状。

(五)适当的身体锻炼

可促进皮肤的新陈代谢,提高皮肤对营养的吸收,还可促进汗液的分泌,减轻皮肤干燥,缓解瘙痒症状。

（六）局部护理

防止皮肤过分干燥是护理老年性皮肤瘙痒症的重要环节。合理沐浴，除炎热的夏季外每周洗澡 1～2 次即可，夜间瘙痒严重者可在睡前用温水淋浴。指导老年人在日常生活中勤洗手、勤剪指甲，保持皮肤完整性，预防皮肤抓破感染，尽量避免搔抓，瘙痒难忍时用指腹按摩代替抓痒。

（七）穿衣指导

老年人的内衣裤、毛巾、袜子等要宽松，不要选择毛纺或混纺的。这种质地的衣物对皮肤有刺激作用，又会使人体皮肤的水分减少，皮屑增多。另外，一些质量低劣的衣物中还含有过多的甲醛，引起皮肤瘙痒。最好选择本色的纯棉、麻、丝织物，布质要柔软，光滑，吸湿性强，以防摩擦皮肤，避免穿化纤、混纺织品内衣。鉴于皮肤温热时痒感往往加重，而皮肤凉快有助于消除瘙痒，增减衣着和被褥。居室温度适宜，必要时使用空调，冬天室内空气干燥可适当加湿。另外，指导用冰块或冰袋敷皮肤瘙痒处，夏天尽量减少太阳照射及处在高温环境，以减轻瘙痒强迫感和减少诱发因素；勤洗手、及时修剪指甲，勿搔抓、摩擦皮肤，避免皮肤抓破而引起感染。皮肤瘙痒时搔抓不仅会使皮肤破损，还会继发皮炎、湿疹，而且搔抓可使局部的感觉因反复刺激而更加兴奋、敏感，使瘙痒进一步加重，越痒越抓，形成恶性循环。

（八）心理护理

10％以上全身性皮肤瘙痒是由心理性因素引起的。心理或精神因素，如焦虑、抑郁、精神严重变态等，均可引起皮肤瘙痒，并随情绪好坏加重或减轻。鼓励患者积极参加老年人健身操或者看电视、听音乐、聊天等，转移对痒的注意力，防止精神因素加重瘙痒。教会患者一些转移瘙痒的技巧，如呼吸松弛法、皮肤拍打法等，以减少对皮肤的搔抓。找出可能的心理原因加以疏导，或针对瘙痒而引起的心理异常进行开解。家属多了解老年人的思想动态、情绪变化，同时给予开导劝解，让患者多参加娱乐活动，如下棋、听音乐、聊天、看电视等，以减少对瘙痒的关注，不看刺激性强的影视节目，并养成早起、早睡的良好生活习惯。同时应积极采用心理分析、生物反馈疗法、催眠疗法、音乐疗法等心理治疗方法，帮助患者消除顾虑，减轻精神压力。保持良好心态，从而减轻患者瘙痒的程度。

（任恒杰）

第七章

手术室护理

第一节　手术室护理工作内容

　　手术室护理工作的内容主要为手术室管理和手术患者的护理。

　　手术室管理包括对手术室设施、仪器设备、手术器械、周围环境、常用药品的管理,要求物品配备齐全、功能完好并处于备用状态。手术间内部设施、温控、湿控要求应当符合环境卫生学管理和医院感染控制的基本要求。

　　手术室护理工作具有高风险、高强度、高应急等特点,因此必须与临床科室等有关部门加强联系,有效预防手术患者在手术过程中的意外伤害,保证手术患者的安全和围术期各项工作的顺利进行。

　　手术室护理实施以手术患者为中心的整体护理模式,根据岗位各司其职,但又需相互密切合作,共同完成护理任务。

一、手术室巡回护士

　　(一)手术前一天

　　1.术前访视

　　术前一天至病房访视手术患者,有异常特殊情况及时交班。

　　2.术前用物检查

　　检查灭菌手术用物是否符合规范、准备齐全;检查次日手术所用仪器、设备性能是否正常;检查次日手术特殊需求是否满足(如骨科和脑外科特殊体位的手术床准备)。

　　(二)手术当天

　　1.术前

　　(1)检查手术灭菌包的有效期和室内各类用物、仪器设备、医用气体是否齐全;调节室内温湿度,做好环境准备;检查室内恒温箱是否调节至适当温度。

　　(2)核对手术通知单无误后,由手术室工作人员(一般为工勤人员)至病房接手术患者;病房护士陪同手术患者至手术室半限制区,与手术室巡回护士进行手术患者交接,共同核对手术患者身份、手术信息、术前准备情况及所带入用物,正确填写"手术患者交接单"并签名,适时进行心理护理。

　　(3)手术室巡回护士护送下,将手术患者转运至手术间内手术床,做好防坠床措施。协助麻醉师施行麻醉。

　　(4)按医嘱正确冲配抗生素,严格执行用药查对制度,并于划皮前 30~60 分钟内给药。

　　(5)协助洗手护士穿无菌衣。提供手术操作中所需的无菌物品(如手套、缝针等)。

(6)与洗手护士共同执行"手术物品清点制度"。按规范正确清点纱布、器械、缝针等术中用物的数量、完整性,及时正确地记录清点内容,并签字。

(7)严格执行手术安全核查制度。在麻醉前、手术划皮前,手术室巡回护士、手术医师、麻醉师、共同按"手术安全核查表"内容逐项核查确认,并签字。

(8)手术护理操作尽量在手术患者麻醉后进行。例如,留置导尿管,放置肛温测温装置等,尽量减少手术患者的疼痛。操作时注意保护患者的隐私。

(9)正确放置手术体位,充分暴露手术野;妥善固定患者肢体,约束带松紧适宜,维持肢体功能位,防止受压;床单保持平整、干燥、无皱折;调节头架、手术操作台高度;调整无影灯位置、亮度。

(10)正确连接高频电刀、负压吸引、外科超声装置、腹腔镜等手术仪器设备,划皮前完成仪器设备自检,仪器脚踏放置在适宜的位置;完成手术仪器使用前准备工作。例如,正确粘贴高频电刀电极板、环扎止血仪器的止血袖带。

(11)督查手术人员执行无菌操作规范的情况。例如,手术医师外科洗手、手术部位皮肤消毒、铺无菌手术巾等操作,及时指出违规行为。

2.术中

(1)维持手术间室内环境整洁、安静、有序。严格督查手术医师、洗手护士、麻醉师、参观手术人员、实习同学遵守无菌操作原则、消毒隔离制度和手术室参观制度。

(2)密切关注手术进展调整无影灯光,及时供给手术操作中临时需求的无菌物品(如器械、缝针、纱布、吻合器、植入物等),并记录。

(3)注意手术患者的生命体征波动。保持静脉输液通路、动静脉测压通路、导尿管等通畅;观察吸引瓶液量,及时提示手术医师术中出血量;定时检查调整手术患者的手术体位,防止闭合性压疮的发生。

(4)术中输液、输血、用药必须严格遵守用药查对制度。紧急情况下执行的术中口头医嘱,应复述2遍后经确认再执行,术后手术医师必须补写医嘱。

(5)熟练操作术中所需仪器设备。例如,正确调节高频电刀、超声刀、心脏除颤仪等仪器设备的参数;变温毯的故障排除、电钻术中拆装等。

(6)手术中在非手术部位盖大小适宜的棉上衣保暖。术中冲洗体腔的盐水,水温必须在35~37 ℃。遇上大手术或年老体弱患者,根据现有条件,加用保温装置(温水循环热毯或热空气装置)。

(7)术中手术标本及时与洗手护士、手术医师核对后放入标本袋存放(特殊情况除外)。如手术标本需快速做冰冻切片检验,必须及早送检。

(8)术中发生应急事件(如停电、心脏停搏、变态反应等),应及时按照手术室应急预案,积极配合抢救,挽救患者生命。

(9)与洗手护士在关闭腔隙前、关闭腔隙后及缝皮后分别共同执行"手术物品清点制度",按规范正确清点术中用物数量、完整、正确、及时、记录,并签字确认。

(10)准确及时书写各类手术室护理文件和表单。

3.术后

(1)协助医师包扎手术切口,擦净血迹,评估患者皮肤情况,采取保暖措施,妥善固定肢体,执行防坠床措施。固定各种引流管及其他管道,防止滑脱,待麻醉医师记录尿量后,将尿袋内的尿液放空。

(2)手术患者离开手术间前,手术室巡回护士、手术医师、麻醉师、共同再按"手术安全核查表""手术患者交接单"内容逐项核查、确认、签字。

(3)手术人员协同将手术患者安全转运至接送车。手术患者的病历、未用药品、影像学资料等物品随手术患者带回病房或监护室。护送手术患者离开手术室。

(4)严格执行手术室标本管理制度。手术室巡回护士、手术医师、洗手护士共同再次核对手术标本,正确保存、登记、送检。

(5)清洁、整理手术间设施、设备、仪器,填写使用情况登记手册。所有物品物归原位,更换手术床床单及被套,添加手术间常用的一次性灭菌物品,如手套、缝线等。若为感染手术,则按感染手术处理规范进行操作。

(6)正确填写各种手术收费单。

二、手术室洗手护士

(一)手术前一天

(1)了解手术情况 了解次日手术患者病情、手术方式、手术步骤及所需特殊器械、物品及仪器设备。

(2)协助巡回护士检查术前用物。

(二)手术当天

1.术前

(1)协助巡回护士检查灭菌器械、敷料包是否符合规范、准备齐全;准备手术所需一次性无菌用品,包括各类缝针、引流管、止血用物和特殊器械等。准备次日手术所用仪器、设备。

(2)严格按照查对制度检查无菌器械包和敷料包的有效期、包外化学指示胶带及外包装完整性,是否潮湿及被污染。在打开无菌器械包和敷料包后,检查包内化学指示卡。严格按照无菌原则,打开器械包和敷料包。

(3)提前15分钟按规范洗手、穿无菌手术衣、戴无菌手套。

(4)与巡回护士共同执行"手术物品清点制度"。按规范正确清点纱布、器械、缝针等术中用物的数量、完整性,按规范铺手术器械台。

(5)协助并督查手术医师按规范铺无菌巾,协助手术医师系无菌手术衣带、戴无菌手套。

(6)严格按照无菌原则将高频电刀、负压吸引、外科超声装置、腹腔镜等各种连接管路或手柄连接线交予巡回护士连接,并妥善固定在手术无菌区域。

2.术中

(1)严格执行无菌操作,遇打开空腔脏器的手术,需用无痛碘纱布垫于其周围。及时回收处理相关器械,关闭空腔脏器后更换手套和器械。

(2)密切关注手术进展及需求,主动、正确、及时地传递器械、敷料及针线等。

(3)及时取回暂时不用的器械,擦净血迹;及时收集线头;无菌巾一经浸湿,及时更换或加盖,手术全程保持手术操作台无菌、干燥、整洁。

(4)密切关注手术进展,若术中突发大出血、心搏骤停等意外情况,沉着冷静,积极配合手术。

(5)密切注意手术器械等物品的功能性与完整性,发现问题及时更换;规范精密器械的使用与操作。

(6)正确与手术医师核对并保管术中取下的标本,按标本管理制度及时交予巡回护士。

(7)妥善保管术中的自体骨、异体骨、移植组织或器官,不得遗失或污染。

(8)正确管理术中外科用电设备的使用,防止电灼伤患者和手术人员。

(9)术中手术台上需用药,按查对制度抽取药物,并传递于手术医师使用。

(10)术中需使用外科吻合器、手术植入物时,应及时向巡回护士通报型号、规格及数量,与手术医师、巡回护士共同核对后,方能在无菌区域使用。

(11)与巡回护士在关闭腔隙前、后及缝皮后分别按手术用物清点规范正确清点术中用物数量并检查完整性。

3.术后

(1)协助巡回护士做好手术患者的基础护理工作,并协助将患者安全转运至接送车上。

(2)按手术用物清点规范,在手术物品清点记录单上签字。

(3)与手术医师、巡回护士共同核对手术标本。

(4)对常规器械、专科器械和腹腔镜器械等进行规范清洗和处理,精密器械和贵重器械单独进行规范清洗和处理,若为感染手术,则按感染手术处理规范对器械、敷料等物品进行处理。

三、手术室器械护士

（1）每天上午检查灭菌物品的有效期、包外化学指示胶带以及外包装情况；清点手术器械包与敷料包数量；及时补充添加一次性消毒灭菌物品。

（2）检查包装，保持灭菌区和无菌物品存放区清洁整齐，保持敷料柜、无菌用品柜上用物排列整齐、定位放置、标签醒目。无菌用品柜上的无菌包和一次性消毒灭菌物品按失效日期的先后顺序排列。

（3）检查与核对每包手术器械的清洁度、完好性、关节的灵活性，对损坏或功能不良的器械进行更换或及时送修。

（4）负责待灭菌器械及物品的包装，选择正确的包装方法及材料，按规定放置包外及包内化学指示物，并填写灭菌物品包装的标识，若遇硬质容器还应检查安全闭锁装置。

（5）负责每天对预真空压力蒸汽灭菌、过氧化氢低温等离子灭菌和环氧乙烷灭菌的技术操作，保证灭菌手术物品及时供应。

（6）根据手术通知单准备并发放次日手术用器械、敷料，如需特殊手术器械，应立即准备做灭菌处理并发放。如需植入物及植入性手术器械，应在生物监测合格后方可发放。

（7）负责外来器械及手术植入物的接收、清点、清洗、核对、消毒灭菌及监测登记发放工作。

（8）负责手术器械的借物管理，严格执行借物管理制度。

（9）对清洗、消毒、灭菌操作过程、日常监测和定期监测进行具有可追溯性的记录，负责保存清洗，消毒监测资料和记录≥6个月，保留灭菌质量监测资料和记录≥3年。

（10）专人负责管理精密器械与贵重器械，并督查各专科组员进行保养管理工作，并作相应记录。

（11）负责与各专科组长之间保持沟通，了解临床器械使用情况，每半年对器械进行一次保养工作。

（12）根据持续质量改进制度及措施，发现问题及时处理，认真执行灭菌物品召回制度。

四、手术室值班护士

（1）与日班护士交班前，完成手术间内基数物品、体位垫、贵重仪器以及值班备用物品的清点核对，做到数量相符、定位放置并登记签名。核对所有术中留取标本，确认手术标本、病理申请单、标本送检登记本，三者书写内容一致。

（2）与日班护士交班前，按次日手术通知单检查并核对次日手术所需器械、敷料及特殊手术用物；检查灭菌包有效期、灭菌效果及是否按失效日期进行先后顺序排列。

（3）与日班护士进行交接班，全面了解手术室内各种情况，做到心中有数。

（4）根据轻重缓急，合理安排并完成急症手术，积极并正确应对可能出现的各种突发事件，遇有重大问题，及时与医院总值班人员或手术室护士长取得联系。

（5）仔细核对次日第一台手术患者的姓名、病区床号和住院号，如信息缺失或错误，应及时与相关病房护士和手术医师取得沟通。

（6）值班过程中，若接到次日选择性手术安排有改变通知，应及时汇报手术室护士长及麻醉科，征得同意，通知供应室，更换器械、敷料，准备特殊手术用物，并做好次日的晨交班。

（7）临睡前仔细巡视手术室，负责手术间内所有物品及仪器、设备归于原位。认真检查手术室内所有门窗、消防通道、水、电、中心供气、中心负压、灭菌锅等开关的关闭情况，及时发现问题，处理解决。

（8）次日晨巡视手术间，检查特殊手术用物是否处于备用状态（如C型臂机、显微镜、腹腔镜、体外变温毯等）。开启室内恒温箱，调节至适当温度并放置0.9%的生理盐水。检查洗手用品（如手刷、洗手液等）处于备用状态。

（9）负责检查待灭菌器械的灭菌状况，保证次日第一台手术器械的正常使用。

（10）按照手术通知单顺序，安排接手术患者。迎接第一台手术患者入室，核对手术患者身份、手术信息、术前准备情况及所带入用物，正确填写《手术患者交接单》并签名。做好防坠床和保暖工作，进行心理护理。

(11)完成手术室护理值班交班本的填写,要求书写认真,字迹清楚,简明扼要,内容包括值班手术情况及手术室巡视结果、物品及手术标本清点结果、当天手术器械及特殊手术用物准备情况等。

(12)第一值班护士参加手术室晨间交班,汇报相关值班内容。

五、手术室感染监控护士

(1)每天对含氯消毒剂进行浓度监测。至少每周一次对戊二醛浓度进行监测。每月对手术室空气、无菌物品及器械、化学灭菌剂、物体表面和手术人员手进行细菌培养监测。每半年对紫外线灯管强度进行监测。

(2)负责收集、整理、分析相关监测数据和结果,将化验报告单按时间顺序进行粘贴保存;一旦细菌培养监测不合格,应及时告知护士长,查明原因,采取有效措施后,再次进行细菌培养监测,直至培养合格。

(3)负责将细菌培养监测的数据和结果报告护士长和医院感染控制部门。

(4)监督和检查手术室消毒隔离措施及手术人员无菌操作技术,对违反操作规程或可能污染环节应及时纠正,并与护士长一同制订有效防范措施。

(5)完成手术室及医院感染知识的宣传和教育工作。

六、手术室护理教学工作

(1)根据手术室护理教学计划与实习大纲以及实习护生学历层次,制订手术室临床带教计划,包括确立具体教学目标、教学任务、考核内容与方法,并安排教学日程。

(2)完成手术室环境、规章制度、手术室工作内容、常用手术器械物品、手术体位、基本手术配合等手术室专科理论教学,达到手术室护理教学计划与实习大纲的要求。

(3)进行手术室专科操作技能教学,完成外科洗手、铺无菌器械台等基本手术室操作的示教与指导;带领实习护生熟悉各种中小手术的洗手及巡回工作,并逐步带教实习护生独立参加常见中小手术的洗手工作。

(4)带领实习护生参与腹腔镜、泌尿科、脑外科、胸骨科等大型疑难手术的见习教学。

(5)带领实习护生参与供应室工作,完成供应室布局、器械护士工作内容、常用消毒灭菌方法及监测等理论教学,并指导实习护生参与待灭菌器械及物品的包装等操作。

(6)开展手术室专科安全理论教育,防止实习护生发生护理差错和事故。

(7)及时与手术室护士、实习护生进行沟通,了解实习护生学习效果,反馈信息和思想动态,及时并正确解答实习护生提问,满足合理学习要求。

(8)负责组织实习护生总复习,完成手术室专业理论、专科技术操作考核;完成《实习考核与鉴定意见》的填写。

(9)对实习护生进行评教评学,征求实习护生对手术室护理教学及管理的建议和意见,提出整改措施,及时向护士长及科护士长反映实习期间存在的情况。

七、手术室护理管理工作

手术室护士长作为手术室的主要管理者,全面负责手术室的护理管理工作,保证手术室高质量的工作效率和有效运转。

(1)全面负责手术室的护理行政管理、临床护理管理、护理教研管理以及对外交流。

(2)制订手术室护理工作制度和各级各班各岗位护理人员职责、手术室护理操作常规、护理质量考核标准,督查执行情况,并进行考核。负责组织手术室工勤人员的培训和考核。

(3)合理进行手术室护理人员排班,根据人员情况和手术特点科学地进行人力资源调配。定期评估人力资源使用情况,负责向护理部提交人力资源申请计划。合理进行手术室人才梯队建设。

(4)每天巡视、检查并评估手术配合护理质量和岗位职责履行情况,参加并指导临床工作。检查手术室环境清洁卫生和消毒工作,检查工勤人员工作质量。

(5)定期组织与开展科室的业务学习并进行考核,关注学科及专业的发展动态。负责组织和领导科室的护理科研普及推广和护理新技术应用。

(6)对手术室护理工作中发生的隐患、差错或意外特殊事件,组织相关人员分析原因并提出整改措施和处理意见,并及时上报护理部。

(7)填报各类手术量统计报表,与手术医师及其他科室领导进行沟通和合作。

(8)负责手术室仪器设备、手术器械购置前的评估和申报。定期检查并核对科室物资、一次性耗材的领用和耗用情况,做好登记,控制成本。

(缪巧梅)

第二节　围麻醉期护理常规

一、麻醉前访视

为使患者及家属更全面的了解麻醉,减轻患者术前焦虑,促进麻醉的顺利实施,减少术后并发症,麻醉科护士应进行术前麻醉护理访视。与麻醉医师的术前访视不同的是,麻醉医师的术前访视注重对患者各系统功能状态、对麻醉的耐受能力进行评估,介绍术中可能发生的麻醉意外并进行麻醉同意书的签字;而麻醉科护士更注重除此之外的健康宣教和指导,帮助患者和家属了解麻醉,关注患者及家属精神心理的变化,从心理和各方面做好充分的麻醉前准备,了解术中的麻醉配合及术后麻醉恢复和镇痛的注意事项等,帮助患者更顺利地度过围麻醉期。

(一)全身麻醉术前访视

1.核查身份

(1)询问患者姓名,做简单的自我介绍。

(2)查看腕带、病历,核对手术信息,说明来意。

2.说明访视目的

(1)让患者了解麻醉相关知识和麻醉配合要点及要求,做好麻醉前准备,以减少术后麻醉并发症。

(2)减轻恐惧、焦虑情绪,增强战胜疾病的信心,以良好的心态接受手术。

(3)增加患者及家属对麻醉的了解。

(4)做好术后镇痛宣教。

3.麻醉介绍

(1)全身麻醉 从呼吸道吸入或静脉注射麻醉药物,出现可逆性意识丧失、痛觉消失的状态。

(2)进入手术室后,工作人员对患者的身份、手术部位、术前用药、禁饮食情况进行再次确认。

(3)身份确定后,患者平躺于手术床上,重症患者由工作人员协助转移至手术床上。①麻醉科护士对患者进行持续生命体征监护,连接血压计、脉氧饱和度探头和心电监护导连线;②麻醉医师根据监测结果再次判断患者是否可以进行麻醉;③手术护士会选择患者一侧肢体进行静脉输液;④根据手术的需要留置尿管,告知患者尿管刺激的不适感,以免术后因尿管不适引发躁动,造成伤口出血。

(4)麻醉医师通过静脉或呼吸面罩进行麻醉,因药物刺激,输液肢体或有短暂的疼痛。

(5)保持放松,深呼吸,麻醉医师会将呼吸面罩放在患者口鼻处,让患者吸氧。

(6)如有不适可与麻醉医师沟通。

(7)逐渐感觉头晕,进入睡眠,即麻醉状态。

(8)麻醉医师经口或鼻部置入气管导管,帮助患者呼吸。

（9）手术结束后,患者会听到呼唤而醒来,并感觉咽部不适,麻醉医师会根据情况,尽早拔除气管导管,患者应听从指令,切不可乱动。

（10）拔除气管导管后,尽量深呼吸,并及时排出口、鼻、咽部的分泌物。

（11）为判断麻醉恢复情况,患者需按照麻醉医师指令活动。

（12）特殊患者为安全起见,需在麻醉之前先置入气管导管,麻醉医师会采取一些预先处理措施,以减轻不适感,患者要积极配合麻醉医师的操作。

（13）鼻腔手术后,鼻孔堵塞,患者需多练习张口呼吸,以减轻术后不适。

4.体格检查

（1）测量基础生命体征,身高、体重。

（2）检查两侧上肢血供情况,保证测量无创血压的一侧肢体血运良好。

（3）合并脑血管疾病的患者,注意观察双侧肢体活动及肌力状况。

（4）全麻患者检查张口度、头颈部活动度、颏甲间距等,判断有无困难气道。

（5）椎管内麻醉患者检查穿刺部位皮肤。

（6）询问四史:现病史、个人史、既往史、过敏史。

（7）判断患者精神、心理状况。

5.术前指导

（1）术前应戒烟2周,至少入院后即戒烟,利于术后呼吸功能恢复。

（2）成人术前禁食6～8小时,禁水4小时,小儿可根据年龄适当缩短时间(详见麻醉前禁饮食告知),并告知患者及家属不服从禁饮食时间的危害。

（3）女性患者术前勿化妆,涂指甲油,以免妨碍术中观察病情。

（4）告知术晨清洁口腔,排空膀胱。

（5）义齿、活动牙齿请取出,如无法取出,一定告知麻醉医师,以免术中跌落。

（6）术前用药:①有并发症的患者,进入手术室时随身携带平时服用的药物,如哮喘患者需备特效气雾剂;糖尿病患者备胰岛素;高血压患者术晨服用降压药等;②心血管系统用药患者术日晨遵医嘱服药,仅用一口水(约10 mL)服下药物(6:30以前);③禁食患者术日晨禁服降糖药;④紧张或失眠者可遵医嘱服用安定镇静药;⑤抗凝药物需遵医嘱执行停药时间。

（7）指导患者练习深呼吸、咳嗽活动,在咳嗽时,保护术口,减轻疼痛。

（8）术前灌肠患者晚间注意防止因频繁如厕导致感冒。

（9）小儿手术患者,访视时与患儿做好沟通,尽量避免麻醉前抵触,减少因哭闹诱发气道痉挛,胃内积气诱发恶心呕吐,避免留下不良刺激的记忆。

（10）嘱患者提供身份证号,以便于术中使用麻醉性镇痛药物。

（11）术后待患者神志清楚,生命体征平稳、无术后并发症,麻醉医师允许后,方可护送返回病房。

（12）术前根据手术大小,可能带来的疼痛程度,麻醉医师会建议患者使用术后镇痛泵减轻伤口疼痛,减少术后并发症,需要家属自愿同意并签字。护士应讲解术后镇痛的优缺点。

（二）椎管内麻醉术前访视

1.核查身份

同全身麻醉术前访视。

2.说明访视目的

同全身麻醉术前访视。

3.麻醉介绍

（1）椎管内麻醉 将局麻药物注入椎管内某一腔隙,可逆性阻断脊神经传导功能或减弱其兴奋性的一种麻醉方法。包括:蛛网膜下腔阻滞(又称腰麻)和硬脊膜外腔阻滞(又称硬膜外麻醉)。

（2）进入手术室后,工作人员再次确认患者身份,协助除去衣物,平躺于手术床上。

(3)麻醉科护士监护患者,测量术前生命体征,手术室护士输液,开通液路,根据医嘱留置尿管。

(4)摆放麻醉体位:①患者改平卧为侧卧,背靠手术床一侧边缘;②后背与床的边缘呈垂直状态,禁向后靠,防止坠床;③双下肢尽可能贴近腹部,双臂抱膝,头低;④禁止随意改变体位,如有不适,及时与麻醉医师沟通。

(5)麻醉医师根据手术需要,在患者背部选择穿刺点,并进行定位。

(6)以穿刺点为中心,进行消毒,铺无菌单,消毒液温度低,对皮肤有一定刺激。

(7)消毒区域为无菌区,严禁患者触摸。

(8)为减轻麻醉过程中的疼痛,麻醉医师会注射适量的局麻药,有轻度痛感,请勿闪躲。

(9)麻醉过程中保持全身放松,避免体动或及时告知麻醉医师。

(10)穿刺过程中背部有憋胀感,属于正常感觉,不需要紧张。

(11)穿刺结束后,穿刺点敷无菌贴,恢复体位时,保持背部悬空,避免与床面发生摩擦,防止导管或贴膜脱落。

(12)背部注射局麻药时,会有凉意或臀部有发热感。

(13)配合医师进行麻醉平面的测试,正确区分有感觉与疼痛两种不同的感受,正确表述这种感觉,以便于为医师继续使用麻醉药物提供依据。

(14)麻醉实施后,双下肢会暂时失去知觉,属于正常现象。

(15)平卧后,口鼻面部或头旁侧会有麻醉面罩,供患者吸入氧气。

(16)术中发生恶心或呕吐时,应头偏向一侧,避免误吸,做深呼吸运动。

(17)术中如有眩晕、胸闷、心慌或呼吸困难等不适症状,即刻告知麻醉医师或护士。

4.体格检查

(1)测量基础生命体征,身高、体重。

(2)检查两侧上肢血供情况,保证测无创血压的一侧肢体血运良好。

(3)注意观察双侧肢体感觉、活动及肌力状况。

(4)检查脊椎有无畸形、评估穿刺周围皮肤的完整性,有无感染病灶。

(5)询问四史:现病史、个人史、既往史、过敏史。

(6)判断患者精神、心理状况,确认患者能否配合指令。

5.术前指导

(1)指导患者在病床上练习椎管内麻醉穿刺体位。

(2)术前应戒烟 2 周,至少入院后即戒烟。

(3)成人术前禁食 6～8 小时,禁水 4 小时,小儿可根据年龄适当缩短时间(详见麻醉前禁饮食告知),并告知患者及家属不服从禁饮食时间的危害。

(4)女性患者术前勿化妆,涂指甲油,以免妨碍术中观察病情。

(5)入手术室之前,在保暖的前提下,尽量减少衣物的穿着。

(6)术前需练习床上大小便,以缓解术后床上大小便的不适感。

(7)其他同全身麻醉术前访视。

(三)麻醉前饮食限制告知

(1)确认患者,做简单的自我介绍,说明来意。

(2)目的 让患者尤其是患儿家属了解禁饮食的意义和未按规定时间禁饮食的危害。

(3)麻醉过程中,有诸多诱发恶心呕吐的因素,有发生恶心呕吐的风险。

(4)严格禁饮食,保持手术当天空腹状态,防止胃内容物误入呼吸道,损伤呼吸道黏膜,引起呼吸衰竭或窒息。

(5)询问患者年龄,了解有无胃肠功能问题。

(6)成人麻醉前禁食固体食物 6～8 小时,禁饮 4 小时。

(7)食用肉类、油煎制品等脂肪较高的食物,术前禁食 8 小时,含脂肪较少的饮食,术前禁食 6 小时。

(8)小儿禁食禁奶 4～8 小时,禁水 2～3 小时。

(9)6 个月内的新生儿术前禁固体食物(包括奶)4 小时,禁水 2 小时。

(10)6～36 个月的婴儿术前禁固体食物(包括奶)6 小时,禁水 2 小时。

(11)3 岁以上儿童术前禁固体食物(包括奶)8 小时,禁水 2 小时。

(12)有活动性反流和胃肠道手术的患者,更需严格限制。

(四)麻醉恢复室告知

(1)目的:让患者了解在麻醉恢复室内观察的重要性,为患者提供专人护理,降低并发症的发生率,保证恢复期安全。

(2)患者清醒后告知手术已经结束,在麻醉恢复室,专人监护。

(3)为患者提供专人护理,在最大限度上满足患者需求。

(4)全麻术后部分患者会有轻度口唇干燥、咽部不适,饮食正常后,不适症状会逐渐恢复。

(5)麻醉未清醒的患者,去枕,平卧,头偏一侧。

(6)完全清醒者,可根据具体病情和患者的需求适当改变体位。

(7)患者如合并颈椎疾病,经麻醉医师同意,可适当垫薄枕。

(8)胃肠功能未恢复之前禁止饮水,可以漱口,或用湿纱布/黄瓜片外敷口唇。

(9)鼻内镜手术患者术后鼻孔堵塞,可经口呼吸。

(10)患者有任何不适要及时告诉护士,不可随意活动,防止坠床,配合工作人员的安排。

(11)护士会做好患者和家属的沟通,请患者安心恢复。

(12)告知门外等待的家属,患者在恢复室继续观察,病情稳定,如有病情变化,会及时告知家属,请耐心等待。

(13)患者符合出室指征后,经麻醉医师同意,可由麻醉科护士送回病房。

二、麻醉护理常规

为更好地服务患者,满足临床麻醉需要,提高麻醉护理服务质量,麻醉科护士不仅要掌握不同麻醉方法的护理,还要了解各种手术、不同患者的麻醉特点,从而总结出相应的麻醉护理常规,有助于临床麻醉护理工作的开展。

(一)静脉全身麻醉护理常规

1.定义

静脉全身麻醉是指将静脉全麻药注入静脉,通过血液循环作用于中枢神经系统而产生全身麻醉作用的方法。

2.麻醉特点

(1)起效快、效能强。

(2)患者依从性好。

(3)麻醉实施相对简单。

(4)药物种类齐全。

(5)无手术室污染和燃烧爆炸的潜在危险。

(6)麻醉效应可以逆转。

(7)可控性差。

3.麻醉前准备

(1)了解静脉麻醉药相互作用和配伍禁忌。

(2)药物准备:静脉全麻药、肌肉松弛药、镇痛镇静药,急救药。

(3)仪器准备:麻醉机、监护仪、微量输注泵、氧气装置、负压吸引装置、抢救设备、气管插管用物、四头带(非气管插管麻醉使用)。

(4)患者准备:落实患者麻醉前准备是否到位;麻醉前再次核查患者身份;选择较粗静脉输液,防止因药液刺激引起静脉穿刺局部疼痛。

4.麻醉期间护理措施

(1)核对患者,再次确定麻醉机,监护仪,环路紧密。

(2)遵医嘱用药,管理呼吸道;如需行气管插管,行控制气道护理。

(3)严密观察生命体征变化,尤其循环和呼吸系统的观察。

(4)保护肢体勿受损伤,按需协助调节体位。

(5)监测麻醉药物输注速度,各管路整齐,观察麻醉深浅度。

(6)术中血气分析,以调整呼吸参数。

(7)做好肌松监测。

(8)电脑录入麻醉记录单。

(9)正确吸痰,遵医嘱拔除气管导管。

5.健康指导

(1)利用图片或宣传资料向患者及其家属介绍静脉全身麻醉相关知识、流程、注意事项。

(2)对手术、麻醉要有正确认识,相信医师。

(3)向患者介绍麻醉前禁饮食的重要性,须严格遵守。

(4)掌握患者身体状况和心理状况,给予一定的心理指导。

(5)执行医师交代的麻醉前特殊医嘱,如服用某些药物等。

(6)药物对静脉可能会有轻度刺激,可能造成术后不适的因素应交代清楚。

(7)呼吸功能训练:指导术后保护伤口咳嗽排痰方法、戒烟。

(8)术后镇痛护理,如镇痛目的、方法、原理、重点观察项目。

(9)有并发症的患者,进入手术室时随身携带平时服用的特效药:如哮喘患者需备特效气雾剂;糖尿病患者备胰岛素。

(10)合并心血管系统疾病患者,术日晨遵医嘱服药,仅用一口水(约10 mL)服下药物(6:30以前)。

(11)禁食患者术日晨禁服降糖药。

(12)女性患者术前勿化妆,勿涂指甲油,以免妨碍术中监测。

(13)询问女性患者是否在月经期。

6.护理结局评价

(1)麻醉效果满意。

(2)患者配合顺利,能理解术后不适。

(3)患者及时与护士沟通,焦虑缓解。

(4)苏醒满意。

(二)椎管内麻醉护理常规

1.定义

椎管内麻醉是将药物(局麻药、阿片类)注入椎管内某一腔隙,可逆性阻断脊神经传导功能或减弱其兴奋性的一种麻醉方法。包括:蛛网膜下腔阻滞(又称腰麻)、硬脊膜外腔阻滞(又称硬膜外麻醉)和腰麻联合硬膜外麻醉。

2.麻醉特点

(1)节段性麻醉,时间可控性强。

(2)患者术中清醒,便于术后护理。

(3)达到足够镇痛,肌松完善。

(4)全身应激反应小。

(5)对全身各系统干扰小。

(6)经济,对麻醉用物及设备要求不高。

3.麻醉前准备

(1)药物准备:局麻药;镇静镇痛药;血浆代用品;急救药品;10%葡萄糖。

(2)仪器准备:麻醉机、监护仪、微量输注泵、氧气装置、负压吸引装置、抢救设备、气管插管用物。

(3)患者准备:落实患者麻醉前准备是否到位;麻醉前再次核查患者身份;选择较粗静脉输液,防止因药液刺激引起静脉穿刺局部疼痛。

4.麻醉期间护理措施

(1)准备麻醉机和插管用物,以备不时之需。

(2)指导患者摆椎管内穿刺麻醉体位,并协助固定。

(3)穿刺过程中随时告知患者将要发生的自身感受与配合要求。

(4)固定硬膜外导管,恢复平卧位,测试麻醉平面,遵医嘱用药。

(5)严密观察生命体征变化,尤其循环和呼吸系统的观察,吸氧。

(6)发生恶心呕吐时指导患者头偏向一侧,及时尽呕吐物,避免误吸。

(7)观察患者有无头晕、胸闷或呼吸困难等症状。

(8)录入麻醉记录单,遵医嘱用药,椎管内用药前先回抽。

(9)出室前再次测试麻醉平面并记录。

(10)搬动患者时慢抬轻放,防止麻醉平面波动,推车缓慢拐弯,以防患者不适。

5.健康指导

(1)利用图片或宣传资料向患者及其家属介绍椎管内麻醉相关知识、流程、注意事项。

(2)训练患者麻醉体位的摆放,指导配合麻醉平面测试。

(3)术后 4～6 小时下肢逐渐恢复知觉,如有不适向医师反映。

(4)术后镇痛护理,如镇痛目的、方法、原理、重点观察呼吸、神志、疼痛评分等。

(5)排空膀胱,避免术中损伤。

(6)检查穿刺部位的皮肤有无感染损伤。

(7)向患者介绍麻醉前禁饮食的重要性,须严格遵守。

(8)其余健康指导参考"静脉全身麻醉的护理"。

6.护理结局评价

(1)麻醉用物准备齐全。

(2)麻醉操作时间缩短。

(3)监测效果满意。

(4)平稳送返病房。

(5)患者恢复良好。

(石永霞)

第三节　常见手术护理配合

一、胆囊切除术手术配合

(一)特殊用物准备

扁桃体血管钳、长剪刀、直角钳。

（二）手术配合

（1）常规消毒皮肤，铺巾。取右上腹直肌切口或右肋缘下斜切口，切开皮肤，皮下组织，直血管钳止血。

（2）按切口方向切开腹直肌前鞘及腹外斜肌，分离腹直肌的内外侧缘，依切口方向将其切断。分离腹内斜肌及腹横肌，切开腹直肌后鞘及腹膜，显露胆囊。

（3）探查后，用盐水纱垫保护切口，用深部拉钩和蒂氏拉钩显露肝外胆道和十二指肠韧带，进一步探查肝和胆囊。

（4）用盐水纱垫隔开周围脏器组织，艾力斯钳夹住胆囊底部向上牵引，切开胆囊管前面的腹膜，推开周围的疏松组织，显露胆囊管及其相连的胆总管及肝总管。

（5）分离胆囊管，用直角钳从其后方引过一根4号线，将胆囊管提起，分离胆囊动脉并结扎。

（6）游离胆囊，切开胆囊边缘浆膜，用组织剪、电烧将胆囊从胆囊床上剥下，出血点中线结扎。切断胆囊管，近端再结扎1次。

（7）用小圆针中线缝合胆囊床两侧腹膜，彻底止血。

（8）清点用物，关闭腹腔，常规逐层缝合，伤口覆盖纱布包扎。

二、胃大部切除术手术配合

（一）特殊用物准备

3-0可吸收线、吻合器、荷包钳及荷包线。

（二）手术配合

（1）常规消毒铺巾，取上腹部正中切口，常规进入腹腔，探查病变部位，决定手术方式。

（2）用深拉钩显露手术野，分离大小网膜，游离胃大弯，将胃提起，在大弯稍左处选出一无血管区，剪开胃结肠韧带，切断并结扎胃网膜血管通往胃壁的各分支。

（3）沿大弯向左游离至胃网膜左血管邻近无血管区的最后1或2个分支，再向右切断并结扎胃网膜右血管各分支，直至幽门部。用剪刀将右侧胃后壁与横结肠系膜、胰腺之间及胃结肠韧带与横结肠系膜之间的粘连分开。

（4）将胃向上翻开，切断并结扎走向胃幽门部的各分支。

（5）游离胃小弯，剪开肝胃韧带，结扎胃右动脉，将胃翻向左侧，游离胃小弯及胰腺之间的粘连。

（6）分离十二指肠球部，切断并结扎胃十二指肠动脉的分支，用2把直可可钳在近幽门处夹住十二指肠，并在两钳间切断，络合碘消毒残端，胃残端用纱垫包裹。

（7）将胃向下方牵引，向左切断肝胃韧带，结扎胃左动脉，清除胃小弯的脂肪约2 cm，以利缝合。

（8）在预定切除胃大弯侧夹2把直可可钳，小弯侧夹1把直可可钳并用闭合器闭合，两钳间将胃切除，移去标本，络合碘消毒残端，小弯侧闭合的残端1号线缝合浆肌层。

（9）胃肠道重建。将十二指肠残端用荷包钳及荷包线缝制荷包，将涂有络合碘的吻合器伞形头置入并收紧荷包线，放开胃残端，吸净胃内容物，络合碘消毒，并用吻合器将胃后壁与十二指肠残端吻合，将大弯侧残端用闭合器闭合，并用1号线将肌层缝合。

（10）用1号线缝闭后腹膜与肠系膜的空隙。

（11）冲洗伤口，止血，清点用物，常规关闭腹腔。

三、右半结肠切除术手术配合

（一）特殊用物准备

3-0可吸收缝线、吻合器、引流管。

（二）手术配合

（1）常规消毒铺巾，取右上腹直肌切口，切开腹膜，探查病变。

（2）腹腔牵开器显露腹腔，剪开升结肠后外侧的后腹膜，分离结缔组织，向下剪开升结肠后及末端回肠系膜下的腹膜,向上剪开肝结肠韧带,游离右半结肠。

(3)分离回盲系膜血管、升结肠血管,结扎中结肠动脉、静脉及右结肠动静脉。

(4)在末段回肠的近端夹肠钳,下夹直可可钳,切除回肠末端、盲肠、升结肠及右半横结肠。

(5)回肠、横结肠端端吻合,以小圆针细线做间断缝合,3-0 可吸收缝线缝合全层,或用吻合器做功能性对端吻合。

(6)冲洗腹腔,仔细止血,放置引流管,清点物品后常规关闭腹腔。

四、肝切除术手术配合

(一)特殊用物准备

肝针、粗引流管、超声刀、氩气刀、肝拉钩、血管阻断钳。

(二)手术配合

(1)常规消毒铺巾,做右肋缘下斜切口或右上腹直肌或正中切口,切口上端至剑突左侧,常规进入腹腔。

(2)保护周围组织,用深拉钩充分显露,进行腹腔内探查。

(3)游离肝。用肝拉钩显露手术野,分离肝周围韧带,用扁桃体血管钳和组织剪依次分离切断肝圆韧带、镰状韧带、冠状韧带、三角韧带和肝胃韧带,中线缝扎或 7 号线结扎。切缘的预计可通过扪诊和用电灼画出界限。也可同时行胆囊切除。

(4)显露肝门。分离肝、十二指肠韧带上段,分离肝动脉、肝管及门静脉分支,用阻断套管和长气门芯环绕肝门并钳夹气门芯两端准备阻断。用扁桃体血管钳和直角钳先分离和夹住动脉和肝管,切断动脉,近端用 7 号线结扎,切断肝管后用 7 号线缝扎,门静脉分支用 7 号线结扎切断。

(5)结扎肝静脉。分离冠状韧带内侧,显露肝上的腔静脉,用肝针或 7 号线缝扎肝静脉主干。

(6)沿下腔静脉左缘与胆囊右缘的平面用 CUSA 离断肝,先切开肝包膜,逐步离断肝实质,遇有血管和肝管分支时用蚊式血管钳夹住切断,1 号线结扎或缝扎。

(7)肝断面止血。肝针或 7 号线做褥式缝合,并用氩气刀烧灼肝断面,以大网膜缝合覆盖在肝断面上,左膈下放置引流管于切口旁引出。

(8)仔细止血,清点用物,常规关腹。

五、腹股沟斜疝修补术手术配合

(一)特殊用物准备

布带子、疝补片。

(二)手术配合

(1)常规消毒皮肤,铺巾,自腹股沟韧带中点上方 2 cm 处至耻骨结节做一与腹股沟韧带相平行的切口,切开皮肤、皮下组织,直血管钳止血。

(2)保护切口,铺皮垫,用巾钳固定。甲状腺拉钩牵开显露腹外斜肌腱膜及外环。

(3)用弯血管钳或手指将皮下脂肪组织及筋膜从腹外斜肌腱膜上推开,内达腹直肌前鞘,外至腹股沟韧带。

(4)在外环的外上方切开腹外斜肌腱膜,用弯血管钳在腱膜下潜行分离,剪开腱膜,显露并分离髂腹股沟神经及髂腹下神经。用弯血管钳提起腱膜,在深面分离,内达腹内斜肌与联合肌腱,外至腹股沟韧带。

(5)沿纤维方向切开提睾肌,显露精索及疝囊,疝囊一般在精索的内前方。如果疝囊小,就不用切开疝囊;如果疝囊大且进入阴囊,则自精索中部横断疝囊,远端旷置,近端向上钝性剥离达内环口。小疝囊向内翻转推至腹腔内,大疝囊断端 4 号线缝扎后推至腹腔内,然后将伞状填充物放入内环口,伞端用 4 号线固定于内环边缘和附近的腹横筋膜上。提起精索将补片平铺于精索深层,补片预留缺口包绕精索间断缝合缺口,修剪补片,用 4 号线将补片固定于联合肌腱和腹股沟韧带上,还纳精索间断缝合提睾肌。止血,还纳髂腹下和髂腹股沟神经于精索浅层,间断缝合腹外斜肌腱膜达外环口。

(6)缝合皮下、皮肤。

六、阑尾切除术手术配合

(一)特殊用物准备

麻头吸引器、石炭酸、棉棍。

(二)手术配合

(1)常规消毒,铺巾。取右下腹麦氏切口,切开皮肤,皮下组织,保护皮肤切口铺护皮垫。

(2)切开腹外斜肌腱膜,切开肌膜,甲状腺拉钩牵开肌层。

(3)切开腹膜,直钳将腹膜固定在皮垫上。

(4)用长平镊、卵圆钳找出阑尾,用艾力斯钳提起阑尾,依次切断阑尾系膜,中线结扎,用小圆针中线在阑尾根部做荷包缝合,阑尾根部用 7 号线结扎。手术刀涂以石炭酸切除阑尾,分别用石炭酸、乙醇、盐水棉棍擦拭阑尾残端。将阑尾残端埋入直肠,扎紧荷包线,做褥式缝合。

(5)检查腹腔有无出血,清点物品,关腹。

(6)更换干净的器械,逐层缝合。

七、乳癌改良根治术手术配合

(一)特殊用物准备

棉垫、线头、引流管×2、头皮针×2。

(二)手术配合

(1)常规消毒铺巾,做一梭形切口,切皮后用大巾钳依次夹住皮肤边缘,大刀向两侧潜行分离,干纱垫止血。

(2)显露遮盖腋窝的胸锁筋膜,剪开并清除腋窝的淋巴组织,干纱垫止血。

(3)切除乳腺组织,止血,放置引流,做减张缝合。

(4)纱布、棉垫、线头覆盖伤口,弹力绷带包扎。

八、甲状腺次全切除术手术配合

(一)特殊用物

3-0 Dexon(可吸收缝线)、皮片引流、显纱、布带子、扣线。

(二)手术配合

(1)常规消毒铺巾,在胸骨切迹上两横指沿颈部皮肤横纹作弧形切口。依次切开皮肤、皮下组织、颈阔肌,出血点直钳钳夹,电凝止血。

(2)分离皮瓣。上至甲状软骨,下至胸骨颈静脉切迹,两侧达胸锁乳突肌缘,弯钳电凝止血。两块干纱垫保护切口。

(3)牵引颈阔肌。直钳钳夹上侧颈阔肌边缘,并用布带子及艾力斯钳将其固定在头部托盘上。

(4)用电刀沿颈白线正中切开颈阔筋膜,上下扩大颈白线切口。

(5)切断颈前肌群。出血点中线结扎或缝扎。

(6)由上级至下级游离甲状腺组织。小圆针中线缝扎甲状腺作牵引,弯钳、组织剪分离甲状腺组织,小直角钳分离甲状腺上、下动静脉,7 号线结扎并切断,远端中线结扎,近端中线缝扎。

(7)切断甲状腺峡部。中线或 7 号线结扎。

(8)切除甲状腺弯钳数把钳夹甲状腺四周,并切除甲状腺体,细线结扎,3-0 可吸收线缝合包埋腺体残端,止血。

(9)同法切除另一侧甲状腺。

(10)冲洗切口,清点物品。

(11)中线缝合甲状腺前肌群,并放置皮片引流。

(12)细线或0号线缝合颈阔肌和皮下组织,并清点物品。

(13)扣线缝合皮肤。切口覆盖纱布及棉垫并加压包扎。

九、大隐静脉高位结扎剥脱术手术配合

（一）特殊用物

大隐静脉剥脱器、绷带、显纱、棉垫、弹力绷带。

（二）手术配合

(1)常规消毒铺巾,于卵圆窝处做一平行于腹股沟韧带的斜切口。

(2)切开皮肤及皮下组织,于卵圆窝内下缘找到大隐静脉主干,分离、中线结扎其分支并切断。

(3)7号线结扎并切断大隐静脉,近端中线缝扎,远端插入剥脱器至膝下,并于该部位做一小切口,用7号线将远端静脉与剥脱器绑扎后切断。

(4)拔出剥脱器,同时抽出大隐静脉,干纱垫压迫止血。

(5)膝部以下静脉需剥脱时,将剥脱器从膝部静脉插入,将曲张静脉全部抽出。

(6)冲洗切口,清点物品,缝合筋膜。

(7)细线缝合皮下组织及皮肤。

(8)切口覆盖纱布及棉垫,弹力绷带加压包扎。

十、腹腔镜胆囊切除术手术配合

（一）特殊用物

腹腔镜器械、冲水管、钛夹。

（二）手术配合

(1)常规络合碘消毒皮肤,铺无菌巾。

(2)在脐部刺入气腹针并注入CO_2气体建立气腹,插入电视镜头。

(3)在剑突部、右肋缘下穿刺,置入Trocar(穿刺套管锥),经腹腔镜直视做腹腔探查和胆囊切除术。

(4)分离胆囊管、胆囊血管,用钛夹夹闭并切断。将胆囊从肝床分离,彻底止血,并探查胆总管。

(5)取出胆囊,冲洗腹腔,清点用物,关闭切口。

十一、经腹腔镜乙状结肠癌根治术手术配合

（一）特殊用物

腹腔镜器械、吻合器、闭合器、超声刀、钉仓、钉仓钳、荷包钳等。

（二）手术配合

(1)气腹后,置入摄像头,观察腹腔和盆腔情况,是否适合腹腔镜手术。

(2)用超声刀分离乙状结肠和侧腹壁。此过程中同时解剖出左侧输尿管,并注意保护。

(3)剪开乙状结肠系膜前叶并与左侧术野会合后,用超声刀继续向上解剖,直至肠系膜下动脉根部。

(4)向下游离直肠,于拟切断肠管的位置用超声刀游离肠管周围的系膜和脂肪组织,置入钉仓,夹住肠管,切断盲肠。

(5)于脐与耻骨联合水平之间行左下腹3~4 cm的腹直肌旁切口,逐层进入腹腔,用直桶型的无菌塑料袋保护切口,将近段结肠提出腹壁外。于腹壁外修剪乙状结肠系膜,并切除、移走病变肠段。荷包钳夹住结肠近断端,荷包线缝合结肠断端,并于其中置入吻合器的钉砧头,收紧荷包线并打结。将其放回腹腔

内,缝合左下腹切口的腹膜及后鞘,重新气腹。

(6)助手经患者肛门放入吻合器,腹腔内直视下旋出钻钉,主刀用胆囊抓钳将钉仓与钻钉对合,扣动扳机吻合,确认吻合口无张力后,放置引流管,分别置入吻合口的前后方。

(7)冲洗腹腔,清点纱布器械无误后,分层缝合。

十二、肾切除术手术配合

(一)特殊用物

肾蒂钳、开胸去肋器械。

(二)手术配合

(1)常规消毒皮肤,铺无菌单。取腰部切口,探查肾。

(2)用纱垫推开腹膜,打开肾周筋膜,用一深直角拉钩将其牵向内侧再用手分离肾蒂脂肪组织,以充分显露肾蒂。

(3)手指钝性分离肾周围脂肪及粘连处,出血点用中线结扎,直至显露肾动静脉,应先处理肾动脉,找到输尿管,用扁桃体钳夹住,待肾蒂处理完后再切断。

(4)肾及上段输尿管全部分离清楚,用3把肾蒂钳夹住肾血管,两把位于近端,1把位于远端,用手术刀在肾蒂间切断,用7号线结扎肾蒂残端,再用7号线缝扎。

(5)切下的肾用纱垫包好,此时只有输尿管与其相连,沿输尿管向膀胱方向分离,用两把血管钳夹住,周围以湿纱垫保护、切断。将离体肾放入弯盘内,输尿管残端用中线双重结扎,缝合。

(6)清点物品,冲洗伤口逐层缝合,盖无菌纱布。

（李　哲）

第八章

急诊室护理

第一节　急性心肌梗死

急性心肌梗死是在冠状动脉病变的基础上,冠状动脉血供急剧减少或中断,使相应的心肌发生严重而持久的急性缺血,导致的心肌细胞坏死。临床表现为持久的胸骨后剧烈疼痛、发热、白细胞计数和血清心肌坏死标志物增高以及心电图进行性改变,可发生心律失常、休克、心力衰竭和猝死,属急性冠状动脉综合征的严重类型。

一、病因和发病机制

基本病因是冠状动脉粥样硬化,导致一支或多支冠状动脉管腔狭窄和心肌供血不足,而侧支循环尚未充分建立。在此基础上,在各种生理和病理因素的促发下,不稳定的粥样斑块破裂、出血,激活血小板和凝血系统,形成富含血小板的血栓或形成以纤维蛋白和红细胞为主的闭塞性血栓(红色血栓),从而造成冠状动脉血流明显减少或中断,使心肌发生严重而持久性的急性缺血达 30 分钟以上,即可发生心肌梗死。

促使粥样斑块破裂出血及血栓形成的诱因如下。

(1)晨起 6～12 时交感神经活动增加,机体应激反应增强,心肌收缩力、心率、血压增高,冠状动脉张力增高。

(2)在饱餐特别是进食多量脂肪后,血脂增高、血黏度增高。

(3)重体力活动、情绪激动、血压剧增或用力大便时,使左心室负荷明显加重。

(4)休克、脱水、出血、严重心律失常或外科手术,致心排血量骤降,冠状动脉灌注锐减。

急性心肌梗死可发生在频发心绞痛的患者,也可发生在从无症状者。急性心肌梗死后发生的严重心律失常、休克或心力衰竭,均可使冠状动脉灌流量进一步减少,心肌坏死范围扩大。

二、病理变化

(一)冠状动脉病变

绝大多数急性心肌梗死患者冠状动脉内可在粥样斑块的基础上有血栓形成,使管腔闭塞,而由冠状动脉痉挛引起管腔闭塞者,个别可无严重粥样硬化病变。

(1)左冠状动脉前降支闭塞,引起左心室前壁、心尖部、下侧壁、前间壁和二尖瓣前乳头肌梗死。

(2)右冠状动脉闭塞,引起左心室膈面(右冠状动脉占优势时)、后间壁和右心室梗死,并可累及窦房结和房室结。

(3)左冠状动脉回旋支闭塞,引起左心室高侧壁、膈面(左冠状动脉占优势时)和左心房梗死,可累及房室结。

（4）左冠状动脉主干闭塞,引起左心室广泛梗死。

（二）心肌病变

1.坏死心肌

冠状动脉闭塞后 20～30 分钟,局部心肌即有少数坏死。1～2 小时绝大部分心肌呈凝固性坏死,心肌间质充血、水肿,伴有多量炎症细胞浸润。以后,坏死的心肌纤维逐渐溶解,形成肌溶灶,随后逐渐有肉芽组织形成。大面积心肌梗死累及心室壁全层或大部分者常见,心电图上相继出现 ST 段抬高、T 波倒置和 Q 波,称为 Q 波性心肌梗死(透壁性心肌梗死)。可累及心包而致心包炎症,累及心内膜而致心腔内附壁血栓。当冠状动脉闭塞不完全或自行再通形成小面积心肌梗死呈灶性分布,急性期心电图上仍有 ST 段抬高,但不出现 Q 波的称为非 Q 波性心肌梗死,较少见。缺血坏死仅累及心肌壁的内层,不到心肌壁厚度的一半,伴有 ST 段压低或 T 波变化,心肌坏死标志物增高者过去称为心内膜下心肌梗死,现已归类为非 ST 段抬高心肌梗死。在心腔内压力作用下,坏死心肌向外膨出,可产生心脏破裂,心室游离壁破裂则形成心脏压塞或逐渐形成室壁瘤;室间壁破裂则形成室间隔穿孔;乳头肌断裂则造成二尖瓣反流。坏死组织 1～2 周后开始吸收,并逐渐纤维化,6～8 周形成瘢痕而愈合,称为陈旧性心肌梗死。

2.顿抑心肌

顿抑心肌指梗死心肌周围急性严重缺血或冠状动脉再灌注后尚未发生坏死的心肌,虽已恢复血供,但引起的心肌结构、代谢和功能的改变,需要数小时、数天乃至数周才能恢复。某些心肌梗死患者,恢复期出现左心室功能进行性改善,可能与梗死周围濒死的顿抑心肌功能逐渐恢复有关。

3.冬眠心肌

冬眠心肌指慢性持久的缺血心肌,其代谢需氧量亦随之减少而保持低水平,维持脆弱的心肌代谢平衡,即维持在功能的最低状态。一般认为,这是心肌的一种保护性机制,一旦供血改善则心肌功能可完全恢复。

三、病理生理

（一）心功能改变

急性心肌梗死,尤其透壁性心肌梗死发生后,常伴有不同程度的左心功能舒张和收缩功能障碍和血流动力学的改变,主要包括心脏收缩力减弱,室壁顺应性减低,心肌收缩不协调,致泵衰竭。前向衰竭者,导致每搏量和心排血量下降,出现低血压或休克;后向衰竭者,左心室射血分数减低,左心室舒张末压增高,左心室舒张期和收缩末期容量增加,导致肺淤血、肺水肿。

（二）心律失常

急性心肌缺血可导致细胞膜电学不稳定,引起严重心律失常,甚至心室颤动而猝死。

（三）右心室梗死

右心室梗死在心肌梗死患者中少见,其主要病理生理改变是急性右心衰竭的血流动力学变化,右心房压力增高,高于左心室舒张末压,心排血量减低,血压下降。

四、临床表现

与心肌梗死面积的大小、部位、侧支循环情况有关。

（一）前驱症状

50%～81.2% 的患者在发病前数天有乏力、胸部不适、心悸、烦躁、心绞痛等前驱症状,其中,以不稳定型心绞痛为突出。心绞痛发作较以往频繁、性质加剧、持续时间长、硝酸甘油疗效差。疼痛时伴有恶心、呕吐、大汗和心动过缓,或伴有心功能不全、严重心律失常、血压大幅度波动等,同时心电图有 ST 段明显抬高或减低、T 波倒置或增高等。

（二）症状

1.疼痛

疼痛是最早出现的症状,多发生于清晨,疼痛部位和性质与心绞痛相同,但多无明显诱因,且常发生于安静时,程度较重,持续时间较长,可达数小时或数天,休息和含用硝酸甘油均不能缓解。患者常烦躁不安、出汗、恐惧或有濒死感。少数患者无疼痛,尤其老年人、糖尿病患者,一开始即表现为休克或急性心力衰竭。部分患者疼痛不典型,表现为上腹痛、颈部痛、背部上方痛、肢体痛等。

2.全身症状

全身症状有发热、心动过速、白细胞计数增高和红细胞沉降率增快等,由坏死物质吸收引起。一般在发病后24～48小时出现,程度与梗死范围成正相关,体温一般在38℃左右,持续1周。

3.胃肠道症状

胃肠道症状多见于下壁心肌梗死,尤其在发病早期及疼痛剧烈时,表现为频繁恶心、呕吐和上腹部胀痛,与迷走神经张力增高或组织灌注不足有关。

4.心律失常

心律失常见于75%～90%的患者,多发生在起病1～2天,而以24小时内最多见。各种心律失常中以室性心律失常最多,尤其是室性期前收缩,它可以频发(每分钟5次以上)、成对出现或呈短阵、多源性室性心动过速或R-on-T型,常为心室颤动先兆。心室颤动是急性心肌梗死早期,特别是入院前主要的死因。下壁梗死多见房室传导阻滞,前壁梗死常易发生室性心律失常及室内束支传导阻滞。如发生房室传导阻滞,则表示病变范围广泛,病情严重。

5.低血压和休克

疼痛剧烈时血压下降和血容量不足时血压降低均未必是休克,纠正以上情况后收缩压仍然低于10.7 kPa(80 mmHg),有烦躁不安、面色苍白、皮肤湿冷、脉搏细速、大汗淋漓、尿量减少(<20 mL/h)、神志反应迟钝甚至晕厥者,则为休克表现。休克多在病后数小时至1周内发生,主要为心源性(心肌梗死面积>40%以上),其次有血容量不足或神经反射引起的周围血管扩张等因素参与。

6.心力衰竭

本病主要是急性左侧心力衰竭,可在起病最初几天内发生,或在疼痛、休克好转阶段出现,为梗死后心脏收缩力显著减弱或不协调所致,发生率为32%～48%。出现呼吸困难、咳嗽、发绀、烦躁等症状,严重者可发生肺水肿,后期也可出现右侧心力衰竭。右心室梗死可在病初即出现右侧心力衰竭表现,并伴有血压下降。

急性心肌梗死引起的心力衰竭称为泵衰竭,按Killip分级法分为:Ⅰ级,尚无明显心力衰竭;Ⅱ级,有左侧心力衰竭,肺部啰音<50%肺野;Ⅲ级,有急性肺水肿,全肺大、小、干、湿啰音;Ⅳ级,有心源性休克,伴有或不伴有急性肺水肿。

（三）体征

1.心脏体征

心脏浊音界可正常也可轻度至中度增大;心率多增快,少数也可减慢;心尖部第一心音减弱;可出现第四心音(心房性)奔马律,心功能不全时常出现第三心音(心室性)奔马律;10%～20%的患者在病后第2～3天出现心包摩擦音,为纤维素性心包炎所致;心尖部可出现粗糙的收缩期杂音或伴有收缩中晚期喀喇音,为二尖瓣乳头肌功能失调或断裂所致。可有各种心律失常。

2.血压

除极早期有血压增高外,几乎所有患者血压均有所降低。

3.其他

可有与心律失常、心力衰竭及休克相应的体征。

五、实验室及其他检查

(一)心电图

1.特征性改变

ST 段抬高心肌梗死者心电图特点为:①ST 段抬高呈弓背向上型,在面向坏死区周围心肌损伤区的导联出现。②深而宽的 Q 波,在面向心肌坏死区的导联出现。③T 波倒置,在面向损伤区周围心肌缺血区的导联出现。

在背向梗死区的导联则出现相反的改变,即 R 波增高、ST 段压低和 T 波直立并增高。

非 ST 段抬高心肌梗死者心电图有 2 种类型:①无病理性 Q 波,有普遍性 ST 段压低≥0.1 mV,但 aVR 导联(有时还有 V_1 导联)ST 段抬高,或有对称性 T 波倒置,为心内膜下心肌梗死所致。②无病理性 Q 波,也无 ST 段变化,仅有 T 波倒置改变。

2.动态改变

ST 段抬高心肌梗死改变如下。

(1)超急性期改变:起病数小时内,可尚无异常或出现异常高大、两肢不对称的 T 波。

(2)急性期改变:起病数小时后,ST 段明显抬高,弓背向上,与直立的 T 波相连,形成单相曲线。数小时至 2 天出现病理性 Q 波,同时 R 波降低。Q 波在 3~4 天稳定不变。

(3)亚急性期改变:在早期不进行治疗干预,ST 段抬高持续数天至 2 周左右,逐渐回到基线水平,T 波则变为平坦、倒置。

(4)慢性期改变:数周至数月后,T 波呈 V 形倒置,两肢对称,波谷尖锐。T 波倒置可永久存在,也可在数月或数年内逐渐恢复。

非 ST 段抬高心肌梗死:上述的类型①先是 ST 段普遍压低(除 aVR 导联,有时 V_1 导联外),继而 T 波倒置加深呈对称性。ST-T 改变持续数天或数周后恢复。类型②T 波改变在1~6个月恢复。

3.定位诊断

可根据特征性的改变来判定(表 8-1)。

表 8-1　ST 段抬高心肌梗死的心电图定位诊断

导联	前间壁	局限前壁	前侧壁	广泛前壁	下壁	下间壁	下侧壁	高侧壁	正后壁
V_1	+			+		+			
V_2	+			+		+			
V_3	+	+		+		+			
V_4		+		+					
V_5		+	+	+			+		
V_6			+				+		
V_7			+				+		
V_8									+
aVR									+
aVL		±	±	±	−	−	−	+	
aVF					+	+	+		−
I		±	±	±	−	−	−	+	
II					+	+	+		
III					+	+	+		−

注:为"+"正面改变,表示典型 ST 段抬高、Q 波及 T 波变化;"−"为反面改变,表示 QRS 主波向上,ST 段压低及与"+"部位的 T 波方向相反的 T 波;"±"为可能有正面改变

（二）超声心动图

二维和 M 型超声心动图也有助于了解室壁运动、室壁瘤和左心室功能，尤其对心肌梗死的并发症如乳头肌断裂、室间隔穿孔、心室游离壁破裂、室壁瘤等诊断的敏感性与特异性都相当高。

（三）实验室检查

1.白细胞计数

白细胞计数升高至$(10\sim20)\times10^9/L$，中性粒细胞计数增多，红细胞沉降率增快，C反应蛋白增高，均可持续 1～3 周。

2.血清心肌坏死标志物测定

(1)肌红蛋白(Mb)起病后 2 小时内升高，12 小时内达高峰，24～48 小时恢复正常。

(2)肌钙蛋白 I(cTnI)或 T(cTnT)起病 3～4 小时后升高，cTnI 于 11～24 小时达高峰，7～10 天降至正常；cTnT 于 24～48 小时达高峰，10～14 天降至正常。这些心肌结构蛋白含量的增高是诊断心肌梗死的敏感指标。

(3)肌酸激酶同工酶(CK-MB)升高，起病后 4 小时内增高，16～24 小时达高峰，3～4 天恢复正常，其增高的程度能较准确地反映梗死的范围。其高峰出现时间是否提前有助于判断溶栓治疗是否成功。

肌红蛋白在急性心肌梗死后出现最早，也十分敏感，但特异性不很强，cTnI 和 cTnT 出现稍迟，而特异性很高，在症状出现后 6 小时内测定为阴性则 6 小时后应再复查，其缺点是持续时间长达 10～14 天，对在此期间出现胸痛，判断是否有新的梗死不利。CK-MB 虽不如 cTnI、cTnT 敏感，但对早期(<4 小时)急性心肌梗死诊断有较重要价值。

六、诊断与鉴别诊断

根据典型的临床表现、心电图特征性的改变和动态演变及血清心肌坏死标志物测定，诊断本病并不困难。老年患者突然发生严重心律失常、休克、心力衰竭而原因未明，或突然发生较重而持久的胸闷或胸痛者，都应考虑本病可能。宜先按急性心肌梗死来处理，短期内进行心电图、血心肌坏死标志物测定等动态观察以确定诊断。对非 ST 段抬高心肌梗死，血肌钙蛋白测定的诊断价值更大。鉴别诊断要考虑以下一些疾病。

（一）心绞痛

胸痛性质及部位与心肌梗死相似，但程度较轻，持续时间较短，休息或含化硝酸甘油可迅速缓解，发作常有明显诱因，无发热、呼吸困难、休克、心力衰竭等表现，心电图改变为一过性，无ST-T演变，也无血清心肌坏死标志物变化。

（二）主动脉夹层动脉瘤

本病以剧烈的胸痛起病，类似急性心肌梗死。但疼痛一开始即达高峰，常放射至背、肋、腹、腰和下肢，两上肢血压、脉搏可有明显差别，少数有主动脉瓣关闭不全，可有下肢暂时性瘫痪或偏瘫，但无血清心肌坏死标志物升高。X 线检查示主动脉影明显增宽，CT 或磁共振主动脉断层显像以及超声心动图探测到主动脉夹层内的血液，可确立诊断。

（三）急性心包炎

尤其是急性非特异性心包炎可有较剧烈而持久的心前区疼痛。但心包炎的疼痛与发热同时出现，呼吸与咳嗽时加剧，早期即有心包摩擦音，疼痛和心包摩擦音在心包腔内出现渗液时均消失；全身症状一般不如心肌梗死严重；心电图除 aVR 导联外，其余导联均有 ST 段呈弓背向下的抬高，伴 T 波低平或倒置、QRS 波群低电压，但无异常 Q 波。

（四）急性肺动脉栓塞

本病可发生胸痛，常伴有咯血、呼吸困难和休克，并伴有右心室负荷急剧加重的表现，如肺动脉第二音亢进、颈静脉充盈、肝大以及特异性心电图改变等可资鉴别。

（五）急腹症

急性胰腺炎、消化性溃疡穿孔、急性胆囊炎、胆石症等,均有上腹部疼痛。仔细询问病史和进行体格检查,行血清心肌坏死标志物测定及心电图检查可协助鉴别。

七、并发症

（一）乳头肌功能失调或断裂

本病发生率可高达40％～50％。乳头肌因缺血、坏死而致功能障碍,导致二尖瓣关闭不全,心尖部出现收缩中晚期喀喇音和吹风样收缩期杂音,可引起心力衰竭。轻者可以恢复,杂音也可消失;重者多发生在乳头肌断裂患者,常因下壁心肌梗死累及后乳头肌所致,心力衰竭严重,预后不佳。

（二）心脏破裂

本病较少见,常在起病后1周内出现,多为心室游离壁破裂,造成心包积血、心脏压塞而猝死。也有心室间隔破裂而穿孔,在胸骨左缘3～4肋间出现Ⅱ级以上收缩期杂音,并伴有震颤,可引起心力衰竭和休克,可在起病数天至2周内死亡。

（三）栓塞

栓塞发生率为1％～6％,见于起病后1～2周,为左心室附壁血栓脱落所致,可引起脑、肾或四肢等动脉栓塞。由下肢静脉血栓部分脱落则产生肺栓塞。

（四）心室膨胀瘤

本病主要见于左心室,发生率为5％～20％。体格检查可有左侧心界扩大,心脏冲动范围较广,可有收缩期杂音,心音较低钝。心电图ST段持续抬高。超声心动图、放射性核素检查及心血管造影均可确诊。

（五）梗死后综合征

本病发生率为10％。于心肌梗死后数周或数月出现,可反复发生,表现为心包炎、胸膜炎或肺炎,有发热、胸痛等症状,可能为机体对坏死物质的变态反应。

八、急诊处理

治疗原则:改善心肌供血,挽救濒死心肌,防止心肌梗死面积扩大,缩小心肌缺血范围,维护心脏功能,及时处理严重心律失常、泵衰竭和各种并发症,防止猝死。

（一）院前急救

流行病学调查发现,50％的患者发病后1小时内在院外猝死,死因主要是可救治的心律失常。因此,院前急救的基本任务是将急性心肌梗死患者安全、迅速地转送到医院,以便尽早开始再灌注治疗。重点是缩短患者就诊延误的时间和院前检查、处理、转运所用时间。

1.诊断评估

（1）测量生命体征。

（2）通过对疼痛部位、性质、持续时间、缓解方式、伴随症状的询问确定缺血性胸痛,查明心、肺、腹、血管等有无异常体征。

（3）描记18导联心电图。

（4）根据缺血性胸痛病史和心电图特点迅速进行简明的鉴别诊断、做出初步诊断。一旦确诊或可疑急性心肌梗死时应及时转送并给予紧急处理。

2.紧急处理及转运

（1）吸氧,嘱患者停止任何主动性活动和运动。

（2）迅速建立至少两条静脉通路。静脉点滴硝酸甘油或立即含服硝酸甘油1片,每5分钟可重复使用。

（3）镇静止痛:吗啡5～10 mg皮下注射或哌替啶50～100 mg肌内注射。

(4)口服水溶性阿司匹林或嚼服肠溶阿司匹林 300 mg。

(5)持续监测心电、血压和血氧饱和度。除颤仪应随时处于备用状态。

(6)有频发、多源室性期前收缩或室性心动过速者,静脉注射利多卡因 50～100 mg,5～10 分钟后可重复 1 次,必要时 10 分钟后可再重复 1 次,然后按 1～3 mg/min 静脉滴注。有心动过缓者,如心率<50 次/分钟,可静脉注射阿托品 1 mg,必要时每 3～5 分钟可重复使用,总量应<2.5 mg。

(7)对心搏骤停者,立即就地心肺复苏,待心律、血压、呼吸稳定后再转送入院。

(8)对有低血压、心动过速、休克或肺水肿体征者,可直接送至有条件进行冠状动脉血管重建术的医院。

(9)有条件可在救护车内进行静脉溶栓治疗。

(10)对于转诊途中可能发生的意外情况应向家属交代,并签署转诊同意书。

(二)ST 段抬高或伴左束支传导阻滞的急性心肌梗死院内急诊处理

急诊医师应力争在 10 分钟内完成病史采集、临床检查、18 导联心电图描记,尽快明确诊断,对病情做出基本评价并确定即刻处理方案;送检血常规、血型、凝血系列、血清心肌坏死标志物、血糖、电解质等;建立静脉通路,保持给药途径畅通。对有适应证的患者在就诊后 90 分钟内进行急诊经皮冠状动脉介入治疗(PCI)或 30 分钟内在急诊科或 CCU 开始静脉溶栓治疗。

1.监护和一般治疗

急性心肌梗死患者来院后应立即开始一般治疗,并与诊断同时进行,重点是监测和防治急性心肌梗死的不良事件或并发症。

(1)监测:持续心电、血压和血氧饱和度监测,及时发现和处理心律失常、血流动力学异常和低氧血症。必要时还可监测肺毛细血管楔压和静脉压。

(2)卧床休息:可降低心肌耗氧量,减少心肌损害。对血流动力学稳定且无并发症的患者一般卧床休息 1～3 天,对病情不稳定及高危患者卧床时间应适当延长。

(3)镇痛:剧烈胸痛使患者交感神经过度兴奋,产生心动过速、血压升高和心肌收缩功能增强,从而增加心肌耗氧量,并易诱发快速室性心律失常,应迅速给予有效镇痛。可给吗啡 5～10 mg 皮下注射或哌替啶 50～100 mg 肌内注射,必要时 1～2 小时后再注射 1 次,以后每 4～6 小时可重复。不良反应有恶心、呕吐、低血压和呼吸抑制。一旦出现呼吸抑制,可每隔 3 分钟静脉注射纳洛酮 0.4 mg(最多 3 次)以拮抗之。

(4)吸氧:持续鼻导管或面罩吸氧,有严重左侧心力衰竭、肺水肿和有机械并发症的患者,应加压给氧或气管插管行机械通气。

(5)硝酸甘油:以 10 μg/min 开始静脉滴注,每 5～10 分钟增加 5～10 μg,直至症状缓解,血压正常者动脉收缩压降低 1.3 kPa(10 mmHg)或高血压患者动脉收缩压降低 4.0 kPa(30 mmHg)为有效剂量,最高剂量以不超过 100 μg/min 为宜。在静脉滴注过程中如心率明显加快或收缩压≤12.0 kPa(90 mmHg),应减慢滴速或暂停使用。该药的禁忌证为急性心肌梗死合并低血压[收缩压≤12.0 kPa(90 mmHg)]或心动过速(心率>100 次/分钟),下壁梗死伴右心室梗死时即使无低血压也应慎用。急性心肌梗死早期通常给予硝酸甘油静脉滴注 24～48 小时。也可静脉滴注二硝基异山梨酯。静脉用药后可使用二硝基异山梨酯或 5-单硝山梨醇酯口服。

(6)抗血小板治疗:①阿司匹林,所有急性心肌梗死患者只要无禁忌证均应口服水溶性阿司匹林或嚼服肠溶阿司匹林 300 mg,1 次/天,3 天后改为 75～150 mg,1 次/天,长期服用。②二磷酸腺苷受体(ADP)抑制剂:常用的有氯吡格雷和噻氯匹定,由于噻氯匹定导致粒细胞减少症和血小板减少症的发生率高于氯吡格雷,在患者不能应用氯吡格雷时再选用噻氯匹定替代。对于阿司匹林过敏或不能耐受的患者,可使用氯吡格雷替代,或与阿司匹林联合用于置入支架的冠心病患者。初始剂量 300 mg 口服,维持量每天 75 mg。循证医学显示对 ST 段抬高的急性心肌梗死患者,阿司匹林与氯吡格雷联用的效果优于单用阿司匹林。

2.再灌注治疗

再灌注治疗可使闭塞的冠状动脉再通,心肌得到再灌注,挽救濒死的心肌,缩小梗死范围,改善心功能,降低死亡率,是一种积极的治疗措施。

(1)经皮冠状动脉介入(PCI)治疗:经皮冠状动脉介入治疗与溶栓治疗相比,梗死相关血管再通率高,再闭塞率低,缺血复发少,且出血(尤其脑出血)的危险性低,目前已被公认为首选的安全有效的恢复心肌再灌注的治疗手段。包括直接 PCI、转运 PCI 和补救性 PCI。

直接 PCI:是指对所有发病 12 小时以内的 ST 段抬高急性心肌梗死患者采用介入手段直接开通梗死相关动脉的方法。对于 ST 段抬高的急性心肌梗死患者直接 PCI 是最有效降低死亡率的治疗。

直接 PCI 适应证:①所有 ST 段抬高心肌梗死患者,发病 12 小时以内,就诊-球囊扩张时间 90 分钟以内。②适合再灌注治疗而有溶栓治疗禁忌证者。③发病时间>3 小时的患者更趋首选 PCI。④心源性休克患者,年龄<75 岁,心肌梗死发病<36 小时,休克<18 小时。⑤对年龄>75 岁的心源性休克患者,如心肌梗死发病<36 小时,休克<18 小时,权衡利弊后可考虑 PCI。⑥发病 12~24 小时,仍有缺血证据,或有心功能障碍或血流动力学不稳定或严重心律失常者。应注意:对发病 12 小时以上无症状,血流动力学和心电稳定患者不推荐直接 PCI。患者血流动力学稳定时,不推荐直接 PCI 干预非梗死相关动脉。要由有经验者施术,以免延误时机。有心源性休克者宜先行主动脉内球囊反搏术,待血压稳定后再施行 PCI。

转运 PCI:转运 PCI 是直接 PCI 的一种,主要适用于患者所处医院无行直接 PCI 的条件,而患者有溶栓治疗的禁忌证,或虽无溶栓治疗的禁忌证但发病已>3 小时,<12 小时,尤其为较大范围心肌梗死和(或)血流动力学不稳定的患者。

补救性 PCI:是指溶栓失败后梗死相关动脉仍处于闭塞状态,而针对梗死相关动脉所行的 PCI。溶栓剂输入后 45~60 分钟的患者,胸痛无缓解和心电图 ST 段无回落临床提示溶栓失败。

补救性 PCI 适应证:①溶栓治疗 45~60 分钟后仍有持续心肌缺血症状或表现者。②合并心源性休克年龄<75 岁,心肌梗死发病<36 小时,休克<18 小时者。③心肌梗死发病<12 小时,合并心力衰竭或肺水肿者。④年龄>75 岁的心源性休克患者,如心肌梗死发病<36 小时,休克<18 小时,权衡利弊后可考虑补救性 PCI。⑤血流动力学或心电不稳定的患者。

溶栓治疗再通者的 PCI:溶栓治疗成功的患者,如无缺血复发表现,可在 7~10 天后行冠状动脉造影,如残留的狭窄病变适宜 PCI 可行 PCI 治疗。

(2)溶栓治疗。

适应证:①两个或两个以上相邻导联 ST 段抬高,在肢体导联≥0.1 mV、胸导≥0.2 mV,或新出现的或可能新出现的左束支传导阻滞,发病时间<12 小时,年龄<75 岁。②ST 段显著抬高的心肌梗死患者,年龄>75 岁,经慎重权衡利弊仍可考虑溶栓治疗。③ST 段抬高,发病时间 12~24 小时,有进行性胸痛和 ST 段广泛抬高患者,仍可考虑溶栓治疗。④高危心肌梗死,就诊时收缩压≥24.0 kPa(180 mmHg)和(或)舒张压≥14.7 kPa(110 mmHg),经认真权衡溶栓治疗的益处与出血性卒中的危险性后,应首先镇痛、降低血压(如应用硝酸甘油静脉滴注、β 受体阻滞剂等),将血压降至≤20.0/12.0 kPa(150/90 mmHg)时再考虑溶栓治疗(若有条件应考虑直接 PCI)。

下列情况首选溶栓:①不具备 24 小时急诊 PCI 治疗条件或不具备迅速转运条件或不能在 90 分钟内转运 PCI,符合溶栓的适应证及无禁忌证者。②具备 24 小时急诊 PCI 治疗条件,患者就诊早(发病≤3 小时而且不能及时进行心导管治疗)。③具备 24 小时急诊 PCI 治疗条件,但是就诊-球囊扩张与就诊-溶栓时间相差超过 60 分钟、就诊-球囊扩张时间超过 90 分钟。④对于再梗死的患者应该及时进行血管造影并根据情况进行血运重建治疗,包括 PCI 或冠状动脉旁路移植术(CABG)。如不能立即(症状发作后 60 分钟内)进行血管造影和 PCI,则给予溶栓治疗。

禁忌证:①有出血性脑卒中或 1 年内有缺血性脑卒中(包括 TIA)。②颅内肿瘤。③近期(2~4 周)内有活动性出血(消化性溃疡、咯血、痔、月经来潮、出血倾向)。④严重高血压,血压>24.0/14.7 kPa(180/110 mmHg),或不能除外主动脉夹层动脉瘤。⑤目前正在使用治疗剂量的抗凝药。⑥近期

(＜2周)曾穿刺过不易压迫止血的深部动脉。⑦近期(2～4周)创伤史,包括头部外伤、创伤性心肺复苏或较长时间(＞10分钟)的心肺复苏。⑧近期(＜3周)外科大手术。

溶栓药物的应用:以纤溶酶原激活药激活纤溶酶原,使转变为纤溶酶而溶解冠状动脉内的血栓。

溶栓药物主要有以下几种。①尿激酶:150万U(2.2万U/kg)溶于100 mL 0.9％氯化钠液中,30分钟内静脉滴入。溶栓结束12小时皮下注射肝素7 500 U或低分子肝素,2次/天,共3～5天。②链激酶或重组链激酶:150万U溶于100 mL 0.9％氯化钠液中,60分钟内静脉滴入。溶栓结束12小时皮下注射肝素7 500 U或低分子肝素,2次/天,共3～5天。③阿替普酶:首先静脉注射15 mg,继而30分钟内静脉滴注50 mg,其后60分钟内再静脉滴注35 mg。④瑞替普酶:10 MU溶于5～10 mL注射用水中静脉注射,时间＞2分钟,30分钟后重复上述剂量。⑤替奈普酶:一般为30～50 mg溶于10 mL生理盐水中静脉注射。根据体重调整剂量:如体重＞60 kg,剂量为30 mg;体重每增加10 kg,剂量增加5 mg,直至体重＞90 kg,最大剂量为50 mg。

用阿替普酶、瑞替普酶、替奈普酶前先用肝素60 U/kg(最大量4 000 U)静脉注射,用药后以每小时12 U/kg(最大量1 000 U/h)的速度持续静脉滴注肝素48小时,将APTT调整至50～70秒;以后改为7 500 U,2次/天,皮下注射,连用3～5天(也可用低分子肝素)。

溶栓再通临床指征:①心电图抬高的ST段于2小时内回降＞50％。②胸痛在2小时内基本消失。③2小时内出现再灌注性心律失常。④血清CPK-MB酶峰值提前出现(14小时内),肌钙蛋白峰值提前到12小时内。

3.消除心律失常

首先应加强针对急性心肌梗死、心肌缺血的治疗。溶栓、急诊PCI、β受体阻滞剂、纠正电解质紊乱均可预防或减少心律失常发生。

(1)急性心肌梗死并发室上性快速心律失常的治疗。①房性期前收缩:与交感神经兴奋或心功能不全有关,本身无须特殊治疗。②心房颤动:常见且与预后有关。血流动力学不稳定的患者应迅速行同步电复律。血流动力学稳定的患者,以减慢心室率为目标。常选用美托洛尔、维拉帕米、地尔硫䓬、洋地黄制剂或胺碘酮治疗。

(2)急性心肌梗死并发室性快速心律失常的治疗。①心室颤动、持续多形性室性心动过速:立即非同步电复律。②持续单形性室性心动过速:伴心绞痛、肺水肿、低血压,应予同步电复律;不伴上述情况,可首先给予药物治疗,如胺碘酮150 mg于10分钟内静脉注射,必要时可重复,然后1 mg/min静脉滴注6小时,再0.5 mg/min维持静脉滴注;亦可应用利多卡因。③频发室性期前收缩、成对室性期前收缩、非持续性室性心动过速:可严密观察或利多卡因治疗(使用不超24小时)。④偶发室性期前收缩、加速性室性自主心律:严密观察,不予特殊处理。

(3)缓慢心律失常的治疗。①无症状窦性心动过缓:可暂做观察,不予特殊处理。②症状性窦性心动过缓、二度Ⅰ型房室传导阻滞、三度房室传导阻滞伴窄QRS波逸搏心律,患者常有低血压、头晕、心功能障碍、心动过缓＜50/min等,可先静脉注射阿托品0.5 mg,3～5分钟重复1次,至心率达60/min左右。最大可用至2 mg。③二度Ⅱ型房室传导阻滞;三度房室传导阻滞伴宽QRS波群逸搏心律、心室停搏;症状性窦性心动过缓、二度Ⅰ型房室传导阻滞、三度房室传导阻滞伴窄QRS波群逸搏心律经阿托品治疗无效及双侧束支传导阻滞患者需行临时起搏治疗。

4.其他治疗

(1)β受体阻滞剂:通过减慢心率,降低体循环血压和减弱心肌收缩力使心肌耗氧量减少,对改善缺血区的氧供需失衡,缩小心肌梗死面积,降低急性期病死率有肯定的疗效。在无禁忌证的情况下应及早常规使用。用药过程中需严密观察,使用剂量必须个体化。常用美托洛尔25～50 mg,口服,2～3次/天;或阿替洛尔6.25～25 mg,口服,2次/天。前壁急性心肌梗死伴剧烈胸痛或高血压者,可静脉注射美托洛尔5 mg,间隔5分钟后可再给予1～2次,继之口服维持。

(2)血管紧张素转化酶抑制剂(ACEI):近年研究认为,心肌梗死时应用血管紧张素转化酶抑制剂有助于改善恢复期心肌的重构,降低心力衰竭的发生率,从而降低死亡率。前壁心肌梗死伴有心功能不全的患者获益最大。在无禁忌证的情况下,溶栓治疗后血压稳定即可开始使用,但剂量和时限应视患者情况而定。通常应从小剂量开始,逐渐增加剂量。如卡托普利 6.25 mg,口服,作为试验剂量,一天之内可加至 12.5 mg 或 25 mg,次日加至 12.5～25 mg,2～3 次/天。有心力衰竭的患者宜长期服用。

(3)羟甲基戊二酸单酰辅酶 A 还原酶抑制药:近年的研究表明,本类调脂药可以稳定斑块,改善内皮细胞的功能,建议早期使用,如辛伐他汀 20～40 mg/d,普伐他汀 10～40 mg/d,氟伐他汀 20～40 mg/d,阿托伐他汀 10～80 mg/d。

(4)葡萄糖-胰岛素-氯化钾(GIK)溶液:研究结果提示,在急性心肌梗死的早期使用 GIK 静脉滴注及进行代谢调整是可行的。目前不主张常规补镁治疗。

5.右室心肌梗死的院内急诊处理

治疗措施与左心室梗死略有不同。右心室心肌梗死引起右侧心力衰竭伴低血压,而无左侧心力衰竭的表现时,宜扩张血容量。在血流动力学监测下静脉滴注输液,直到低血压得到纠正或肺毛细血管压达 2.0～2.4 kPa(15～18 mmHg)。如输液 1～2 L 低血压未能纠正可用正性肌力药,以多巴酚丁胺为优。不宜用利尿药。伴有房室传导阻滞者可予临时起搏。

6.非 ST 段抬高的急性心肌梗死院内急诊处理

对非 ST 段抬高的急性心肌梗死进行危险性分层的主要目的是为迅速做出治疗决策提供依据。临床上主要根据症状、体征、心电图以及血流动力学指标对其进行危险性分层。

(1)低危患者:无并发症、血流动力学稳定、不伴有反复缺血发作的患者。

(2)中、高危患者(符合以下一项或多项):①心肌坏死标识物升高。②心电图有 ST 段压低(<2 mm)。③强化抗缺血治疗 24 小时内反复发作胸痛。④有心肌梗死病史。⑤造影显示冠状动脉狭窄病史。⑥PCI 或 CABG 后。⑦左心室射血分数<40%。⑧糖尿病。⑨肾功能不全(肾小球滤过率<60 mL/min)。

(3)极高危患者(符合以下一项或多项):①严重胸痛持续时间长、无明显间歇或>30 分钟,濒临心肌梗死表现。②心肌坏死物标识物显著升高和(或)心电图 ST 段显著压低(≥2 mm)持续不恢复或范围扩大。③有明显血流动力学变化,严重低血压、心力衰竭或心源性休克表现。④严重恶性心律失常:室性心动过速、心室颤动。

非 ST 段抬高的急性心肌梗死多是非 Q 波性,此类患者不宜溶栓治疗。低危患者以阿司匹林和肝素尤其是低分子肝素治疗为主。对中、高危患者行早期 PCI(72 小时内)。对极高危患者行紧急 PCI(2 小时内)。其他治疗与 ST 段抬高的患者相同。

九、急救护理

(一)护理目标

(1)患者了解自身病情,预防或减少心肌梗死并发症的发生。

(2)患者及家属相信安全和正确的护理,有助于减少进一步的损害。

(3)提高护士对心肌梗死的相关知识和实践技能。

(4)为患者提供更优质的护理。

(二)护理措施

AMI 患者来院后应立即开始治疗,重点是监测和预防 AMI 不良事件和并发症。

1.心理护理

急性心肌梗死患者病情危急,疼痛剧烈,伴有濒死感,常有恐惧心理,家属也十分紧张。护士应做好患者和家属的安慰工作,关心体贴患者,并重视患者及家属的感受。保持环境的安静,避免不良刺激。不要在患者面前讨论其病情,用积极的态度和语言开导患者,帮助其树立战胜疾病的信心。

2.监测

持续心电、血压监测,及时发现和处理心律失常、血流动力学异常和低氧血症。

3.卧床休息

血流动力学参数稳定且无并发症的 AMI 患者一般卧床休息 1～3 天,病情不稳定极高危患者卧床时间应适当延长。采取平卧位或半坐卧位,患者进食、洗漱、翻身等活动由护士完成。1 周后可逐渐过渡到床边活动,有并发症者酌情延长卧床时间。2 周后可由床边、室内活动再过渡到室外活动。在活动过程中应监测心率、血压、询问其感受,观察其反应。

4.吸氧

给予鼻导管吸氧(2～4 L/min)。持续吸入 3～5 天后,可按病情间断或停吸氧。

5.镇痛

应迅速给予有效镇痛剂,可给吗啡 3 mg 静脉注射,必要时每 5 分钟重复 1 次,总量不超过 15 mg。注意观察有无恶心、呕吐、低血压和呼吸抑制等不良反应。

6.饮食和通便

疼痛剧烈时禁食。最初 2～3 天以流质饮食为主,以后逐渐过渡至半流饮食、软食和普食。食物应低脂、低胆固醇、易消化,禁止摄取太冷或太热的饮料。宜少食多餐,忌饱餐。保持大便通畅,切忌大便用力。适量进食水果和蔬菜,常规给予缓泻剂(如:果导 0.1 g,每晚)。

7.症状护理

(1)疼痛:①遵医嘱及时给予止痛药物,如肌内注射哌替啶、吗啡或罂粟碱。②吸氧,以增加心肌氧的供给。③溶栓疗法和急诊 PTCA 是解除疼痛最根本的方法。

(2)心律失常:持续监测心电示波情况,出现异常情况及时报告医师并随时做好急救准备。前壁心肌梗死易出现室性心律失常,下壁心肌梗死易出现缓慢型心律失常,在溶栓治疗和 PTCA 治疗后,容易出现再灌注心律失常。

8.再灌注治疗的护理

(1)溶栓治疗的护理:①溶栓前介绍溶栓的目的、注意事项,给予用药指导。②采血查凝血常规,APTT 维持在 60～80 秒。③尿激酶 150 万单位静脉滴注,30 分钟内完成,或输液泵泵入。④溶栓过程中观察出血情况:注意观察并记录溶栓效果及皮肤黏膜、消化道、呼吸道、泌尿道出血情况,尤其是脑出血。记录出血程度及出血量。⑤溶栓开始后 3 小时内每半小时记录 1 次心电图,每 2 小时抽血查心肌酶学检查至酶峰值后 2 小时,观察 ST-T 回落及酶学情况。倾听患者主诉,了解胸痛缓解情况。

(2)介入治疗护理。

术前护理:①检查所需的各项检查是否完备,如血常规、生化Ⅱ、凝血常规、免疫组合、心电图等。②术前宣教,介绍手术目的、穿刺点的部位,手术的简要过程,手术中配合的要点及术后的注意事项。③训练床上排便。④备皮,备双侧腹股沟及外阴部皮肤(选择桡动脉穿刺除外)。⑤遵医嘱行抗生素、碘过敏试验,服用抗凝剂(波立维 300 mg 口服)。⑥正常饮食,少饮水。⑦排空大小便,左侧肢体建立静脉通路(尽量使用静脉留置针和可来福,以备术中急用)。

术后护理。①术后即刻护理:协助搬运患者,给予患者舒适卧位。测血压、心率、呼吸,触足背动脉搏动情况,做十二导联心电图,观察切口敷料情况及患者返回病房时间。②1 次/0.5 小时×4 次观察记录心率、呼吸、切口敷料有无渗出及足背动脉搏动情况,如均平稳,则 1 次/2 小时观察记录至 24 小时。③高危患者需持续心电监护,观察有无心律失常及 ST-T 变化。④术侧肢体制动,防止鞘管滑出及出血。⑤拔除鞘管即刻护理:a.ACT 测定(<140 秒);b.心电监护;c.测血压;d.观察患者面色、神志,有无恶心、呕吐等迷走神经亢进表现;e.鞘管拔除后,手指压迫穿刺点局部止血 20～30 分钟(压迫至止血为止),然后用四层纱布和弹性绷带加压包扎,沙袋压迫 6 小时,术侧肢体制动 12 小时,卧床休息 24 小时。桡动脉穿刺者,穿刺侧前臂及手腕制动6～12 小时,术后患者可室内自由活动。⑥观察患者排便情况,及时解除尿潴留。术后多饮水或在心功能允许情况下大量输液,使造影剂尽快排出体外,同时注意观察尿量、颜色和性质。沙袋

去除后,遵医嘱协助患者下床活动。⑦遵医嘱应用抗生素 3～5 天,口服抗凝剂,观察体温的变化,凝血酶原时间及活动度测定结果。⑧协助患者进食、排便等,下蹲动作宜缓慢,防止伤口出血,满足生活需要。⑨注意倾听患者主诉,观察并发症:PCI 术后最严重的并发症是冠脉的急性闭塞、心律失常、迷亢、股动脉并发症(栓塞、血肿、出血等)。桡动脉穿刺者观察血液回流情况。

9.健康教育

(1)饮食调节:适度饮酒、限制钠盐、重视水果、蔬菜和低脂奶类食品。要求饱和脂肪占总热量的7%以下,胆固醇少于 200 mg/d。

(2)康复指导:建议运动以达到最大心率的 60%～65% 的低强度长期锻炼为安全有效。最好的运动方式是步行、慢跑、骑自行车等有氧运动。最低目标:每周 3～4 次,每次 30 分钟;理想目标:每天运动30～60 分钟。个人卫生活动、家务劳动、娱乐活动对个人也是有益的。无并发症患者心肌梗死 6～8 周可以恢复性生活。

(3)戒烟;戒烟是心肌梗死后二级预防的重要措施。积极劝导患者戒烟。

(4)心理健康:保持乐观平和的心情,正确对待疾病可以有效地防止心肌梗死再发。动员家庭和社会力量的支持,可为患者创造良好的休养氛围,利于康复。

(5)用药指导:告知患者药物的作用和不良反应,并教会患者定时测量脉搏,定期随诊。

(张　荟)

第二节　脑　出　血

脑出血(intracerebral hemorrhage,ICH)也称脑溢血,系指原发性非外伤性脑实质内出血,故又称原发性或自发性脑出血。脑出血系脑内的血管病变破裂而引起的出血,绝大多数是高血压伴发小动脉微动脉瘤在血压骤升时破裂所致,称为高血压性脑出血。主要病理特点为局部脑血流变化、炎症反应,以及脑出血后脑血肿的形成和血肿周边组织受压、水肿、神经细胞凋亡。80%的脑出血发生在大脑半球,20%发生在脑干和小脑。脑出血起病急骤,临床表现为头痛、呕吐、意识障碍、偏瘫、偏身感觉障碍等。在所有脑血管疾病患者中,脑出血约占 20%～30%,年发病率为 60/10 万～80/10 万,急性期病死率为 30%～40%,是病死率和致残率很高的常见疾病。该病常发生于 40～70 岁,其中＞50 岁的人群发病率最高,达93.6%,但近年来发病年龄有愈来愈年轻的趋势。

根据本病的临床表现,可归属于中医学"中风""仆击""偏枯""薄厥""大厥""卒中"等范畴。2006 年中国中西医结合学会神经科专业委员会制定的《脑梗死和脑出血中西医结合诊断标准(试行)》定为:"无论是脑梗死或脑出血,按其临床表现多属于中医学中风病范畴,统称为脑卒中。"

一、病因与发病机制

(一)中医病因病机

1.风火上炎

素体阳盛,性情急躁,肝火旺盛;或郁怒伤肝,肝郁化火,亢而动风,风火上炎,鼓荡气血上冲犯脑,脑脉受损,血溢出脑脉,遂成出血性中风。

2.风痰瘀阻

素体肥胖,或过食肥甘醇酒致脾胃受伤,脾运失调,水湿运化失司而致痰湿内生。若烦劳过度,致使阳气升张,引动风阳,内风旋动,夹痰逆于清窍,损伤脑脉,血妄行于脉外而产生脑出血。

3.痰热腑实

过食肥甘醇酒辛辣,致脾胃受伤;或素体肝旺,克伐脾土,脾运失调,水湿运化失司而致痰湿内生,郁久化热,形成痰热互结;或肝郁化火,灼津成痰,痰热互结,遂成痰热腑实,腑气不通,气逆上冲,破损脑脉,血溢出脑脉,则发为脑出血。

4.气虚血瘀

年老体弱,或久病气虚,气不摄血,血不循经,溢出脑脉,离经之血聚而不散成为瘀血,阻闭脑窍,脑神失用,猝然昏仆而中风。

5.阴虚风动

"年四十而阴气自半,起居衰矣"。年老体弱,或久病气血亏损,阴气耗伤;或劳倦伤肾,肾精亏损,水不涵木,肝肾阴虚,则阴不制阳,虚风动越,上扰脑脉,脉道受损,血不循经而外溢,发为脑出血。

6.痰湿蒙神

脾为生痰之源,各种原因导致脾运失健,水湿运化失司而致痰湿内生,若情志过极,扰乱气机,痰湿上扰,蒙蔽清窍,损伤脑脉,血溢脉外,即发生脑出血。

7.痰热内闭

素体痰盛,五志过极,阳亢风动,夹痰夹火,横窜经络,上窜脑脉,迫血妄行,溢出脑脉,蒙蔽清窍而卒中。

8.元气败脱

年老体衰,或风火、痰湿、痰火上扰清窍,脑脉受损而血外溢;或瘀血阻闭清窍,发生重症脑出血,致元气败脱,阴阳不相维系而离决,神明散乱,则生命危在旦夕。

(二)西医病因及发病机制

1.病因

高血压及高血压合并小动脉硬化是ICH的最常见病因,约95%的ICH患者患有高血压。其他病因有先天性动静脉畸形或动脉瘤破裂、脑动脉炎血管壁坏死、脑瘤出血、血液病并发脑内出血、Moyamoya病、脑淀粉样血管病变、梗死性脑出血、药物滥用、抗凝或溶栓治疗等。

2.发病机制

尚不完全清楚,与下列因素相关。

(1)高血压:持续性高血压引起脑内小动脉或深穿支动脉壁脂质透明样变性和纤维蛋白样坏死,使小动脉变脆,血压持续升高引起动脉壁疝或内膜破裂,导致微小动脉瘤或微夹层动脉瘤。血压骤然升高时血液自血管壁渗出或动脉瘤壁破裂,血液进入脑组织形成血肿。此外,高血压引起远端血管痉挛,导致小血管缺氧坏死、血栓形成、斑点状出血及脑水肿,继发脑出血,可能是子痫时高血压脑出血的主要机制。脑动脉壁中层肌细胞薄弱,外膜结缔组织少且缺乏外层弹力层,豆纹动脉等穿支动脉自大脑中动脉近端呈直角分出,受高血压血流冲击易发生粟粒状动脉瘤,使深穿支动脉成为脑出血的主要好发部位,故豆纹动脉外侧支称为出血动脉。

(2)淀粉样脑血管病:它是老年人原发性非高血压性脑出血的常见病因,好发于脑叶,易反复发生,常表现为多发性脑出血。发病机制不清,可能为:血管内皮异常导致渗透性增加,血浆成分包括蛋白酶侵入血管壁,形成纤维蛋白样坏死或变性,导致内膜透明样增厚,淀粉样蛋白沉积,使血管中膜、外膜被淀粉样蛋白取代,弹性膜及中膜平滑肌消失,形成蜘蛛状微血管瘤扩张,当情绪激动或活动诱发血压升高时血管瘤破裂引起出血。

(3)其他因素:血液病如血友病、白血病、血小板减少性紫癜、红细胞增多症、镰状细胞病等可因凝血功能障碍引起大片状脑出血。肿瘤内异常新生血管破裂或侵蚀正常脑血管也可导致脑出血。维生素B_1、维生素C缺乏或毒素(如砷)可引起脑血管内皮细胞坏死,导致脑出血,出血灶特点通常为斑点状而非融合成片。结节性多动脉炎、病毒性和立克次体性疾病等可引起血管床炎症,炎症致血管内皮细胞坏死、血管破裂发生脑出血。脑内小动、静脉畸形破裂可引起血肿,脑内静脉循环障碍和静脉破裂亦可导致出血。血液病、肿瘤、血管炎或静脉窦闭塞性疾病等所致脑出血亦常表现为多发性脑出血。

3.脑出血后脑水肿的发生机制

脑出血后机体和脑组织局部发生一系列病理生理反应,其中自发性脑出血后最重要的继发性病理变化之一是脑水肿。由于血肿周围脑组织形成水肿带,继而引起神经细胞及其轴突的变性和坏死,成为患者病情恶化和死亡的主要原因之一。目前认为,ICH 后脑水肿与占位效应、血肿内血浆蛋白渗出和血凝块回缩、血肿周围继发缺血、血肿周围组织炎症反应、水通道蛋白-4(AQP-4)及自由基级联反应等有关。

(1)占位效应:主要是通过机械性压力和颅内压增高引起。巨大血肿可立即产生占位效应,造成周围脑组织损害,并引起颅内压持续增高。早期主要为局灶性颅内压增高,随后发展为弥漫性颅内压增高,而颅内压的持续增高可引起血肿周围组织广泛性缺血,并加速缺血组织的血管通透性改变,引发脑水肿形成。同时,脑血流量降低、局部组织压力增加可促发血管活性物质从受损的脑组织中释放,破坏血-脑屏障,引发脑水肿形成。因此,血肿占位效应虽不是脑水肿形成的直接原因,但可通过影响脑血流量、周围组织压力以及颅内压等因素,间接地在脑出血后脑水肿形成机制中发挥作用。

(2)血肿内血浆蛋白渗出和血凝块回缩:血肿内血液凝结是脑出血超急性期血肿周围组织脑水肿形成的首要条件。在正常情况下,脑组织细胞间隙中的血浆蛋白含量非常低,但在血肿周围组织细胞间隙中却可见血浆蛋白和纤维蛋白聚积,这可导致细胞间隙胶体渗透压增高,使水分渗透到脑组织内形成水肿。此外,血肿形成后由于血凝块回缩,使血肿腔静水压降低,这也将导致血液中的水分渗透到脑组织间隙形成水肿。凝血连锁反应激活、血凝块回缩(血肿形成后血块分离成 1 个红细胞中央块和 1 个血清包绕区)以及纤维蛋白沉积等,在脑出血后血肿周围组织脑水肿形成中发挥着重要作用。血凝块形成是脑出血血肿周围组织脑水肿形成的必经阶段,而血浆蛋白(特别是凝血酶)则是脑水肿形成的关键因素。

(3)血肿周围继发缺血:脑出血后血肿周围局部脑血流量显著降低,而脑血流量的异常降低可引起血肿周围组织缺血。一般脑出血后 6~8 小时,血红蛋白和凝血酶释出细胞毒性物质,兴奋性氨基酸释放增多等,细胞内钠聚集,则引起细胞毒性水肿;出血后 4~12 小时,血-脑屏障开始破坏,血浆成分进入细胞间液,则引起血管源性水肿。同时,脑出血后形成的血肿在降解过程中,产生的渗透性物质和缺血的代谢产物,也使组织间渗透压增高,促进或加重脑水肿,从而形成血肿周围半暗带。

(4)血肿周围组织炎症反应:脑出血后血肿周围中性粒细胞、巨噬细胞和小胶质细胞活化,血凝块周围活化的小胶质细胞和神经元中白细胞介素-1(IL-1)、白细胞介素-6(IL-6)、细胞间黏附因子-1(ICAM-1)和肿瘤坏死因子-α(TNF-α)表达增加。临床研究采用双抗夹心酶联免疫吸附试验检测 41 例脑出血患者脑脊液 IL-1 和 S100 蛋白含量发现,急性患者脑脊液 IL-1 水平显著高于对照组,提示 IL-1 可能促进了脑水肿和脑损伤的发展。ICAM-1 在中枢神经系统中分布广泛。

(5)水通道蛋白-4(AQP-4)与脑水肿:过去一直认为水的跨膜转运是通过被动扩散实现的,而水通道蛋白(aquaporin,AQP)的发现完全改变了这种认识。现在认为,水的跨膜转运实际上是一个耗能的主动过程,是通过 AQP 实现的。AQP 在脑组织中广泛存在,可能是脑脊液重吸收、渗透压调节、脑水肿形成等生理、病理过程的分子生物学基础。迄今已发现的 AQP 至少存在 10 种亚型,其中 AQP-4 和 AQP-9 可能参与血肿周围脑组织水肿的形成。实验研究脑出血后不同时间点大鼠脑组织 AQP-4 的表达分布发现,对照组和实验组未出血侧 AQP-4 在各时间点的表达均为弱阳性,而水肿区从脑出血后 6 小时开始表达增强,3 天达高峰,此后逐渐回落,1 周后仍明显高于正常组。另外,随着出血时间的推移,出血侧 AQP-4 表达范围不断扩大,表达强度不断增强,并且与脑水肿严重程度呈正相关。以上结果提示,脑出血能导致细胞内外水和电解质失衡,细胞内外渗透压发生改变,激活位于细胞膜上的 AQP-4,进而促进水和电解质通过 AQP-4 进入细胞内导致细胞水肿。

(6)自由基级联反应:脑出血后脑组织缺血缺氧发生一系列级联反应造成自由基浓度增加。自由基通过攻击脑内细胞膜磷脂中多聚不饱和脂肪酸和脂肪酸的不饱和双键,直接造成脑损伤发生脑水肿;同时引起脑血管通透性增加,亦加重脑水肿从而加重病情。

二、临床表现

（一）症状与体征

1.意识障碍

多数患者发病时很快出现不同程度的意识障碍,轻者可呈嗜睡,重者可昏迷。

2.高颅压征

表现为头痛、呕吐。头痛以病灶侧为重,意识朦胧或浅昏迷者可见患者用健侧手触摸病灶侧头部;呕吐多为喷射性,呕吐物为胃内容物,如合并消化道出血可为咖啡样物。

3.偏瘫

病灶对侧肢体瘫痪。

4.偏身感觉障碍

病灶对侧肢体感觉障碍,主要是痛觉、温度觉减退。

5.脑膜刺激征

见于脑出血已破入脑室、蛛网膜下腔以及脑室原发性出血之时,可有颈项强直或强迫头位,Kernig 征阳性。

6.失语症

优势半球出血者多伴有运动性失语症。

7.瞳孔与眼底异常

瞳孔可不等大、双瞳孔缩小或散大。眼底可有视网膜出血和视盘水肿。

8.其他症状

如心律不齐、呃逆、呕吐咖啡色样胃内容物、呼吸节律紊乱、体温迅速上升及心电图异常等变化。脉搏常有力或缓慢,血压多升高,可出现肢端发绀,偏瘫侧多汗,面色苍白或潮红。

（二）不同部位脑出血的临床表现

1.基底节区出血

为脑出血中最多见者,占 60%～70%。其中壳核出血最多,约占脑出血的 60%,主要是豆纹动脉尤其是其外侧支破裂引起;丘脑出血较少,约占 10%,主要是丘脑穿动脉或丘脑膝状体动脉破裂引起;尾状核及屏状核等出血少见。虽然各核出血有其特点,但出血较多时均可侵及内囊,出现一些共同症状。现将常见的症状分轻、重两型叙述如下。

（1）轻型:多属壳核出血,出血量一般为数毫升至 30 mL,或为丘脑小量出血,出血量仅数毫升,出血限于丘脑或侵及内囊后肢。患者突然头痛、头晕、恶心呕吐、意识清楚或轻度障碍,出血灶对侧出现不同程度的偏瘫,亦可出现偏身感觉障碍及偏盲(三偏征),两眼可向病灶侧凝视,优势半球出血可有失语。

（2）重型:多属壳核大量出血,向内扩展或穿破脑室,出血量可达 30～160 mL;或丘脑较大量出血,血肿侵及内囊或破入脑室。发病突然,意识障碍重,鼾声明显,呕吐频繁,可吐咖啡样胃内容物(由胃部应激性溃疡所致)。丘脑出血病灶对侧常有偏身感觉障碍或偏瘫,肌张力低,可引出病理反射,平卧位时,患侧下肢呈外旋位。但感觉障碍常先于或重于运动障碍,部分病例病灶对侧可出现自发性疼痛。常有眼球运动障碍(眼球向上注视麻痹,呈下视内收状态)。瞳孔缩小或不等大,一般为出血侧散大,提示已有小脑幕疝形成;部分病例有丘脑性失语(言语缓慢而不清、重复言语、发音困难、复述差,朗读正常)或丘脑性痴呆(记忆力减退、计算力下降、情感障碍、人格改变等)。如病情发展,血液大量破入脑室或损伤丘脑下部及脑干,昏迷加深,出现去大脑强直或四肢弛缓,面色潮红或苍白,出冷汗,鼾声大作,中枢性高热或体温过低,甚至出现肺水肿、上消化道出血等内脏并发症,最后多发生枕骨大孔疝死亡。

2.脑叶出血

又称皮质下白质出血。应用 CT 以后,发现脑叶出血约占脑出血的 15%,发病年龄 11～80 岁不等,40 岁以下占 30%,年轻人多由血管畸形(包括隐匿性血管畸形)、Moyamoya 病引起,老年人常见于高血压动脉硬化及淀粉样血管病等。脑叶出血以顶叶最多见,以后依次为颞叶、枕叶、额叶,40％为跨叶出血。脑叶出血除意识障碍、颅内高压和抽搐等常见症状外,还有各脑叶的特异表现。

(1)额叶出血:常有一侧或双侧的前额痛、病灶对侧偏瘫。部分病例有精神行为异常、凝视麻痹、言语障碍和癫痫发作。

(2)顶叶出血:常有病灶侧颞部疼痛;病灶对侧的轻偏瘫或单瘫、深浅感觉障碍和复合感觉障碍;体象障碍、手指失认和结构失用症等,少数病例可出现下象限盲。

(3)颞叶出血:常有耳部或耳前部疼痛,病灶对侧偏瘫,但上肢瘫重于下肢,中枢性面、舌瘫可有对侧上象限盲;优势半球出血可出现感觉性失语或混合性失语;可有颞叶癫痫、幻嗅、幻视、兴奋躁动等精神症状。

(4)枕叶出血:可出现同侧眼部疼痛,同向性偏盲和黄斑回避现象,可有一过性黑矇和视物变形。

3.脑干出血

(1)中脑出血:中脑出血少见,自CT应用于临床后,临床已可诊断。轻症患者表现为突然出现复视、眼睑下垂、一侧或两侧瞳孔扩大、眼球不同轴、水平或垂直眼震,同侧肢体共济失调,也可表现大脑脚综合征(Weber综合征)或红核综合征(Benedikt综合征)。重者出现昏迷、四肢迟缓性瘫痪、去大脑强直,常迅速死亡。

(2)脑桥出血:占脑出血的10％左右。病灶多位于脑桥中部的基底部与被盖部之间。患者表现突然头痛,同侧Ⅵ、Ⅶ、Ⅷ脑神经麻痹,对侧偏瘫(交叉性瘫痪),出血量大或病情重者常有四肢瘫,很快进入意识障碍、针尖样瞳孔、去大脑强直、呼吸障碍,多迅速死亡。可伴中枢性高热、大汗和应激性溃疡等。一侧脑桥小量出血可表现为脑桥腹内侧综合征(Foville综合征)、闭锁综合征和脑桥腹外侧综合征(Millard-Gubler综合征)。

(3)延髓出血:延髓出血更为少见,突然意识障碍,血压下降,呼吸节律不规则,心律失常,轻症病例可呈延髓背外侧综合征(Wallenberg综合征),重症病例常因呼吸心跳停止而死亡。

4.小脑出血

约占脑出血的10％。多见于一侧半球的齿状核部位,小脑蚓部也可发生。发病突然,眩晕明显,频繁呕吐,枕部疼痛,病灶侧共济失调,可见眼球震颤,同侧周围性面瘫,颈项强直等,如不仔细检查,易误诊为蛛网膜下腔出血。当出血量不大时,主要表现为小脑症状,如病灶侧共济失调,眼球震颤,构音障碍和吟诗样语言,无偏瘫。出血量增加时,还可表现有脑桥受压体征,如展神经麻痹、侧视麻痹等,以及肢体偏瘫和(或)锥体束征。病情如继续加重,颅内压增高明显,昏迷加深,极易发生枕骨大孔疝死亡。

5.脑室出血

分原发与继发两种,继发性系指脑实质出血破入脑室者;原发性指脉络丛血管出血及室管膜下动脉破裂出血,血液直流入脑室者。以前认为脑室出血罕见,现已证实占脑出血的3％～5％。55％的患者出血量较少,仅部分脑室有血,脑脊液呈血性,类似蛛网膜下腔出血。临床常表现为头痛、呕吐、项强、Kernig征阳性、意识清楚或一过性意识障碍,但常无偏瘫体征,脑脊液血性,酷似蛛网膜下腔出血,预后良好,可以完全恢复正常;出血量大,全部脑室均被血液充满者,其临床表现符合既往所谓脑室出血的症状,即发病后突然头痛、呕吐、昏迷、瞳孔缩小或时大时小、眼球浮动或分离性斜视,四肢肌张力增高,病理反射阳性,早期出现去大脑强直,严重者双侧瞳孔散大,呼吸深,鼾声明显,体温明显升高,面部充血多汗,预后极差,多迅速死亡。

三、辅助检查

(一)头颅CT

发病后CT平扫可显示近圆形或卵圆形均匀高密度的血肿病灶,边界清楚,可确定血肿部位、大小、形态及是否破入脑室,血肿周围有无低密度水肿带及占位效应(脑室受压、脑组织移位)和梗阻性脑积水等。早期可发现边界清楚、均匀的高度密度灶,CT值为60～80 Hu,周围环绕低密度水肿带。血肿范围大时可见占位效应。根据CT影像估算出血量可采用简单易行地多田计算公式:出血量(mL)＝0.5×最大面积长轴(cm)×最大面积短轴(mL)×层面数。出血后 3~7 天,血红蛋白破坏,纤维蛋白溶解,高密度区向心性缩小,边缘模糊,周围低密度区扩大。病后 2~4 周,形成等密度或低密度灶。病后 2 个月左右,血肿区形成囊腔,其密度与脑脊液近乎相等,两侧脑室扩大;增强扫描,可见血肿周围有环状高密度强化影,其大小、形状与原血肿相近。

(二)头颅 MRI/MRA

MRI 的表现主要取决于血肿所含血红蛋白量的变化。发病1 天内,血肿呈 T_1 等信号或低信号,T_2 呈高信号或混合信号;第2 天~1 周内,T_1 为等信号或稍低信号,T_2 为低信号;第 2~4 周,T_1 和 T_2 均为高信号;4 周后,T_1 呈低信号,T_2 为高信号。此外,MRA 可帮助发现脑血管畸形、肿瘤及血管瘤等病变。

(三)数字减影血管造影(DSA)

对脑叶出血、原因不明或怀疑脑血管畸形、血管瘤、Moyamoya 病和血管炎等患者有意义,尤其血压正常的年轻患者应通过 DSA 查明病因。

(四)腰椎穿刺检查

在无条件做 CT 时,且患者病情不重,无明显颅内高压者可进行腰椎穿刺检查。脑出血者脑脊液压力常增高,若出血破入脑室或蛛网膜下腔者脑脊液多呈均匀血性。有脑疝及小脑出血者应禁做腰椎穿刺检查。

(五)经颅多普勒超声(TCD)

由于简单及无创性,可在床边进行检查,已成为监测脑出血患者脑血流动力学变化的重要方法。①通过检测脑动脉血流速度,间接监测脑出血的脑血管痉挛范围及程度,脑血管痉挛时其血流速度增高。②测定血流速度、血流量和血管外周阻力可反映颅内压增高时脑血流灌注情况,如颅内压超过动脉压时收缩期及舒张期血流信号消失,无血流灌注。③提供脑动静脉畸形、动脉瘤等病因诊断的线索。

(六)脑电图(EEG)

可反映脑出血患者脑功能状态。意识障碍可见两侧弥漫性慢活动,病灶侧明显;无意识障碍时,基底节和脑叶出血出现局灶性慢波,脑叶出血靠近皮质时可有局灶性棘波或尖波发放;小脑出血无意识障碍时脑电图多正常,部分患者同侧枕颞部出现慢活动;中脑出血多见两侧阵发性同步高波幅慢活动;脑桥出血患者昏迷时可见 8~12 Hz α 波、低波幅 β 波、纺锤波或弥漫性慢波等。

(七)心电图

可及时发现脑出血合并心律失常或心肌缺血,甚至心肌梗死。

(八)血液检查

重症脑出血急性期白细胞数可增至$(10\sim20)\times10^9/L$,并可出现血糖含量升高、蛋白尿、尿糖、血尿素氮含量增加,以及血清肌酶含量升高等。但均为一过性,可随病情缓解而消退。

四、治疗

治疗原则为脱水降颅压、调整血压、防止继续出血、减轻血肿所致继发性损害、促进神经功能恢复、加强护理防治并发症。

(一)一般治疗

卧床休息,密切观察生命体征,保持呼吸道通畅,吸氧,保持肢体功能位,鼻饲,预防感染,维持水电解质平衡等。

(二)脱水降颅压

积极控制脑水肿、降低颅内压是脑出血急性期治疗的重要环节。可选用:20% 甘露醇 125~250 mL,快速静脉滴注,1 次用时 6~8 小时;呋塞米(速尿)20~40 mg 静脉推注,2~4 次/天;甘油果糖 500 mL 静脉滴注,3~6 小时滴完,1~2 次/天。

(三)调控血压

脑出血患者血压过高时,可增加再出血的风险,应及时控制血压,常用的药物有苯磺酸氨氯地平、硝普钠等。血压过低时,应进行升压治疗以维持足够的脑灌注,常用的药物有多巴胺、去甲肾上腺素等。

(四)止血和凝血治疗

仅用于并发消化道出血或有凝血障碍时,对高血压性脑出血无效。常用的药物有 6-氨基己酸、对羧基苄酸、氨甲环酸等。应激性溃疡导致消化道出血时,可应用西咪替丁、奥美拉唑等药物。

(五)外科治疗

有开颅血肿清除、脑室穿刺引流、经皮钻孔血肿穿刺抽吸等手术治疗。

(六)亚低温治疗

脑出血的新型辅助治疗方法,越早应用越好。

(七)康复治疗

早期将患肢置于功能位,病情稳定时,尽早行肢体、语言、心理康复治疗。

五、护理评估

(一)一般评估

1.生命体征

脑出血患者可有发热,评估是否为中枢性高热;脉率可加快、减慢或有心律不齐;注意观察呼吸频率、深度和节律(潮式、间停、抽泣样呼吸等)的异常;血压过高易致再出血,诱发脑疝,血压过低常提示病情危重,也可能是失血性休克表现。

2.患者主诉

询问患者既往有无高血压、动脉粥样硬化、血液病和家族性脑卒中史;是否遵医嘱进行降压、抗凝等治疗和治疗效果及目前用药情况;了解患者的性格特点、生活习惯与饮食结构。了解患者是在活动还是安静状态下起病,起病前有无情绪激动、活动过度、疲劳、用力排便等诱因和头晕、头痛、肢体麻木等前驱症状;发病时间及病情进展速度。

3.相关记录

生命体征、体重、体位、饮食、皮肤、出入量、GCS 评分、NIHSS 评分等记录结果。

(二)身体评估

1.头颈部

患者意识是否清楚,睁眼运动是否正常。两侧瞳孔是否等大等圆、瞳孔对光反射是否灵敏,角膜反射是否正常。是否存在剧烈头痛、喷射性呕吐、视乳头水肿等颅内压增高的表现。有无面色苍白、口唇发绀、皮肤湿冷、烦躁不安,是否存在吞咽困难和饮水呛咳,有无声音嘶哑或其他语言障碍。注意头颅有无局部肿块或压痛,咽反射是否存在或消失。有无头部活动受限、不自主活动及抬头无力。颈动脉听诊是否闻及血管杂音。

2.胸部

脊柱有无畸形,心脏及肺部听诊是否异常。

3.腹部

上腹部有无疼痛、饱胀,肠鸣音是否正常。有无大、小便失禁,并观察大小便的颜色、量和性质。

4.四肢

四肢肌肉有无萎缩,皮肤是否干燥。脑膜刺激征是否阳性,颈椎、脊柱、肌肉有无压痛。肢体有无瘫痪及其类型、性质和程度。肱二、三头肌反射,桡反射、膝腱反射、跟腱反射是否阳性。

(三)心理-社会评估

了解患者是否存在因突发肢体残疾或瘫痪卧床,生活需要依赖他人而产生的焦虑、恐惧、绝望等心理反应;患者及家属对疾病的病因和诱因、治疗护理经过、防治知识及预后的了解程度;家庭成员组成、家庭环境及经济状况和家属对患者的关心和支持程度等。

（四）辅助检查结果评估

（1）头颅 CT：有无高密度影响及其出现时间。

（2）头颅 MRI 及 DSA：有无血管畸形、肿瘤及血管瘤等病变的相应表现。

（3）脑脊液：颜色和压力变化。

（4）血液检查：有无白细胞、血糖和血尿素氮增高及其程度等。

（五）常用药物治疗效果的评估

1.应用脱水药的评估

（1）用药剂量、方法、时间、疗程的评估与记录。

（2）观察患者瞳孔的变化，询问患者头痛、恶心等症状的变化。

（3）准确记录 24 小时出入量，用药期间监测水、电解质、酸碱平衡，注意补充氯化钠和氯化钾，以免造成低钠、低氯、低钾血症。

（4）观察局部皮肤情况，药物不能外渗入皮下，以免引起皮下组织坏死。

2.应用血管活性药物的评估

（1）脑出血患者密切监测血压变化，血压≥200/110 mmHg 时，应采取降压治疗，使血压维持在180/105 mmHg 左右。收缩压在 180～200 mmHg 或舒张压在 100～110 mmHg 时暂不应用降压药物。

（2）脑出血患者血压降低速度和幅度不宜过快、过大，以免造成脑低灌注；血压过低时，应进行升压治疗以维持脑足够的脑灌注。急性期血压骤降提示病情危重，脑出血恢复期应将血压维持在正常范围。

3.应用止血和凝血药物的评估

（1）高血压性脑出血应用止血药物无效。

（2）并发上消化道出血时和凝血功能有障碍时，应用止血和抗凝药物。

六、主要护理诊断/问题

（1）有受伤的危险：与脑出血导致脑功能损害、意识障碍有关。

（2）自理缺陷：与脑出血所致偏瘫、共济失调或医源性限制（绝对卧床）有关。

（3）有失用综合征的危险：与脑出血所致意识障碍、运动障碍或长期卧床有关。

（4）潜在并发症：脑疝、上消化道出血。

七、护理措施

（一）休息与运动

绝对卧床休息 2～4 周，抬高床头 15°～30°，减轻脑水肿。病室安静，减少探视，操作集中进行，减少刺激。躁动患者适当约束，必要时应用镇静剂，便秘患者应用缓泻剂。

（二）饮食护理

给予高蛋白、高维生素、清淡、易消化、营养丰富的流质或半流质饮食，补充足够的水分和热量。昏迷或有吞咽功能障碍的患者发病第 2～3 天遵医嘱予鼻饲饮食。食物应无刺激性，温度适宜，少量多餐，并加强口腔护理，保持口腔清洁。

（三）用药护理

脑出血患者抢救时，遵医嘱快速静脉滴注甘露醇或静脉注射呋塞米，甘露醇应在 15～30 分钟内滴完，避免药物外渗。注意甘露醇的致肾衰不良反应，观察尿液的颜色、量和性质，定期复查电解质。上消化道出血患者用药，应观察药物疗效和不良反应，如奥美拉唑可致转氨酶升高、枸橼酸铋钾引起大便发黑等。

（四）心理护理

详细告诉患者本病的原因、常见症状、预防、治疗知识及自我护理方法。帮助患者了解本病的危害性，帮助患者寻找和去除自身的危险因素,积极治疗相关疾病。安慰患者,消除其紧张情绪,创造安静舒适的环境,保证患者休息。

(五)皮肤护理

加强皮肤护理和大小便护理,每天床上擦浴1～2次,每2～3小时应协助患者变换体位1次,变换体位时,尽量减少头部摆动幅度,以免加重脑出血。注意保持床单整洁和干燥,应用气垫床或自动减压床,预防压疮。将患者瘫痪侧肢体置于功能位,指导和协助患者进行肢体的被动运动,预防关节僵硬和肢体挛缩畸形。

(六)健康教育

1.疾病预防指导

指导高血压患者避免情绪激动,保持心态平和;建立健康的生活方式,保证充足的睡眠,适当的运动,避免体力或脑力过度劳累和突然用力;低盐、低脂、高蛋白、高维生素饮食;戒烟限酒,养成定时排便的习惯,保持大便通畅。

2.用药指导与病情监测

告知患者和家属疾病的基本病因、主要危险因素和防治原则,遵医嘱服用降压药等。教会患者测量血压、血糖,并会鉴别早期疾病表现,发现剧烈头痛、头晕、恶心、肢体麻木、乏力、语言障碍等症状时,应及时就医。

3.康复指导

教会患者和家属自我护理方法和康复训练技巧,并使其认识到坚持主动或被动康复训练的意义。

4.就诊指标

出现肢体麻木、无力、头痛、头晕、视物模糊等症状及时就诊,定期门诊复查,积极治疗高血压、高血脂、糖尿病等疾病。

八、护理效果评估

(1)患者意识障碍无加重或意识清楚。

(2)患者没有发生因意识障碍而并发的误吸、窒息、压疮和感染。

(3)患者未发生脑疝、上消化道出血或脑疝抢救成功、上消化道出血得到有效控制。

(4)患者能适应长期卧床的状态,生活需要得到满足。

(张　荟)

第三节　蛛网膜下腔出血

蛛网膜下腔出血(subarachnoid hemorrhage,SAH)是指脑表面或脑底部的血管自发破裂,血液流入蛛网膜下腔,伴或不伴颅内其他部位出血的一种急性脑血管疾病。本病可分为原发性、继发性和外伤性。原发性SAH是指脑表面或脑底部的血管破裂出血,血液直接或基本直接流入蛛网膜下腔所致,称特发性蛛网膜下腔出血或自发性蛛网膜下腔出血(idiopathic subarachnoid hemorrhage,ISAH),约占急性脑血管疾病的15%,是神经科常见急症之一;继发性SAH则为脑实质内、脑室、硬脑膜外或硬脑膜下的血管破裂出血,血液穿破脑组织进入脑室或蛛网膜下腔者;外伤引起的概称外伤性SAH,常伴发于脑挫裂伤。SAH临床表现为急骤起病的剧烈头痛、呕吐、精神或意识障碍、脑膜刺激征和血性脑脊液。SAH的年发病率世界各国各不相同,中国约为5/10万,美国为6/10万～16/10万,德国约为10/10万,芬兰约为25/10万,日本约为25/10万。

蛛网膜下腔出血属中医"中风""真头痛""头痛"等病证范畴。

一、病因与发病机制

（一）中医病因病机

SAH 发病急骤，多因情绪激动、用力、排便、咳嗽等诱发。青壮年平素多性情急躁，五志过极皆可化火，心肝火旺，灼伤肝阴，肝阳偏亢；中老年人肝肾渐亏，水不涵木，肝阳偏亢，复因暴怒，肝阳暴涨，风扇火炽，或因用力而使气机升降失常，气血逆乱于上，上冲于脑，脑脉破裂发为本病。"血之与气并走于上，则为大厥"以及"阳气者，大怒则形气绝，而血菀于上，使人薄厥"较符合其发病机制。病初多以实邪阻滞为主要表现，风、痰、瘀诸邪交结互现，其轻者，邪阻脉络，不通则痛，表现为剧烈头痛，其重者则邪闭脑窍，神志不清；本病顺症者，经调治将息，邪去正衰，后期出现肝肾阴虚，气血不足的表现；逆症者，邪气独留，正气衰败，元气败脱，多成不治。总之，本病主要为肝经病变，以实证居多，风、火、痰、瘀为其标，肝肾阴虚、气血亏虚为其本，情志内伤为其最常见的诱发因素，风（肝风）、火（心火、肝火）、痰、瘀乃其重要的病理因素，常相兼互化，相互影响，互为因果；病变部位在脑，病变脏腑涉及心、肝、肾，病性以实为主。

1.肝阳暴亢，瘀血阻窍

肝"体阴而用阳"，主升主动，喜条达而恶抑郁。郁怒伤肝，气郁化火，致肝阳上亢，扰动清窍；火郁日久，灼伤脉络，致血溢脉外。蛛网膜下腔出血量较大者，临床常见头痛目赤、心烦躁动者，常属此因。

2.肝风上扰，痰蒙清窍

忧郁、恼怒太过，肝气郁结，气郁化火伤阴，肝阴耗伤，风阳易动，上扰头目；或先天禀赋不足，肾阴素亏不能养肝，水不涵木，肝阴易动，肝阳上亢，肝风上扰；同时因饮食不节，忧思、劳倦过度，损伤脾胃，脾失健运，水液运行不畅，致痰湿内生，肝风夹痰上扰，蒙蔽清窍而发病。蛛网膜下腔出血量中等或偏小但影响皮质功能者，常见意识蒙、头昏眼花、心烦躁动者，多属此因。

3.瘀血阻络，痰火扰心

常见于久郁气滞，或热毒蕴结血分，或外伤致血液瘀阻，因血行不畅或筋脉失养而出现一系列临床表现；或嗜食膏粱厚味，煎炸炙煿，蕴热化火生痰，或伤脾滋生痰浊，致痰火扰心。蛛网膜下腔出血出现头痛心烦、躁动不安、口渴口臭、大便干结或不畅者，多属此因。

4.元气败脱，神明散乱

年老体弱，或饮食不节，或劳役过度，或大病久病致使正气虚衰，元气败脱，阳脱于外，阴阳离决，神明散乱，病情危重，为五脏之气衰欲绝的表现。多见于老年人蛛网膜下腔出血，或出血量较大，脑水肿明显或出现脑疝及多脏器衰竭者，多属此因。

（二）西医病因及发病机制

1.病因

SAH 的病因很多，以动脉瘤为最常见，包括先天性动脉瘤、高血压动脉硬化性动脉瘤、夹层动脉瘤和感染性动脉瘤等，其他如脑血管畸形、脑底异常血管网、结缔组织病、脑血管炎等。75%～85%的非外伤性SAH 患者为颅内动脉瘤破裂出血，其中，先天性动脉瘤发病多见于中青年；高血压动脉硬化性动脉瘤为梭形动脉瘤，约占 13%，多见于老年人。脑血管畸形占第 2 位，以动静脉畸形最常见，约占 15%，常见于青壮年。其他如烟雾病、感染性动脉瘤、颅内肿瘤、结缔组织病、垂体卒中、脑血管炎、血液病及凝血障碍性疾病、妊娠并发症等均可引起 SAH。近年发现约 15%的 ISAH 患者病因不清，即使 DSA 检查也未能发现SAH 的病因。

2.发病机制

蛛网膜下腔出血后，血液流入蛛网膜下腔淤积在血管破裂相应的脑沟和脑池中，并可下流至脊髓蛛网膜下腔，甚至逆流至第四脑室和侧脑室，引起一系列变化，主要包括：①颅内容积增加，血液流入蛛网膜下腔使颅内容积增加，引起颅内压增高，血液流入量大者可诱发脑疝。②化学性脑膜炎，血液流入蛛网膜下腔后直接刺激血管，使白细胞崩解释放各种炎症介质。③血管活性物质释放，血液流入蛛网膜下腔后，血细胞破坏产生各种血管活性物质（氧合血红蛋白、5-羟色胺、血栓烷 A_2、肾上腺素、去甲肾上腺素）刺激血管和脑膜,使脑血管发生痉挛和蛛网膜颗粒粘连。④脑积水,血液流入蛛网膜下腔在颅底或逆流入脑室发生凝固,造成脑脊液回流受阻引起急性阻塞性脑积水和颅内压增高;部分红细胞随脑脊液流入蛛网膜颗粒并溶解,使其阻塞,引起脑脊液吸收减慢,最后产生交通性脑积水。⑤下丘脑功能紊乱,血液及其代谢产物直接刺激下丘脑引起神经内分泌紊乱,引起发热、血糖含量增高、应激性溃疡、肺水肿等。⑥脑-心综合征,急性高颅压或血液直接刺激下丘脑、脑干,导致自主神经功能亢进,引起急性心肌缺血、心律失常等。

二、临床表现

SAH 发生于任何年龄,发病高峰多在 30~60 岁;50 岁后,ISAH 的危险性有随年龄的增加而升高的趋势。男女在不同的年龄段发病不同,10 岁前男性的发病率较高,男女比为 4∶1;40~50 岁时,男女发病相等;70~80 岁时,男女发病率之比高达 1∶10。临床主要表现为剧烈头痛、脑膜刺激征阳性、血性脑脊液。在严重病例中,患者可出现意识障碍,从嗜睡至昏迷不等。

(一)症状与体征

1.先兆及诱因

先兆通常是不典型头痛或颈部僵硬,部分患者有病侧眼眶痛、轻微头痛、动眼神经麻痹等表现,主要由少量出血造成;70%的患者存在上述症状数天或数周后出现严重出血,但绝大部分患者起病急骤,无明显先兆。常见诱因有过量饮酒、情绪激动、精神紧张、剧烈活动、用力状态等,这些诱因均能增加 ISAH 的风险性。

2.一般表现

出血量大者,当天体温即可升高,可能与下丘脑受影响有关;多数患者于 2~3 天后体温升高,多属于吸收热;SAH 后患者血压增高,1~2 周病情趋于稳定后逐渐恢复病前血压。

3.神经系统表现

绝大部分患者有突发持续性剧烈头痛。头痛位于前额、枕部或全头,可扩散至颈部、腰背部;常伴有恶心、呕吐。呕吐可反复出现,系由颅内压急骤升高和血液直接刺激呕吐中枢所致。如呕吐物为咖啡色样胃内容物则提示上消化道出血,预后不良。头痛部位各异,轻重不等,部分患者类似眼肌麻痹型偏头痛。有 48%~81%的患者可出现不同程度的意识障碍,轻者嗜睡,重者昏迷,多逐渐加深。意识障碍的程度、持续时间及意识恢复的可能性均与出血量、出血部位及有无再出血有关。

部分患者以精神症状为首发或主要的临床症状,常表现为兴奋、躁动不安、定向障碍,甚至谵妄和错乱;少数可出现迟钝、淡漠、抗拒等。精神症状可由大脑前动脉或前交通动脉附近的动脉瘤破裂引起,大多在病后 1~5 天出现,但多数在数周内自行恢复。癫痫发作较少见,多发生在出血时或出血后的急性期,国外发生率为 6%~26.1%,国内资料为 10%~18.3%。在一项 SAH 的大宗病例报道中,大约有 15%的动脉瘤性 SAH 表现为癫痫。癫痫可为局限性抽搐或全身强直-阵挛性发作,多见于脑血管畸形引起者,出血部位多在天幕上,多由于血液刺激大脑皮质所致,患者有反复发作倾向。部分患者由于血液流入脊髓蛛网膜下腔可出现神经根刺激症状,如腰背痛。

4.神经系统体征

(1)脑膜刺激征:为 SAH 的特征性体征,包括头痛、颈强直、Kernig 征和 Brudzinski 征阳性。常于起病后数小时至 6 天内出现,持续 3~4 周。颈强直发生率最高(6%~100%)。另外,应当注意临床上有少数患者可无脑膜刺激征,如老年患者,可能因蛛网膜下腔扩大等老年性改变和痛觉不敏感等因素,往往使脑膜刺激征不明显,但意识障碍仍可较明显,老年人的意识障碍可达 90%。

(2)脑神经损害:以第Ⅱ、Ⅲ对脑神经最常见,其次为第Ⅴ、Ⅵ、Ⅶ、Ⅷ对脑神经,主要由于未破裂的动脉瘤压迫或破裂后的渗血、颅内压增高等直接或间接损害引起。少数患者有一过性肢体单瘫、偏瘫、失语,早期出现者多因出血破入脑实质和脑水肿所致;晚期多由于迟发性脑血管痉挛引起。

(3)眼症状:SAH 的患者中,17%有玻璃体膜下出血,7%~35%有视盘水肿。视网膜下出血及玻璃体下出血是诊断 SAH 有特征性的体征。

(4)局灶性神经功能缺失：如有局灶性神经功能缺失有助于判断病变部位，如突发头痛伴眼睑下垂者，应考虑载瘤动脉可能是后交通动脉或小脑上动脉。

(二)SAH 并发症

1.再出血

在脑血管疾病中，最易发生再出血的疾病是 SAH，国内文献报道再出血率为 24％左右。再出血临床表现严重，病死率远远高于第 1 次出血，一般发生在第 1 次出血后 10～14 天，2 周内再发生率占再发病例的 54％～80％。近期再出血病死率为 41％～46％，甚至更高。再发出血多因动脉瘤破裂所致，通常在病情稳定的情况下，突然头痛加剧、呕吐、癫痫发作，并迅速陷入深昏迷，瞳孔散大，对光反射消失，呼吸困难甚至停止。神经定位体征加重或脑膜刺激征明显加重。

2.脑血管痉挛

脑血管痉挛(CVS)是 SAH 发生后出现的迟发性大、小动脉的痉挛狭窄，以后者更多见。典型的血管痉挛发生在出血后 3～5 天，于 5～10 天达高峰，2～3 周逐渐缓解。在大多数研究中，血管痉挛发生率在 25％～30％。早期可逆性 CVS 多在蛛网膜下腔出血后 30 分钟内发生，表现为短暂的意识障碍和神经功能缺失。70％的 CVS 在蛛网膜下腔出血后 1～2 周内发生，尽管及时干预治疗，但仍有约 50％有症状的 CVS 患者将会进一步发展为脑梗死。因此，CVS 的治疗关键在预防。血管痉挛发作的临床表现通常是头痛加重或意识状态下降，除发热和脑膜刺激征外，也可表现局灶性的神经功能损害体征，但不常见。尽管导致血管痉挛的许多潜在危险因素已经确定，但 CT 扫描所见的蛛网膜下腔出血的数量和部位是最主要的危险因素。基底池内有厚层血块的患者比仅有少量出血的患者更容易发展为血管痉挛。虽然国内外均有大量的临床观察和实验数据，但是 CVS 的机制仍不确定。蛛网膜下腔出血本身或其降解产物中的一种或多种成分可能是导致 CVS 的原因。

CVS 的检查，常选择经颅多普勒超声(TCD)和数字减影血管造影(DSA)检查。TCD 有助于血管痉挛的诊断。TCD 血液流速峰值大于 200 cm/s 和(或)平均流速大于 120 cm/s 时能很好地与血管造影显示的严重血管痉挛相符。值得提出的是，TCD 只能测定颅内血管系统中特定深度的血管段。测得数值的准确性在一定程度上依赖于超声检查者的经验。动脉插管血管造影诊断 CVS 较 TCD 更为敏感。CVS 患者行血管造影的价值不仅用于诊断，更重要的目的是血管内治疗。动脉插管血管造影为有创检查，价格较昂贵。

3.脑积水

大约 25％的动脉瘤性蛛网膜下腔出血患者由于出血量大、速度快，血液大量涌入第三脑室、第四脑室并凝固，使第四脑室的外侧孔和正中孔受阻，可引起急性梗阻性脑积水，导致颅内压急剧升高，甚至出现脑疝而死亡。急性脑积水常发生于起病数小时至 2 周内，多数患者在 1～2 天内意识障碍呈进行性加重，神经症状迅速恶化，生命体征不稳定，瞳孔散大。颅脑 CT 检查可发现阻塞上方的脑室明显扩大等脑室系统有梗阻表现，此类患者应迅速进行脑室引流术。慢性脑积水是 SAH 后 3 周至 1 年内发生的脑积水，原因可能为蛛网膜下腔出血刺激脑膜，引起无菌性炎症反应形成粘连，阻塞蛛网膜下腔及蛛网膜绒毛而影响脑脊液的吸收与回流，以脑脊液吸收障碍为主，病理切片可见蛛网膜增厚纤维变性，室管膜破坏及脑室周围脱髓鞘改变。Johnston 认为脑脊液的吸收与蛛网膜下腔和上矢状窦的压力差以及蛛网膜绒毛颗粒的阻力有关。当脑外伤后颅内压增高时，上矢状窦的压力随之升高，使蛛网膜下腔和上矢状窦的压力差变小，从而使蛛网膜绒毛微小管系统受压甚至关闭，直接影响脑脊液的吸收。由于脑脊液的积蓄造成脑室内静水压升高，致使脑室进行性扩大。因此，慢性脑积水的初期，患者的颅内压是高于正常的，及至脑室扩大到一定程度之后，由于加大了吸收面，才渐使颅内压下降至正常范围，故临床上称之为正常颅压脑积水。但由于脑脊液的静水压已超过脑室壁所能承受的压力，使脑室不断继续扩大、脑萎缩加重而致进行性痴呆。

4.自主神经及内脏功能障碍

常因下丘脑受出血、脑血管痉挛和颅内压增高的损伤所致，临床可并发心肌缺血或心肌梗死、急性肺水肿、应激性溃疡。这些并发症被认为是由于交感神经过度活跃或迷走神经张力过高所致。

5.低钠血症

尤其是重症 SAH 常影响下丘脑功能,而导致有关水盐代谢激素的分泌异常。目前,关于低钠血症发生的病因有两种机制,即血管升压素分泌异常综合征(syndrome of inappropriate antidiuretic hormone, SIADH)和脑性耗盐综合征(cerebral salt-wasting syndrome,CSWS)。

SIADH 理论是 1957 年由 Bartter 等提出的,该理论认为,低钠血症产生的原因是由于各种创伤性刺激作用于下丘脑,引起血管升压素(ADH)分泌过多,或血管升压素渗透性调节异常,丧失了低渗对 ADH 分泌的抑制作用,而出现持续性 ADH 分泌。肾脏远曲小管和集合管重吸收水分的作用增强,引起水潴留、血钠被稀释及细胞外液增加等一系列病理生理变化。同时,促肾上腺皮质激素(ACTH)相对分泌不足,血浆 ACTH 降低,醛固酮分泌减少,肾小管排钾保钠功能下降,尿钠排出增多。细胞外液增加和尿、钠丢失的后果是血浆渗透压下降和稀释性低血钠,尿渗透压高于血渗透压,低钠而无脱水,中心静脉压增高的一种综合征。若进一步发展,将导致水分从细胞外向细胞内转移、细胞水肿及代谢功能异常。当血钠 <120 mmol/L 时,可出现恶心、呕吐、头痛;当血钠<110 mmol/L 时可发生嗜睡、躁动、谵语、肌张力低下、腱反射减弱或消失甚至昏迷。

但 20 世纪 70 年代末以来,越来越多的学者发现,发生低钠血症时,患者多伴有尿量增多和尿钠排泄量增多,而血中 ADH 并无明显增加,这使得 CSWS 的概念逐渐被接受。SAH 时,CSWS 的发生可能与脑钠肽(BNP)的作用有关。下丘脑受损时可释放出 BNP,脑血管痉挛也可使 BNP 升高。BNP 的生物效应类似心房钠尿肽(ANP),有较强的利钠和利尿反应。CSWS 时可出现厌食、恶心、呕吐、无力、直立性低血压、皮肤无弹性、眼球内陷、心率增快等表现。诊断依据:细胞外液减少,负钠平衡,水摄入与排出率<1,肺动脉楔压<8 mmHg,中央静脉压<6 mmHg,体重减轻。Ogawasara 提出每天对 CSWS 患者定时测体重和中央静脉压是诊断 CSWS 和鉴别 SIADH 最简单和实用的方法。

三、辅助检查

(一)脑脊液检查

目前脑脊液(CSF)检查尚不能被 CT 检查所完全取代。由于腰椎穿刺(LP)有诱发再出血和脑疝的风险,在无条件行 CT 检查和病情允许的情况下,或颅脑 CT 所见可疑时才可考虑谨慎施行 LP 检查。均匀一致的血性脑脊液是诊断 SAH 的金标准,脑脊液压力增高,蛋白含量增高,糖和氯化物水平正常。起初脑脊液中红、白细胞比例与外周血基本一致(700:1),12 小时后脑脊液开始变黄,2~3 天后因出现无菌性炎症反应,白细胞数可增加,初为中性粒细胞,后为单核细胞和淋巴细胞。LP 阳性结果与穿刺损伤出血的鉴别很重要。通常是通过连续观察试管内红细胞计数逐渐减少的三管试验来证实,但采用脑脊液离心检查上清液黄变及匿血反应是更灵敏的诊断方法。脑脊液细胞学检查可见巨噬细胞内吞噬红细胞及碎片,有助于鉴别。

(二)颅脑 CT 检查

CT 检查是诊断蛛网膜下腔出血的首选常规检查方法。急性期颅脑 CT 检查快速、敏感,不但可早期确诊,还可判定出血部位、出血量、血液分布范围及动态观察病情进展和有无再出血迹象。急性期 CT 表现为脑池、脑沟及蛛网膜下腔呈高密度改变,尤以脑池局部积血有定位价值,但确定出血动脉及病变性质仍需借助于数字减影血管造影(DSA)检查。发病距 CT 检查的时间越短,显示蛛网膜下腔出血病灶部位的积血越清楚。Adams 观察发病当天 CT 检查显示阳性率为 95%,1 天后降至 90%,5 天后降至 80%,7 天后降至 50%。CT 显示蛛网膜下腔高密度出血征象,多见于大脑外侧裂池、前纵裂池、后纵裂池、鞍上池、和环池等。CT 增强扫描可能显示大的动脉瘤和血管畸形。须注意 CT 阴性并不能绝对排除 SAH。

部分学者依据 CT 扫描并结合动脉瘤好发部位推测动脉瘤的发生部位,如蛛网膜下腔出血以鞍上池为中心呈不对称向外扩展,提示颈内动脉瘤;外侧裂池基底部积血提示大脑中动脉瘤;前纵裂池基底部积血提示前交通动脉瘤;出血以脚间池为中心向前纵裂池和后纵裂池基底部扩散,提示基底动脉瘤。CT 显示弥漫性出血或局限于前部的出血发生再出血的风险较大,应尽早行 DSA 检查确定动脉瘤部位并早期手术。MRA 作为初筛工具具有无创、无风险的特点,但敏感性不如 DSA 检查高。

（三）数字减影血管造影

确诊 SAH 后应尽早行数字减影血管造影(DSA)检查,以确定动脉瘤的部位、大小、形状、数量、侧支循环和脑血管痉挛等情况,并可协助除外其他病因如动静脉畸形、烟雾病和炎性血管瘤等。大且不规则、分成小腔(为责任动脉瘤典型的特点)的动脉瘤可能是出血的动脉瘤。如发病之初脑血管造影未发现病灶,应在发病 1 个月后复查脑血管造影,可能会有新发现。DSA 可显示 80% 的动脉瘤及几乎 100% 的血管畸形,而且对发现继发性脑血管痉挛有帮助。脑动脉瘤大多数在 2~3 周内再次破裂出血,尤以病后 6~8 天为高峰,因此对动脉瘤应早检查、早期手术治疗,如在发病后 2~3 天内,脑水肿尚未达到高峰时进行手术则手术并发症少。

（四）MRI 检查

MRI 对蛛网膜下腔出血的敏感性不及 CT。急性期 MRI 检查还可能诱发再出血。但 MRI 可检出脑干隐匿性血管畸形;对直径 3~5 mm 的动脉瘤检出率可达 84%~100%,而由于空间分辨率较差,不能清晰显示动脉瘤颈和载瘤动脉,仍需行 DSA 检查。

（五）其他检查

心电图可显示 T 波倒置、QT 间期延长、出现高大 U 波等异常;血常规、凝血功能和肝功能检查可排除凝血功能异常方面的出血原因。

四、西医治疗

主要治疗原则:①控制继续出血,预防及解除血管痉挛,去除病因,防治再出血,尽早采取措施预防、控制各种并发症。②掌握时机尽早行 DSA 检查,如发现动脉瘤及动静脉畸形,应尽早行血管介入、手术治疗。

（一）一般处理

绝对卧床护理 4~6 周,避免情绪激动和用力排便,防治剧烈咳嗽,烦躁不安时适当应用止咳剂、镇静剂;稳定血压,控制癫痫发作。对于血性脑脊液伴脑室扩大者,必要时可行脑室穿刺和体外引流,但应掌握引流速度要缓慢。发病后应密切观察 GCS 评分,注意心电图变化,动态观察局灶性神经体征变化和进行脑功能监测。

（二）防止再出血

二次出血是本病的常见现象,故积极进行药物干预对防治再出血十分必要。蛛网膜下腔出血急性期脑脊液纤维素溶解系统活性增高,第 2 周开始下降,第 3 周后恢复正常。因此,选用抗纤维蛋白溶解药物抑制纤溶酶原的形成,具有防治再出血的作用。

1.6-氨基己酸

为纤维蛋白溶解抑制剂,可阻止动脉瘤破裂处凝血块的溶解,又可预防再破裂和缓解脑血管痉挛。每次 8~12 g 加入 10% 葡萄糖盐水 500 mL 中静脉滴注,每天 2 次。

2.氨甲苯酸

又称抗血纤溶芳酸,能抑制纤溶酶原的激活因子,每次 200~400 mg,溶于葡萄糖注射液或 0.9% 氯化钠注射液 20 mL 中缓慢静脉注射,每天 2 次。

3.氨甲环酸

为氨甲苯酸的衍化物,抗血纤维蛋白溶酶的效价强于前两种药物,每次 250~500 mg 加入 5% 葡萄糖注射液 250~500 mL 中静脉滴注,每天 1~2 次。

但近年的一些研究显示抗纤溶药虽有一定的防止再出血作用,但同时增加了缺血事件的发生,因此不推荐常规使用此类药物,除非凝血障碍所致出血时可考虑应用。

（三）降颅压治疗

蛛网膜下腔出血可引起颅内压升高、脑水肿,严重者可出现脑疝,应积极进行脱水降颅压治疗,主要选用 20% 甘露醇静脉滴注,每次 125~250 mL,每天 2~4 次;呋塞米入小壶,每次 20~80 mg,每天 2~4 次;

清蛋白 10～20 g/d,静脉滴注。药物治疗效果不佳或疑有早期脑疝时,可考虑脑室引流或颞肌下减压术。

（四）防治脑血管痉挛及迟发性缺血性神经功能缺损

目前认为脑血管痉挛引起迟发性缺血性神经功能缺损(delayed ischemic neurologic deficit,DIND)是动脉瘤性 SAH 最常见的死亡和致残原因。钙通道阻滞剂可选择性作用于脑血管平滑肌,减轻脑血管痉挛和 DIND。常用尼莫地平,每天 10 mg(50 mL),以每小时2.5～5.0 mL速度泵入或缓慢静脉滴注,5～14 天为一个疗程;也可选择尼莫地平,每次 40 mg,每天 3 次,口服。国外报道高血压-高血容量-血液稀释(hypertension-hypervolemia-hemodilution,3H)疗法可使大约 70% 的患者临床症状得到改善。有数个报道认为与以往相比,"3H"疗法能够明显改善患者预后。增加循环血容量,提高平均动脉压(MAP),降低血细胞比容(HCT)至 30%～50%,被认为能够使脑灌注达到最优化。3H 疗法必须排除已存在脑梗死、高颅压,并已夹闭动脉瘤后才能应用。

（五）防治急性脑积水

急性脑积水常发生于病后 1 周内,发生率为 9%～27%。急性阻塞性脑积水患者脑 CT 显示脑室急速进行性扩大,意识障碍加重,有效的疗法是行脑室穿刺引流和冲洗。但应注意防止脑脊液引流过度,维持颅内压在 15～30 mmHg,因过度引流会突然发生再出血。长期脑室引流要注意继发感染(脑炎、脑膜炎),感染率为5%～10%。同时常规应用抗生素防治感染。

（六）低钠血症的治疗

SIADH 的治疗原则主要是纠正低血钠和防止体液容量过多。可限制液体摄入量,1 天<500 mL,使体内水分处于负平衡以减少体液过多与尿钠丢失。注意应用利尿剂和高渗盐水,纠正低血钠与低渗血症。当血浆渗透压恢复,可给予 5% 葡萄糖注射液维持,也可用抑制 ADH 药物,地美环素1～2 g/d,口服。

CSWS 的治疗主要是维持正常水盐平衡,给予补液治疗。可静脉或口服等渗或高渗盐液,根据低钠血症的严重程度和患者耐受程度单独或联合应用。高渗盐液补液速度以每小时 0.7 mmol/L,24 小时<20 mmol/L 为宜。如果纠正低钠血症速度过快可导致脑桥脱髓鞘病,应予特别注意。

（七）外科治疗

经造影证实有动脉瘤或动静脉畸形者,应争取手术或介入治疗,根除病因防止再出血。

1.显微外科

夹闭颅内破裂的动脉瘤是消除病变并防止再出血的最好方法,而且动脉瘤被夹闭,继发性血管痉挛就能得到积极有效的治疗。一般认为 Hunt-Hess 分级 Ⅰ～Ⅱ级的患者应在发病后 48～72 小时内早期手术。应用现代技术,早期手术已经不再难以克服。一些神经血管中心富有经验的医师已经建议给低评分的患者早期手术,只要患者的血流动力学稳定,颅内压得以控制即可。对于神经状况分级很差和(或)伴有其他内科情况,手术应该延期。对于病情不太稳定、不能承受早期手术的患者,可选择血管内治疗。

2.血管内治疗

选择适合的患者行血管内放置 Guglielmi 可脱式弹簧圈(Guglielmi detachable coils,GDCs),已经被证实是一种安全的治疗手段。近年来,一般认为治疗指征为手术风险大或手术治疗困难的动脉瘤。

五、护理评估

（一）一般评估

1.生命体征

患者的血压、脉搏、呼吸、体温有无异常。

2.患者主诉

患者发病时间、方式,有无明显诱因,有无头晕、剧烈头痛、恶心、呕吐等症状出现。患者既往有无高血压,动脉粥样硬化,血液病和家族脑卒中病史。患者的平时生活方式和饮食情况,患者的性格特点。

3.相关记录

体重、身高、上臂围、皮肤、饮食、NIHSS 评分、GCS 评分、Norton 评分等记录结果。

（二）身体评估

1.头颈部

患者意识是否清楚,睁眼运动是否正常。两侧瞳孔是否等大等圆、瞳孔对光反射是否灵敏,角膜反射是否正常。有无面色苍白、口唇发绀、皮肤湿冷、烦躁不安,是否存在吞咽困难和饮水呛咳,咽反射是否存在或消失,有无声音嘶哑或其他语言障碍。注意头颅有无局部肿块或压痛,头痛是否为爆炸样。有无头部活动受限、不自主活动及抬头无力。脑膜刺激征是否阳性,颈椎、脊柱、肌肉有无压痛。颈动脉听诊是否闻及血管杂音。

2.胸部

脊柱有无畸形,心脏及肺部听诊是否异常。

3.腹部

上腹部有无疼痛、饱胀,肠鸣音是否正常。有无大、小便失禁,并观察大小便的颜色、量和性质。

4.四肢

有无肢体活动障碍或感觉缺失,四肢肌力及肌张力等情况。

（三）心理-社会评估

了解患者及其家属对疾病的了解程度,经济状况,对患者的支持关心程度等。

（四）辅助检查结果评估

评估血液检查、影像学检查、脑血管影像学检查等结果。

（五）常用药物治疗效果的评估

对意识清醒者给予适量的止痛剂和镇静剂,如罗通定,苯巴比妥等,禁用吗啡以免抑制呼吸。患有高血压的蛛网膜下隙出血患者,可有一过性反应性血压升高,注意监测,必要时使用降压药,血压过低可导致脑组织灌注不足,过高则有再出血的危险,降血压控制在正常范围内。预防和缓解血管痉挛的药物,在静脉滴注过程中,应注意滴速,定时测血压及观察患者的意识状态。用20%甘露醇降颅压时,应按时给药,以保持颅压的稳定性。

六、主要护理诊断/问题

(1)疼痛:头痛,与脑水肿、颅内高压、血液刺激脑膜或继发出血有关。

(2)潜在并发症:再出血:与病情变化有关;肺部感染:与长期卧床有关。

(3)焦虑:与担心疾病预后有关。

(4)生活自理缺陷:与医源性限制有关。

七、护理措施

（一）一般护理

绝对卧床休息,卧床时间应在4周以上,尽量减少搬动,减少人员探视,避免精神刺激,亲属探望过多,会引起情绪激动,身体劳累诱发再出血。

（二）严密观察病情变化

注意脑血管痉挛发生:脑血管痉挛是蛛网膜下隙出血的主要并发症,继发于出血后4～5天,这是出血后患者死亡和致残的主要原因。因此严密观察病情变化:除观察体温,脉搏,呼吸,血压外,应特别观察瞳孔,头痛,呕吐和抽搐等情况的变化。

（三）保持呼吸道通畅预防肺部感染

保持呼吸道通畅,预防肺部感染并发症,对昏迷患者尤为重要,因为昏迷患者咳嗽及吞咽反射减弱或消失。口腔呼吸道分泌物及呕吐物误吸或坠积于肺部而发生肺部感染,此外亦可引起窒息,患者应取侧卧位,头部略抬高稍后仰,吸痰时,吸痰管从鼻腔或口腔内插入,轻轻的吸出,避免损伤黏膜。

（四）保持大便通畅

患者因长期卧床,肠蠕动减少,或不习惯于床上排便,常常引起便秘,用力排便可使血压突然升高,再次出血。因此,应培养患者良好的生活习惯,多吃高维生素,粗纤维饮食,锻炼床上大小便能力,防止便秘及尿潴留,对便秘者可用开塞露,石蜡油或缓泻剂昏迷者可留置尿管。切忌灌肠,以免腹压突然增加,患者烦躁不安,加重出血。

（五）再出血的护理

蛛网膜下隙再出血是病情变化的重要因素,一般在病后 2～3 周内发生,发生率及病死率均较高。如患者经治疗后出现剧烈头痛,意识障碍进行性加重,频繁呕吐,瞳孔不等大应高度怀疑再出血的发生。预防再出血要做到:①绝对卧床休息 8 周以上,饮食,大小便均不能下床;②保持大便通畅,排便时不能用力过猛;③避免情绪激动以免引起再出血。

（六）心理护理

护士要细心观察患者的心理反应,及时做好心理疏导工作,耐心安慰患者,向其介绍疾病的特点和病程转归,使他对疾病有正确的认识,取得合作,同时指导患者学会自我调节,保持情绪稳定,避免情绪激动和突然用力,对于合并肢体瘫痪患者,帮助其进行功能锻炼。

（七）健康教育

1.饮食指导

指导患者了解肥胖,吸烟,酗酒及饮食因素与脑血管病的关系,改变不合理的饮食习惯和饮食结构。选择低盐,低脂,充足蛋白质和丰富维生素的饮食,如多食谷类和鱼类,新鲜蔬菜水果,少吃糖类和甜食。限制钠盐和动物油的摄入;及辛辣,油炸食物和暴饮暴食;注意粗细搭配,荤素搭配,戒烟限酒,控制食物热量,保持理想体重。

2.避免诱因

指导患者尽量避免使血压骤然升高的各种因素。如保持情绪稳定和心态平衡,避免过分喜悦,愤怒,焦虑,恐惧和悲伤等不良心理和惊吓等刺激;建立健康的生活方式,保证充足睡眠,适当运动,避免体力和脑力的过度劳累和突然用力过猛;养成定时排便的习惯,保持大便通畅,避免用力排便,戒烟酒。

3.检查指导

SAH 患者一般在首次出血 3 周后进行 DSA 检查,应告知脑血管造影的相关知识,指导患者积极配合,已明确病因,尽早手术,解除隐患或危险。

4.照顾者指导

家属应关心体贴患者,为其创造良好的修养环境,督促尽早检查和手术,发现再出血征象及时就诊。

5.就诊指标

患者出现意识障碍、肢体麻木、无力、头痛、头晕、视物模糊等症状及时就诊;定期门诊复查。

八、护理效果评估

（1）患者头痛得到减轻。

（2）患者没有出现再次出血或能及时发现再次出血并得到很好控制。

（3）患者心理得到很好的疏导,能很好配合治疗。

（4）患者无其他并发症发生。

（张　荟）

第四节　短暂性脑缺血发作

短暂性脑缺血发作(transient ischemic attack,TIA)是指因脑血管病变引起的短暂性、局限性脑功能缺失或视网膜功能障碍。临床症状一般持续 10～20 分钟,多在 1 小时内缓解,最长不超过 24 小时,不遗留神经功能缺失症状,结构性影像学(CT、MRI)检查无责任病灶。凡临床症状持续超过 1 小时且神经影像学检查有明确病灶者不宜称为 TIA。

1975 年时曾将 TIA 定义限定为 24 小时,这是基于时间(time-based)的定义。2002 年美国 TIA 工作组提出了新的定义,即由于局部脑或视网膜缺血引起的短暂性神经功能缺损发作,典型临床症状持续不超过 1 小时,且无急性脑梗死的证据。TIA 新的基于组织学(tissue-based)的定义以脑组织有无损伤为基础,更有利于临床医师及时进行评价,使急性脑缺血能得到迅速干预。

流行病学统计表明,15％的脑卒中患者曾发生过 TIA。不包括未就诊的患者,美国每年 TIA 发作人数为 20 万～50 万人。TIA 发生脑卒中率明显高于一般人群,TIA 后第 1 个月内发生脑梗死者占 4％～8％;1 年内为 12％～13％;5 年内增至 24％～29％。TIA 患者发生脑卒中在第 1 年内较一般人群高 13～16 倍,是最严重的"卒中预警"事件,也是治疗干预的最佳时机,频发 TIA 更应以急诊处理。

本病相当于中医学"微风""小中风""中风先兆""眩晕"等病证。

一、病因与发病机制

(一)中医病因病机

中医学认为短暂性脑缺血之所以随发随止,是因为气血尚未衰败;之所以反复发作,是因为机体内致病因素存在;之所以多无持久的意识障碍,是由于尚未中脏腑。其病因病机与中风相同。风、火、痰、瘀、虚是其主要病因病机。

1.风火上炎

素体阳盛,性情急躁,肝火旺盛,或郁怒伤肝,肝郁化火,亢而动风,风火上炎,鼓荡气血上冲犯脑。

2.风痰瘀阻

因五志过极,暴怒伤肝,引动心火,风火夹痰,气血阻滞等,而见经络失常症状。

3.痰热腑实

饮食不节,肥甘厚腻,痰热内生,风阳夹痰,蒙蔽清窍。

4.气虚血瘀

由于积损正衰、年老体弱等致正气不足,卫外不顾,外邪入中经络,气血痹阻。

5.阴虚风动

劳累过度,肝肾阴虚,肝阳上亢,上扰清窍。病性多为本虚标实,上盛下虚。在本为肝肾阴虚,在标为风火相扇,痰湿壅盛,瘀血阻滞,气血运行不畅。其基本病机为气血阻滞、经络失常。

(二)西医病因及发病机制

1.病因

TIA 病因各有不同,主要是动脉粥样硬化和心源性栓子。多数学者认为微栓塞或血流动力学障碍是 TIA 发病的主要原因,90％左右的微栓子来源于心脏和动脉系统,动脉粥样硬化是 50 岁以上患者 TIA 的最常见原因。

2.发病机制

TIA 的真正发病机制至今尚未完全阐明。主要有血流动力学改变学说和微栓子学说。

(1)血流动力学改变学说:TIA 的主要原因是血管本身病变。动脉粥样硬化造成大血管的严重狭窄,由于病变血管自身调节能力下降,当一些因素引起灌注压降低时,病变血管支配区域的血流就会显著下降,同时又可能存在全血黏度增高、红细胞变形能力下降和血小板功能亢进等血液流变学改变,促进了微循环障碍的发生,而使局部血管无法保持血流量的恒定,导致相应供血区域 TIA 的发生。血流动力学型 TIA 在大动脉严重狭窄基础上合并血压下降,导致远端一过性脑供血不足症状,当血压回升时症状可缓解。

(2)微栓子学说:大动脉的不稳定粥样硬化斑块破裂,脱落的栓子随血流移动,阻塞远端动脉,随后栓子很快发生自溶,临床表现为一过性缺血发作。动脉的微栓子来源最常见的部位是颈内动脉系统。心源性栓子为微栓子的另一来源,多见于心房颤动、心瓣膜疾病及左心室血栓形成。

(3)其他学说:脑动脉痉挛、受压学说,如脑血管受到各种刺激造成的痉挛或由于颈椎骨质增生压迫椎动脉造成缺血;颅外血管盗血学说,如锁骨下动脉严重狭窄,椎动脉脑血流逆行,导致颅内灌注不足等。

TIA 常见的危险因素包括高龄、高血压、抽烟、心脏病(冠心病、心律失常、充血性心力衰竭、心脏瓣膜病)、高血脂、糖尿病和糖耐量异常、肥胖、不健康饮食、体力活动过少、过度饮酒、口服避孕药或绝经后雌激素的应用、高同型半胱氨酸血症、抗心磷脂抗体综合征、蛋白 C/蛋白 S 缺乏症等。

二、临床表现

TIA 多发于老年人,男性多于女性。发病突然,恢复完全,不遗留神经功能缺损的症状和体征,多有反复发作的病史。持续时间短暂,一般为 10～15 分钟,颈内动脉系统平均为 14 分钟,椎-基底动脉系统平均为 8 分钟,每天可有数次发作,发作间期无神经系统症状及阳性体征。颈内动脉系统 TIA 与椎-基底动脉系统 TIA 相比,发作频率较少,但更容易进展为脑梗死。

TIA 神经功能缺损的临床表现依据受累的血管供血范围而不同,临床常见的神经功能缺损有两种。

(一)颈动脉系统 TIA

最常见的症状为对侧面部或肢体的一过性无力和感觉障碍、偏盲,偏侧肢体或单肢的发作性轻瘫最常见,通常以上肢和面部较重,优势半球受累可出现语言障碍。单眼视力障碍为颈内动脉系统 TIA 所特有,短暂的单眼黑矇是颈内动脉分支——眼动脉缺血的特征性症状,表现为短暂性视物模糊、眼前灰暗感或云雾状。

(二)椎-基底动脉系统 TIA

常见症状为眩晕、头晕、平衡障碍、复视、构音障碍、吞咽困难、皮质性盲和视野缺损、共济失调、交叉性肢体瘫痪或感觉障碍。脑干网状结构缺血可能由于双下肢突然失张力,造成跌倒发作。颞叶、海马、边缘系统等部位缺血可能出现短暂性全面性遗忘症,表现为突发的一过性记忆丧失,时间、空间定向力障碍,患者有自知力,无意识障碍,对话、书写、计算能力保留,症状可持续数分钟至数小时。

血流动力学型 TIA 与微栓塞型 TIA 在临床表现上也有所区别(表 8-2)。

表 8-2　血流动力学型 TIA 与微栓塞型 TIA 的临床鉴别要点

临床表现	血流动力学型	微栓塞型
发作频率	密集	稀疏
持续时间	短暂	较长
临床特点	刻板	多变

三、辅助检查

治疗的结果与确定病因直接相关,辅助检查的目的就在于确定病因及危险因素。

(一)TIA 的神经影像学表现

普通 CT 和 MRI 扫描正常。MRI 灌注成像(PWI)表现可有局部脑血流减低,但不出现 DWI 的影像异常。TIA 作为临床常见的脑缺血急症,要进行快速的综合评估,尤其是 MRI 检查(包括 DWI 和 PWI),以便鉴别脑卒中、确定半暗带、制订治疗方案和判断预后。CT 检查可以排除脑出血、硬膜下血肿、脑肿瘤、动静脉畸形和动脉瘤等临床表现与 TIA 相似的疾病,必要时需行腰椎穿刺以排除蛛网膜下腔出血。CT 血管成像(CTA)、磁共振血管成像(MRA)有助于了解血管情况。梗死型 TIA 的概念是指临床表现为TIA,但影像学上有脑梗死的证据,早期的 MRI 弥散成像(DWI)检查发现,20%～40%临床上表现为 TIA的患者存在梗死灶。但实际上根据 TIA 的新概念,只要出现了梗死灶就不能诊断为 TIA。

（二）血浆同型半胱氨酸检查

血浆同型半胱氨酸(hcy)浓度与动脉粥样硬化程度密切相关,血浆 hcy 水平升高是全身性动脉硬化的独立危险因素。

（三）其他检查

包括:TCD 检查可发现颅内动脉狭窄,并且可进行血流状况评估和微栓子检测。血常规和生化检查也是必要的,神经心理学检查可能发现轻微的脑功能损害。双侧肱动脉压、桡动脉搏动、双侧颈动脉及心脏有无杂音、全血和血小板检查、血脂、空腹血糖及糖耐量、纤维蛋白原、凝血功能、抗心磷脂抗体、心电图、心脏及颈动脉超声、TCD、DSA 等,有助于发现 TIA 的病因和危险因素、评判动脉狭窄程度、评估侧支循环建立程度和进行微栓子的检测;有条件时应考虑经食管超声心动图检查,可能发现卵圆孔未闭等心源性栓子的来源。

四、西医治疗

TIA 是缺血性血管病变的重要部分。TIA 既是急症,也是预防缺血性血管病变的最佳和最重要时机。TIA 的治疗与二级预防密切结合,可减少脑卒中及其他缺血性血管事件发生。TIA 症状持续 1 小时以上,应按照急性脑卒中流程进行处理。根据 TIA 病因和发病机制的不同,应采取不同的治疗策略。

（一）控制危险因素

TIA 需要严格控制危险因素,包括调整血压、血糖、血脂、同型半胱氨酸,以及戒烟、治疗心脏疾病、避免大量饮酒、有规律的体育锻炼、控制体重等。已经发生 TIA 的患者或高危人群可长期服用抗血小板药物。肠溶阿司匹林为目前最主要的预防性用药之一。

（二）药物治疗

1.抗血小板聚集药物

阻止血小板活化、黏附和聚集,防止血栓形成,减少动脉-动脉微栓子。常用药物为:

(1)阿司匹林肠溶片:通过抑制环氧化酶减少血小板内花生四烯酸转化为血栓烷 A_2(TXA$_2$)防止血小板聚集,各国指南推荐的标准剂量不同,我国指南的推荐剂量为 75～150 mg/d。

(2)氯吡格雷(75 mg/d):也是被广泛采用的抗血小板药,通过抑制血小板表面的二磷酸腺苷(ADP)受体阻止血小板积聚。

(3)双嘧达莫:为血小板磷酸二酯酶抑制剂,缓释剂可与阿司匹林联合使用,效果优于单用阿司匹林。

2.抗凝治疗

考虑存在心源性栓子的患者应予抗凝治疗。抗凝剂种类很多,肝素、低分子量肝素、口服抗凝剂(如华法林、香豆素)等均可选用,但除低分子量肝素外,其他抗凝剂如肝素、华法林等应用过程中应注意检测凝血功能,以避免发生出血不良反应。低分子量肝素,每次 4 000～5 000 U,腹部皮下注射,每天 2 次,连用7～10 天,与普通肝素比较,生物利用度好,使用安全。口服华法林 6～12 mg/d,3～5 天后改为 2～6 mg/d维持,目标国际标准化比值(INR)范围为2.0～3.0。

3.降压治疗

血流动力学型 TIA 的治疗以改善脑供血为主,慎用血管扩张药物,除抗血小板聚集、降脂治疗外,需慎重管理血压,避免降压过度,必要时可给予扩容治疗。在大动脉狭窄解除后,可考虑将血压控制在目标值以下。

4.生化治疗

防治动脉硬化及其引起的动脉狭窄和痉挛以及斑块脱落的微栓子栓塞造成 TIA。主要用药有:维生素 B_1,每次 10 mg,3 次/天;维生素 B_2,每次 5 mg,3 次/天;维生素 B_6,每次 10 mg,3 次/天;复合维生素 B,每次 10 mg,3 次/天;维生素 C,每次 100 mg,3 次/天;叶酸片,每次 5 mg,3 次/天。

（三）手术治疗

颈动脉剥脱术(CEA)和颈动脉支架治疗(CAS)适用于症状性颈动脉狭窄 70% 以上的患者,实际操作上应从严掌握适应证。仅为预防脑卒中而让无症状的颈动脉狭窄患者冒险手术不是正确的选择。

五、护理评估

（一）一般评估

1.生命体征

体温升高常见于继发感染、下丘脑或脑干受损引起的中枢性高热。合并有心脏疾病时常有脉搏的改变。患者多伴有高血压,在脑动脉粥样硬化或管腔狭窄的基础上,当测得患者血压偏低或波动较大时,脑部一过性缺血极易诱发 TIA。

2.患者主诉

（1）诱因：发病前有无剧烈运动或情绪激动。

（2）发作症状：发作时有无意识障碍、时间和地点的定向障碍、记忆丧失,有无眩晕、恶心、呕吐、平衡失调,有无吞咽、语言、视觉、运动功能障碍。

（3）发病形式：是否急性发病,持续时间及复发的时间,症状的部位、范围、性质、严重程度等。

（4）既往检查、治疗经过及效果,是否有遵医嘱治疗。目前情况包括使用药物的名称、剂量、用法和有无不良反应。

3.相关记录

患者年龄、性别、体重、体位、饮食、睡眠、皮肤、出入量、NIHSS 评分、GCS 评分、Norton 评分、吞咽功能障碍评定等记录结果。

（二）身体评估

1.头颈部

患者意识是否清楚,睁眼运动是否正常。两侧瞳孔是否等大、等圆、瞳孔对光反射是否灵敏;角膜反射是否正常。头颅大小、形状,注意有无头颅畸形。面部表情是否淡漠、颜色是否正常,有无畸形、面肌抽动、眼睑水肿、眼球突出、眼球震颤、巩膜黄染、结膜充血,额纹及鼻唇沟是否对称或变浅,鼓腮、示齿动作能否完成,伸舌是否居中,舌肌有无萎缩。有无吞咽困难、饮水呛咳,有无声音嘶哑或其他语言障碍。注意头颅有无局部肿块或压痛。咽反射是否存在或消失。有无头部活动受限、不自主活动及抬头无力;颈动脉搏动是否对称。脑膜刺激征是否阳性,颈椎、脊柱、肌肉有无压痛。颈动脉听诊是否闻及血管杂音。

2.胸部

脊柱有无畸形,心脏及肺部听诊是否异常。

3.腹部

腹壁反射、提睾反射是否存在,病理反射是否阳性。

4.四肢

四肢有无震颤、抽搐、肌阵挛等不自主运动或瘫痪,患者站立和行走时步态是否正常。肱二、三头肌反射,桡反射、膝腱反射、跟腱反射是否阳性。

（三）心理-社会评估

1.疾病知识

患者对疾病的性质、过程、防治及预后知识的了解程度。

2.心理状况

了解疾病对其日常生活、学习和工作的影响,患者能否面对现实、适应角色转变,有无焦虑、恐惧、抑郁、孤僻、自卑等心理反应及其程度;性格特点如何,人际关系和环境的适应能力如何。

3.社会支持系统

了解家庭的组成、经济状况、文化教育背景;家属对患者的关心、支持以及对患者所患疾病的认识程度;了解患者的工作单位或医疗保险机构所能承担的帮助和支持情况;患者出院后的继续就医条件,居住地的社区保健资源或继续康复治疗的可能性。

（四）辅助检查结果评估

部分病例（发作时间＞60分钟者）于弥散加权 MRI 可见片状缺血灶。CTA、MRA 及 DSA 检查可见血管狭窄、动脉粥样硬化斑。DSA 检查可明确颅内外动脉的狭窄程度，TCD 检查可发现颅内动脉狭窄，并可进行血流状况评估和微栓子监测。血常规和血生化等也是必要的，神经心理学检查可能发现轻微的脑功能损害。

（五）常用药物治疗效果的评估

1.应用抗血小板聚集剂评估

(1)用药剂量、时间、方法的评估与记录。

(2)胃肠道反应评估：观察并询问患者有无恶心、呕吐、上腹部不适或疼痛。

(3)出血评估：抗血小板药物可致胃肠溃疡和出血。患者服药期间，应定期检测血象和异常出血的情况，对肾功能明显障碍者应定期检查肾功能。

2.应用抗凝药物评估

(1)详细询问患者的过敏史和疾病史，有无严重肝肾功能不全，急性胃十二指肠溃疡，脑出血，严重凝血系统疾病等。

(2)凝血功能监测：用药过程中，抽血检查患者血小板计数，凝血功能，观察局部皮肤有无出血及全身各系统有无出血倾向及其他不良反应，观察患者牙龈及大小便有无出血。皮下注射抗凝药物，应观察注射部位皮肤有无瘀斑、硬结及其大小，询问患者有无疼痛。

3.应用钙拮抗剂评估

观察患者有无低血压表现，严密监测患者血压变化。注意观察患者有无一过性头晕、头痛、面色潮红、呕吐等。

4.应用中药评估

(1)注意用药制剂、剂量、用药方法、疗程的评估和记录。

(2)观察中药对患者的不良反应。

六、主要护理诊断/问题

(1)跌倒的危险与突发眩晕、平衡失调和一过性失明有关。

(2)知识缺乏：缺乏疾病的防治知识。

(3)潜在并发症：脑卒中。

七、护理措施

（一）休息与运动

指导患者卧床休息，枕头不宜太高（以 15°～20°为宜），以免影响头部供血。仰头或摇头幅度不要过大，注意观察有无频繁发作，记录每次发作的持续时间、间隔时间和伴随症状。避免重体力劳动，进行散步、慢跑等适当的体育锻炼，以改善心脏功能，增加脑部血流量，改善脑循环。

（二）合理饮食

指导患者进低盐、低脂、低糖、充足蛋白质和丰富维生素的饮食，多吃蔬菜水果，戒烟酒，忌辛辣油炸食物和暴饮暴食，避免过分饥饿。

（三）用药护理

指导患者正确服药，不可自行调整、更换或停用药物。注意观察药物不良反应，例如抗凝治疗时密切观察有无出血倾向，使用抗血小板聚集剂治疗时，可出现可逆性白细胞和血小板减少，应定期查血象。

（四）心理护理

详细告诉患者本病的病因、常见症状、预防、治疗知识及自我护理方法。帮助患者了解本病的危害性，帮助患者寻找和去除自身的危险因素，积极治疗相关疾病，改变不良生活方式，建立良好的生活习惯。

（五）皮肤护理

观察患者肢体无力或麻木等症状有无减轻或加重，有无头痛、头晕等表现，给予肢体按摩、被动运动，长时间卧床时，给予功能卧位，加强翻身拍背，避免压疮的发生。

（六）健康教育

1.疾病预防指导

向患者和家属说明肥胖、吸烟、酗酒及不合理饮食与疾病发生的关系。指导患者选择低盐、低脂、足量蛋白质和丰富维生素的饮食。多食入谷类和鱼类、新鲜蔬菜、水果、豆类、坚果等，限制钠盐摄入量每天不超过 6 g。少摄入糖类和甜食，忌辛辣、油炸食物和暴饮暴食；戒烟、限酒。告知患者心理因素与疾病的关系，使患者保持愉快心情，注意劳逸结合，培养自己的兴趣爱好，多参加有益于身心的社交活动。

2.疾病知识指导

告知患者和家属本病是脑卒中的一种先兆和警示，未经正确和及时治疗，约 1/3 患者数年内可发展为脑卒中。应评估患者和家属对疾病的认知程度。

3.就诊指标

出现肢体麻木、无力、眩晕、复视等症状及时就诊；定期门诊复查，积极治疗高血压、高血脂、糖尿病等疾病。

八、护理效果评估

（1）患者眩晕、恶心、呕吐、肢体单瘫、偏瘫和面瘫、单肢或偏身麻木等症状好转。

（2）患者一过性黑矇或失明症状消失，视力恢复。

（3）患者记忆力恢复，对时间、地点定向力均无任何障碍。

（4）患者症状无反复发作。

（5）患者对疾病知识、自身病情有一定了解，无焦虑、抑郁等心理情绪。

（张　荟）

第五节　急性胰腺炎

一、定义

急性胰腺炎（acute pancreatitis，AP）是指多种病因引起的胰酶激活，继以胰腺局部炎性反应为主要特征，伴或不伴有其他器官功能改变的疾病。临床以急性上腹痛及血淀粉酶或脂肪酶升高为特点。大多数患者的病程呈自限性，20%～30%的患者临床经过凶险。总体病死率为 5%～10%。

二、临床表现

（一）腹痛

95%的急性胰腺炎患者腹痛是首发症状。多数位于中上腹及左上腹部，也可位于右上腹部，并向腰背部放射，进食可加剧疼痛，不能为一般解痉药缓解。水肿型者腹痛一般持续 3～5 天即缓解。出血坏死型腹痛剧烈，延续时间长，由于腹腔渗液扩散，疼痛可弥漫至全腹，少数患者尤其是老年体弱者，可仅轻微腹痛或全无疼痛。极少数全无腹痛而突然休克或昏迷。预后极差。

（二）恶心、呕吐

起病后 80%～90%出现恶心、呕吐、吐出食物或胆汁。少数可吐出蛔虫。呕吐不能使疼痛缓解。

（三）发热

多数患者有中度以上发热，持续 3～5 天。发热不退，或逐渐升高，应怀疑有继发感染。如胰腺脓肿或伴有胆道感染。

（四）黄疸

轻型急性胰腺炎少数可出现轻度梗阻性黄疸。数天内黄疸即消失。若黄疸持续不退并加深，应考虑合并胆道结石。

（五）低血压或休克

少数急性胰腺炎患者，随着病情加重而出现血压下降乃至休克。多数为出血坏死型胰腺炎。有极少数休克可突然发生，甚至发生猝死。

（六）体征

急性水肿性胰腺炎腹部体征减轻，多数有上腹压痛，伴肌紧张和反跳痛。可有腹胀和肠鸣音消失。一般无移动性浊音。出血坏死性胰腺炎出现急性腹膜炎体征，伴麻痹性肠梗阻而且有腹胀，肠鸣音弱至消失。可能叩出移动性浊音，腹水常为血性，淀粉酶明显增高。少数重型患者出现两侧肋腹部皮肤蓝-棕色斑（Grey-Turner 征）或脐周蓝-棕色斑（Cullen 征）。起病后 2～4 周发生胰腺及周围脓肿或假性囊肿时，上腹可能触及肿块。有时可出现左侧或双侧胸腔积液体征。

三、病因及发病机制

急性胰腺炎病因较为复杂，在不同的国家和地区，病因也不尽相同，国内外文献报道主要有以下发病原因。

（一）胆道疾病

大部分急性胰腺炎患者有胆道疾病。胆总管与主胰管有着共同通路，胆道疾病如胆石症、胆道蛔虫症、胆管炎等造成壶腹部狭窄，使共同通路受阻，胆汁和胰液引流不畅，胆汁反流进入胰管，激活胰酶，引起胰腺组织损害。胆道疾病还可能损伤胆总管、壶腹部，造成 Oddis 括约肌暂时性松弛，使含有肠激酶的十二指肠液反流进入胰管，激活胰酶，引起急性胰腺炎。由胆道疾病所引起的急性胰腺炎称为胆源性胰腺炎。

（二）酗酒

长期饮酒也是急性胰腺炎发作的常见原因。酒精可引起促胃液素增多，刺激胰液分泌增加；同时还可引起 Oddis 括约肌痉挛、水肿，造成胰液引流不畅；此外，酒精还对胰腺腺泡细胞有直接损害作用。长期饮酒者在急性胰腺炎第一次发作之前往往已经有未被诊断的慢性胰腺炎存在。

（三）暴饮暴食

暴饮暴食可使胰液大量分泌，如存在胰管堵塞，则更容易发生急性胰腺炎。

（四）感染

腮腺炎病毒、肝炎病毒、伤寒沙门菌等感染可累及胰腺，引起急性胰腺炎。这类胰腺炎患者多数病情较轻，随感染痊愈可自行消退。

（五）外伤和手术

胰腺外伤引起胰腺破裂，胰液外溢，再加外伤后血运变化及感染等可导致急性胰腺炎。胰腺附近手术损伤或内镜逆行胰胆管造影术等可能会并发急性胰腺炎。

（六）其他

甲状旁腺功能亢进或其他因素引起的高钙血症，可促使胰石形成；药物如噻嗪类利尿药、雌激素、糖皮质激素等可诱发胰腺炎；情绪激动可能使 Oddi 括约肌痉挛，胰液引流不畅导致胰腺炎；另外还有一些原因不明的胰腺炎称为特发性胰腺炎。

四、辅助检查

（一）血清酶学检查

血清酶学检查包括：①强调血清淀粉酶测定的临床意义，尿淀粉酶变化仅作参考。血清淀粉酶在起病后 6～12 小时开始升高，48 小时开始下降，持续 3～5 天。血清淀粉酶超过正常值 3 倍可确诊为本病。②血清脂肪酶活性测定，血清脂肪酶常在起病后 24～72 小时开始升高，持续 7～10 天。血清脂肪酶活性测定与血清淀粉酶测定有互补作用，其敏感性和特异性均略优于血清淀粉酶。同样，血清脂肪酶活性与疾病严重程度不呈正相关。部分患者此两种酶可不升高。

（二）血清标志物

血清标志物包括以下几种。①C 反应蛋白（CRP）：CRP 是组织损伤和炎症的非特异性标志物，有助于评估与监测急性胰腺炎的严重性。发病 72 小时后 CRP＞150 mg/L 提示胰腺组织坏死。②动态测定血清 IL-6 水平增高提示预后不良。

（三）影像学诊断

在发病初期 24～48 小时行腹部超声检查，是急性胰腺炎的常规初筛影像学检查，可以初步判断胰腺组织形态学变化，同时有助于判断有无胆道疾病，但受急性胰腺炎时胃肠道积气的影响，对急性胰腺炎不能做出准确判断。推荐 CT 扫描作为诊断急性胰腺炎的标准影像学方法，且发病 1 周左右的增强 CT 诊断价值更高，可有效区分液体积聚和坏死的范围。

五、诊断要点

（一）病因与诱因

在确诊急性胰腺炎基础上，应尽可能明确其病因，并努力去除病因，以防复发。常见病因为胆石症、高甘油三酯血症。胆源性胰腺炎仍是我国急性胰腺炎的主要病因。经临床与影像、生物化学等检查，不能确定病因者称为特发性。

（二）临床表现特点

（1）腹痛为急性胰腺炎的主要表现和首发症状，突然起病，程度轻重不一，可为钝痛、刀割样痛、钻痛或绞痛，呈持续性，可伴有阵发性腹痛加剧，不能为一般胃肠解痉药缓解，进食可加剧。疼痛部位多在中上腹，可向腰背部呈带状放射，取弯腰抱膝位可减轻疼痛。少数无腹痛。

（2）恶心、呕吐及腹胀：多在起病后出现，有时频繁，吐出食物和胆汁，呕吐后腹痛并不减轻。

（3）发热：发热常源于全身炎症反应综合征（SIRS），多数患者有中度以上发热，持续 3～5 天。

（4）临床体征方面，轻症者仅表现为轻压痛，往往与主诉腹痛程度不十分相符，可有腹胀和肠鸣音减少，无肌紧张和反跳痛。重症者可出现腹膜刺激征、腹水、Grey-Turner 征、Cullen 征（因胰酶、坏死组织及出血沿腹膜间隙与肌层渗入腹壁下，致两侧肋腹部皮肤呈暗灰蓝色，称 Grey-Turner 征；可致脐周围皮肤青紫，称 Cullen 征）。腹部因液体积聚或假性囊肿形成可触及肿块。其他可有相应并发症所具有的体征。

六、治疗要点

急性胰腺炎的治疗应根据病因、病情的轻重及分型以选择正确的治疗方法。如胆管结石所致的急性胰腺炎应尽可能早期 ERCP 内镜介入取石或手术治疗，目的是解除胰腺炎的诱因；如胰腺坏死合并感染或出现腹腔间隔室综合征，应该选择外科手术治疗。

（一）内科治疗

1.抑制胰液的分泌

（1）禁食及胃肠减压：以减少胰液的分泌。

（2）抑制胃酸分泌：可用 H_2 受体阻滞剂、质子泵抑制剂，通过减少胃酸，从而抑制胰液分泌。

（3）生长抑素及其类似物：为治疗坏死性胰腺炎效果较好的药物，用药发热、腹痛减轻，并可缩短病程，减少并发症,降低病后 24 小时病死率。生长抑素 14 肽首剂 250 μg 静脉注射,随后每小时静脉滴注 250 μg,持续 5~7 天;生长抑素 8 肽首剂 100~200 μg 静脉注射,继以每小时静脉滴注 25 μg,持续 5~7 天,注意以上药物在持续静脉滴注期间不可中断。一般水肿型胰腺炎预后良好,不需应用生长抑素及其类似物。

(4)胰酶抑制剂:抑肽酶每次 10 万 U,每天 2 次,静脉滴注 5~8 天;加贝酯 100~200 mg 加入 500 mL 葡萄糖盐水中静脉滴注,每天 1~2 次,氟尿嘧啶 200~500 mg 静脉滴注,每天一次。

2.止痛与镇静

止痛可用哌替啶肌内注射,忌用吗啡,也可用普鲁卡因溶于葡萄糖生理盐水 500~1 000 mL 静脉滴注,每天一次。镇静可用地西泮 10 mg 肌内或静脉注射。

3.抗生素

本病虽属无菌性炎症,但因易并发感染或属胆源性胰腺炎,可适当选用抗生素治疗。常用者除青霉素、氨苄西林、头孢菌素外,尚可选用氧氟沙星、环丙沙星等,最好能服用甲硝唑,以杀灭厌氧菌。重型急性胰腺炎应预防性使用抗生素治疗,最好选用能透过血-胰屏障的抗生素如喹诺酮类、头孢他啶或碳青霉烯类等。重症患者长期使用广谱抗生素后要特别警惕继发真菌二重感染的可能。

4.纠正水、电解质平衡

一般需每天补液 3 000~4 000 mL,其中糖盐比约 2:1。丢失电解质应予以及时补充,尤其是钾的补充。对于重型胰腺炎所需补液量可能更大,特别要注意补充胶体。

5.抗休克

除早期应用抑制胰酶活性药物外主要是补充血容量,予以输血、血浆、清蛋白或血浆代用品等,必要时测量中心静脉压,根据压力变化来调整输液量,以保护心肺功能。

6.营养支持治疗

早期患者需要适当的胰腺休息,因此以全肠外营养(TPN)为主,以维持热量及营养供应。恢复肠道运动后,可采用低脂饮食,从流质饮食逐渐过渡到普通饮食。但针对重型胰腺炎患者,病情稳定或得到控制后应尽可能早期予以空肠营养(超过 Treitz 韧带 30 cm),以减少肠道菌群失调、移位及继发感染发生的可能。

7.内镜治疗

急性胆源性胰腺炎现多主张早期内镜下取石和胆管引流。

8.防治并发症

对出现的消化道出血、肾衰竭、ARDS 及 DIC 等应予以及时而恰当的处理。

(二)外科治疗

急性坏死型胰腺炎经内科积极治疗病情无好转或恶化时,应及时手术治疗;并发腹腔内脓肿或胰腺脓肿者亦应外科手术。目前认为外科手术干预的适应证为:①胆源性急性胰腺炎;②胰腺坏死感染或包裹性坏死感染;③腹腔间隔室综合征;④后期并发症,如胰瘘或假性囊肿等。

七、护理问题

(一)疼痛

其与胰腺及周围组织炎症有关。

(二)有体液不足的危险

其与呕吐、禁食及感染性休克有关。

(三)营养失调

低于机体需要量与禁食、炎症渗出、机体消耗大有关。

(四)体温升高

其与感染及坏死组织吸收有关。

八、护理措施

（一）一般护理

（1）按消化内科一般护理常规处理。

（2）嘱患者卧床休息，保持睡眠及环境安静，以降低代谢率及胰腺、胃肠分泌，增加脏器血流量，促进组织修复和体力恢复，改善病情。

（3）协助患者选择舒适卧位，如弯腰、屈膝仰卧，鼓励患者翻身。因剧痛在床上辗转不宁者，要防止坠床。

（4）严密监测患者生命体征、尿量变化，观察神志变化。

（5）嘱患者卧床休息，保持睡眠及环境安静，以降低代谢率及胰腺、胃肠分泌，增加脏器血流量，促进组织修复和体力恢复，改善病情。

（6）协助患者选择舒适卧位，如弯腰、屈膝仰卧，鼓励患者翻身。因剧痛在床上辗转不宁者，要防止坠床。

（7）观察患者腹痛的程度和性质，轻者上腹钝痛，能耐受；重者呈绞痛、钻痛或刀割样痛，常呈持续性伴阵发性加剧。疼痛部位通常在中上腹部，如果以胰头部炎症为主，疼痛部位常在中上腹偏右；如以胰体尾炎症为主疼痛部位常在中上腹及左上腹，并向腰背放射。疼痛在弯腰或坐起前倾时减轻。出血坏死型胰腺炎可出现全腹痛、压痛和反跳痛。可用地西泮与哌替啶肌内注射镇痛。一般镇痛药多无效。吗啡不宜应用。

（二）专科护理

1.胃肠减压的护理

胃肠减压可以引流出胃液，从而减少胰液的分泌，并可减轻呕吐和腹胀。因此急性胰腺炎发作期间，应给予禁食，并留置胃肠减压。留置胃肠减压期间，应保持负压吸引的有效状态：负压一般是 $-12\sim-15\ cmH_2O$；各连接部位不能有漏气；妥善固定，防止患者在活动时将胃管拔出；保持胃管通畅，每天应用生理盐水冲洗胃管，每次 $30\sim50\ mL$；观察胃液的颜色、性质和量并准确记录，急性胰腺炎患者胃液一般呈黄绿色，如合并应激性溃疡，则呈红色或咖啡色，如果每天引出的胃液量少于 $100\ mL$，且患者呕吐、腹痛或腹胀症状不缓解，应怀疑胃管是否堵塞、插入是否太浅等；如果胃液量多，应注意患者电解质变化，过多的胃酸被吸出，可能会出现代谢性碱中毒；此外，每天应给予两次雾化吸入和口腔护理。

2.饮食护理

急性胰腺炎发作期间，应禁食以减少胰酶的分泌。由于禁食、呕吐、胃肠减压和疾病消耗，患者会出现营养状况差，水、电解质紊乱等，因此，护士应观察患者营养状况和水、电解质水平，如每周测体重，观察患者皮肤弹性，准确记录每天出入量、了解电解质检查结果。根据患者的出入量、营养状况和电解质检查的结果，给予静脉营养支持，补充水、电解质、葡萄糖、各种氨基酸、脂肪乳、维生素等。当急性胰腺炎症状消退，可进无脂、低蛋白流质食物如果汁、藕粉、米汤、面汤等；病情进一步好转，进低脂流质饮食，如鸡汤、豆浆、蛋汤等；以后逐渐进低脂半流食，每天 $5\sim6$ 餐；痊愈后，还应严禁暴饮暴食，禁烟酒，忌辛辣食物，脂肪不超过 $50\ g/d$，以免复发。护士应向患者及其家属讲解各阶段饮食的内容和意义，并观察患者进食情况；要了解患者家属为患者提供的食物，及时纠正他们对饮食的错误认识。

（三）用药护理

1.解痉镇痛药

可给予阿托品或山莨菪碱肌内注射 $2\sim3$ 次/天，疼痛剧烈者，可同时加用哌替啶（$50\sim100\ mg$）。避免使用吗啡，因吗啡可引起 Oddi 括约肌痉挛。

2.减少胰腺外分泌药物

（1）抗胆碱药如阿托品、山莨菪碱等：抗胆碱药能够起到减少胰腺分泌的作用，但能引起口干、心率加快等不良反应。青光眼、前列腺肥大和肠麻痹者不宜使用阿托品，因阿托品可加重青光眼和排尿困难的症状，有松弛胃肠道平滑肌的作用。

（2）H_2 受体阻滞剂如西咪替丁或质子泵抑制剂如奥美拉唑可以抑制胃酸分泌，使胰液减少；还可预防应激性溃疡的发生。西咪替丁 $200\sim600$ 毫克/次,静脉注射,每天两次;奥美拉唑 40 mg 静脉注射,每天两次。西咪替丁的不良反应主要表现在消化系统、造血系统、心血管系统、内分泌系统和中枢神经系统等,从而出现腹胀、腹泻口干、白细胞计数减少、血小板计数减少、男性乳房发育、女性溢乳、性欲减退、面色潮红、心率减慢、心律不齐、头晕、头痛等。在治疗急性胰腺炎过程中,用药并非长期大量,因此,很少有上述不良反应发生,但在静脉给药时,偶有血压降低、心搏呼吸停止等,因此,在给药时,速度不宜过快,观察患者的反应,注意有无异常表现和不适主诉等。

(3)生长抑素类似物奥曲肽能抑制各种因素引起的胰酶分泌,减轻 Oddi 括约肌痉挛。首次剂量 $100~\mu g$ 静脉注射,以后每小时用 $250~\mu g$ 持续静脉滴注,持续 $3\sim7$ 天,并应尽早使用。

3.抗菌药物

大多数急性胰腺炎常合并细菌感染,如大肠埃希菌、变形杆菌、肠杆菌、肠球菌感染等,合理使用抗生素可以有效地防止或控制感染。常用的药物有氧氟沙星、环丙沙星、克林霉素、亚胺培南、头孢噻肟钠并联合使用甲硝唑和替硝唑,两者对各种厌氧菌均有强大杀菌作用。

4.抑制胰酶活性药物

常用的有抗胰蛋白酶类药物如抑肽酶,20 万~50 万 U/d,分两次溶于葡萄糖液中静脉滴注;抗弹力纤维酶有抑制蛋白酶的作用。用量为 2 万~4 万 U,每天两次静脉滴注。该药物可产生抗体,有过敏可能;氟尿嘧啶可抑制 DNA 和 RNA 的合成,减少胰液分泌。用法是氟尿嘧啶 $250\sim500$ mg 加入葡萄糖液中,每天一次,静脉滴注。

(胡金红)

第六节 急性肺栓塞

一、定义

急性肺栓塞(acute pulmonary embolism,APE)是指内源性或外源性栓子堵塞肺动脉或其分支引起肺循环障碍的病理综合征。如发生肺出血或坏死则称为肺梗死。急性肺栓塞是世界上误诊率和病死率较高的疾病之一,对人类的健康造成了严重的威胁。

二、临床表现

(一)症状

临床症状多种多样,但缺乏特异性。常见症状有:①不明原因的呼吸困难及气促,尤以活动后明显,为肺栓塞最多见的症状。②胸痛,包括胸膜炎性胸痛或心绞痛样胸痛。③晕厥,可为肺栓塞的唯一或首发症状。④烦躁不安、惊恐甚至濒死感。⑤咯血,常为小量咯血,大咯血少见。⑥咳嗽、心悸等。各病例可出现以上症状的不同组合。临床上有时出现所谓"三联征",即同时出现呼吸困难、胸痛及咯血,但仅见于约 20% 的患者。

(二)体征

1.呼吸系统

呼吸急促最常见,发绀,肺部有时可闻及哮鸣音和(或)细湿啰音,肺野偶可闻及血管杂音,合并肺不张或胸腔积液时出现相应的体征。

2.循环系统

心动过速;血压变化,严重者可出现血压下降,甚至休克;颈静脉充盈或异常搏动;肺动脉瓣区第二心音亢进或分裂,三尖瓣区收缩期杂音。

3.其他

可伴发热,多为低热,少数患者体温达 38 ℃以上。

三、病因及发病机制

(一)病因

临床上常见的栓子包括深静脉血栓、感染性病灶、右心房或右心室附壁血栓、空气栓、羊水栓等。引起肺栓塞的基础疾病及诱因有深静脉血栓形成、创伤、肿瘤、制动、妊娠和分娩、口服避孕药、肥胖等。

(二)发病机制

急性肺栓塞所致病理生理改变及其严重程度受多种因素影响,包括栓子的大小和数量、多次栓塞的时间间隔,是否同时存在其他心肺疾病、个体反应的差异及血栓溶解的快慢等。其病理生理改变主要包括血流动力学改变、右心功能不全、心室间相互作用以及呼吸生理变化等。轻者可无任何异常改变,重者肺循环阻力突然升高,肺动脉压突然升高,心排血量急骤下降,患者出现休克,甚至死亡。

四、辅助检查

(一)动脉血气分析

动脉血气分析显示低氧血症、低碳酸血症,肺泡-动脉血氧分压差增大。

(二)实验室检查

急性肺栓塞时,血浆 D-二聚体升高,但多种病因可导致其升高,故在临床中对肺栓塞有较大的排除价值,若其含量低于 500 $\mu g/L$,则可基本排除肺栓塞。

(三)影像学检查

肺动脉造影为过去诊断急性肺栓塞的"金标准",但属于有创检查。近年来,CT、MRI 的发展使急性肺栓塞的诊断率明显提高。

(四)心电图检查

心电图缺乏特异性表现,但若发现心电图动态性变化多较单一固定性异常,对肺栓塞有更大的临床意义。

(五)深静脉血栓的检查

静脉超声检查和静脉造影可辅助诊断深静脉血栓,后者是深静脉血栓诊断的"金标准"。

五、诊断要点

肺栓塞的临床表现多样,有时隐匿,缺乏特异性,确诊需特殊检查。检出肺栓塞的关键是提高诊断意识,对有疑似表现、特别是高危人群中出现疑似表现者,应及时安排相应检查。诊断程序一般包括疑诊、确诊、求因 3 个步骤。

(一)疑诊

如患者出现上述临床症状、体征,特别是存在前述危险因素的病例出现不明原因的呼吸困难、胸痛、晕厥、休克,或伴有单侧或双侧不对称性下肢肿胀、疼痛等,应进行如下检查:动脉血气分析、心电图、X 线胸片、超声心动图和血浆 D-二聚体检查。

(二)确诊

在临床表现和初步检查提示肺栓塞的情况下,应安排肺栓塞的确诊检查:放射性核素肺通气/灌注扫描,螺旋 CT 和电子束 CT,磁共振成像和肺动脉造影。

(三)求因

对疑诊肺栓塞的病例,无论其是否有深静脉血栓性成症状,均应进行体检,并行静脉超声、放射性核素或 X 线静脉造影、CT 静脉造影、MRI 静脉造影、肢体阻抗容积图等检查,以帮助明确是否存在深静脉血栓性成及栓子的来源。

六、治疗要点

(一)一般处理

对患者进行严密监护,监测呼吸、心率、血压、静脉压、心电图及动脉血气的变化;卧床休息,保持大便通畅,避免用力,以防血栓脱落;可适当使用镇静、止痛、镇咳等相应的对症治疗。

(二)呼吸循环支持治疗

纠正低氧血症。出现心功能不全但血压正常者,可使用多巴酚丁胺和多巴胺;若出现血压下降,可增大剂量或使用其他血管加压药物,如去甲肾上腺素等。

(三)抗凝治疗

可防止血栓的发展和再发。主要抗凝血药有肝素、华法林。

(四)溶栓治疗

可迅速溶解血栓、恢复肺组织的血液灌注,降低肺动脉压、改善右心室功能。常用的溶栓药物有尿激酶(UK)、链激酶(SK)和阿替普酶(rt-PA)。

七、护理问题

(一)气体交换受损

其与肺通气、换气功能障碍有关。

(二)疼痛

其与肺栓塞有关。

(三)低效型呼吸形态

其与肺的顺应性降低、气道阻力增加不能维持自主呼吸有关。

(四)焦虑/恐惧

其与担心疾病预后有关。

(五)睡眠形态紊乱

其与呼吸困难、咳嗽、咯血等有关。

(六)活动无耐力

其与日常活动供氧不足、疲乏有关。

(七)体液不足

其与痰液排出、出汗增加、摄入减少有关。

(八)营养失调

低于机体需要量与食欲下降、摄入不足、消耗增加有关。

(九)有皮肤完整性受损的危险

其与长期卧床有关。

八、护理措施

(一)病情观察

评估患者的呼吸频率、节律和深度,呼吸困难程度,呼吸音的变化,患者意识状态、瞳孔、皮肤温度及颜色,询问患者胸闷、憋气、胸部疼痛等症状有无改善。严密监测患者的呼吸、血压、心率、血氧饱和度、心律失常的变化情况,如有异常及时通知医师。昏迷患者应评估瞳孔、肌张力、腱反射及病理反射。观察痰液的量、颜色及性状,及时了解尿常规、血电解质检查结果。准确记录24小时出入量。

(二)抢救配合

急性肺栓塞属临床急症,抢救不及时可危及患者生命。应加强患者病情的观察和血流动力学的监测,严密观察心率、心律、血氧饱和度、血压、呼吸的变化,备好抢救物品和药品,如发现患者出现剧烈胸痛、呼吸困难、咯血、面色苍白、血压下降等,立即通知医师并协助抢救。

（三）一般护理

1.环境

提供安静、舒适、整洁的休息环境,限制探视,减少交叉感染。保持室温在 20～22 ℃ 和相对湿度 60%～70%;没有层流装置的病室应注意经常通风换气,每天通风 3 次。装有层流装置的病室,应保持层流装置的有效。

2.体位

急性肺栓塞患者应绝对卧床休息、肢体制动。若肺栓塞的位置已经确定,应取健侧卧位。床上活动时应避免突然坐起、转身及改变体位,禁止搬动患者,防止栓子的脱落。下肢静脉血栓者应抬高患肢,并高于肺平面 20～30 cm,密切观察患肢的皮肤有无青紫、肿胀、发冷、麻木等感觉障碍,发现异常及时通知医师给予处理,严禁挤压、热敷、按摩患肢,防止血栓脱落。

3.饮食护理

指导患者进食富含维生素、高蛋白、粗纤维、易消化的饮食,多饮水,保持大便通畅,避免便秘、咳嗽等,以免增加腹腔压力,影响下肢静脉血液回流。做好口腔护理,以增进食欲。

4.吸氧

及早给予氧气吸入,遵医嘱合理氧疗。采用鼻导管或鼻塞给氧,必要时面罩吸氧。氧流量控制在 4～6 L/min。注意及时根据血氧饱和度指数或血气分析结果来调整氧流量。必要时行机械通气。

5.疼痛护理

教会患者自我放松的技巧,如缓慢深呼吸、全身肌肉放松、听音乐、看书报等,以分散注意力,减轻疼痛。剧烈疼痛时,遵医嘱给予药物止痛,如吗啡、哌替啶、可待因等,及时评价止痛效果并观察可能出现的不良反应。

6.心理护理

胸闷、胸痛、呼吸困难,易给患者带来紧张、恐惧的情绪,甚至造成濒死感。尽量帮助患者适应环境,向患者讲解治疗的目的、要求、方法,减少其焦虑和恐惧心理。采取心理暗示和现身说教,帮助患者树立信心,使其积极配合治疗。情绪过于激动可诱发栓子脱落,应指导患者保持情绪稳定。启动家庭支持系统,帮助患者树立治疗的信心。

（四）溶栓及抗凝的护理

（1）使用抗凝血药时,应严格掌握药物的剂量、用法及速度,认真核对,严密观察用药后的反应,发现异常及时通知医师,调整剂量。

（2）进行溶栓、抗凝治疗期间,最主要的并发症是出血,因此应严密观察患者有无出血倾向。注意观察患者皮肤、黏膜、牙龈及穿刺部位有无出血,有无咯血、呕血、便血等现象。观察患者的意识状态、神志的变化,发现患者出现头痛、呕吐症状,要及时报告医师并给予处理,谨防颅内出血的发生。溶栓治疗期间应准备好各种抢救物品。

（3）用药期间应监测凝血时间及凝血酶原时间,避免各种侵入性的操作。指导患者预防出血的方法,如选用质软的牙刷,防止碰伤、抓伤,勿挖鼻、用力咳嗽、排便等。

（张丽君）

第七节　急性呼吸窘迫综合征

急性呼吸窘迫综合征(acute respiratory distress syndrome,ARDS)是指严重感染、创伤、休克等肺内外疾病后出现的以肺泡-毛细血管损伤为主要表现的临床综合征,是急性肺损伤(acute lung injury,ALI)

的严重阶段或类型。其临床特征为呼吸频速和窘迫,难以纠正的进行性低氧血症。

一、发病机制

ARDS 发病的共同基础是肺泡-毛细血管的急性损伤。肺损伤可以是直接的,如胃酸或毒气的吸入,胸部创伤等导致内皮或上细胞物理化学性损伤,更多见的则是间接性肺损伤。虽然肺损伤的机制迄今未完全阐明,但已经确认它是全身炎症反应综合征(systemic inflammatory response syndrome,SIRS)的一部分。

(一)全身炎症反应

临床上严重感染、多发创伤是导致急性肺损伤和 ARDS 最主要的病因,其中主要的病理生理过程是 SIRS。在 ARDS 的复杂的病理生理机制中包含着对损伤的炎性反应和抗炎性反应两者之间微妙的平衡与失衡关系。事实上,机体对损伤产生的炎性反应物质会被内源性抗炎性物质所对抗,这种在 SIRS 和代偿性抗炎症反应综合征(compensatory anti-inflammatory response syndrome,CARS)之间的平衡是机体对损害因素适当反应的关键。如果出现过度 SIRS 反应,则可能发展为多脏器功能障碍综合征(MODS),如果发生过度 CARS,则可能导致免疫抑制或感染并发症,因此,在 ARDS 危重患者中,这两种拮抗的反应综合征可能决定了患者的最终命运。

(二)炎症细胞

几乎所有肺内细胞都不同程度地参与 ARDS 的发病,最重要的效应细胞是多形核白细胞(PMN)、单核巨噬细胞等。ARDS 时,PMN 在肺毛细血管内大量聚集,然后移至肺泡腔。PMN 呼吸暴发和释放其产物是肺损伤的重要环节。近年发现肺毛细血管内皮细胞和肺泡上皮细胞等结构细胞不单是靶细胞,也能参与炎症免疫反应,在 ARDS 次级炎症反应中具有特殊意义。

(三)炎症介质

炎症细胞激活和释放介质是同炎症反应伴随存在的,密不可分。众多介质参与 ARDS 的发病,包括:①脂类介质如花生四烯酸代谢产物、血小板活化因子(PAF)。②活性氧如超氧阴离子(O_2^-)、过氧化氢(H_2O_2)等。③肽类物质如 PMNs/AMs 蛋白酶、补体底物、参与凝血与纤溶过程的各种成分等。近年对肽类介质尤其是前炎症细胞因子(如 TNF 等)和黏附分子(ICAM-1 等)更为关注,它们可能是启动和推动 ARDS"炎症瀑布"、细胞趋化、跨膜迁移和聚集、炎症反应和次级介质释放的重要介导物质。

(四)肺泡表面活性物质(pulmonary surfactant,PS)

研究表明肺泡表面活性物质具有降低肺泡表面张力、防止肺水肿、参与肺的防御机制等功能。ARDS 过程中,PS 的主要改变为功能低下、成分改变和代谢改变等。

另外,细胞凋亡与一些细胞信号转导通路与 ARDS 的发病密切相关,如口膜受体、G 蛋白、肾上腺素能受体、糖皮质激素受体等。同时还发现核转录因子(NF 等)、蛋白激酶(MAPK 等)的活化参与 ARDS 发病机制。

二、临床表现

ARDS 临床表现可以有很大差别,取决于潜在疾病和受累器官的数目与类型,而不取决于正在发生的肺损伤所导致的表现。

(1)ARDS 多发病迅速,通常在受到发病因素攻击(如严重创伤、休克、败血症、误吸有毒气体或胃内容物)后 12~48 小时发病,偶有长达 5 天者。一旦发病后,很难在短时间内缓解,因为修复肺损伤的病理改变通常需要 1 周以上的时间。

(2)呼吸窘迫是 ARDS 最常见的症状,主要表现为气急和呼吸次数增快。呼吸次数大多在 25~50 次/分,其严重程度与基础呼吸频率和肺损伤的严重程度有关。

(3)难以纠正的低氧血症、严重氧合功能障碍。其变化幅度与肺泡渗出和肺不张形成的低通气或无通气肺区与全部肺区的比值有关,比值越大,低氧血症越明显。

(4)无效腔/潮气比值增加,≥0.6 时可能与更严重的肺损伤相关(健康人为 0.33～0.45)。

(5)重力依赖性影像学改变,在 ARDS 早期,由于肺毛细血管膜通透性一致增高,可呈非重力依赖性影像学变化。随着病程进展,当渗出突破肺泡上皮防线进入肺泡内后,肺部斑片状阴影主要位于下垂肺区。

三、诊断标准

我国 1999 年研讨会修订的 ARDS 诊断标准如下。

(1)有原发病的高危因素。

(2)急性起病,呼吸频数和(或)呼吸窘迫。

(3)低氧血症时 $PaO_2/FiO_2 \leqslant 300$ mmHg,ARDS 时 $PaO_2/FiO_2 \leqslant 200$ mmHg。

(4)胸部 X 线检查两肺浸润阴影。

(5)肺动脉楔压(PCWP)≤18 mmHg 或临床上能除外心源性肺水肿。

凡符合以上五项可诊断 ALI 或 ARDS。由于 ARDS 病程进展快、一旦发生多数病情已相当严重,故早期诊断十分重要,但迄今尚未发现有助于早期诊断的特异指标。

四、治疗

ARDS 应积极治疗原发病,防止病情继续发展。更紧迫的是要及时纠正患者严重缺氧。在治疗过程中不应把 ARDS 孤立对待,而应将其视为多脏器功能障碍综合征的一个组成部分。在呼吸支持治疗中,要防止呼吸机所致肺损伤(VILI)、呼吸道继发感染和氧中毒等并发症的发生。

(一)呼吸支持治疗

1.机械通气

机械通气是 ARDS 治疗的主要方法,是近年发展较为迅速的领域,机械通气以维持生理功能为目标,选用模式应视具体条件及医师经验,参数设置高度个体化。目前多主张 PEEP 水平稍高于压力-容积曲线的下拐点作为最佳 PEEP 选择。近年来基于对 ARDS 的病理生理和机械通气相关性肺损伤(VILI)的新认识,一些新的通气策略开始应用于 ARDS 的临床治疗,主要有以下方法。

(1)允许性高碳酸血症策略:为避免气压-容积伤,防止肺泡过度充气,而故意限制气道压或潮气量,允许 $PaCO_2$ 逐渐升高达 50 mmHg 以上。

(2)肺开放策略:肺开放策略指的是 ARDS 患者机械通气时需要"打开肺,并让肺保持开放",实施方法有多种,包括应用压力控制通气(PCV)、反比通气(IRV)及加用高的 PEEP 等,近年来也有学者主张用高频振荡法来实施肺开放策略。

(3)体位:若一侧肺浸润较明显,则取另一侧卧位,俯卧位更加有效,有效率达 64%～78%,其主要作用是改善通气血流比值和减少动-静脉分流和改善膈肌运动。

其他新的通气方式包括:部分液体通气、气管内吹气和比例辅助通气等也在 ARDS 的治疗中得到应用。

2.膜式氧合器

ARDS 经人工气道机械通气、氧疗效果差,呼吸功能在短期内又无法纠正的场合下,有人应用体外膜肺模式,经双侧大隐静脉用扩张管扩张,分别插入导管深达下腔静脉。配合机械通气可以降低机械通气治疗的一些参数,减少机械通气并发症。

(二)改善肺微循环、维持适宜的血容量

(1)最近研究表明短期大剂量皮质激素治疗对早期 ARDS 或严重脓毒症并没有取得明确的疗效。目前认为对刺激性气体吸入、外伤骨折所致的脂肪栓塞等非感染性引起的 ARDS,以及 ARDS 后期,可以适当应用激素,尤其当 ARDS 由肺外炎症所致时,可尝试早期大剂量应用皮质激素冲击治疗。ARDS 伴有脓毒症或严重呼吸道感染早期不主张应用。

（2）抗凝治疗如肝素的应用，可改善肺微循环，其他如组织因子-因子 VIIai、可溶性血栓调节素等正在进行临床试验。

在保证血容量、稳定血压前提下，要求出入液量轻度负平衡（－1 000～－500 mL/d）。在内皮细胞通透性增加时，胶体可渗至间质内，加重肺水肿，故在 ARDS 的早期不宜给胶体液。若有血清蛋白浓度低则当别论。

（三）营养支持

ARDS 患者处于高代谢状态，应及时补充热量和高蛋白、高脂肪等营养物质。应尽早给予强有力的营养支持，鼻饲或静脉补给。

（四）其他治疗探索

1.肺表面活性物质替代疗法

目前国内外有自然提取和人工制剂的表面活性物质，治疗婴儿呼吸窘迫综合征有较好效果，但在成人的四个随机对照研究结果表明，对严重 ARDS 并未取得理想效果。这可能与 PS 的制备、给药途径和剂量以及时机有关。由于近年来的研究表明 PS 在肺部防御机制中起重要作用，将来 PS 的临床应用可能会出现令人兴奋的前景。

2.吸入一氧化氮（NO）

NO 在 ARDS 中的生理学作用和可能的临床应用前景已有广泛研究。近来有报道将吸入 NO 与静脉应用阿米脱林甲酰酸联合应用，对改善气体交换和降低平均肺动脉压升高有协同作用。NO 应用于临床尚待深入研究，并有许多具体操作问题需要解决。

3.氧自由基清除剂、抗氧化剂

过氧化物歧化酶（SOD）、过氧化氢酶（CAT），可防止 O_2 和 H_2O_2 氧化作用所引起的急性肺损伤；维生素 E 具有一定抗氧化剂效能。脂氧化酶和环氧化酶途径抑制剂，如布洛芬等可使血栓素 A_2 和前列腺素减少，抑制补体与 PMN 结合，防止 PMN 在肺内聚集。

4.免疫治疗

免疫治疗是通过中和致病因子，对抗炎性介质和抑制效应细胞来治疗 ARDS。目前研究较多的有抗内毒素抗体，抗 TNF、IL-1、IL-6、IL-8，以及抗细胞黏附分子的抗体或药物。由于参与 ALI 的介质十分众多，互相之间的关系和影响因素十分复杂，所以仅针对其中某一介质和因素进行干预，其效应十分有限。

五、护理措施

ARDS 是急性呼吸衰竭的一种类型。患者原来心肺功能正常，但由于肺外或肺内的原因引起急性渗透性肺水肿和进行性缺氧性呼吸衰竭。临床表现为突发性、进行性呼吸窘迫，气促、发绀，常伴有烦躁、焦虑表情、出汗等。ARDS 的治疗包括改善换气功能及氧疗、纠正缺氧、及时去除病因、控制原发病等。

（一）常见护理问题

如：①低效型呼吸形态；②气体交换受损；③心排血量减少；④潜在并发症：气压伤；⑤有皮肤完整性受损的危险；⑥有口腔黏膜改变的危险；⑦潜在并发症：水、电解质平衡紊乱；⑧焦虑。

（二）ARDS 的护理要点

如：①加强监护。②强化呼吸道护理，保持呼吸道通畅和洁净、防止呼吸道感染等并发症。③对应用呼吸机的患者，做好气管插管、气管切开的护理。④监测血气分析和肺功能，准确计算和记录液体出入量，肺水肿期应严格限制入水量。⑤心理护理：采用多种方式加强与患者的交流和沟通，解除患者的焦虑和恐惧感。

（三）基础护理

基础护理方法如下。①口腔护理：每天进行两次口腔护理，减少细菌繁殖。②皮肤护理：定时翻身，每天温水擦浴一次，预防发生压疮。③排泄护理：尿管留置者，保持引流通畅，防受压、逆流，每天更换引流袋；便秘者必要时可给予缓泻剂或灌肠。

（四）呼吸道的护理

保持气道通畅和预防感染。应用呼吸机时，注意湿化气道、定时吸痰，防止呼吸管道脱落、扭曲，保持有效通气。吸痰并非遵循每间隔2小时抽吸一次的原则，还应根据患者的症状和体征而定，如患者有缺氧症状，肺部听诊有痰鸣音或水泡音，应随时吸痰。对于气管切开术后患者，除按常规护理外，注意加强呼吸道湿化和吸痰时无菌操作的护理。

（五）预防和控制呼吸机相关感染

如：①严格执行洗手制度，减少探视。②严格执行无菌操作，如吸痰及各种侵入性检查、治疗时，均应遵守无菌技术原则。③注意呼吸机管道的更换或使用一次性呼吸机管道。④定时翻身、拍背、转换体位，及时吸痰，减少肺内痰液的潴留。⑤气管插管者，气囊充气合适，以免胃内容物误吸。⑥注意观察患者临床表现，监测体温、心率、白细胞计数等。

（六）特殊治疗措施的护理

（1）控制性肺膨胀的护理：可由医师或护士根据医嘱实施肺膨胀。实施肺膨胀过程中严密监测循环功能及SpO_2变化。吸痰后须重新选择最佳参数，施行肺膨胀。

（2）俯卧位通气的护理：定时根据医嘱要求进行翻身，固定体位，如使用翻身床时，则根据要求调整翻身床角度。注意严防气管导管牵拉、脱落、扭曲，导致严重气道阻塞。严密监测俯卧位时生命体征的变化及呼吸参数，尤其是气道峰压、潮气量及呼气末正压的变化。

（七）心理护理

在接受机械通气治疗期间，由于病房内环境氛围紧张，机器噪声及自身病情的危重，常产生强烈的紧张恐惧心理，此时应对患者进行安慰、鼓励，解释应用呼吸机治疗的重要性，强调预后良好，树立战胜疾病的信心，同时通过控制环境的温度、光线、噪声，创造一个舒适的环境，保证患者得到充分的休息。

由于人工气道的建立，导致患者语言交流障碍，引起焦虑不安。护士可与家属联系，了解患者日常生活习惯，通过观察其表情、手势、眼神，了解其需要，或者通过提供纸笔、日常生活图片、实物，让其写出或指出他们的需要，增加沟通方式。当其心情烦躁时，可与患者谈心，播放他喜爱的广播、音乐，消除其不良情绪，配合治疗；对极度烦躁不配合者，可使用镇静药静脉推注或持续静脉泵入，使患者处于安静状态。

六、机械通气的护理

在呼吸机应用过程中，报警系统保持开启，定时检查并准确记录呼吸机应用模式及参数，使用参数通常包括潮气量、呼吸频率、氧浓度、呼气末正压、吸呼时间比值、压力支持水平等，同时，应密切观察患者的病情变化，如意识状态、生命体征、皮肤和黏膜色泽等，并协助医师做好血气分析，加强各项呼吸功能的监测，做好认真、准确的记录，为医师及时调整呼吸机应用模式及各项参数，提供客观有效的依据。

（一）妥善固定气管插管

适当约束患者双手，防止意外拔管。因患者自主呼吸频率过快，气管插管后联合使用镇静剂与肌松剂，阻断患者自主呼吸，以保证机械通气效果。因此，气管插管一旦脱出或与呼吸机断开后果严重。密切观察患者的人工呼吸情况，每班交接气管导管插入的深度，严防导管移位或脱出。

（二）严密观察病情

根据病情设置合理的报警范围，准确记录呼吸机参数，如出现报警要及时查找原因并处理。因患者严重低氧血症，呼吸机使用过程中逐步提高呼气末正压（PEEP）。严密监测患者气道压力水平，听诊双肺呼吸音，注意有无压伤的发生。

（三）采取密闭式气管内吸痰，提高吸痰操作的安全性

气管内吸痰在ARDS机械通气患者的护理中非常重要，其目的在于清理呼吸道分泌物，保持呼吸道通畅，改善肺泡的通气和换气功能。密闭式气管内吸痰能较好地维护机械通气状态，保证吸痰前后肺内压力相对稳定，同时还能防止带有细菌、病毒的飞沫向空气中播散。因此，根据患者的一般情况、双肺呼吸音、气道压力、氧饱和度、咳嗽等进行观察与判断，采取密闭式气管内吸痰法适时吸痰。吸痰时严格遵守无菌操作,密切观察患者 SpO$_2$ 的降低幅度,避免高负压(>20 kPa)、长时间(>12 秒)吸痰所致的急性肺不张的发生。另外,需注意选择小于人工气道管径的密闭吸痰管,在每次吸痰后以无菌盐水冲净吸痰管内的分泌物,每 24 小时更换密闭吸痰装置一次。

(四)观察镇静药物的效果

镇静剂有利于减轻患者焦虑及插管不适,促进人机协调,保证机械通气效果。每 15～30 分钟评估一次镇静程度并进行药物剂量的调整,避免镇静不足或过度。在镇静剂使用过程中,加强患者的病情观察,根据对患者意识、瞳孔、肢体活动及肌张力等方面的评估,区分镇静过度与意识障碍。

(五)通气模式与潮气量

ARDS 时肺顺应性降低、生理无效腔增大,增加了通气量的需要。增大潮气量以增加肺气体容量和功能残气量,促进氧合;但增加潮气量时注意控制气道峰压在 4.0 kPa(40 cmH$_2$O)以下,以预防气压伤并发症及减少对血液循环系统的负面影响。在增加潮气量而低氧血症无明显改善情况下,可采用反比呼吸(IRV)。

(六)呼气末正压呼吸

PEEP 是 ARDS 施行呼吸治疗的首选方法。适当的 PEEP 可增加肺泡及间质压力,减少肺毛细血管内渗出,促使血管外液吸收,减轻肺泡及间质水肿;可使萎陷的肺泡重新膨胀、肺功能残气量(FRC)增加,肺顺应性增加,通气/血流(V/Q)比值改善,从而改善肺换气功能,提高 PaO$_2$。一般设置 PEEP 在 5～10 cmH$_2$O。反比呼吸时,吸气时间的延长可使平均气道压力和肺充气膨胀时间延长,有利于防止和治疗肺泡萎缩,并使得 PEEP 用量减少,从而减轻由于 PEEP 过高对静脉回心血量和心排出量的不利影响。

(七)氧浓度(FiO$_2$)的调节

早期应尽快纠正缺氧,以保证重要器官(如脑组织)的氧供。早期可用 100% 吸氧浓度,1～2 小时后将 FiO$_2$ 降至 40%～70%,以减少高浓度氧对肺泡的损伤。随后根据 PaO$_2$ 或 SpO$_2$ 调节 FiO$_2$。必要时间段、短时间应用 100% 吸氧浓度。

(八)防治呼吸性碱中毒

机械通气治疗中常并发酸碱失衡。由于过度通气往往导致呼吸性碱中毒,及时调节吸氧浓度,并适当加长呼吸机与患者气管套管之间的管道长度增加生理无效腔量,以增加吸入气体中的 CO$_2$ 浓度,从而有效地纠正呼吸性碱中毒。另外,注意定时复查动脉血气分析,根据血气结果调整通气参数,以保证患者充分的氧气供给及二氧化碳的排出。

(张丽君)

第八节　急性酒精中毒

一、定义

乙醇别名酒精,是无色、易燃、易挥发的液体,具有醇香气味,能与水和大多数有机溶剂混溶。一次饮入过量酒精或酒类饮料引起中枢神经系统由兴奋转入抑制的状态称为急性酒精中毒或称急性乙醇中毒。主要与饮酒过量有关,可以损伤机体的多种脏器,在神经系统中可出现神经、精神症状和神经系统的损害,严重的中毒可引起死亡。

二、临床表现

急性酒精中毒的临床表现因人而异,中毒症状出现的迟早也各不相同。可大致分为三期,但各期之间界限不明显。

（一）兴奋期

血液乙醇浓度达到 11 mmol/L(500 mg/L)时,大脑皮质处于兴奋状态,出现欣快、兴奋、头痛、头晕;颜面潮红或苍白,眼结膜充血;呼气带酒精味;言语增多,情绪不稳定,有时粗鲁无礼,易激怒;也可表现为沉默、孤僻和安静入睡。

（二）共济失调期

血液乙醇浓度达到 11～33 mmol/L(500～1 500 mg/L)时,患者出现动作不协调、步态蹒跚、行动笨拙,出现明显共济失调,发音含糊,语无伦次,眼球震颤,视物模糊,可有复视伴恶心、呕吐。

（三）昏睡、昏迷期

血液乙醇浓度达到 54 mmol/L(2 500 mg/L)以上时,患者出现昏睡、面色苍白、口唇发绀、呕吐、瞳孔散大,体温降低,乙醇浓度达到 87 mmol/L(4 000 mg/L)时,患者出现深昏迷,心率加快,血压下降,呼吸缓慢伴有鼾声,严重者出现呼吸循环衰竭而危及生命。

小儿摄入中毒量,一般无兴奋过程,很快沉睡,但由于低血糖,可发生惊厥。亦可发生肝肾损害、高热、吸入性肺炎、休克、颅内压增高等。

三、病因及发病机制

（一）抑制中枢神经系统

乙醇具有脂溶性,可迅速透过大脑神经细胞膜,作用于膜上某些酶而影响脑细胞功能。乙醇对中枢神经系统的抑制作用,随剂量的增加,由大脑皮质向下,通过边缘系统、小脑、网状结构到延髓,小剂量出现兴奋作用。血中乙醇浓度增高,作用于小脑,引起共济失调,作用于网状结构,引起昏睡和昏迷,极高浓度乙醇抑制延髓中枢引起呼吸衰竭或循环衰竭。

（二）代谢异常

乙醇在肝细胞内代谢生成大量还原型烟酰胺腺嘌呤二核苷酸(NADH),使之与氧化型的比值(NADH/NAD)增高,甚至可高达正常的 2～3 倍。相继发生乳酸增高,酮体蓄积导致的代谢性酸中毒以及糖异生受阻所致低血糖。

四、辅助检查

（一）呼气和血清乙醇浓度

急性酒精中毒时血清与呼气中的乙醇浓度相当,可测定呼出的气体、呕吐物、血、尿中乙醇的浓度来估计血清乙醇含量。

（二）动脉血气分析

动脉血气分析可出现轻度代谢性酸中毒表现。

（三）血清生化学检查

血清生化学检查可见低血钾、低血镁、低血钙、低血糖等。

（四）其他检查

心电图检查可见心律失常、心肌损害等表现。

五、诊断要点

急性酒精中毒依据饮酒立即嗅及酒味、典型的中毒表现及血中乙醇的定量和定性检测即可确定诊断。如果处深昏迷,应与急性 CO 中毒、急性脑血管意外和安眠药物中毒鉴别。

六、治疗要点

（一）现场急救

(1)因酒精中毒患者咽喉反射减弱及频繁呕吐,可能导致吸入性肺炎,甚至窒息死亡,故保持呼吸道通畅极为重要,应给患者采取稳定性侧卧位并保持头偏向一侧。

(2)躁动者加以约束,共济失调或过度兴奋者应适当限制活动,以免发生外伤。

(3)轻者无须院内处理,卧床休息、保暖,给予适量果汁饮用,可自行康复。重度醉酒者如神志清醒,可用筷子或手指刺激舌根部,迅速催吐;若中毒者昏迷不醒应及时送往医院治疗。

(二)院内急救

1.迅速排出毒物

大多数患者由于频繁呕吐,一般不需要洗胃。但对于饮酒量大而不能自行呕吐的患者,可催吐或洗胃(洗胃液为温水或1%的碳酸氢钠溶液),以防乙醇过度吸收。洗胃应在摄入乙醇1小时内进行,因乙醇吸收快,1小时后洗胃已无必要。洗胃后灌入牛奶、蛋清等保护胃黏膜。

2.保持呼吸道通畅、吸氧

酒精中毒常伴意识障碍,催吐或洗胃时应防止吸入性肺炎或窒息的发生。持续鼻导管或面罩吸氧,若出现持续低氧血症状态,必要时气管内插管机械通气。

3.药物催醒

纳洛酮是阿片受体阻滞剂,是治疗酒精中毒公认有效的首选药物。轻者给予纳洛酮 0.4~0.8 mg 静脉注射一次,重者可 15~30 分钟重复给药,总剂量可达 3~5 mg。

4.促进酒精代谢

静脉输入 5% 葡萄糖盐水等,通过补液、利尿来降低机体内酒精的浓度;静脉注射 50% 葡萄糖100 mL、胰岛素 10~20 U,纠正低血糖;肌内注射维生素 B_1、维生素 B_6 和烟酸各 100 mg,加速乙醇在体内的氧化代谢。如病情重,出现休克、呼吸抑制、昏迷者,应尽早行血液透析疗法。血液灌流不能有效清除乙醇。

5.对症治疗及防治并发症

呼吸衰竭者给予适量呼吸兴奋药,如尼可刹米等;休克患者补充血容量,早期纠正乳酸酸中毒,必要时给予血管活性药物如多巴胺;应用甘露醇防治脑水肿,降低颅内压;躁动不安、过度兴奋的患者可给予小剂量地西泮(避免使用吗啡、氯丙嗪、巴比妥类镇静药)10~20 mg 肌内注射,以免发生外伤。合理使用抗生素预防呼吸道感染;给予抑制剂预防上消化道出血,如西咪替丁 0.4 g 静脉滴注;已并发上消化道出血者,表现为呕吐少量至中量咖啡样或暗红色物,可使用质子泵抑制剂。

七、护理问题

(1)有外伤的危险:与步态蹒跚、共济失调有关。

(2)知识缺乏:缺少酒精中毒有关的知识。

(3)潜在并发症:呼吸衰竭。

八、护理措施

(一)保持呼吸道通畅

给予患者平卧,头偏向一侧或侧卧位,及时清除呕吐物和呼吸道分泌物,防止误吸和窒息。

(二)病情观察

密切观察生命体征及神志的变化,防止误吸导致吸入性肺炎或窒息,心电监测有无心律失常和心肌损害的发生,纳洛酮的使用可导致心律失常,要重点监护血压、脉搏、心率、心律的变化,及时发现休克征兆,监测血糖,警惕低血糖的发生。严格记录出入量,维持水、电解质及酸碱平衡。

(三)安全护理

躁动不安者给予适当约束,可使用床档或约束带,防止坠床等意外情况发生。同时也要防止烦躁不安的患者伤及他人或医护人员,医护人员在护理此类患者时应做好自我防护。患者酒醒后仍会有头晕、无力、步态不稳等症状,如需如厕应有人陪同,以防摔倒。

（四）饮食护理

昏迷患者暂禁食，清醒后可给予清淡易消化的流质、半流质或软食，避免刺激性食物。

（五）注意保暖

急性酒精中毒患者全身血管扩张，散发大量热量，同时洗胃后患者常感寒冷甚至出现寒战，应提高室温、加盖棉被等保暖措施，并补充能量，维持正常体温。

（六）心理护理

酒精中毒患者多是由于家庭、生活、工作、经济等原因引起的醉酒，对醉酒的患者给予关心和安慰，让患者发泄心中的郁积、不满和愤怒，或是倾听他的诉说；同时与患者及陪同家属沟通，帮助其从酗酒中解脱出来。

（张丽君）

第九节　一氧化碳中毒

一、定义

一氧化碳（CO）俗称煤气，为无色、无臭、无味、无刺激性的气体。人体经呼吸道吸入空气中的 CO 含量超过 0.01％时，即可发生急性缺氧。严重者发生脑水肿和中毒性脑病，可因心、肺、脑缺氧衰竭而死亡。临床上称为急性一氧化碳中毒，俗称煤气中毒。

二、临床表现

（一）接触反应

吸入 CO 后，有头痛、头晕、心悸、恶心等不适，经离开现场吸入新鲜空气后，症状很快消失。

（二）轻度中毒

表现为剧烈头痛、头昏、四肢无力、恶心、呕吐、淡漠、嗜睡、甚至短暂晕厥等症状，原有冠心病患者可出现心绞痛。血液中的碳氧血红蛋白（COHb）浓度达 10％～30％。若能迅速脱离现场，吸入新鲜空气，在短期内可完全恢复。

（三）中度中毒

患者处于浅昏迷或中毒昏迷状态，对疼痛刺激有反应，瞳孔对光反应、角膜反射迟钝，腱反射弱，呼吸、血压、脉搏可有变化。口唇、皮肤黏膜及甲床呈樱桃红色。血液中 COHb 浓度达到 30％～40％，经积极治疗可恢复正常且无明显并发症。

（四）重度中毒

患者处于深昏迷状态，各种反射消失。患者可呈去大脑皮质状态；患者可以睁眼，但无意识，不语，不主动进食，不主动大小便，呼之不应，推之不动，肌张力增强。常有脑水肿、惊厥、呼吸衰竭、肺水肿、上消化道出血、严重的心肌损害、心肌梗死、心律失常、休克、大脑局灶性损害及锥体外系损害体征。皮肤可出现红肿和水疱，多见于昏迷时肢体受压部位。受压部位肌肉可发生压迫性肌肉坏死，坏死肌肉释放的肌球蛋白可引起急性肾衰竭，血液中 COHb 浓度达到 50％以上。此类患者病死率高，经抢救存活者多有不同程度的后遗症。

（五）迟发脑病

少数中、重度中毒（老年者居多）患者意识障碍恢复后，经过 2～60 天的"假愈期"，可出现下列临床表现。

（1）精神意识障碍：呈痴呆、谵妄、去大脑皮质状态。

（2）锥体外系神经障碍：出现帕金森综合征，以帕金森综合征为多，少数出现舞蹈症。

(3)锥体外系神经损害:如偏瘫、病理反射、大小便失禁等。

(4)大脑皮质局灶性功能障碍:如失语、失明、继发性癫痫等。

(5)脑神经、脊神经损害:如视神经萎缩、前庭蜗神经损害及周围神经病等。

三、病因及发病机制

(一)与血红蛋白结合

CO 吸入人体后,立即与血液中血红蛋白结合形成 COHb,由于 CO 与血红蛋白亲和力比氧与血红蛋白的亲和力大 240～300 倍。同时,COHb 一旦形成其解离的速度又比氧合血红蛋白(HbO_2)慢 3 600 倍,且 COHb 的存在还抑制 HbO_2 的解离,阻碍氧的释放和传递,从而导致低氧血症,引起组织缺氧。

(二)与肌球蛋白结合

影响细胞内氧弥散,使线粒体因缺乏氧,能量代谢受阻,能量产生减少。

(三)与细胞内细胞色素氧化酶结合

破坏了细胞色素氧化酶传递电子给氧分子的功能,阻碍生物氧化过程,阻碍能量代谢,从而使 ATP 产生减少或停顿,以致细胞不能利用氧。

(四)引起一氧化碳减少与内皮素增多

从而导致血管平滑肌收缩,动脉、静脉、毛细血管特别是微小动脉和毛细血管痉挛,血小板聚集和黏附性增强,中性粒细胞的黏附和浸润加强,最终引起组织缺氧和损伤。

(五)细胞内 Ca^{2+} 超载

(1)细胞生物膜通透性加强,Ca^{2+} 通道开放,细胞外和肌质网、内质网的 Ca^{2+} 进入胞质内。

(2)细胞内的 Na^+ 与细胞内的 Ca^{2+} 交换,Ca^{2+} 进入细胞内。

(3)细胞生物膜上的 Ca^{2+} 泵因能量匮乏而失活,不能将 Ca^{2+} 转移到细胞外和细胞器内。

(六)直接毒性作用

CO 系细胞原浆性毒物,可对全身细胞有直接毒性作用。

四、辅助检查

(一)血液 COHb 测定

血液 COHb 测定是诊断 CO 中毒的特异性指标,离开中毒现场 8 小时内取血检测,具有检测意义。

(二)脑电图检查

脑电图检查可见弥漫性不规则性慢波、双额低幅慢波及平坦波。

(三)头部 CT 检查

头部 CT 检查可发现大脑皮质下白质,包括半卵圆形中心与脑室周围白质密度减低或苍白球对称型密度减低。

(四)血气分析

急性一氧化碳中毒患者的动脉血中 PaO_2 和 SaO_2 降低。

五、诊断要点

根据一氧化碳接触史、急性中毒的症状和体征及血液 COHb 试验阳性,可以诊断为一氧化碳中毒,血液 COHb 测定是有价值的确诊指标,采取血标本一定要及时,否则离开现场后数小时 COHb 会逐渐消失。一氧化碳中毒需注意与脑血管意外、糖尿病酸中毒引起的昏迷相鉴别。

六、治疗要点

(一)终止 CO 吸入

发现中毒患者立即撤离现场,停止继续吸入 CO。重症患者采取平卧位,解开衣口,松开腰带,保持呼吸道通畅。注意保暖。如患者发生呼吸心搏骤停,应立即进行心肺脑复苏。

（二）迅速纠正缺氧

氧疗是一氧化碳中毒最有效的治疗方法,能加速 COHb 解离和 CO 排出。

1.面罩吸氧

意识清醒的患者应用密闭重复呼吸面罩吸入纯氧,氧流量 10 L/min,治疗至症状缓解和 COHb 水平低于 0.05 可停止吸氧。

2.高压氧治疗

高压氧治疗增加血液中物理溶解氧,提高总体氧含量,促进氧释放和 CO 排出,缩短昏迷时间和病程,预防 CO 中毒引起的迟发性脑病。高压氧治疗适用于中、重度 CO 中毒或出现神经症状、心血管症状、血COHb 浓度≥0.25 者。

（三）防治脑水肿,促进脑细胞代谢

严重中毒后 2～4 小时,即可出现脑水肿,24～48 小时达高峰,并可持续多天。可快速静脉滴注 20%甘露醇 250 mL,6～8 小时一次。待 2～3 天后颅内压增高现象好转后可减量或停用,亦可用呋塞米、依他尼酸钠快速利尿,并适量补充能量合剂、细胞色素 C 及胞磷胆碱、脑活素等药物,以促进脑细胞代谢。

（四）对症治疗

昏迷、窒息者应保持呼吸道通畅,必要时行气管插管或切开防止继发感染。高热抽搐者,应做咽拭子、血、尿培养,选用广谱抗生素。采用头部降温、亚低温疗法和解痉药物,必要时使用人工冬眠。呼吸障碍者应用呼吸兴奋药。昏迷患者应每 2 小时翻身一次,局部减压,保持皮肤清洁,预防压疮。急性中毒患者从昏迷中苏醒后,两周内应卧床休息,避免精神刺激,不宜过多消耗体力,如有并发症,给予相应的治疗,严防神经系统和心脏并发症的发生。纠正休克、代谢性酸中毒、水和电解质代谢失衡。防治迟发性脑病。

（五）密切观察病情

(1)生命体征的观察,重点是呼吸和体温。高热和抽搐者防止坠床和自伤。

(2)准确记录出入量,注意液体的选择和滴速。防止脑水肿、肺水肿及水、电解质代谢紊乱等并发症。

(3)注意观察患者神经系统的表现及皮肤、肢体、受压部位损害情况,如有无急性痴呆性木僵、癫痫、失语、抽搐、肢体瘫痪等。

七、护理问题

（一）有外伤的危险

其与意识障碍有关。

（二）焦虑/恐惧

其与一氧化碳中毒后出现短暂的意识丧失、缺乏一氧化碳中毒知识有关。

（三）低效型呼吸形态

其与缺氧导致的呼吸困难有关。

八、护理措施

(1)患者入院后应处于通风的环境,注意保持呼吸道通畅,高浓度给氧(>8 L/min)或面罩给氧(浓度为 50%),抢救苏醒后应卧床休息,有条件首选高压氧治疗。

(2)对躁动、抽搐者,应做好防护,加床档防止坠伤,定时翻身,做好皮肤护理,防止压疮形成。有保留导尿者在翻身时,尿袋及引流管位置应低于耻骨联合,保持引流通畅,防止尿液反流及引流管受压。

(3)昏迷期间应做好口腔护理,用生理盐水擦拭口唇,保持湿润,防止口腔溃疡。头偏向一侧,预防窒息。保持呼吸道通畅,清除阻塞物,备好吸引器及气管插管用物,随时吸出呕吐物及分泌物。备好生理盐水及吸痰管,每吸引一次,及时更换新吸痰管。昏迷时,眼不能闭合,应涂凡士林,用纱布覆盖,保护角膜。

(4)密切观察病情,注意神经系统表现及皮肤、肢体受压部位的损害情况,观察有无过敏等药物反应,注意药物之间有无配伍禁忌。

(5)准确记录出入量,注意液体的选择和滴速,建立静脉通路。可选用静脉套管针,防止液体外渗,以利各种抢救药及时起效。特殊药物如用微量泵输液,要使药物准确输入,并注意水、电解质平衡。密切观察生命体征的变化,15～30分钟记录一次,发现异常及时与医师沟通,采取措施。

(6)心理护理:对意识清醒者应做好心理护理,表现出高度的同情心,安慰患者,增强康复信心,积极配合治疗和功能锻炼。

(张丽君)

第十节　有机磷中毒

一、定义

急性有机磷中毒主要是有机磷农药通过抑制体内胆碱酯酶活性,失去分解乙酰胆碱能力,引起体内生理效应部位乙酰胆碱大量蓄积,使胆碱能神经持续过度兴奋,导致先兴奋后衰竭的一系列毒蕈碱样、烟碱样和中枢神经系统等中毒症状和体征。

二、临床表现

有机磷农药一般经口中毒,潜伏期较短,在数分钟至数小时之间;经皮吸收中毒大多在4～6小时出现症状。三大主要特征是瞳孔缩小、大汗、肌束震颤。

(一)急性中毒发作期的基本临床表现

1.胆碱能兴奋或危象

(1)毒蕈碱样症状:又称M样症状,主要由于堆积的乙酰胆碱使副交感神经末梢过度兴奋所致,引起平滑肌舒缩失常和腺体分泌亢进。出现较早,表现有恶心、呕吐、腹痛、腹泻、流涎、多汗、呼吸道分泌物增多、视物模糊、瞳孔缩小、呼吸困难、心跳加快、尿失禁等,严重时瞳孔呈针尖样并肺水肿,双肺满布湿啰音。

(2)烟碱样症状:又称N样症状。由于乙酰胆碱堆积在骨骼肌神经肌肉接头处,出现肌纤维颤动,全身紧缩或压迫感,表现有胸部压迫感、全身紧束感、肌纤维颤动,常见于面部、胸部、四肢,晚期可有肌阵挛、肌麻痹、全身抽搐,最后可因呼吸肌麻痹而致死。

(3)中枢神经系统症状:由于乙酰胆碱在脑内蓄积,早期多表现为头痛、头晕、倦怠、乏力,进而出现烦躁不安、言语不清、嗜睡、不同程度的意识障碍及阵发性抽搐。严重者出现脑水肿昏迷、肺水肿表现及中枢呼吸抑制,可因中枢性呼吸衰竭而死亡。

2.反跳

乐果和马拉硫磷口服中毒者,可能出现经抢救临床症状明显好转,稳定数天或1周后,病情急剧恶化,再次出现胆碱能危象,甚至肺水肿、昏迷或突然死亡,称为反跳。原因可能和残留在皮肤、毛发和胃肠道的有机磷杀虫剂重新被吸收或解毒药过早停用等多种原因有关。其病死率占有机磷中毒者的7%～8%。

3.中间综合征(IMS)

通常出现在急性有机磷中毒后2～4天,个别7天,以肌无力为突出表现,主要受累部位为肢体近端肌肉和屈颈肌,脑神经运动支配的肌肉也常受累,表现为患者肢体软弱无力、抬头困难,严重者出现进行性缺氧致意识障碍、昏迷,可因呼吸肌麻痹而死亡。IMS病变主要在突触后,使神经肌肉接头的功能障碍,阿托品治疗无效。多见于二甲氧基的化合物,如乐果、氧乐果等。

4.有机磷农药中毒致迟发性神经病(OPIDP)

在急性有机磷农药中毒胆碱危象消失后2～3周出现的感觉、运动型多发周围神经病,首先表现为肢体感觉异常,随后逐渐出现肢痛、麻痹,以后痛觉消失,最后发展为上肢感觉障碍。表现肢体远端最明显,上肢和下肢远端套式感觉减退。

5.其他

有机磷中毒,特别是重度中毒患者,常可出现不同程度的心脏损害,主要表现为心律失常、ST-T改变和Q-T间期延长等。

(二)有机磷中毒的分级表现

(1)轻度中毒:以M样症状为主,没有肌纤维颤动等N样症状,全血胆碱酯酶活性在50%～70%。

(2)中度中毒:M样症状加重,出现肌纤维颤动等N样症状,全血胆碱酯酶活性在30%～50%。

(3)重度中毒:除有M、N样症状外,出现昏迷、肺水肿、脑水肿、呼吸麻痹,甚至呼吸衰竭。全血胆碱酯酶活性在30%以下。

三、病因及发病机制

有机磷农药可经过呼吸道、消化道、皮肤黏膜等途径进入人体。一般认为毒物有肺部吸收的速度比胃吸收速度快20倍左右,仅次于静脉注射的吸收速度。小儿中毒原因:误食被有机磷农药污染的食物(包括瓜果、蔬菜、乳品、粮食以及被毒死的禽畜、水产品等);误用沾染农药的玩具或农药容器;不恰当地使用有机磷农药杀灭蚊、蝇、虱、蚤、臭虫、蟑螂及治疗皮肤病和驱虫,母亲在使用农药后未认真洗手及换衣服而给婴儿哺乳;用包装有机磷农药的塑料袋做尿垫,或用喷过有机磷农药的田头砂土填充"土包裤"代替尿垫等;儿童亦可由于在喷过有机磷农药的田地附近玩耍引起吸入中毒。

当有机磷进入人体后,以其磷酰基与酶的活性部分紧密结合,形成磷酰化胆碱酯酶而丧失分解乙酰胆碱的能力,以致体内乙酰胆碱大量蓄积,并抑制仅有的乙酰胆碱酯酶活力,使中枢神经系统及胆碱能神经过度兴奋,最后转入抑制和衰竭。

四、辅助检查

(一)全血胆碱酯酶活力测定

此测定是诊断有机磷中毒的特异性试验指标,也是判断中毒程度的重要指标。胆碱酯酶活性降至正常人70%以下有意义。

(二)尿有机磷代谢产物测定

如对硫磷和甲基对硫磷在体内氧化分解生成对硝基酚由尿排出,美曲磷脂中毒时尿中出现三氯乙醇,此类分解产物的测定有助于中毒的诊断。

五、诊断要点

部分病例容易被忽略,特别是早期出现中枢神经抑制,循环、呼吸及中枢神经衰竭者,应及时了解有关病史并做有关检查,排除中毒可能。

(1)病史:确定有接触食入或吸入有机磷杀虫剂历史。

(2)中毒症状:出现中毒症状其中以大汗、流涎、肌肉颤动、瞳孔缩小和血压升高为主要症状。皮肤接触农药吸收致中毒者起病稍缓慢,症状多不典型,须仔细询问病史,全面体检有无皮肤红斑、水疱,密切观察临床演变协助诊断。

(3)呕出物或呼出气体有蒜臭味。

(4)实验室检查:血液胆碱酯酶活性测定显著低于正常。

(5)有机磷化合物测定:将胃内容物、呕吐物或排泄物作毒物检测。

(6)对不典型病例或病史不清楚者,应注意排除其他疾病,如其他食物中毒、毒蕈中毒和乙型脑炎等,测血胆碱酯酶活性可鉴别。

六、治疗要点

(一)迅速清除毒物

(1)立即使患者脱离中毒环境,运送到空气新鲜处,去除污染衣物,注意保暖。

(2)清洗:皮肤黏膜接触中毒者,用生理盐水、清水或碱性溶液(美曲磷脂污染除外)冲洗被农药污染的皮肤、指甲、毛发,彻底清洗至无味。忌用热水及乙醇擦洗。眼部污染者,除美曲磷脂污染必须用清水冲洗外,其余均可先用2%碳酸氢钠溶液冲洗,再用生理盐水彻底冲洗,之后滴入1～2滴浓度为1%的阿托品。

(3)洗胃:①口服中毒者,应立即反复催吐,彻底有效的洗胃。无论中毒时间长短,病情轻重,均应洗胃,即使中毒已达24小时仍应进行洗胃。洗胃时宜用粗胃管,先将胃内容物尽量抽完,再用生理盐水、清水、2%碳酸氢钠溶液或1:5 000高锰酸钾溶液反复洗胃并保留胃管24小时以上,直至洗清为止。②美曲磷脂中毒时忌用碳酸氢钠溶液和肥皂水洗胃。对硫磷、甲拌磷、乐果、马拉硫磷等忌用高锰酸钾溶液洗胃。不能确定有机磷种类时,则用清水、0.45%盐水彻底洗胃。③导泻,从胃管注入硫酸钠20～40 g(溶于20 mL水)或注入20%甘露醇250 mL进行导泻治疗,以抑制毒物吸收,促进毒物排出。

(二)紧急复苏

急性有机磷杀虫剂中毒常因肺水肿、呼吸肌麻痹、呼吸衰竭而死亡。一旦发生以上情况,应紧急采取复苏措施;及时有效地清除呼吸道分泌物,气管插管或气管切开以保持呼吸道通畅,心搏骤停者立即行心肺复苏。

(三)促进毒物排出

1.利尿

可选用作用较强的利尿药(如呋塞米)来利尿,促进有机磷排出,但要注意尿量,保持出入量的平衡。

2.血液净化技术

严重有机磷中毒,特别是就诊较晚的病例,可借助透析、血液灌流、血液或血浆置换等血液净化技术,从血液中直接迅速取出毒物,可减少毒物对组织器官的损害,降低病死率。

(四)特异解毒剂的应用

原则是早期、足量、联合、重复用药。

1.抗胆碱药

抗胆碱药代表药物为阿托品,能与乙酰胆碱争夺胆碱受体,缓解毒蕈碱样症状和对抗呼吸中枢抑制。阿托品应早期、足量、反复给药,直到毒蕈碱样症状明显好转或出现"阿托品化"表现为止。一般阿托品用法为:轻度中毒首剂1～3 mg静脉注射,15～30分钟重复一次,至阿托品化并小剂量维持24小时;中度重度,3～10 mg静脉注射,15～30分钟重复一次,至阿托品化,并小剂量维持1～2天;重度中毒,10～20 mg静脉注射,15～30分钟重复一次,至阿托品化,并维持2～3天。

2.肟类药物

肟类药物又称为胆碱酯酶复能剂或重活化剂,能使被抑制的胆碱酯酶恢复活性,改善烟碱样症状。常用有碘解磷定、氯解磷定、双复磷、双解磷等。早期、足量应用,持续时间不超过72小时。如氯解磷定,轻度中毒首剂0.5～1 mg,重复量每6小时1 g,用2天;中度中毒首剂1～2 g,1小时1次,重复2次,以后每4小时1次,用2天;重度中毒首剂2～3 g,1小时1次,重复2次,以后每4小时1次,用3天。

3.复方制剂

解磷注射液是含有抗胆碱药和复能药的复方制剂。起效快,作用时间长,多采用静脉注射或肌内注射。根据症状的轻重调节用药剂量。轻度中毒首剂1～2 mL;中度中毒首剂2～4 mL;重度中毒首剂4～6 mL,必要时可重复给药2～4 mL。

(五)对症支持

(1)在尿量正常的情况下,可酌情补给氯化钾。维持水、电解质、酸碱平衡。

(2)应注意输液的量、成分和速度。成年人一般每天以 2 000～3 000 mL 为宜,儿童在 100 mL/kg 左右。输液速度不宜过快,如有肺水肿或脑水肿征兆时,应控制液量,并及时行脱水治疗。

(3)在治疗过程中,症状改善不大,特别是胆碱酯酶活力恢复较慢者,可输入新鲜血液 300～600 mL (如无休克时,可先放血 300～600 mL,再输入),以补充活力良好的胆碱酯酶。

(4)对严重中毒的患者,可用肾上腺皮质激素,以抑制机体的应激反应,保护组织细胞,防治肺水肿、脑水肿,解除支气管痉挛及喉水肿。

(5)及时纠正心律失常、心力衰竭及休克。

(6)可注射青霉素等抗生素以预防合并感染。

(7)躁动时应注意区别是否因阿托品过量所致,必要时给予水合氯醛、地西泮等镇静药,但禁用吗啡,以免加重呼吸抑制。

(8)恢复期处理:急性期经抢救好转后,各脏器受到高度损害,应休息 1～3 周,补充营养,应用维生素等;有肝损害者,给予保肝药物。

七、护理问题

(一)体液不足

其与恶心、呕吐、腹泻、流涎、多汗有关。

(二)低效型呼吸形态

其与出现肺水肿有关。

(三)有外伤的危险

其与头晕、乏力,烦躁不安有关。

(四)焦虑/恐惧

其与中毒后出现胸部压迫感、全身紧束感、缺乏有机磷中毒的知识有关。

(五)潜在并发症

呼吸衰竭。

八、护理措施

(一)一般护理

(1)卧床休息、保暖。清醒者取半卧位,昏迷者取平卧位、头偏向一侧。

(2)维持有效的通气功能:如及时有效的吸痰、保持呼吸道通畅、使用机械辅助呼吸,备好气管插管及气管切开用物等。给予高流量吸氧(4～5 L/min)。

(3)迅速建立外周静脉通路:行心肺复苏时,必须快速建立两条静脉通路,一条供静脉注射阿托品使用,另一条供滴注胆碱酯酶活性剂及纳洛酮使用。

(4)充分彻底的洗胃:洗胃时观察洗胃液以及患者情况,有无出血、穿孔症状。因经胃黏膜吸收的农药可重新随胃液分泌至胃内,应保留胃管定期冲洗。

(5)加强基础护理工作,如加强口腔护理、留置导尿、防止尿潴留等。

(6)高热时应立即行物理降温并注意阿托品用量,必要时可慎用氯丙嗪降温。

(7)根据患者精神状态改变过程及年龄因素决定患者的安全需要,如使用保护性约束、加床档以防患者受伤,并向家属解释约束的必要性。

(二)病情观察

(1)观察生命体征、尿量和意识,发现以下情况应及时配合抢救工作。①急性肺水肿:胸闷、严重呼吸困难、咳粉红色泡沫痰、双肺湿啰音等。②呼吸衰竭:呼吸节律、频率和深浅度改变。③急性脑水肿:意识障碍、头痛、剧烈呕吐、抽搐等。④中间综合征先兆症状:患者清醒后又出现胸闷、心慌、器官、乏力等症状。此时应行全血胆碱酯酶化验、动脉血氧分压监测、记出入量等。⑤"反跳"的先兆症状:胸闷、流涎、出汗、言语不清、吞咽困难等。

（2）应用阿托品的观察：严密观察瞳孔、意识、皮肤、体温及心率变化，注意"阿托品化"与阿托品中毒的区别。

（3）应用胆碱酯酶复能剂的观察：注意观察药物的毒副作用，如短暂的眩晕、视物模糊、复视或血压升高等。碘解磷定剂量过大可出现口苦、咽痛和恶心，注射速度过快可出现暂时性呼吸抑制；双复磷用量过大可引起室性期前收缩、室颤或传导阻滞。

（三）对症护理

1.应用阿托品的护理

静脉注射时，速度不要太快；阿托品抑制汗腺分泌，在夏天应注意防止中暑；大量使用低浓度阿托品输液时，可能发生溶血性黄疸。

（1）导致"阿托品化"和阿托品中毒的剂量十分接近，应严密观察病情变化，正确判断。

（2）阿托品反应低下：在阿托品应用过程中，患者意识障碍无好转或反而加重，颜面无潮红而其他阿托品化指征具备者，称阿托品反应低下。原因可能为脑水肿、酸中毒或循环血量补足，使阿托品效力降低，治疗应及时纠正酸中毒，治疗脑水肿。

（3）阿托品中毒：正常成人阿托品致死量为 80～100 mg。当出现早期中毒征象时，应立即减量或停药，应用利尿药促进排泄或肌内注射毛果芸香碱 5 mg，必要时可重复。亦可用间羟胺 10 mg 拮抗。烦躁不安者可肌内注射地西泮 10 mg。中毒时可引起室颤，故应充分吸氧以维持正常的血氧饱和度。

（4）阿托品依赖：在抢救过程中，7～10 天后再次出现仅有 M 样症状而无 N 样症状，使用小剂量阿托品即可缓解，大剂量阿托品也能耐受，称阿托品依赖。治疗以小剂量使用阿托品、缓慢撤药和延长给药时间为主。

2.应用胆碱酯酶复能剂的护理

早期用药，洗胃时即可应用，首次应足量给药。轻度中毒单用，中度以上中毒必须联合应用阿托品，但应减少阿托品剂量。若用量过大、注射太快或未稀释，可抑制胆碱酯酶导致呼吸抑制，应稀释后缓慢静脉推注或静脉滴注。复能剂在碱性溶液中易水解成有剧毒的氰化物，故禁与碱性药物配伍使用。碘解磷定药液刺激性强，漏于皮下时可引起剧痛及麻木感，故应确定针头在血管内方可注射给药，不可肌内注射。

（四）饮食护理

（1）轻度中毒者应禁食 12～24 小时。

（2）中度中毒者应禁食 24～36 小时。

（3）重度中毒者应禁食 24～72 小时。

（4）皮肤吸收中毒者不需要禁食。

（5）症状缓解后应从流质开始，逐渐过渡到半流质和软食。

（五）心理护理

加强心理护理，减轻恐惧心理，护理人员应针对服药原因给予安慰，不歧视患者，为患者保密，并在生活观及价值观等方面进行正确引导。

（张丽君）

第十一节　安眠药中毒

一、定义

镇静催眠药是中枢神经系统抑制药，具有镇静、催眠作用，小剂量时可使人处于安静或嗜睡状态，大剂量可麻醉全身,包括延髓中枢,长期滥用可引起耐药性和依赖性而导致慢性中毒,因自杀或误服大剂量镇静催眠药引起的中毒称为急性镇静催眠药中毒。

二、临床表现

(一)苯二氮䓬类

此类药物对中枢神经系统的抑制作用较轻,常表现为昏睡或轻度昏迷、疲劳无力、言语不清、共济失调。部分患者体温和血压下降。偶见有一时性精神错乱、斑丘疹伴剥脱性皮炎和关节肿胀。老年人易出现窒息、发绀、幻视甚至昏迷、角膜反射减弱。如若出现长时间严重的呼吸抑制、深昏迷状态,应怀疑患者同时服用了酒精类制剂或其他中枢抑制剂。

(二)巴比妥类

一次服用超过催眠剂量的 2~5 倍即可引起急性中毒,其表现与服用药物的剂量有关,中毒症状随服药量增加而加重。

(1)轻度中毒:呈嗜睡状态,可唤醒,醒后反应迟钝、言语含糊不清、有定向力及判断力障碍,各种反射存在,生命体征正常。

(2)中度中毒:呈昏睡或浅昏迷状态,强烈刺激可唤醒。但醒后不能作答,旋即入睡,咽反射、瞳孔对光及角膜反射存在,血压正常,呼吸浅慢。

(3)重度中毒:呈深昏迷状态,不能唤醒。各种反射消失,四肢肌张力由强变弱、全身迟缓、血压下降,呼吸浅慢或呈现潮式呼吸、呼吸停止,脉搏细数,严重者发生休克。

(三)非巴比妥非苯二氮䓬类

(1)水合氯醛中毒:以胃肠道表现为主,如恶心、呕吐、消化道出血等,对心脏毒性表现为心律失常。

(2)氨鲁米特中毒:表现为周期性波动的意识障碍及口干、瞳孔散大等抗胆碱能症状。

(3)甲喹酮中毒:可由明显呼吸抑制,出现锥体束征,如肌张力增强、腱反射亢进、抽搐等。

(4)甲丙氨酯中毒:常有血压下降。

(四)吩噻嗪类

(1)中枢抑制表现:昏迷一般不深、呼吸浅慢,偶有抽搐,锥体外系体征如喉痉挛、肌张力增强、震颤、牙关紧闭等。

(2)心血管系统表现:直立性低血压、休克、心律失常等。

(3)抗胆碱症状:口干、高热、瞳孔散大、尿潴留、肠蠕动减少等。

(4)肝毒性:黄疸、中毒性肝炎,尤见于氯丙嗪中毒。

三、病因及发病机制

(一)苯二氮䓬类

药物有氯氮䓬、地西泮、阿普唑仑、三唑仑。苯二氮䓬类与苯二氮䓬受体结合后,可以加强 γ-氨基丁酸(GABA)与 GABA 受体结合的亲和力,使与 GABA 受体偶联的氯离子通道开放,增强 GABA 对突触后膜的抑制能力。主要作用于边缘系统,影响情绪和记忆力。

(二)巴比妥类

主要药物有巴比妥、苯巴比妥、异戊巴比妥、硫喷妥钠。巴比妥类对中枢神经系统(主要是网络结构上行激活系统)有广泛的抑制作用。它对中枢神经系统的抑制与剂量有关,随着剂量的增加,由镇静、催眠到麻醉,以及延髓中枢麻醉,抑制呼吸而死亡。

(三)非巴比妥非苯二氮䓬类

主要药物有水合氯醛、氨鲁米特、甲喹酮、甲丙氨酯。对中枢神经系统的毒理作用与巴比妥类相似。

（四）吩噻嗪类

主要药物有氯丙嗪、硫利哒嗪、奋乃静、三氟拉嗪。吩噻嗪类主要作用于网状结构,抑制中枢神经系统多巴胺受体、脑干血管运动和呕吐中枢,有抗组胺和抗胆碱作用。

四、辅助检查

（1）血液、尿液、胃液中药物浓度测定,对诊断有参考意义。

（2）血液生化检查,包括血糖、尿素氮、肌酐、电解质等。

（3）动脉血气分析。

五、诊断要点

有服用大量安眠药物史,临床表现有意识障碍,呼吸抑制及血压下降,并有血液或尿液或呕吐物中药物检测等证据,确诊不难。但应注意与糖尿病酮症酸中毒、尿毒症、肝性脑病、脑出血、脑膜炎等昏迷者鉴别。

六、治疗要点

（一）迅速清除毒物

（1）洗胃:如神志清醒患者,应立即催吐。口服中毒者早期用 1∶5 000 高锰酸钾溶液或清水或淡盐水洗胃,服药量大者,超过 6 小时仍需洗胃。

（2）药用炭和泻剂的应用:首次药用炭剂量为 50～100 g,用 2 倍的水制成混悬液口服或胃管内注入。应用药用炭同时给予硫酸钠 250 mg/kg 导泻,而不用硫酸镁。

（3）补液排毒:如患者肾功能良好,成人一般每天输液量 3 000～4 000 mL,其中 5%～10% 葡萄糖注射液及生理盐水注射液各半。低血压者,在此基础上加用多巴胺静脉滴注。

（4）碱化尿液、利尿:用 5% 的碳酸氢钠碱化尿液,用呋塞米利尿。对吩噻嗪类中毒无效。

（5）血液透析、血液灌流:对苯巴比妥有效,为重患者可考虑应用;对苯二氮䓬类无效。

（二）应用特效解毒剂

氟马西尼是苯二氮䓬类阻滞剂,能通过竞争性抑制苯二氮䓬类受体而阻断苯二氮䓬类药物的中枢神经系统作用。纳洛酮为阿片受体阻滞剂,可用于巴比妥类药物中毒,效果明显。

（三）对症治疗

肝功能损害出现黄疸者,予以保肝和皮质激素治疗;帕金森综合征可用盐酸苯海索、氢溴酸东莨菪碱等;肌肉痉挛及肌张力障碍者可用苯海拉明。发生胃肠道、视网膜出血者,应用维生素 K_1 10 mg 静脉注入或输血小板、新鲜冰冻血浆以控制出血。急性巴比妥类药物中毒主要并发症和致死原因是呼吸和循环衰竭,重点在于维持有效的气体交换和血容量。必要时气管插管、正压辅助呼吸,及时纠正低氧血症和酸中毒。

七、护理问题

（一）体温过高

其与吩噻嗪类药物中毒有关。

（二）低效型呼吸形态

其与呼吸抑制有关。

（三）有外伤的危险

其与意识障碍有关。

（四）潜在并发症

心律失常。

八、护理措施

(一)现场急救

保持呼吸道通畅,给氧;仰卧时头偏向一侧,及时吸出痰液,以防气道阻塞。持续氧气吸入,防止脑组织缺氧促进脑水肿,加重意识障碍;快速建立静脉通路。

(二)病情观察

(1)定时测量生命体征,观察意识状态、瞳孔大小、对光反射、角膜反射,若瞳孔散大、血压下降、呼吸变浅或不规则,常提示病情恶化,应及时向医师报告,采取紧急处理措施。

(2)观察药物的作用及患者的反应。

(3)监测脏器的功能变化,尽早防治脏器衰竭。

(4)准确记录病情变化、出入量,防止酸碱及水、电解质平衡紊乱。

(5)密切观察患者血气变化,及时发现呼吸抑制、呼吸衰竭的发生,并给予积极处理。

(三)饮食护理

应给予高热量、高蛋白、易消化的流质饮食。昏迷时间超过3~5天,应予鼻饲补充营养及水分。

(四)预防并发症

指导患者有效咳嗽,经常变换体位;昏迷患者应定时翻身、拍背、吸痰;遵医嘱应用抗生素以预防肺炎;防止肢体压迫,及时清洁皮肤以预防皮肤大疱;输液速度不可过快以防肺水肿。

(五)心理护理

多与患者沟通,了解中毒的原因,保守患者的秘密,加以疏导、教育,对服药自杀者,不宜让其单独留在病房内,应加强看护,防止再度自杀。加强心理疏导和心理支持工作。

(张丽君)

第十二节 百草枯中毒

一、定义

百草枯又名克芜踪,呈白色晶体,易溶于水,无挥发性,在碱性介质中不稳定,是一种速效触杀型除草剂,接触土壤后迅速失活。急性中毒主要由于口服或吸入高浓度百草枯而引起的以肺水肿、肺出血、肺纤维化及肝、肾损害为主要表现的全身中毒疾病,严重者可死于呼吸窘迫综合征及肝、肾衰竭。百草枯毒性较强,又无特效解毒药,病死率高,国外为64%,国内有报道高达95%。

二、临床表现

(一)局部表现

(1)皮肤污染:可致接触性皮炎,甚至发生灼伤性损害,表现为红斑、水疱、溃疡和坏死等。

(2)眼部污染:2~3天后出现刺激症状,失明、流泪、眼痛、结膜充血和角膜灼伤等。1周后炎症加重,可见睑结膜脱落、角膜水肿。

(3)指甲污染:指甲可出现褪色、断裂甚至脱落。

(4)呼吸道吸入者:出现鼻出血和鼻咽刺激症状(喷嚏、咽痛、充血等)及刺激性咳嗽、胸痛。

(5)口服中毒者:口、咽、食管及胃黏膜溃烂、穿孔、溃疡。

(二)全身症状

1.早期

头痛、呕吐、腹痛、腹泻及便血。误服者24小时内迅速出现肺水肿和肺出血。

2.中期

肝、肺、心脏及肾功能受损,会发生坏死伴发热。

(1)消化道系统:出现呕血、黄疸、肝功能异常等肝损害表现,甚至出现重型肝炎。

(2)泌尿系统:可见尿频、尿急、尿痛等膀胱刺激症状,少尿甚至发生急性肾衰竭。

(3)循环系统:重症可有中毒性心肌损害、血压下降、心电图 S-T 段和 T 波改变,或伴有心律失常,甚至心包出血等。

(4)血液系统:有发生贫血和血小板计数减少的报道,个别有高铁血红蛋白血症,甚至有发生急性血管内溶血者。

(5)呼吸系统:1~2天内未致死者可出现急性呼吸窘迫综合征。

3.晚期

出现间质性肺水肿、呼吸衰竭甚至死亡。非大量吸收者通常于1~2周内出现肺部症状,肺损害而导致肺不张、肺浸润、胸膜渗出和肺功能明显受损。肺纤维化开始于中毒后的第5~9天,2~3周达高峰,造成早期顽固的低氧血症及晚期合并高碳酸血症。

三、发病机制及分级

(一)发病机制

百草枯可经皮肤、呼吸道、肠道吸收,以肺和骨骼中浓度最高,大部分5天内经肾由尿排出。吸收后主要蓄积于肺组织,被肺泡Ⅰ、Ⅱ型细胞主动摄取和转运,经线粒体还原辅酶Ⅱ、细胞色素 C 还原酶的催化,产生超氧化物阴离子自由基、羟自由基、过氧化氢等,引起细胞膜脂质过氧化,造成细胞破坏,导致多系统损害,所以治疗中禁止高浓度给氧以免加剧百草枯毒性。

(二)中毒程度分级

1.轻度中毒

百草枯摄入量<20 mg/kg,除肠道刺激症状外,无其他明显器官损害,肺功能可有暂时性减退。

2.中、重度中毒

百草枯摄入量在20~40 mg/kg,除胃肠道症状外,伴有多系统损害的表现,数天至数周后出现肺纤维化,多数于2~3周内死亡。

3.暴发中毒

百草枯摄入量>40 mg/kg,有严重的消化道症状,口咽部腐蚀溃烂,伴多脏器功能衰竭,数小时至数天内死亡。

四、辅助检查

(一)实验室检查

外周血白细胞计数明显升高;血尿中可检出百草枯;肺泡/肺动脉 PaO_2 差增大,重度低氧血症。

(二)肺部 X 线检查

中毒早期(3天至1周),主要为肺纹理增多,肺间质炎性变,可见点、片状阴影,肺部透亮度减低或呈毛玻璃状,中期(1~2周)出现肺实变或大片实变,同时出现部分肺纤维化,后期(2周后)出现肺纤维化及肺不张。

五、诊断要点

(1)临床常见百草枯中毒多为自服或误服,经消化道吸收,注射途径极为少见。完整皮肤能够有效阻止百草枯的吸收,长时间接触、阴囊或会阴部被污染、破损的皮肤大量接触。

(2)临床表现:经口中毒者有口腔烧灼感,口腔、食管黏膜糜烂溃疡、恶心、呕吐、腹痛、腹泻,甚至呕血、便血。

（3）实验室检查和其他检查：胸部 CT 视中毒程度不同而表现各异，极重度中毒以渗出为主，数天内即可侵犯全肺野；轻度中毒者仅表现为肺纹理增多、散发局灶性肺纤维化、少量胸腔积液等。

六、治疗要点

（一）现场急救

一经发现，即应给予催吐并口服白陶土悬液，或者就地取材用泥浆水 100～200 mL 口服。

（二）减少毒物吸收

（1）可用复方硼砂溶液或氯己定漱口液洗净口腔溃疡膜。

（2）皮肤接触者，尽快脱去污染的衣服，用肥皂水彻底清洗被污染的皮肤、毛发。

（3）眼部受污染时，立即用流动清水持续冲洗 15 分钟以上。

（4）早期用 2％碳酸氢钠溶液等碱性液体洗胃。由于百草枯有腐蚀性，洗胃时应避免动作过大导致食管或胃穿孔。

（5）洗胃后可用药用炭 30～50 g 或 30％的漂白土（主要含硅酸铝）200 mL 从胃管注入，以减少毒物的吸收。必要时，应用胃动力药。

（6）用 20％甘露醇 250 mL 加等量水稀释或 33％硫酸镁溶液 100 mL 口服导泻。严密观察导泻效果，大便排出漂白土为导泻成功。

（7）必要时用氯化钠 6.14 g＋氯化钾 0.75 g＋碳酸氢钠 2.94 g＋水 1 000 mL，加热至 36～37 ℃行全胃肠道灌洗，以 75 mL/min 速度灌洗 2～4 小时。

（三）促进毒物排泄

1.大量补液和利尿

加强利尿对排出血液中的毒物无意义，但可减少其在肾小管中的浓度，有助于防治肾衰竭。尽早应用激素及抗氧自由基药物，激素应用注意早期、足量、全程应用，同时注意观察药物的不良反应。

2.血液灌流、血液透析

最好在患者服毒后 6～12 小时内进行血液灌流或血液透析。血液灌流对毒物的清除率是血液透析的 5～7 倍。腹膜透析、换血无效。如果患者血中百草枯浓度超过 30 mg/L，则预后极差。

（四）防止肺损伤和肺纤维化

及早按医嘱给予自由基清除剂，如维生素 E、还原型谷胱甘肽、茶多酚等。早期应用大剂量肾上腺糖皮质激素，可延缓肺间质纤维化的发生，降低百草枯中毒的病死率。中到重度中毒患者可使用环磷酰胺。高浓度氧气吸入，会加重肺损伤，故仅在氧分压＜40 mmHg 或出现 ARDS 时才使用浓度大于 21％的氧气吸入，或使用呼气末正压通气给氧。肺损伤早期给予正压机械通气联合使用激素对百草枯中毒引起的难治性低氧血症患者具有重要意义。

（五）对症与支持疗法

加强对口腔溃疡、炎症的护理，可应用冰硼散，珍珠粉等喷洒于口腔创面，促进愈合，减少感染机会。除早期有消化道穿孔的患者外，均应给予流质饮食，并给予质子泵抑制剂等以保护消化道黏膜，防止食管粘连、缩窄。应用质子泵抑制剂保护消化道黏膜。保护肝、肾、心脏功能，防止肺水肿，积极控制感染。出现在中毒性肝病、肾衰竭时提示预后差，应积极给予相应的治疗措施。

七、护理问题

（一）低效型呼吸形态

其与肺水肿、肺出血有关。

（二）疼痛

其与头痛、尿痛等有关。

（三）潜在并发症：

急性呼吸窘迫综合征。

八、护理措施

（一）强化护理

应实施 24 小时监护，密切观察病情变化和并发症的发生，做好口腔卫生、及时吸痰、防止肺部感染、观察血压、呼吸，掌握出入量及心电监护等。

（二）加强心理护理

关心体贴患者，耐心倾听患者主诉。应保护服毒自杀患者的隐私，加强正确引导，防止再次发生自杀。与家属积极沟通，取得理解。

（张丽君）

第十三节　毒蕈中毒

一、定义

蕈类又称蘑菇，属于真菌植物。毒蕈是指食后可引起中毒的蕈类，目前在我国已知者有 100 种左右，其中毒性很强者有 10 余种，如褐鳞环柄菇、肉褐鳞环柄菇、白毒伞（白帽菌）、毒伞（绿帽菌）、鳞柄白毒伞（毒鹅膏）、秋生盔孢伞（焦脚菌）、包脚黑褶伞、毒粉褶菌（土生红褶菇）、残托斑毒伞、鹿花菌、马鞍蕈等。

二、临床表现

表现为共同进食者群体发病，与进食量也有关系。先为胃肠道症状，如恶心、呕吐、腹痛、腹泻的表现，以后因毒素的作用机制不同分为以下几类。

（一）胃肠炎型

潜伏期 0.5～6 小时，主要症状是胃肠功能紊乱、剧烈恶心、呕吐、腹痛、腹泻，有的会疲倦、昏厥、胡言乱语。一般病程短，恢复快，预后较好。全身中毒症状较轻，但可因吐泻严重出现休克、昏迷甚至死亡。

（二）神经精神型

潜伏期 0.5～6 小时，除以上胃肠道症状外，主要表现为精神兴奋、精神错乱、精神抑制等症状。可有多汗、流涎、瞳孔缩小等胆碱能神经兴奋的表现；部分患者出现幻觉、昏迷等中枢神经损害；还有部分患者出现嗜睡、妄想等类似精神分裂症表现。

（三）溶血型

潜伏期较长，需 6～12 小时。由于红细胞被大量破坏，引起溶血性贫血，因大量溶血可于短时间内出现黄疸、血红蛋白尿、肝脾大、突然寒战、发热、腹痛、头痛、腰背肢体痛、面色苍白、恶心、呕吐、全身虚弱无力、烦躁不安，甚至昏迷或抽搐，严重者可并发急性肾衰竭和休克。

（四）肝损害型

潜伏期较长，可达 15～30 小时，在初期短暂（1～3 天）轻度胃肠炎症状后，有一段假愈期，除轻微全身乏力外，无任何自觉不适，但已有肝损害，此后出现肝、脑、心、肾等内脏损害，患者可迅速出现黄疸、全身出血倾向、DIC，可并发不同程度的意识障碍甚至昏迷。严重者可因急性重型肝炎，继发肝性脑病而死亡，经积极抢救，需渡过 2～3 周的危险期，才能逐渐康复。

（五）呼吸及循环衰竭型

潜伏期 20 分钟至 1 小时，最长达 24 小时。以中毒性心肌炎，急性肾衰竭和呼吸麻痹为主，瞳孔稍散大,但无昏迷,肝功能正常。发病初有呕吐或腹痛、头晕或全身酸痛、发麻、抽搐等。

（六）过敏性皮炎型

中毒潜伏期为1～2天。食用后引发光过敏性皮炎,表现为人体受日光照射部位出现皮炎、红肿、针刺痛感。

三、病因及发病机制

（一）毒蕈碱

类似乙酰胆碱作用,具有兴奋节后胆碱能神经的作用,与阿托品相互拮抗。

（二）类阿托品样毒素

毒理作用与毒蕈碱正好相反,临床表现为阿托品过量。

（三）溶血毒素

如红蕈溶血素等,临床表现为红细胞溶解,导致溶血。

（四）肝毒素

如毒肽和毒伞肽等。毒肽作用于细胞核,毒伞肽作用于肝细胞的内质网。毒性极强,对肝、肾、心、脑等器官都有损害,尤以肝受损最大,可引起急性重型肝炎。

（五）神经毒素

如毒蝇碱、白菇酸、蟾蜍素、盖伞毒等,主要损伤神经系统,引起头痛、震颤、幻觉、精神异常等精神症状。

四、辅助检查

（一）胃肠炎型

应进行大便检查、血常规检查。

（二）脏器损害型

会导致肾、脑、心等实质性脏器损害,需进行肝功能检查、肾功能检查,可见肝功能受损,肾衰竭,肾肌酐清除率下降。当肾肌酐清除率<25 mL/min 时,血肌酐会明显升高,并伴有代谢性酸中毒。

五、诊断要点

根据病史、症状即可诊断。应与急性胃肠炎,菌痢或其他急性中毒相鉴别,关键确定进食毒蕈史,对假愈期或潜伏期要特别警觉,注意监护,切不可轻视。细菌性食物中毒:这是由于进食含有大量致病性细菌或细菌毒素的食物后引起的中毒。多发生于夏秋季节,以突然起病、胃肠道症状为主要表现。出现腹部绞痛、恶心呕吐、腹泻频作,多为黏液便或水样便。严重者可出现脱水表现。

六、治疗要点

（一）清除毒物

神志清醒者早期催吐,以1∶2 000～1∶5 000高锰酸钾或0.5%～1%鞣酸溶液反复洗胃,洗胃后成人注入药用炭10～20 g,吸附30～60分钟后用硫酸钠或硫酸镁导泻,然后用温盐水高位结肠灌洗(严重腹泻者不用泻剂及灌肠)。

（二）使用解毒剂

1.以毒蕈碱样症状为主者

可予阿托品0.5～1 g皮下注射,每半小时1次,必要时加大剂量或改用静脉注射。

2.以肝损害为主者

可用巯基解毒药,二巯丁二钠1 g稀释后静脉注射或5%二巯丙磺钠溶液5 mL肌内注射,每6小时1次,症状缓解后改为每天2次,连用5～7天。

3.以溶血症状为主者

给予大量肾上腺皮质激素治疗,常用氢化可的松200～400 mg/d静脉滴注,或地塞米松10～

20 mg/d,至症状好转后递减。

（三）对症支持

积极纠正水、电解质及酸碱平衡紊乱。利尿,促使毒物排出;5%碳酸氢钠碱化尿液;对有肝损害者给予保肝支持治疗;出血明显者宜输新鲜血或血浆,补充必需的凝血因子;有精神症状或有惊厥者应予镇静或抗惊厥治疗;防治呼吸衰竭、休克,警惕处于假愈期、潜伏期的患者。

（四）透析疗法

适用于危重症肾衰竭者,或对大多数毒覃生物碱的清除有一定作用。

七、护理问题

（一）体温过高

其与发生溶血有关。

（二）疼痛

其与过敏性皮炎有关。

（三）体液不足

脱水与大汗、呕吐、腹泻引起血容量不足有关。

（四）有受伤的危险

其与患者出现幻觉、妄想有关。

八、护理措施

（1）现场急救:①仰卧位时头偏向一侧,可防止呕吐物或痰液阻塞气道保护呼吸道通畅。②尽快建立静脉通路。

（2）洗胃时,要注意呕吐的发生,注意防止误吸、窒息。

（3）昏迷患者勤翻身拍背,做好生活护理,清洁皮肤,预防坠积性肺炎及压疮发生。

（4）出现精神症状的患者做好安全防护,防止坠床、自伤和他伤。

（5）病情观察:①密切观察各种中毒症状的变化。②注意观察药物疗效及不良反应,二巯丁二钠可有口臭、头痛、恶心、乏力、胸闷等不适,应缓慢注射并现配现用。③观察患者尿量、血压、进食量、口渴以及皮肤弹性情况。④观察呕吐及腹泻情况。收集残剩食物、呕吐物、排泄物及时送检。

（张丽君）

第十四节　淹　溺

一、定义

人淹没于水或其他液体中,由于液体充塞呼吸道及肺泡或反射性引起喉痉挛发生窒息和缺氧,并处于临床死亡状态称为淹溺。从水中救出后暂时性窒息,尚有大动脉搏动者称为近乎淹溺。淹溺后窒息合并心脏停搏者称为溺死。

二、临床表现

（一）症状

近乎淹溺者可有头痛或视觉障碍、剧烈咳嗽、胸痛、呼吸困难、咳粉红色泡沫痰。海水淹溺者口渴感明显,最初数小时可有寒战、发热。

（二）体征

皮肤发绀、颜面肿胀、球结膜充血，口鼻充满泡沫和泥污。常出现精神状态改变，烦躁不安、抽搐、昏睡、昏迷和肌张力增加。呼吸表浅、急促或停止。肺部可闻及干、湿啰音。偶有喘鸣音，心律失常，心音微弱或消失、腹部膨隆、四肢厥冷。

三、病因及发病机制

（一）病因

无自救能力的落水者，或不熟悉水流和地形的河流池塘而误入险区，是发生淹溺的常见原因。另外，在水中因体力不支，肌肉抽搐或者心脑血管疾病或投水自杀均可致淹溺。

（二）发病机制

根据发生机制，淹溺可分干性淹溺和湿性淹溺两类。干性淹溺是指人入水后，因受强烈刺激（惊慌、恐惧、骤然寒冷等），引起喉痉挛导致窒息，呼吸道和肺泡很少或无水吸入，约占淹溺者的10％。湿性淹溺指人入水后，喉部肌肉松弛，吸入大量水分充塞呼吸道和肺泡发生窒息，患者数秒钟后神志丧失，继之发生呼吸停止和心室颤动，约占淹溺者的90％。

1.淡水淹溺

淡水包括江、河、湖泊、池、井水等，一般属低渗液体，大量水经肺毛细血管可迅速进入血液循环，血液被稀释，几分钟后血液总量可增加一倍；另外，水可损伤气管、支气管和肺泡壁的上皮细胞，使细胞表面活性物质减少而出现肺泡塌陷，从而进一步阻碍了气体交换。

2.海水淹溺

海水含3.5％的氯化钠和大量钙盐和镁盐，系高渗性液体，海水进入肺泡后，大量血浆蛋白及水分由血管内向肺泡腔和肺间质渗出而引起急性肺水肿；另外，高渗液体对呼吸道和肺泡有化学性刺激和损伤作用。

四、辅助检查

（一）实验室检查

白细胞总数和中性粒细胞计数增多，红细胞和血红蛋白因血液浓缩或稀释情况不同而变化不同。海水淹溺者血钠、血氯增高，血钾变化不明显，血中尿素增高。淡水淹溺者血钾增高，血钠、血氯下降。

（二）影像学检查

胸部X线检查常显示斑片状浸润，有时出现典型肺水肿征象。约有20％的病例X线胸片无异常发现。

五、诊断要点

患者有淹溺史，根据临床症状和病史即可诊断，无须鉴别。

六、治疗要点

（一）一般措施

迅速将患者安置于抢救室内，换下湿衣裤，注意保暖。

（二）维持呼吸功能

给予高流量吸氧，同时将40％～50％的乙醇置于湿化瓶内，可促进坍塌的肺泡复张，改善气体交换、纠正缺氧和迅速改善肺水肿。对行人工呼吸无效者立即行气管内插管予正压给氧，必要时予气管切开。静脉注射呼吸兴奋药。

（三）维持循环功能

患者心跳恢复后，常有血压不稳定或低血压状态，应注意监测有无低血容量，准确记录输液量和速度，必要时行CVP监测。

（四）对症处理

（1）纠正低血容量：对淡水淹溺而血液稀释者，静脉滴注3%氯化钠溶液500 mL，必要时可重复一次。对海水淹溺者，可予5%葡萄糖溶液或低分子右旋糖酐。

（2）防治脑水肿：使用大剂量肾上腺皮质激素和脱水剂防治脑水肿。

（3）防治肺部感染：由于淹溺时易发生肺部感染，应予抗生素预防或治疗。对污染水域淹溺者，除进行常规抢救外，应尽早实施经支气管镜下灌洗。

七、护理问题

（一）窒息

其与大量水、泥沙进入鼻腔、气管和肺，阻塞呼吸道有关。

（二）急性意识障碍

其与溺水所致窒息引起脑缺氧有关。

（三）低效型呼吸形态

其与呼吸不规则，溺水所致缺氧有关。

（四）体温过高

其与溺水所致肺部感染有关。

（五）有外伤的危险

其与意识障碍、烦躁不安有关。

（六）潜在并发症

吸入性肺炎、脑水肿、水电解质紊乱、急性心力衰竭。

八、护理措施

（一）密切观察病情变化

（1）密切观察患者的神志、呼吸频率、深度，以判断呼吸困难程度。观察有无咳痰，痰液的颜色、性质、量，听诊肺部啰音及心率、心律情况，监测血压、脉搏和血氧饱和度。

（2）注意监测尿液的颜色、量、性质，准确记录尿量。

（二）输液护理

对淡水淹溺者应严格控制输液速度，从小剂量、低速度开始，避免短时间内输入大量液体，加重血液稀释程度。对海水淹溺者出现血液浓缩症状的应及时保证5%葡萄糖液和血浆等的输入，切忌输入生理盐水。

（三）复温护理

对淹溺者，水温越低，人体的代谢需要越小，存活机会越大，某些淹溺者在冷水中心脏停搏30分钟后仍可复苏。但是低温亦是淹溺者死亡的常见原因，在冷水中超过1小时复苏很难成功，尤其是海水淹溺者。因此，及时复温对患者的预后非常重要。

复温方法包括以下两种。①被动复温：覆盖保暖毯或将患者置于温暖环境。②主动复温：应用热水袋、热辐射等加热装置进行体外复温，或体内复温法，如加温加湿给氧，加温静脉输液（43 ℃）等。

复温速度要求稳定、安全、不要复温太快，使患者体温恢复到30～32 ℃即可，但重度低温患者复温速度应加快。

（四）心理护理

消除患者的焦虑与恐惧心理，对于自杀淹溺的患者应尊重患者的隐私，引导患者正确对待人生、事业和他人。提高其心理承受能力，以配合治疗。同时做好家属的思想工作，以协助护理人员使患者消除自杀念头。必要时可以请求心理科医师的帮助。

（五）健康教育

对从事水上或水中活动者应经常进行游泳和水上自救及互救技能培训；水上运动前不要饮酒；在农村，外出游泳前应对所去的水域情况有所了解；小朋友外出游泳时应有家长陪伴。　　　　　**（张丽君）**

参 考 文 献

［1］马秀芬,王婧.内科护理［M］.北京:人民卫生出版社,2020.

［2］陈娜,陆连生.疾病观察与护理技能丛书 内科疾病观察与护理技能［M］.北京:中国医药科技出版社,2019.

［3］狄树亭,董晓,李文利.外科护理［M］.北京:中国协和医科大学出版社,2019.

［4］郑学风.实用临床护理操作与护理管理［M］.北京:科学技术文献出版社,2020.

［5］黄雪冰.现代手术室护理技术与手术室管理［M］.汕头:汕头大学出版社,2019.

［6］罗尧岳,王红红.护理研究［M］.长沙:中南大学出版社,2020.

［7］王锡唯.内科护理查房［M］.杭州:浙江大学出版社,2019.

［8］张文娟,牟宗双,李丽珍.现代临床护理研究［M］.汕头:汕头大学出版社,2019.

［9］王婷,王美灵,董红岩,等.实用临床护理技术与护理管理［M］.北京:科学技术文献出版社,2020.

［10］张俊花.临床护理常规及专科护理技术［M］.北京:科学技术文献出版社,2020.

［11］杨玉梅,余虹.基础护理［M］.北京:北京出版社,2020.

［12］曾广会.临床疾病护理与护理管理［M］.北京:科学技术文献出版社,2020.

［13］王金红.现代临床护理思维［M］.北京:科学技术文献出版社,2019.

［14］刘萍.内科临床护理技能实践［M］.汕头:汕头大学出版社,2019.

［15］张世叶.临床护理与护理管理［M］.哈尔滨:黑龙江科学技术出版社,2020.

［16］安利杰.外科护理查房案例分析［M］.北京:中国医药科技出版社,2019.

［17］王金保.普通外科手术技术与临床实践［M］.天津:天津科学技术出版社,2020.

［18］叶志香,吴文君,邵广宇.外科护理［M］.武汉:华中科技大学出版社,2018.

［19］蒋红,顾妙娟,赵琦.临床实用护理技术操作规范［M］.上海:上海科学技术出版社,2019.

［20］任潇勤.临床实用护理技术与常见病护理［M］.昆明:云南科学技术出版社,2020.

［21］程瑞峰.妇科护理学［M］.北京:人民卫生出版社,2019.

［22］吴欣娟.临床护理常规［M］.北京:中国医药科技出版社,2020.

［23］潘洪燕,龚姝,刘清林,等.实用专科护理技能与应用［M］.北京:科学技术文献出版社,2020.

［24］张书霞.临床护理常规与护理管理［M］.天津:天津科学技术出版社,2020.

［25］李晓.现代外科常见病诊断与特色治疗［M］.北京:科学技术文献出版社,2019.

［26］高清源,刘俊香,魏映红.内科护理［M］.武汉:华中科技大学出版社,2018.

［27］曾菲菲,张绍敏.护理技术［M］.北京:北京大学医学出版社,2020.

［28］窦超.临床护理规范与护理管理［M］.北京:科学技术文献出版社,2020.

［29］李玲.实用妇产科护理技术［M］.汕头:汕头大学出版社,2019.

［30］吴欣娟.临床护理常规[M].北京:中国医药科技出版社,2020.

［31］尹晓华,姚海霞,吴英,等.实用护理操作与基础护理技术[M].北京:科学技术文献出版社,2018.

［32］孙育红.手术室护理操作指南[M].北京:科学出版社,2019.

［33］万霞.现代专科护理及护理实践[M].开封:河南大学出版社,2020.

［34］彭德飞.临床危重症诊疗与护理[M].青岛:中国海洋大学出版社,2020.

［35］谢莉.精编现代护理理论与实践[M].西安:世界图书出版西安有限公司,2020.

［36］黄雪英.护理干预在纤维支气管镜检查中的应用临床疗效观察[J].名医,2020(1):195-195.

［37］赵凤玲.脑出血患者的护理[J].饮食保健.2019,6(25):228.

［38］邓俊峰.浅谈PDCA循环管理在脑梗死护理及健康教育中的重要性[J].世界最新医学信息文摘,2020
(51):247-248.

［39］石静静.浅谈护理工作中的人性化护理[J].医药卫生.2019,(5):137.

［40］李水娥.中年妇女常见妇科疾病的治疗方案及预防保健方法[J].智慧健康,2020(7):77-78.